张登本

解读五运六气

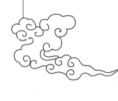

主编　张登本

编委　柯尊华　杨宗林　李　玲

U0207240

中国健康传媒集团

中国医药科技出版社

图书在版编目（CIP）数据

张登本解读五运六气 / 张登本主编. —北京：中国医药科技出版社，2019.5（2024.8重印）

ISBN 978-7-5214-1160-7

Ⅰ.①张… Ⅱ.①张… Ⅲ.①运气(中医)—研究 Ⅳ.①R226

中国版本图书馆CIP数据核字(2019)第075743号

美术编辑 陈君杞

版式设计 南博文化

出版 **中国健康传媒集团** | 中国医药科技出版社

地址 北京市海淀区文慧园北路甲22号

邮编 100082

电话 发行：010-62227427 邮购：010-62236938

网址 www.cmstp.com

规格 710×1000mm $\frac{1}{16}$

印张 32 $\frac{1}{4}$

字数 504千字

版次 2019年5月第1版

印次 2024年8月第3次印刷

印刷 北京侨友印刷有限公司

经销 全国各地新华书店

书号 ISBN 978-7-5214-1160-7

定价 79.00元

获取新书信息、投稿、为图书纠错，请扫码联系我们。

前言

——五运六气理论传扬并彰显着中医药
文化基因与核心观念

所谓五运六气理论，简称运气理论、运气学说，是在中医整体观念的指导下，以气—阴阳—五行学说为文化基因，运用天干地支符号作为演绎工具，推论相关时段气候变化规律及其对人体健康和疾病影响的理论体系。在现存中医古籍中，最先论述这一理论的为《素问·六节藏象论》以及《素问》第六十六至第七十四（含《素问》的两个"遗篇"《刺法论》《本病论》）计10篇文献。该知识体系涉及天文、地理、历法、医学、流行病学、因时用药等方面的知识。

一、运气理论以"气—阴阳—五行—神"为构建知识体系的文化基因和灵魂

该理论体系在强调天人一体，万物一气，认为人类疾病的发生是自然变化的产物的认知基础上，既以"气—阴阳—五行—神"作为世界观和方法论，也将其作为构建其知识体系时的文化基因轴心和灵魂，使知识体系的各个层面处处散发着浓郁的中华民族传统文化气息。故有"夫五运阴阳者，天地之道也，万物之纲纪，变化之父母，生杀之本始，神明之府也"（《素问·天元纪大论》）之论。

"气"是中华民族传统文化最重要的哲学范畴和文化基因，是中国人的世界观和方法论。自《黄帝内经》（简称《内经》）将"气"理论引入医学领域以后，就成为构建自己理论的重要思维方法。无论是"五运"之气或是"六气"，都是自然界客观存在的"气"运动变化的结果。在气是天地万物生成、演化本原的思想指导下，认为"五运"和"六气"及其变化规律，都是存在于天地间的"气"运动变化的结果。指出"在天为气，在地成形。形气相感而化生万物矣。""太虚寥廓，肇基化元；万物资始，五运终天；布

气真灵，揔统坤元；九星悬朗，七曜周旋，曰阴曰阳，曰柔曰刚；幽显既位，寒暑弛张；生生化化，品物咸章"。《素问·天元纪大论》在这里描绘了一幅充满生机，物种纷繁，有万千变化的宇宙结构模型。这个富有生机、不断运动的宇宙在其演化过程中，产生了气、真、元（三者均指"气"）物质本原，进一步演化为阴气和阳气，在阴阳二气相互作用下，产生了九星、七曜、天地、万物。就在万物都是气生成的背景下，《内经》认为，"天有五行御五位，以生寒暑燥湿风"（《素问·至真要大论》），就明确指出了"五运"之气和"六气"，同样也是天地间阴阳之气生成的。将"通天下一气"（《庄子·逍遥游》）分解为"五运之气"和"六气"两类，运用五运之气和六气运动变化规律，解释天地间复杂多样的物质运动形式，以此为据演绎出了天时—气候—物候—人体生命的整体结构模型。

基于阴阳五行是自然万物"之化之变"基本模式的认知，该理论体系以此为方法论，广泛阐释自然界"运"和"气"的"之化之变"。"化"是运气的一般状态，是常态，即按干支甲子推算的结果。而"变"则是运气活动的特殊状态，是适时的实际气候，与干支甲子推算的结果有差异。

在"五运阴阳者，天地之道也，万物之纲纪"观点的指导下，以"阳道奇，阴道偶"为原则，将天干地支进行了阴阳、五行的属性划分及规定。经过阴阳、五行属性规定的天干、地支，自此被赋予了时间、空间，甚至气象、物候、生物特征等自然科学的内涵，用以推算和演绎运气变化规律，以及运气变化所产生相应的气象变化、物候变化、疾病流行情况等。

其中的"五运"内容，侧重于五行理论的应用；"六气"内容则侧重于阴阳理论的应用。二者虽然互有侧重，但却交叉重叠，充分体现了"阴阳之中有五行，五行之中有阴阳"的学术立场。

该理论体系运用阴阳理论总结气候变化规律。认为气候变化是一个有序的循环，气象变化和人体、万物一样，都是阴阳二气作用的结果。同样，运气学说把五行之气在天地间的运行用五行来表示，在此哲学背景下，五运之气有了阴阳太少之分，六气又有三阴（太阴—湿气、少阴—热气、厥阴—风气）三阳（太阳—寒气、阳明—燥气、少阳—暑气）之别，五运和六气又被纳入五行属性的规定之中。于是运气理论运用阴阳之间的对立、互根、消长、转化规律，运用五行的生克制化理论，全面地解释任何一个（干支纪年）年份的岁运（中运）、岁气，以及一年之中不同时段（季节）的主运、客运，主气、客气、主客逆从、客主加临、运气合治的变化规律；解释天时气候变化对人体生理、病理的影响，预测疾病的流行规律，指导临床诊断用药等。

源于十月太阳历法一年分五季的五行理论，不但是一年分为五运的历法背景，而且五行之间的生克乘侮关系的完整表述也是以五运六气理论为其发生基础的。尽管在《春秋繁露》中有九篇以五行为题而专论之，但是诸如"气有余，则制己所胜而侮所不胜；其不及，则己所不胜侮而乘之，己所胜轻而侮之"（《素问·五运行大论》），对五行之间生克乘侮关系的明确表述则是在此予以专论的。自此五行之间的这一关系才得以在中医药理论中得到广泛而深入的应用。

"神"概念在该理论中予以三次明确的内涵界定，指出"五运阴阳者，天地之道也，万物之纲纪，变化之父母，生杀之本始，神明之府也"，又引用《易传·系辞》之"阴阳不测谓之神"（《素问·天元纪大论》）作为概念界定，十分明确地将"神"概念表述为用阴阳概念表达的自然界客观事物固有规律，并以此作为"神"概念的合理内核，而五运六气理论正是对这一规律的又一揭示。

可见，该理论不仅仅是将"气—阴阳—五行—神"作为文化基因轴心加以充分应用，而且成为该理论的核心与灵魂，使前人长期积累的天文学知识、气象学知识、物候学知识、医药学知识，按照天时—气候—物候—医学模式加以有序化、条理论、规律化，同时也赋予了气—阴阳—五行理论以丰富的自然科学内涵。

二、对"天人合一"这一中华民族自古有之的理念予以充分的阐扬

"天地之大纪，人神之通应"（《素问·至真要大论》）中的"神"，是用阴阳概念所表达的自然界客观事物固有规律。这是《内经》"天人合一"理念的又一表述，是指人与自然的阴阳变化规律相通相应，是人体生命发生、存在的必需条件，如"人以天地之气生，四时之法成"（《素问·宝命全形论》）；如"天食人以五气，地食人以五味"（《素问·六节藏象论》）即是最明确的表达。仔细推究，所谓"天人合一"，就是指人与天地间存在着天人同源（同源于气）、天人同道（规律、节律同步）、天人同构（表现在一元结构，即气结构；二元结构，即阴阳结构；三元结构，即三阴三阳结构；四元结构，即四象结构；五元结构，即五行结构）、天人同化（人身气化出自于天地气运变化之中并受其影响）、天人同象（是指天地自然之象与人体生理病理之象相通相应，《素问·阴阳应象大论》所论述的内容即指此，这也是应用运气理论指导临床辨证、临床处方用药的思维背景之一）。所以，人体

各组织器官的生命活动，都不能离开自然，必须顺应自然（运气）的变化。无论是生理状态下的气血营卫循行、津液代谢、脏腑经络阴阳之气的消长变化，还是病理状态下的脉象、气色、相关症状，无一不受自然界气运活动的影响。因而临证诊治疾病必须以此整体观念为指导，"谨守病机，无失气宜"，并且要强调进行锻形炼神的养生之道，以增强人体对自然的适应能力。该理论所论述整体观念的全部内容都是"人神之通应"之具体表现。这在《内经》构建的运气理论具有全面而详尽的展示，所以《素问》的运气十篇结合古代的天文、历法、气象、物候等自然科学知识，阐述了人体的生理病理变化及其与自然的联系。具体运用时，以干支为演绎工具，总结和推求各年气候的变化及其对生物尤其是人体的影响，并以此为据确立相应的治疗法则和临床用药规律等内容，无论所论之五运知识，还是有关六气的内容，无一不是这一文化精髓的体现，也是对"天人合一"这一中华民族传统文化观念的全方位表述。

三、运气理论构建了以"和态健康"理念为核心的大健康生态圈

"和态健康"理念（《灵枢·本脏》）强调人类各项机能状态必须与气运变化相燮的新理念。"和态健康"理念是从"血和""卫气和""志意和""寒温和"方面对《内经》多次提出"平人"标准内涵的精准概括。

"血和"首先是血的生成之"和"，血量充足，质地优良，是"血和"状态的基础和前提；也必须保持循环运行流畅和调，还涵盖血液生理机能正常发挥之"和"，及与气之间相互依存、相互制约、相互为用的密切关系之"和"；所谓"气和"，仅针对卫气对汗孔的"司开合"及"温分肉"的双向作用，达到对人体"寒温"效应的调适，卫气的这一双向作用在人体的生理状态和病理状态下均有体现。人体在生理状态下，通过"天寒衣薄则为溺与气，天热衣厚则为汗……天暑衣厚则腠理开，故汗出……天寒则腠理闭，气湿不行，水下留于膀胱，则为溺与气"（《灵枢·五癃津液别》）的过程，完成对自然界寒暑气温的调适，以确保人体在任何气温条件下各种生理机能的正常进行；"志意"合论，不是"志"与"意"的叠加，也不是修辞中的偏义，而是将"志意"上升到与"魂"与"魄"同为心藏之神的下线支系，是指"心神"对心理活动中的情绪表现、机体反应性、机体对环境气候和病理状态下调适性等机理及其能力的表达。《内经》以神概括人体生命活动的调控规律，而"志意"和"魂""魄"三者共同支撑着"神"对人体生命机能

的调控。"志意"既调控人体内在的各种机能，也调控着人体如何对生存环境的适应，故有"志意者，所以御精神，收魂魄，适寒温，和喜怒者也……志意和则精神专直，魂魄不散，悔怒不起，五脏不受邪"之论。意志、魂、魄都是心藏之神的表现方式，相互间既有分工，又有配合，存在着相互交叉、互相调控的复杂关系。"心藏神""神明出焉"是人体生命活动的调控中枢，魂、魄支撑着心神对生命活动的调控，而"志意"有机地联系着心藏之神与魂、魄，共同配合，完成人体自身的调控活动。此处表达了"意志"支系四方面作用：一是"御精神""收魂魄"的作用，即有驾驭"魂魄"和精神，能对人的行为、意识、精神状态，以及本能活动进行调控，属于机体的自我调控能力；二是"和喜怒"的作用，即调节人的心理活动并使之和谐有序，防止怒、悔等不良情绪的发生；三是"适寒温"的作用，即通过卫气对汗孔的"司开合"及"温分肉"的双向作用达到对人体"寒温"效应的调适；四是防御作用，能调动人体的防御系统，使人体免受邪气伤害之苦（《灵枢·本脏》）。

　　"和态健康"观念中的"寒温和"，是指人体通过自身体温的调适机能，既使人的体温处于适宜各种机能得到最有效发挥的状态（即生理状态），又能使人体积极适应生存环境的气候寒温变化。此处以气候之"寒温"概指人类生存环境的所有影响因素。

　　人体之所以能实现"寒温和"，是通过人的"志意"、卫气以及阳气还有血、津液等综合作用实现的：一是"适寒温"作用。"志意"这一生理作用的机理较为复杂，首先是指人体处于生理状态时对体温的"寒温"调适，从而使人类体温保持恒定。这是通过卫气"司开合"的双向作用实现的。因为卫气既能温煦人体，给人以热量，又能在盛夏气候炎热高温之时，在"志意"的作用下使汗孔腠理处于松弛的"开放"状态，汗出而热散（《灵枢·本脏》），如"天暑衣厚则腠理开，故汗出"（《灵枢·五癃津液别》）。若人在隆冬严寒之时，"志意"就会通过卫气使汗孔腠理闭"合"，腠理致密，汗孔闭塞，以防止卫气"温分肉"所产生的热量耗散，达到维持人体生理所需的体温而"适"应之。二是对人体处于病理状态下"寒温"的调适。当人体在感邪发病出现恶寒、发热等病理反应时，"志意"也是通过卫气对汗孔的"司开合"及"温分肉"的双向作用达到对人体"寒温"效应的调适，如外感表证的恶寒和发热症状发生机理即是如此（《素问·调经论》）。三是卫气对汗孔的"司开合"及"温分肉"的双向作用，达到对人体"寒温"效应的调适。卫气的这一双向作用在人体的生理状态和病理状态下均有体现。人体在生理状态下，通过"天寒衣薄则为溺与气，天热衣厚则为汗……天暑衣厚则腠理开，故汗出……天寒则腠理闭，气湿不行，水下留于膀胱，则为溺与气"（《灵枢·五癃津液别》）的过程，完成对自然界寒暑气温的调适，以确保人体在任何气温条件下各种生理机能的正常进行。此时虽然是在"志意"的"适寒温"作用支配下，通过卫气对汗孔、腠理开合的调适环节实现的，但是离不开人体的津液通过气化为汗或尿的方式予以协助。这一过程可以表示为：志意（神的调控机能）→卫气→腠理、汗孔开合→出汗或不出汗→"适寒温"。

此处集中体现了以运气理论为基础的中医"和态健康观"（又称"三和健康观"，即"血气和""志意和""寒温和"）内容，这一意涵能够清楚、准确、科学地表达《内经》原生态的健康观念，既符合中华民族传统文化本色的健康理念，也与联合国世界卫生组织提出的21世纪四维健康观念相契合。所谓"人之常平"，就是指人的健康状态。"平人者，不病也"（《素问·平人气象论》）。显然是以"平人"对今之健康的界定，是指机体没有任何病痛的状态，包括形体、精神，以及机体适应性方面的健康之人。所谓"和"，就是对无病机体之健康的界定和评价；就是对人的气血平调、阴阳平秘的机体各项机能和谐有序状态，即所谓"健康"机体的界定，也是对健康的评价标准。为何要以"和"来评价"人之常平"状态？只要对"和"之内涵予以解析，便可明白其中的道理。"和"有和顺、和谐、有序、协调、适中、恰到好处之意，也特指"身体健康舒适"的状态，如此可知，《内经》将"血气和""志意和""寒温和"作为"人之常平"内涵的评价，是完全科学的、合理的，也是恰如其分的。此处之"和"，就从机体的内环境、心理活动、机体对外环境的适应性方面，表达了健康的内涵以及评价内容，而运气理论就是基于和态健康理念，讨论人类生存环境中的气运变化，以各个不同气运变化的疾病流行特征为临床实例论证气运变化给人类健康的影响，然后以此为出发点，提出了不同气运变化条件下流行疾病的治疗用药和组方法度。将"天人合一"理念完全融入"和态健康"理念之中。

四、运气理论凝练出的学术立场是中医药理论发展的"圭臬"和"准绳"

《内经》中的五运六气理论知识，是以气—阴阳—五行—神理论为文化基因轴心，应用干支甲子为演绎工具，论述天时气候与人类生存环境的变化关系，论述与气候变化相关的脏腑疾病流行特征，以及如何预测、治疗用药规律，无论藏象，还是气机气化、组方法度、治则治法等，都是以五运六气知识为背景提出的，舍此则无以求索其文化源头和理论根基，这就是此处认为五运六气理论所凝练的学术立场是中医药理论发展的"圭臬"和"准绳"的理由，也彰显了中医药知识中的核心观念。

第一，"藏象"之论

藏象理论是《内经》专论五运六气理论10篇中的《素问·六节藏象论》在论述运气理论相关内容的基础上，以"藏象"为命题，强调事物共性和个性两方面的认识方法。原文以草木为例，肯定了万物禀受阴阳之气的不同有多有少。尽管万物皆由阴阳二气所生，条件相同，但禀受的阴阳二气是有差别的，这就表现为世界万物千差万别的复杂性。

原文以草之五味变化"不可胜极"，五色变化"不可胜视"为例，说明万物的复杂内涵。当然，万类物种千差万别，不仅与其禀受的阴阳之气多少有关，还与物种本身的禀质有关，与存在的土壤气候等条件有关，与其发生的当年相关气运特点有关。人类作为自然界万类物种的一员，也有禀受阴阳之气多少的问题，就每一个体胎孕中五脏、六腑，乃至皮肉筋脉骨五体、眼耳口鼻舌五官、爪面唇毛发五华等的先天发育过程，或者在后天各自行使不同机能之时，对于不同时空的阴阳之气发生的气运变化，无不存在着"嗜欲不同，各有所通"和"天地之运，阴阳之化，其于万物，孰少孰多"的通应气化关系，此即如"岁有胎孕不育，治之不全，何气使然……六气五类，有相胜制也，同者盛之，异者衰之，此天地之道，生化之常也"（《素问·气交变大论》）。

所以该篇将五运六气理论与藏象内容一并论述，在于突出人体内脏不仅与人体外在的生理、病理之象相应，而且与人类生存的自然环境中的气运之象、物象相通相应。这也是该篇将此两个貌似截然不同体系的知识列为一章论述的良苦用心。而这一理念全面体现于运气理论的临床应用之中，如《素问·至真要大论》所论不同气运条件下的脏腑疾病流行特征、不同气运条件所致脏腑病证的临床表现特征、不同气运条件下所致脏腑病证的临床组方及用药特点等等，无一不是藏象知识在运气理论中的具体应用。

第二，"病机"之论

《素问·至真要大论》率先提出了"病机"概念，认为掌握病机的重要性和病证与病机的归属关系，从而奠定了"审察病机，无失气宜"的辨证大法。这既是该篇辨证之大纲，也是医生治病，必须细察疾病变化的关键所在（"审察病机"），同时还要结合气候变化去立法制方（"无失气宜"），才能得到满意的效果。在该篇原文中提出了掌握病机的重要性、病机理论是《内经》作者在应用运气理论指导临床实践经验中凝练的心得，是其实践经验的结晶，因而自其形成之日至今，不仅对中医临床实践有重要的指导意义，而且也奠定了中医病机学说的基础，指导后世病机学说的发展，因而成为中医病机理论的灵魂和源头。

第三，"标本"之论

《素问·至真要大论》认为，"夫标本之道，要而博，小而大，可以言一而知百病之害。言标与本，易而勿损；察本与标，气可令调"。对于《内经》中标本的涵义，马莳认为，"标本之义，至广至详，有天地运气之标本，有病体之标本，有治法之标本"。诸如《素问》的《六微旨大论》《六元正纪大论》皆言天地运气之标本；《素问·标本病传论》及《灵枢·病本》乃以病之先后论标本；《素问·汤液醪醴论》以病者、医者分标本。《素问·至真要大论》则以风、寒、湿、热、燥、火（暑）六气为本，以三阴三阳为标。故而以《内经》运气理论为主创立的标本知识就成为后世中医药学标本理论的根基。

第四，气化之论

"气化"是中华民族传统文化的重要范畴，也是《内经》所论生命科学知识体系中的重要"命题"，先秦诸子但凡论"气"，无不涉及"气化"的内涵。但是，作为"气化"词语，则是在《内经》之中首次运用，自此就成为中医药学的重要理论而广受人们的关注。

气化，是指气的运动及其所产生的变化。要解读《内经》中的"气化"意涵，务必要对所论"气"和"化"的原文内涵有所认识，才能够全面而深刻理解其中所论"气化"的意义。仅就"化"字而言：《素问》出现524次，《灵枢经》有34次；而"气化"术语仅在《内经》中就出现了13次，其中12次是以五运六气理论为背景加以应用的。以"化"而言"气化"之义，主要有：①天地间阴阳之气相互作用所导致的万事万物一切变化，如《素问·六节藏象论》之"天地之运，阴阳之化，其于万物，孰少孰多"者是。②天地间一切事物（包括人类）的新生过程及其所需的能量，所以张介宾解释为"变化之薄于物者，生由化而成，其气进也；败由变而致，其气退也，故曰变化之相薄，成败之所由也"。③生物生、长、化、收、藏过程中"化育、孕育"的阶段（包括人类的生、长、壮、老、已），五行中"土"主"化"，如《素问·六元正纪大论》的"长化合德，火政乃宣，庶类以蕃"之高世栻所释"化，土气也"，即是。④运气术语。风、热、暑、湿、燥、寒六气的运行变化及其相应的自然界变化（包括气运变化对人体的影响），如《素问·气交变大论》之"各从其气化也"即是其例。⑤人体脏腑及其精气所发生的一切生理变化以及能量、信息的转化（此中又有《素问·阴阳应象大论》所论"精化为气"之人体精、形和各项机能，源于药食性味的气化活动；《素问·天元纪大论》之"人有五脏化五气，以生喜、怒、思、忧、恐"所说的情感活动是五脏之精的气化结果）。⑥特指阳气运化津液的作用和过程（《素问·灵兰秘典论》）等内容。

在《内经》运气理论的12次论气化中，认为风、热、暑、湿、燥、寒六气的运行变化及其相应的自然界的一切变化，包括气运变化对人体的影响，自此以后逐渐成为中医药理论中的重要概念而加以广泛应用的。

第五，气机升降之论

《内经》五运六气理论缔造的中医药学知识将人体这一复杂的物质和能量的代谢过程，高度、形象地用"升降出入"予以概括。这是脏腑经络、阴阳气血矛盾运动的基本过程。阴阳气血既是内脏活动的物质基础，又是在内脏的矛盾运动中所产生。升降出入是泛指体内所有物质的运动和变化，这一过程包括精微物质的吸收、敷布、利用及相互转化和能量代谢，同样亦包括所有机体各部分被利用后的尾废物质的转化、运送和排除过程。人体内物质这一复杂的升降出入运动是在"神"的统一支配下，每一脏腑组织各自以不同方式的升降出入运动，参与机体的总体运动。生命活动总的"画面"是由各个脏腑功能活动的分"画面"有机组合的结果。由此可见，人体气机升降出入运动，非指一两种物质，亦非指一两个脏腑单独活动的结果。所谓非指一两种物质，就是说体内每一种物质都有自己的升降出入运动方式，而且一切代谢中的物质，又都是围绕整体气机的升降出入而运动。所谓非指一两个脏腑，就是说人体每一脏腑器官都有自己的升降出入的运动方式，而所有的脏腑器官又都是围绕整体气机的升降出入运动进行着协调的活动。所以一切人体内物质最基本、最重要的活动方式，不局限于任一物质或任一脏腑。此即所说的"升降出入、无器不有"（《素问·六微旨大论》）之义。由于气机的升降出入运动是对人体脏腑功能活动的基本形式的概括，能使体内外物质在新陈代谢过程中产生升降与出入的变化，并保持协调关系，所以自《内经》的五运六气理论始，就把人体生命活动的基本过程高度地概括为气机升降出入运动。故有"气之升降，天地之更用也"，"高下相召，升降相因而变作矣"，以及"非出入，则无以生长壮老已，非升降，则无以生长化收藏"之论。可见，气机的升降出入运动和新陈代谢一样，是生物体（植物和动物体的总称）的生命基本特征之一，是维持生物体生长、繁殖、运动过程中化学变化的总称。体现于生命活动的各个环节，贯穿于生命活动的始终。

第六，五行生克乘侮之论

五行之间生克乘侮关系的完整表述，也是以五运六气理论为其发生前提和基础的。尽管在《内经》但凡涉及五行知识，无不在五行归类、五行相互间生克乘侮关系的架构之内论述相关内容，但是这一生克乘侮关系的完整表达却是在五运六气理论背景之下发生，诸如"气有余，则制已所胜而侮所不胜；其不及，则已所不胜侮而乘之，已所胜轻而侮之"（《素问·五运行大论》），对五行之间生克乘侮关系的明确表述该是在此予以专论的。自此五行之间的这一关系才得以在中医药理论中得到准确、广泛而深入的应用。

第七，组方法度之论

"主病之谓君，佐君之谓臣，应臣之谓使"（《素问·至真要大论》），这是《内经》依据运气理论背景为中医药学临床治病时遣药组方所立得规矩，并且依据气运变化，示范了如何依据六气淫胜时的疾病流行特点进行组方。在具体组方法度中，又有"君一臣二，奇之制也；君二臣四，偶之制也；君二臣三，奇之制也；君二臣六，偶之制也"（《素问·至真要大论》）之规定，此后《神农本草经》卷一《叙录》之"药有君、臣、佐、使以相宣摄合和"又有进一步的发挥，自此成为历代医家遵循的臬圭和准绳。

第八，治则治法之论

《内经》不仅确立了丰富的治则治法理论，并且结合相关理论给予了多彩的临床应用使用范例，这是在讨论运气原文所传载治病方法中最为丰富而详尽的凝练，如治病求本、标本缓急、正治反治和因时、因地、因人制宜等法则。

治标治本原则认为，临证治病务必要做到制方有法度，治病明标本。只有明乎病生于本或生于标，才能"可以言一，而知百病之害"，所以从辨证求因的角度，并紧扣气候变化，论述了百病之生于本或生于标和中气及其治法。"病反其本，得标之病，治反其本，得标之方"。就是说，病有标本，生于本者，生于风寒暑湿燥火；生于标者，生于三阴三阳之气。如太阳为诸阳之首，而本于寒水。又若病本寒反得太阳之热化，谓病反其本，得标之病，治宜反用凉药以治热，谓治反其本，得标之方。余仿此类推。治病必求其本，求本即可以治标。

再如正治反治原则，提出了"逆者正治，从者反治""微者逆之，甚者从之"（《素问·至真要大论》）。再如因时、因地、因人治宜原则，《素问·六元正纪大论》之"用凉远凉，用寒远寒，用温远温，用热远热，食宜同法"则是"因时制宜"原则的具体应用之例;《素问·五常政大论》之"高者气寒,下者气热,故适寒凉者胀,之温热者疮,下之则胀已,汗之则疮已,此凑理开闭之常,太少之耳"就是因地、因人制宜治则应用的例证。虽然《内经》多篇具有治病方法的内容,但真正奠定中医药治病法则的应当是在传载运气理论的篇卷之中。

第九,君火相火之论

"君火以明,相火以位"句(《素问·天元纪大论》),以此比喻六气之中的君火在前(二之气),相火在后(三之气),并解释二者所主时令阶段的前、后之意。原文用五行归类六气时,"火"分别表达热气和暑气,为了予以区分,就将热气的属性规定为"君火",暑气规定为"相火"。自金元时代以降,在人身阳气亦谓之"火"的背景下,缘于"心为君主之官",故"君火"专指心阳;而"相"则辅佐于"君",故其他脏腑阳气皆可称之为"相火",但清代医家则多指心包、肝、胆、三焦之阳。可见,中医药理论中有关"君火""相火"的概念和相关理论,追溯其源头,是不能离开五运六气知识的。

第十,用药规律之论

《内经》中的用药规律,基于对药(食)气味理论的认识,以及根据不同地域、不同气候、不同脏腑病证,以及不同体质的药(食)选择和宜忌规律之用药法则,这一立场集中体现于传载五运六气知识的原文之中。书中虽然载方13首,药物也仅20余种,然而其中有关药物气味的理论以及药(食)五味临床运用的内容却十分丰富,这部分内容不但是中医药学的宝贵财富,而且是后世药物学发展和临床用药的典祖。《素问·至真要大论》的"五味阴阳之用……辛甘发散为阳,酸苦涌泄为阴,咸味涌泄为阴,淡味渗泄为阳"之论,就是依据其在人体内作用的趋向和功用,对药物的性(气)味予以阴阳属性划分;以"能(音义同耐)毒者以厚药,不胜毒者以薄药"(《素问·五常政大论》)临床实际应用体验为例,提出了"法四时五脏阴阳而治",及"四时五脏,病随五味所宜"(《素问·脏气法时论》)的用药原则,但《内经》却是通过运气理论在临床中的应用之例予以践行,并在反复强调"必先岁气,无伐天和"(《素问·五常政大论》),及"无失天信,无逆气宜,无翼其胜,无赞其复,是谓至治"(《素问·六元正纪大论》)的基础上,强调临床用药务必要结合四时五运六气变化,以及由此所致的气候寒热温凉变化而用药的法则。此即"凡治病不明岁气盛衰,人气虚实,而释邪攻正,实实虚虚,医之罪也;凡治病而逆四时生长化收藏之气,所谓违天者不祥,医之罪也"（《医门法律》）之谓也。

此处仅就以上十个方面的相关内容，简要地表达了《内经》传载的运气理论彰显了中医药学"核心观念"的理由，据此可以看出，如果不明白五运六气理论，就很难从深层次上理解上述奠定中医药理论基础的重要概念及其理论的背景和本源意义；据此也能体现五运六气理论在中医药学中的重要地位。如果说《内经》是中医药学知识中的皇冠，那么其中的五运六气理论就是皇冠上的明珠。该理论知识体系不仅充分汲取了中华民族优秀传统文化中的精髓，而且将中医药学知识及其临床应用发挥到极致。

为了陈述以上认识，这本册子从"五运六气理论背景知识研究""五运六气理论基本知识"和"《黄帝内经》五运六气理论原文解读"三部分予以表达，其中差强人意之处，是吾辈学力不济所致，敬祈中医同仁不吝赐教。

陕西中医药大学　张登本

2019年（己亥）2月15日于咸阳

目录

第三部分 《黄帝内经》五运六气理论原文解读

五运六气理论背景知识研究

第一部分

第一章　五运六气理论的发生与沿革

一、五运六气理论的发生

《内经》中的五运六气理论又称为运气学说，是中医理论的重要组成部分，此处谨从"道气论"、阴阳五行、天干地支及干支纪年的发生背景、五运六气理论与实践的关系等方面对该理论发生的背景予以解读。

（一）"道气论"促进了五运六气理论的发生

道家是春秋战国时期主要的学术流派之一，自老子（聃）以后分化为多个学术流派，其中以庄子（周）为代表的"道论"和以管子（仲）为代表的"气论"是其中最具影响力的两大流派。战国后期，两派融合为黄老新道家，这便是道气论的由来。形成于东汉的《内经》"运气七篇大论"，全面继承和运用了"道气论"的观点，构建其理论。

首先，在气是天地万物生成、演化本原的思想指导下，认为"五运"和"六气"及其变化规律，都是存在于天地间的"气"运动变化的结果。指出"在天为气，在地成形。形气相感而化生万物矣。""太虚寥廓，肇基化元；万物资始，五运终天；布气真灵，揔统坤元；九星悬朗，七曜周旋；曰阴曰阳，曰柔曰刚；幽显既位，寒暑弛张；生生化化，品物咸章。"《素问·天元纪大论》在这里描绘了一幅充满生机，物种纷繁，有万千变化的宇宙结构模型。这个富有生机、不断运动的宇宙在其演化过程中，产生了气、真、元（三者均指"气"）物质本原，进一步演化为阴气和阳气，在阴阳二气相互作用下，产生了九星、七曜、天地、万物。就在万物都是气生成的背景下，《内经》认为，"天有五行御五位，以生寒暑燥湿风"，就明确指出了"五运"和"六气"同样也是天地间阴阳之气生成的。

其次，"道气论"观点认为，天地间一切事物都有自身演化的规律（即"道"）。这个规律是不以人们主观意志为转移的客观存在。五运六气理论正是在这种"道气论"思想指导下，揭示木、火、土、金、水五运之气变化规律，揭示风、暑、热（火）、湿、燥、寒六气变化规律，揭示运气相合、客主加临、主客逆从等规律，多角度、多层次地揭示了天地气候变化的规律，并运用这一客观规律对疾病进行流行病学分析，指导临床对疾病的诊断、辨证、治疗用药。

再次，在道家强调"通天下一气耳"（《庄子·逍遥游》）观念的指导下，该理论构建了"'天人相应'的整体恒动观"，认为"气"是天人相应、天地万物的媒体中介。突出了天地万物是一个有机整体、人与自然是一个有机联系统一体。这是因为气是不断运动、充满活力的物质，通过气的升、降、出、入、散、聚等多种运动方式，使天地万物之间发生着广泛地联系。运气理论正是站在气有复杂多样运动方式的高度，审视"通天下"万物的整体联系。在气是可分观点指导下，将"通天下一气"分解为"五运之气"和"六气"两类，运用五运之气和六气运动变化规律，解释天地间复杂多样的物质运动形式，以此为据演绎出了天时—气候—物候—人体生命的整体结构模型。

（二）阴阳五行观是五运六气理论发生的哲学背景

邹衍是先秦诸子百家中阴阳家的代表，其理论的核心是将阴阳与五行合论。该学派倡导用阴阳对立统一规律解释宇宙万物的发生和演化过程，用五行特性、归类方法、生克制化规律解释宇宙万物间的广泛联系，将阴阳、五行两套理论相结合，全面地解释宇宙万物的起源、演化，甚至改朝换代、历史变迁等。《内经》中毫无例外地全面接受了阴阳家的上述观点，并用以构建其理论体系。

首先，五运六气理论在"阴阳者，天地之道也，万物之纲纪……神明之府也"（《素问·阴阳应象大论》）观点指导下，以"阳道奇，阴道偶"为原则，将天干地支进行了阴阳、五行的属性划分及规定。经过阴阳、五行规定的天干、地支，自此被赋予了时间、空间，甚至气象、物候、生物特征等自然科学的内涵，成为推算和演绎运气变化规律，以及气运变化所产生相应的气象、物候变化、疾病流行情况等的符号。

其次，五运六气学说运用阴阳理论总结气候变化规律。认为气候变化是一个有序的循环，气象变化和人体、万物一样，都是阴阳二气作用的结果。同样，运气学说把五行之气在天地间的运行用五行来表示，在此哲学背景下，五运之气有了阴阳太少之分，六气又有三阴（太阴—湿气、少阴—热气、厥阴—风气）三阳（太阳—寒气、阳明—燥气、少阳—暑气）之别，五运和六气又被纳入五行属性的规定之中。于是运气理论运用阴阳之间的对立、互根、消长、转化规律，运用五行的生克制化理论，全面地解释任何一个（干支纪年）年份的岁运（中运）、岁气，以及一年之中不同时段（季节）的主运、客运、主气、客气、主客逆从、客主加临、运气合治的变化规律；

解释天时气候变化对人体生理、病理的影响，预测疾病的流行规律，指导临床诊断用药等。

可见，阴阳、五行哲学理论引入这一理论之中，不但是架构该理论的指导思想，使前人长期积累的天文学知识、气象学知识、物候学知识、医药学知识，按照天时—气候—物候—医学模式加以有序化、条理化、规律化，同时也赋予阴阳、五行理论以丰富的自然科学内涵。

（三）天干地支的应用，使五运六气理论的确立成为事实

天干和地支是气运推演的符号。五运配以天干（十干化运），六气配以地支（地支纪气），根据各年由干支组合的甲子，来推测各年的气候变化规律和发病规律，所以五运六气理论研究气运规律和发病规律，都离不开天干地支。可见干支甲子纪年方法的使用，是该理论形成的标志或者成为事实。

传说天干是"黄帝的大臣大挠"创造的，据考古发现及文字考证，"戊、己、庚、辛、壬、癸"等字的初义指戎器或刃器，非金石并用时代不能发生，至少为商代人所创。殷墟甲骨考古不但证实十日为一旬的纪日制度在此时已经广泛的使用，将天干作为一旬纪日序号，并用天干作为人名记号（而且是"王"以上级别的大人物）；还发现了殷代甲骨殷历甲子表。此表中有十对不同的干支组合，书法整齐；还有"己丑卜，庚雨"；"乙卯卜，今夕其雨"等甲骨卜辞，说明此时对十干及十干纪日方法的使用已经相当成熟。又据目前考察研究证实，从鲁隐公三年（公元前722年）二月己巳日起到现在的2700多年中，干支纪日的历史从未间断或错乱[1]。有一说认为，公元前841年作为中国有确切纪年的历史的开始（《史记·十二诸侯年表》始于公元前841年）。

由于干支纪日作为时间单位逐渐不能满足生活、生产、科学技术发展的需要，于是比"日"更长的时间单位"月"就随之产生了。据考古发现，据今七八千年前的新石器时代，已经有了"月"的概念及画符[2]。至迟在商代甲骨文中，已经有了大月30天、小月29天的朔望月观察记录，并用十二地支纪月。十二支纪月法可上溯夏朝，夏朝是正月建寅，商朝正月建丑，周朝正月建子，春秋时期同夏朝，正月以后的月份按地支寅以后之序以次纪之。自此至今，再无变更。可见干支纪月法早在夏朝就已经使用。"干支纪年是人类在计算时间方面的一个重要进步"[1]。年的时间变化与太阳的周年视运动有密切关系。人们在经过较长时间运用岁星纪年方法后，于东汉建武三十三年（公元54年）开始（一说为汉章帝元和二年，即公元85年；干支

纪年被以政府命令的形式颁行于天下），只按六十干支组合（即甲子）次序纪年，至今没有间断和错乱[2]。正因为干支纪年方法的使用，于是在"先立其年，以名其气"的推算原则指导下，先确定所要推算年份的年干支（即所谓"先立其年"），然后再据"天干纪运，地支纪气"的规律，便可推求出该年份的岁运（又称中运）、岁气，以次推求出一年五步的主运、客运，以及六步的主气、客气等。因此说：① 干支纪年方法的使用是运气理论发生的基础，也是其形成的标志；② 运气理论的形成只能在干支纪年方法使用之后。

（四）天文知识的积累是运气理论形成的客观依据

运气理论的发生是以干支纪年方法为基础的。年的时间变化与太阳周年视运动有密切关系。古人为了准确地计算年的时间，通过长期观察黄昏和清晨的星象变化，间接地推算出太阳的周年视运动。根据恒星在天球上的分布情况，以亮星为主，辅以别的星体，再将天球分为三垣（紫微垣、太微垣、天市垣）、四象（苍龙、朱雀、白虎、玄武）、二十八个空间区段（即二十八宿，又称二十八舍），按照顺时针方向自东向南、向西、向北，再向东，将天干地支有规律地交叉分布于天球的二十八宿（区位空间）之间。在对天球空间进行天干、地支、二十八宿三位一体定位后，然后将所观察到的太阳在天球视运动一个周期（即365又1/4天）称为一年。此处所说的"年"单位是今人的称谓，古代的"年"是以月相的朔望为天文背景确立的时间单位，即阴历12个月354天或355天。今人所谓的"年"在古代称为"岁"，即一个太阳回归年。

为了记录太阳周年视运动周期，选择了离人类生存地球最近较亮的五个行星中的木星为纪岁之星，故称其为"岁星"。并将木星绕太阳运行的一个周期（约12年）等分为十二星次名称，用每一个星次名称依次代表12年。大约在春秋战国中期，人们将十二星次天空区域与十二支纪法相结合，稍后又将天干与地支配合，使岁星纪年与干支纪年发生了联系，这在《尔雅·释天》《淮南子》《史记》中都有记载。后来人们观测木星周期为11.86年，约等于12年，每隔83年有一次误差，于是自东汉建武三十年后使用的干支纪年就与岁星运行不再发生关系[1]。

可见，① 运气理论的发生是古人在长期实践观察的基础上形成的，理论完整系统的表述则是东汉建武以后的事；② 十二地支、一年十二个月、一日十二时辰等，之所以将"12"作为基数，都是在木星回归周期等分为十二星次的天文背景下发生的（人体经脉确定为十二之数，是否与此有关，亦未可知）；③ 运气理论中所涉及的五星、二十八宿、二十四节气内容都与木星（岁星）回归周期十二星次背景有关；④ 十干纪日法，或者干支纪日法是地球在绕太阳公转时自转一周的时间单位，天文学上称为"周日视运动"。由此可知，无论是天干纪法或者地支纪法，或者干支纪法，都有天文背景。说明运气理论在宏观层面上是客观的、正确的。

（五）实践贯穿于运气理论全程的各个层面

实践的方法是所有学科都必须经历的过程和方法，运气理论也不例外。运气理论是人们在长期对天体、气象、物候，尤其是人体生命现象的反复观察、验证的基础上，在精气—阴阳—五行思想指导下，以干支甲子为推演工具和记录符号形成的。大量实践知识的积累，不仅是运气理论形成的发端，也是架构这一理论的基本要素，体现于该理论全程的各个层面，同时也是该理论必然的旨归。例如仲景就曾全面运用运气学说中的标本中气理论，指导伤寒病的辨证施治和处方用药[3]。

所以运气理论认为：① 气候变化是有一定规律可循的，其变化规律与日、月、星、辰的运行有着十分密切的关系；② 气候变化对生物体，尤其是对人类生命活动有着十分重要的作用；③ 不同年份、一年的不同时段，存在着气候变化的差异，不同的气候变化对人体的生理、病理有着不同的影响；④ 天体运行—气候变化—生命活动之间的变化规律是可以认识的，掌握这一规律，就可以更有效地指导生命科学相关问题的研究。运气理论的这些宏观认识，都是以实践为基础产生并形成的，这也是其存在并被人们重视的理由。通览《内经》"运气七篇大论"的内容之后，不难得出以上结论。因此，学习或者研究中医运气理论，必须以气象变化为背景，密切结合临床实践，否则是没有任何价值的。

《内经》认为，"善言天者，必应于人；善言古者，必验于今；善言气者，必彰于物；善言应者，同天地之化；善言化、言变者，通神明之理"（《素问·气交变大论》）。此处不但强调要灵活掌握和应用运气理论，还要求人们要用历史唯物主义观点去正确评价这一理论。"善言化、言变者，通神明之理"就突出了这一观点。无论对运气理论是绝对的肯定，或者全盘否定都是不可取的。

此处仅结合《内经》的"运气七篇大论"，从道家的"道气论"、阴阳家的阴阳五行观、天干地支发生的天文背景、干支纪（日、月、年）法的应用对运气理论发生的影响、丰富的实践知识是运气理论架构的基本要素等诸方面予以述之[4]。

二、五运六气理论的发展沿革

五运六气理论是受谶纬之学的影响形成和发展起来的。谶纬之学盛行于西汉末年至东汉初期的一次天时民病，与《素问》理论体系相近似。运气"七篇大论"运用甲子纪年方法进行演绎，而甲子纪年则始于东汉章帝元和二年，由此可知，五运六气理论体系及其演绎方法的形成当是东汉末年之后。按其发展历程，大致可分为五个阶段。

（一）唐代王冰发掘并传承运气之学

五运六气理论的内容应当形成于东汉章帝元和二年，开始用干支纪年的方法之后，其首次公之于世当是王冰《素问》次注的"七篇大论"，从东汉末年张仲景《伤寒杂病论》所载的120余字，到西晋王叔和《伤寒例》所引《阴阳大论》720余字，都无法反映博大精深的运气内容。因此，王冰是第一次将运气学说完整系统的内容奉于世人乃至后学的。

王冰从其师藏"秘本"发现了"七篇大论"，并予以详细的考校疏注，使五运六气理论完整系统地成为医学理论体系的重要组成部分。随之王冰又"别撰《玄珠》，以陈其道"，同时还有专述运气的《天元玉册》《昭明隐旨》及专述根据气运变化规律而处方用药之《元和纪用经》等最早一批羽翼"七篇大论"的运气专著问世，奠定了该理论的基础。

（二）两宋金元时期，发挥五运六气理论，用以指导临证用药

北宋嘉祐时期的仁宗皇帝于运气之学亦情有所钟，"上有所好，下必甚焉者也"（《礼记·缁衣》），故于高保衡、林亿、孙兆等人在对王冰编次《黄帝内经素问》，尤其是"七篇大论"予以重"新校正"时，使运气学说在宋代有所发展，据《宋以前医籍考》记载，宋赵从古曾撰《六甲天元运气铃》二卷。另外在林亿等人校正《素问》时已出现王冰次注《素问》时所亡佚的第七十二、七十三两篇。虽有人认为这是北宋运气学家刘温舒所补或者出自"王启玄之后，刘温舒之前"（周学海《内经评文》），其内容仍为专事运气。此时，刘氏还著有《素问入式运气论奥》三卷，凡三十论七十二图，专设《素问》六气治病之要。

金元时期刘完素（字守真，号河间）撰有《素问玄机原病式》一卷。《四库全书总目》云："是书因《素问·至真要大论》，详言五运六气胜复

之理，而以病机十九条附于篇末，乃之于十九条中采一百七十六字，演为二百七十七字，以为纲领，而反复辩论以申之，凡二万余言，大旨多主于火。"《郑堂读书记》认为刘完素"识病之法，以其病气归于五运六气之化，明可见矣。因以《素问·至真要大论》所例病机十九条，采取二百余字，兼以语辞二百七十七言，位归五运六气。首为五运主病，次别六气为病，分风、热、暑、湿、燥、寒六类，详论天地运气造化自然之理。二万余言，仍以改证世俗谬说，虽不备举其误，其意足以明矣。虽未备论诸病，以此推之，则识病六气阴阳虚实，几于备矣。盖求运气言象之意，而得其自然神妙之情理。大旨多主于火，故喜用寒凉之剂"[5]。刘完素还有《黄帝素问宣明论方》15卷，其间亦杂有以运气论临证用方。尤其是南宋陈无择（陈言）的《三因极一病证方论》18卷，简称《三因方》，确定了他在中医学中的地位。此书继承、发展了《黄帝内经》《伤寒杂病论》等的病因学理论，创立了病因分类的"三因学说"，并以病因为纲，脉、病、证、治为目建立了中医病因辨证论治方法体系，实践了其由博返约、执简驭繁的方剂学治学思想与学术理念。陈氏将五运六气理论娴熟地应用于临床实践，创制了"五运十方""六气司天六方"，并且制定了临床应用运气十六方的"三原则"（即"气宜"：气运特点适宜；"机宜"：疾病流行谱的病机与运气方适宜；"证候相宜"：即施方所治之证要与气运变化之疾病流行谱一致）。

在此时期，科学家沈括对五运六气理论也有研究，故他于《梦溪笔谈·第十章》"医家有五运六气之术，大则候天地之变，寒暑风雨、水旱螟蝗，率皆有法；小则人之众疾，亦随气运盛衰。今人不知所用，而胶于定法，故其术皆不验。假令厥阴用事，其气多风，民病湿泄，岂溥天之下皆多风，溥天之民皆病湿泄邪？至于一邑之间，而旸雨有不同者，此气运安在？欲无不谬，不可得也。大凡物理有常、有变。运气所主者，常也；异夫所主者，皆变也。常则如本气，变则无所不至，而各有所占，故其候有从、逆、淫、郁、胜、复、太过、不足之变，其发皆不同。若厥阴用事，多风，而草木荣茂，是之谓从；天气明洁，燥而无风，此之谓逆；太虚埃昏，流水不冰，此谓之淫；大风折木，云物浊扰，此之谓郁；山泽焦枯，草木凋落，此之谓胜；大暑燔燎，螟蝗为灾，此之谓复；山崩地震，埃昏时作，此谓之太过；阴森无时，重云昼昏，此之谓不足。随其所变，疾疠应之，皆视当时当处之候。虽数里之间，但气候不同，而所应全异。岂可胶于一定？熙宁中，京师久旱，祈祷备至，连日重阴，人谓必雨一日骤晴，炎日赫然，予时因事入对，上问雨期，予对曰：'雨候已见，期在明日。'众以谓频日晦溽，尚且不雨，如此旸燥，岂复有望？次日，果大雨。是时湿土用事，连日阴者，从气已效，但为厥阴所胜，未能成雨；后日骤晴者，燥金入候，厥阴当折，则太阴得伸，明日运气皆顺，以是知其必雨。此亦当处所占也。若他处候别，所占亦异。其造微之妙，间不容发。推此而求，自臻至理。"沈氏书中对如何正确地学习和对待五运六气理论曾数次有公允而科学的评价。可见，两宋金元时期把该理论的研究引入到指导临证对病机的分析和临床处方用药，使这一理论为临床实践服务。这一时期是该理论得以迅速发展，并且将其研究引向深入，服务于临床实践最为兴盛时期。

（三）明清时期，五运六气理论系统化

明代马莳《黄帝内经素问注证发微》对"七篇大论"中该理论的内容在前人研究基础上又进行更深入的疏注。唯张介宾以其《类经》卷23～30计55条原文分类注释为基础，专事撰著了《类经图翼》11卷、《类经附翼》4卷两书，可谓是将《黄帝内经素问》"七篇大论"中运气内容系统化、条理化，并附图示之，图文并茂，是对此前研究五运六气理论的大总汇和里程碑。后来《医宗金鉴》将其引入清代医学教材之中。

（四）清末至民国年间，是五运六气理论研究的"冰河时期"

清代虽然有像张志聪的《黄帝内经素问集解》，高世栻的《黄帝内经素问直解》，黄元御的《四圣心源》（对"六气从化""六气偏见""本气衰旺""六气治法"有深刻研究和阐发）等，对《素问》中五运六气理论的内容进行更深地注疏和阐扬，但这一时期总体上是逐渐受到冷落，尤其在清朝末年和民国年间更是如此。一则是社会动荡不安及国家贫穷大背景的影响；二则西方科学技术尤其是"日心说"、气象学等新知识的传入，动摇了以"地心说"为前提所建立的运气学说的根基；三则缘于五运六气理论自身存在的某些缺陷，因而不时有人予以抨击，使这一理论的研究和传承受到极大的影响。

（五）近几十年来，五运六气理论的研究趋于理性化

新中国成立70年来，五运六气理论受到关注，其内容被引入中医药高等教育的教材之中，尤其是自20世纪80年代前后的诸年间，专事研究"七篇大论"者有之，从现存气象资料印证运气变化规律者有之，相当一部分学者从临床流行病学角度研究气运变化与某些病种的发病、病情变化、死亡率、临床用药等方面的关系，进行理性的回顾性的调查研究，使这一古老的理论

服务于现实，服务于临床[6]。

参考文献

［1］唐汉良，林淑英.干支纪法详解［M］.西安：陕西科学技术出版社，1994.

［2］中国天文学史文集编辑组.中国天文学史文集［M］.北京：科学出版社，1978：47.

［3］张登本.标本中气理论在《伤寒论》中的应用［J］.陕西中医学院学报，2002，25（1）：1-4.

［4］张登本.论运气学说发生的背景［J］.长春中医学院学报，2005，（3）：1-4.

［5］冈西为人.宋以前医籍考［M］.北京：人民卫生出版社，1958：77.

［6］张登本.运气学说的沿革与评价［J］.河南中医，2004，24（9）：4-6.

第二章　王冰传承运气之学

《黄帝内经素问》（简称《素问》）是中医学理论的基石，其理论为历代医家遵为准绳，运气学说的内容就占据该书篇幅约三分之一，足见运气学说在《素问》、在中医理论中所占的重要地位。运气学说的传承并作为中医理论的重要组成部分而得以流传和发扬，王冰当为首功。无论"七篇大论"与《阴阳大论》的关系如何，但专论运气学说的这七篇宏论是王冰第一次补入《素问》并呈献给后学者的。自《素问》成书以降，梁·全元起为其注释第一人，惜全氏所注仅为8卷，惟缺一卷，隋亦不存此卷。至唐中叶，王冰首次全《素问》九卷之数而补入"七篇大论"的同时，还嫌其所论运气的内容义深词奥，难以让学者掌握和传承，故又"别撰《玄珠》，以陈其道"（王冰自序），专门对运气学说进行了发挥。完全有理由认为，运气学说能够得以流传至今，这与王冰补入"七篇大论"，倡导运气学说是分不开的。没有王冰的辛勤劳动，就没有今天《素问》的全貌，就没有《素问》中的"七篇大论"，也就没有运气学说的理论及其应用。

运气学说是受谶纬之学的影响形成和发展起来的。谶纬之学盛行于西汉末年至东汉初期的一次天时民病，与《素问》理论体系所论相近似。运气"七篇大论"是运用甲子纪年方法进行演绎的，而甲子纪年则始于东汉章帝元和二年，由此可知，运气学说理论体系及其演绎方法的形成当是东汉末年之后。

唐代王冰发掘并传承运气学说。运气学说的内容应当形成于东汉章帝元和二年，开始用干支纪年的方法之后，其首次公之于世当是王冰《素问》次注的"七篇大论"，从《难经·七难》中有关"六气旺脉"的150字以及东汉末年张仲景《伤寒杂病论》所载的120余字，到西晋王叔和《伤寒例》所引《阴阳大论》720余字，皇甫谧《针灸甲乙经·阴阳大论》章的最末一段的几十个字（该卷绝大部分内容均为《素问·阴阳应象大论》的原文），都无法反映内容博大的运气内容。因此，是王冰第一次将运气学说完整系统的内容奉于世人乃至后学的。

王冰从其师藏"秘本"发现了"七篇大论"，并予以详细的考校疏注，使运气理论完整系统地成为医学理论体系的重要组成部分。随之王冰又"别撰"《玄珠密语》，"以陈其道"，同时还有专述运气的《天元玉册》《昭明隐旨》及专述根据气运变化规律而处方用药之《元和纪用经》等最早一批羽翼

"七篇大论"的运气专著问世，奠定了运气理论的基础。

一、王冰补入"七篇大论"

《汉书·艺文志》转载刘歆《七略》云："《黄帝内经》十八卷"，并未言其内容。《素问》之名首见于东汉末期张仲景《伤寒杂病论·自序》，此后晋代皇甫谧《甲乙经·序》中也提到其名。《素问》其文有九卷，但因年代久远，又几经战乱，传至梁·全元起著《素问训解》之时，已缺第七卷，《隋书·经籍志》也载《素问》缺一卷，只八卷之数。王冰则以其师所藏之卷予以补入，以全九卷之数。王冰认为，由于"年移代革，而授学犹存，惧非其人，而时有所隐，故第七一卷，师氏藏之，今之奉行，惟八卷尔。""时于先生郭子斋堂，受得先师张公秘本，文字昭晰，义理环周，一以参详，群疑冰释。恐散于末学，绝彼师资，因而撰注，永传不朽，兼旧藏之卷，合八十一篇，二十四卷，勒成一部"(《素问次注·王冰自序》)。王氏所补入的第七卷，即今本之第19～22卷的《天元纪大论》《五运行大论》《六微旨大论》《气交变大论》《五常政大论》《六元正纪大论》及《至真要大论》共7篇，因为此中以五运六气之学为主体，故自宋·林亿"新校正"以后，多疑此七篇非《素问》之文。宋·林亿等谓曰："窃疑此七篇，乃《阴阳大论》之文，王氏取以补所亡之卷，犹《周官》亡《冬官》，以《考工记》补之之类也。又按：汉·张仲景《伤寒论·序》云：'撰用《素问》《九卷》《八十一难》《阴阳大论》'，是《素问》与《阴阳大论》，两书甚明，乃王氏并《阴阳大论》于《素问》中也。"自此以后，历代研究《素问》的学者们均持此论。王冰补入运气"七篇大论"，保存了我国古代运气学说的一个比较完整的理论体系。这个理论体系明确地指出了气候不仅有"常"，而且有"变"。其常则以"主气""主运"表示；其变则以"岁气""客运"等概念及模式表示。这种有常有变的气候变化理论，是符合辩证法原理的。宋·沈括曾推崇并科学地评价了这一理论，认为"医家有五运六气之术，大则天地之变，寒暑风雨水旱螟蝗，率皆有法。小则人之众疾，亦随气运盛衰"(《梦溪笔谈·象数》)。此后宋朝刘温舒、金代刘完素、明朝汪机与张介宾等人均有阐发。直至目前仍然将其作为一项重要课程进行研究。在此七篇中还包括了较完整的罕见的古代运气历谱，古代干支甲子数字系统已明显的被使用在这个历谱中。如《六微旨大论》曰："天气始于甲，地气始于子，子甲相合，命曰岁气，谨候其时，气可与期。"体现了我国古代在天文历法研究上的光辉成就。

王冰所补之文，是否《素问》原文，虽尚有疑，但使运气可识并流传至今，不可不谓有功于医学[1]。因此王冰补入"七篇大论"的结论是历代研究《素问》学者们的共识。

二、"七篇大论"与"阴阳大论"（简称"两论"）的关系

《阴阳大论》之名首见于张仲景《伤寒杂病论·序》，此后皇甫谧《甲乙经》卷六有《阴阳大论》一篇，乃评其文。详考《甲乙经》中《阴阳大论》之文，实为《素问·阴阳应象大论》等篇内容，非引别书。故可知《阴阳大论》书名最早见之于仲景，其文（部分内容）最早见之于晋·王叔和整理的《伤寒例》。

至于王冰所补入《素问》的"七篇大论"是否就是唐以前古籍《阴阳大论》？学者们对此有两种观点。

其一，"两论"各有所指[2]。认为《阴阳大论》与"七篇大论"的内容差异较大。仲景《伤寒杂病论·序》中坦言其撰著时参考了《素问》《九卷》《八十一难》《阴阳大论》等古医籍，并将《阴阳大论》与《素问》《九卷》等名著并列，由此可以想见其主要内容应该是探讨伤寒、杂病的病因、病机、辨证论治等相关医学问题的。这一观点可从晋·王叔和《伤寒例》明确指出引用《阴阳大论》文献见其一斑，虽仅一处，但却有较强说服力。引文云："《阴阳大论》云：春气温暖，夏气暑热，秋气清凉，冬气冰冽，此则四时正气之序也。冬时严寒，万类深藏，君子固密，则不伤于寒。触冒之者，则名伤寒耳。其伤于四时之气，皆能为病。以伤寒为病者，以其最盛杀厉之气也。中而即病者，名曰伤寒。不即病者，寒毒藏于肌肤，至春变为温病，至夏变为暑病。暑病者，热极重于温也。是以辛苦之人，春夏多温热病者，皆由冬时触寒所致，非时行之气也。九月霜降节后，宜渐寒，向冬大寒，至正月雨水节后，宜解也。所谓雨水者，以冰雪解而为雨水故也。至惊蛰二月节后，气渐和暖，向夏大热，至秋便凉。从霜降以后，至春分以前，凡有触冒霜露，体中寒即病者，谓之伤寒也。九月十月，寒气尚微，为病则轻；十一月十二月，寒冽已严，为病则重；正月二月，寒渐将解，为病亦轻。此以冬时不调，适有伤寒之人，即为病也。

其冬有非节之暖者，名为冬温。冬温之毒，与伤寒大异。冬温复有先后，更相重沓，亦有轻重，为治不同，证如后章。从立春节后，其中无暴大寒，又不冰雪，而人有壮热为病者，此属春时阳气发，其冬时伏寒，变为温病。从春分以后，至秋分以前，天有暴寒者，皆为时行寒疫也。三月四月，或有暴寒，其时阳气尚弱，为寒所折，病热犹轻；五月六月，阳气已盛，为寒所折，病热则

重；七月八月，阳气已衰，为寒所折，病热亦微。其病与温相似，但治有殊耳。

十五日得一气，于四时之中，一时有六气，四六名为二十四气。然气候亦有应至仍不至，或有未应至而至者，或有至而太过者，皆成病气也。但天地动静，阴阳鼓击者，各正一气耳。

是以彼春之暖，为夏之暑；彼秋之忿，为冬之怒。是故冬至之后，一阳爻升，一阴爻降也。夏至之后，一阳气下，一阴气上也。斯则冬夏二至，阴阳合也；春秋二分，阴阳离也。阴阳交易，人变病焉。此君子春夏养阳，秋冬养阴，顺天地之刚柔也。小人触冒，必婴暴疹。须知毒烈之气，留在何经，必发何经，详而取之。是以春伤于风，夏必飧泄；夏伤于暑，秋必痎疟；秋伤于湿，冬生咳嗽；冬伤于寒，春必病温。此必然之道，可不审明之"[3]。《阴阳大论》的这一段论述曾先后被王叔和《伤寒例》、葛洪《肘后方》、巢元方《诸病源候论》、孙思邈《备急千金要方》、王焘《外台秘要方》摘引。此段文献在"七篇大论"中未曾检索到。若据王叔和《伤寒例》而言，他距东汉末年不足百年，他曾识《阴阳大论》之原貌并援引其文是可信的。故曰"七篇大论"非《阴阳大论》。此外乔海法等人从文字和学术体系两方面进行比较后认为，"七篇大论不是《阴阳大论》之文补入，二者属医学气象学范围之不同体系"[4]的结论是客观而合理的。

其二，"两论"实乃一论。认为"七篇大论"即《阴阳大论》之说，林亿等人为其首倡，如他在"新校正"中所言："窃疑此七篇，乃《阴阳大论》之文，王氏取以补所亡之卷，犹《周官》亡《冬官》，以《考工记》补之之类也。"后世学者多从此说。事实上林亿等人亦未见到《阴阳大论》。据考证上述《伤寒例》所引《阴阳大论》720余字与"七篇大论"观点基本一致，是属同一学术体系。尤其是气候变化中的"至"与"未至"的观点。今本《金匮要略·脏腑经络先后病脉证第一》亦有类似记载。"问曰：有未至而至，有至而不至，有至而不去，有至而太过。何谓也？师曰：冬至之后，甲子夜半少阳起，少阳之时，阳始生，天得温和。以未得甲子，天因温和，此为未至而至也；以得甲子，而天未温和，为至而不至也；以得甲子，而天大寒不解，此为至而不去也；以得甲子，而天温和如盛夏五六月时，此为至而太过也。"此为列举冬至之后六十日（一步气位）当为少阳起为例，诠释了"至"和"未至"的现象。此与《难经·七难》："冬至之后得甲子，少阳王"的精神一致。《素问·六微旨大论》也有类似论述，认为"至而不至，来气不及也；未至而至，来气有余也。"诚如王冰在注释此段时说："假令甲子岁气有余，于癸亥岁未当至之期，先时而至也。故曰来气不及，来气有余也。言初气之至期如此，岁气有余，六气之至皆先时。岁气不及，六气之至皆后时。"

据上所述，《阴阳大论》与"七篇大论"是否为同一论著尚无定论。其主要原因是人们无法见到早已亡失的《阴阳大论》之全貌，即或是与王冰时隔不远的林亿等尚且如此，后世人就更无法做出中肯的评判。仅从《伤寒例》所引的720余字，以及《难经·七难》和《金匮要略》两书合计300余字与运气相关的内容实难言其是和非。

方药中先生对《素问》"七篇大论"和《阴阳大论》之间的关系给予了值得参考的评价，他认为《阴阳大论》是与《素问》同时代的另一部医学经典著作，反映了那一时代的医学成就。"七篇大论"和《素问》其余篇章相互补充，相得益彰"，将"七篇大论"与《素问》其他篇的内容相结合，"只能会使我们更全面地学习和继承我国古代的医学遗产"，因此方氏说："认为"七篇"是伪书，说是王冰塞入的私货是没有根据的。"七篇"不但不是与《内经》无关，而是与《内经》密切相关，是《内经》中一个不可分割的主要组成部分，那种把"七篇"摒弃于《内经》之外的提法和做法，我们认为是对《内经》的一种曲解，是对中医理论的一种割裂"（方药中，许家松.黄帝内经素问七篇讲解［M］.北京：人民卫生出版社，1984：34.）。

只要我们对王冰《素问》次注以前涉及运气理论的现存相关医学文献进行检索后就不难发现，对"两论"关系的判断是十分困难的。因为王冰以前《素问》九卷的完貌是什么状况，无从知晓，所以现存最早载有与运气理论相关（但此时运气学说尚未形成）内容的文献当首推《难经》，如其中《七难》曰："《经》言少阳（正月、二月）之至，乍大乍小，乍长乍短；阳明（三月、四月）之至，浮而短；太阳（五月、六月）之至，洪大而长；太阴（七月、八月）之至，紧细而长；少阴（九月、十月）之至，紧而微；厥阴（十一月、十二月）之至，沉短而敦。此六者，是平脉邪，将病脉邪？然：皆王脉也。其气从何月，各王几日？然：冬至之后，得甲子（即60日一个甲子纪日周期。下仿此。）少阳王，复得甲子阳明王，复得甲子太阳旺，复得甲子太阴王，复得甲子少阴王，复得甲子厥阴王。各王六十日，六六三百六十日，以成一岁。此三阴三阳王时日大要也。"《难经》仅此一节涉及甲子记日及三阴三阳六时段气候与脉象关系。

此后东汉张仲景《伤寒杂病论》载有120余字与运气内容相关的文字，问曰："有未至而至，有至而不至，有至而不去，有至而太过，何谓也？师曰：冬至之后，甲子夜半少阳起，少阳之时，阳始生，天得温和。以未得甲子，天因温和，此为未至而至也；以得甲子，而天未温和，为至而不至也；

以得甲子，而天大寒不解，此为至而不去也；以得甲子，而天温和如盛夏五六月时，此为至而太过也"[3]（今本《金匮要略·脏腑经络先后病脉证第一》）。西晋·皇甫谧《甲乙经·序》言其曾参阅了《阴阳大论》，但书中所引用《阴阳大论》的内容却实为今本《素问·阴阳应象大论》之文，唯该章之末一小段原文的数十字与运气理论有关，但不见于《内经》。西晋王叔和《伤寒例》所引《阴阳大论》的720余字是后人唯一能了解《阴阳大论》冰山一角的、最早的、最无争议的极少内容。后来的《小品方》《诸病源候论》《备急千金要方》《外台秘要方》所引文字都来源于王叔和的《伤寒例》，他们仅从其中摘引了部分内容，从他们所引内容分析，这几本书的作者肯定也未见到《阴阳大论》的庐山真面目。就是最早怀疑王冰用《阴阳大论》的内容补已亡的《素问》第七卷（即"七篇大论"）的林亿等人，他们既未亲睹该书全貌，也无充分之理由。只要我们将《金匮要略·脏腑经络先后病脉证第一》的文字与王叔和《伤寒例》所引《阴阳大论》的内容进行比较，再将《金匮要略》《伤寒例》所引内容（共840余字）与浩瀚的"七篇大论"（仅《天元纪大论》就有1116字）比较，实难得出两者有何内在关系，仅从"至而不至""未至而至"等个别句例就断言四者（或除《难经》引文外仅有三书）就是《阴阳大论》之文，或者不是，无论"是"和"非"的结论都难以服人。更不能根据林亿等人，不知何据的"窃疑"而妄言之。应当以王冰的次注《素问》全部内容为事实根据，作为我们研究的立足点和出发点。

三、王冰是传承运气之学的第一人

五运六气学说是"七篇大论"的核心内容。无论王冰所补"七篇大论"是《素问》已失的第七卷原文，抑或是王冰取《阴阳大论》之文补所亡之卷，但此论五运六气之学的内容是王冰首次将其纳入《素问》并呈之于后学的，是王冰第一次对五运六气相关理论进行十分详尽诠释的，这是无可辩争的历史事实。从王冰所注之文看，可让后学者十分明晰地认识自然界气候变化的周期规律，以及气候变化规律对自然万物的影响，对人体生理病理的影响，以及如何根据这些气候变化的规律选择适宜的药物和食物。

王冰在注释运气学说相关内容时，常援引其对自然界实际考察的相关资料进行说明，使"七篇大论"的原文精神得以充实。例如他在注释《素问·五常政大论》时说："西北、东南，言其大也。夫以气候验之，中原地形所居者，悉以居高则寒，处下则热。尝试观之，高山多雪，平川多雨。高山多寒，平川多热。则高下寒热可征见矣。中华之地，凡有高下之大者，东西南北各三分也。其一者，自汉蜀江南至海也；二者，自汉江北至平遥县也；三者，自平遥北山北至蕃界北海也。故南分大热，中分寒热兼半，北分大寒。""以中分校之，自开封至源，气候正与历候同。以东行校之，自开封至沧海，每一百里，秋气至晚一日，春气发早一日。西行校之，自源县西至蕃界碛石，以其南向，及西北东南者，每四十里，春气发晚一日，秋气早一日；北向及东北西南者，每一十五里，春气发晚一日"等等。于此足见王冰严谨之治学态度，同时也说明王冰对运气学说内容的理解不是局限在纸上谈兵，而是结合自然界气候变化的客观事实。

王冰将"七篇大论"补入《素问》以后，仍认为运气学说的内容义深理奥，非泛读所能穷究的。故他"别撰《玄珠》"（《素问次注·序》）以详解之。《玄珠》即《玄珠密语》，又称为《素问六气玄珠密语》。此书专论运气，并对甲子周期六十年，每年的司大、在泉、左右四间气的交司时刻，太过、不及、平气、六气变化规律，以及所产生的气候变化、物候变化、对人体生理病理的影响、用药规律等等，均进行了深刻而详细的解释。"从而使运气学说成为医学的一个重要内容。特别值得注意的是他还遵循运气学说的要旨，借助于注疏运气学说，精心地、辩证地、严密地、科学地阐发了许多有益于临床、极富指导意义的密论妙理"[5]。

参考文献

［1］曾勇，李文海.王冰学术思想探讨［J］.辽宁中医杂志，1984，（10）：42-4.

［2］魏贻光.王冰与《素问》次注［J］.福建中医药，1984，4（6）：19-22.

［3］黄竹斋.《伤寒杂病论》会通［M］，陕西中医研究院印本：89-91

［4］乔海法，乔永法.《阴阳大论》与运气七篇的关系［J］.北京中医药大学学报，2003，26（1）：20-23.

［5］扬孝麒.试论王冰学术思想的三大特色［J］.贵阳中医学院学报.1986，（2）：12-14.

第三章　运气理论中干支应用的背景及其意义

陈遵妫在《中国天文学史》中指出，"在四千多年前的夏代，可能已有干支产生了"。杜石然等则在编著的《中国科学技术史稿》一书中，主张夏代已有十天干纪日法，商代在夏代天干纪日的基础上，进一步使用干支纪法，从而把十天干和十二地支配合在一起形成六十循环的纪日法。

十天干原本就是表达一个太阳回归年的十个时节，十二地支与斗建相对应，是用于标记一年十二个朔望月的名称。运气理论将天干地支纳入阴阳、五行构架之中，使之与时空关系密切的气候变化勾连在一起，从而通过表达不同年份、不同时节的干支，能够对相关年份、时节的气候变化进行预测，这就是"天干化运""地支化气"的思维背景。

五运六气理论，是通过天干地支、气、阴阳、五行知识，演绎60年、10年、12年、6年、1年，以及一年之中的73.05天、60.875天等7个长短不同时间周期，并将其相互重叠，用以预测某年某时段气候、动植物和人类身心状态的理论。干支纪时为中国特有的计量时间符号和方法，而各年份气候的变化有其特定的时间阶段和周期变化，所以运气理论就是在这一思维背景下运用天干地支演绎"五运"和"六气"的。

一、《黄帝内经》对一年气候分类的方法及其历法背景

《黄帝内经》（简称《内经》）根据构建生命科学知识体系不同内容的需要，将天地间的气候，遵循不同的依据而有不同的分类方法和内容。

其一，在十二月太阳历法的背景下的分类。

在十二月太阳历法的背景下有两种分类方法：一是按一年四季，将气候分为"风、雨、寒、暑"（《灵枢·百病始生》《素问·调经论》）；二是按一年六季，将气候分为"寒、暑、燥、湿、风、火"（《素问·天元纪大论》等运气十篇）。这是五运六气理论中"六气"理论发生的历法背景。

其二，在十月太阳历法背景下的分类。

十月太阳历法将一年分为五季（春、夏、长夏、秋、冬）。大凡将一年分为五季的方法，都属于十月太阳历法，一年之中的气候也必然分为"寒、

暑、燥、湿、风"（《素问·阴阳应象大论》）五者。这是五运六气理论中"五运"理论发生的历法背景[1]。

其三，在北斗历法背景下的分类。

北斗历法将一年（366日）分为四时八节（《灵枢·九宫八风》）。大凡《内经》中涉及"八风""八纪"等词语时，都与该历法有关，如"天有八纪，地有五里"（《素问·阴阳应象大论》）；"四时八风，尽有阴阳""用针之服，必有法则，上视天光，下司八正，以辟奇邪"（《灵枢·官能》）等，即是其例。

《内经》在建构五运六气理论时，应用了十二月太阳历、十月太阳历及阴阳合历（农历）三种不同制式的历法知识："六气"模式及其理论依从于十二月太阳历法，"五运"模式及其理论依从于十月太阳历法。

二、天干化运、地支化气是在"天人相应"背景下进行架构的

五运和六气是天地间的客观存在，是人类对自然界气候变化的认知和把握。《内经》为了更有效地将其对五运、六气的认知和把握服务于人类的健康事业，就必须在"天人合一"观念的引领下，将人力不可掌控的气候变化，纳入到其可能会给人体造成伤害的事件进行预测范围之中。这就是《内经》为何要将一年之中的气候变化运用阴阳、五行模型予以架构，运用干支甲子予以演绎的缘由及其意义。

"天人合一"理念，具有天人"同原、同道、同构、同化和同象"的基本内涵。所谓"天人同原"，即人类和万物一样皆为天地的一"气"所生所成；所谓"天人同道"，是指人类与万物共同遵循着天地间一切规律和法则；所谓"天人同构"，《内经》作者，为了认识自然、掌握自然法则，于是就运用精气、阴阳、五行思想和方法，将人类能够认知的事物，均纳入到阴阳（涵三阴三阳）、五行的模型架构体系之中；所谓"天人同化"，是指发生于自然万物进化过程中的人类，其生理、病理变化，必然与天地万物保持着同步的变化关系，五运之气或者六气之变化（无论是常态，或者特殊状态），必然毫无例外地会对人类产生相应（生理的、病理的）的影响。这就是五运六气理论能够预测人类与季节气候变化相关疾病流行状态的思维模式发生的背景。

其中的木（风）、火（暑）、土（湿）、金（燥）、水（寒）五运之气，主要将其纳入五行的构架之中；而风、寒、暑、湿、燥、火（热）六气，既要

纳入阴阳（三阴三阳）结构模式，也要运用五行架构模型，天地万物都是如此，气候变化也不例外。

只有将五运、六气纳入"天人合一"的阴阳、五行构架之中，才能在"天人合一"理念指导下，对一年之中的气候变化，及其对人体可能造成的伤害进行预测和预防。

将风、寒、暑、湿、燥、火六者进行架构时，为了与木、火、土、金、水五者匹配，于是就有了"君火以明，相火以位"（《素问·天元纪大论》），这就是《内经》引出"君火"（热气）"相火"（暑气）的缘由，并使六气也与五行架构相匹配。如此，既可以应用五行生克制化道理表达其相互间的关系，也能在五行归类理论指导下，用于解释其对人体五脏系统的影响。

三、一年气候分为"五运"及"六气"的理由

《内经》之所以将一年的气候变化，为何又有五行模型的"五运"（主、客之运），或者是阴阳模型的"六气"两种说辞呢？这似乎是将简单地问题复杂化了。其实不然。

其一，一年的气候变化虽然有其规律可循，但各个年份的气候迁移，总会有所差异，或者时间提前，或者时间推后，或者气候变化的性质相同而强弱程度有所不同，等等。于是应用两种不同模型的"五运"和"六气"，以及"主运""客运"，"主气""客气"间的关系，可以预测同一年份不同时段，或者不同年份之间的气候差异。

其二，由于十月太阳历和十二月太阳历两种不同制式历法的影响。"五行即五时"，五行的本意是指"五个时节"的气候变化。一年分为五季是十月太阳历法的基本特征[2]。显然，"五运"理论的发生是十月太阳历法制式的应用，是将一个太阳回归年分为五个时段（即五季），使木运（风气）、火运（热气）、土运（湿气）、金运（燥气）、水运（寒气）五运之气纳入到五行模型之中。为了与一年（365又1/4日）的实际气候变化时间完全相符，故将十月太阳历用作年节的5～6日，也纳入到推算气候变化的时日之中，每一时段的实际时间为七十三天零五刻，而非一季七十二日[3]。

"六气"理论，是十二月太阳历制式的具体应用。将一个太阳回归年按每两个月为一个时段（六十天零八十七刻半），全年计六个时段。如此，虽然"五运"和"六气"的时间划分方法各自应用了不同的历法制式，但是都以太阳周年视运动为背景，加之二者的交司时刻一致，所以确保了每年的

"五运"和"六气"总体运行时间一致。这即是"天以六为节，地以五为制"（《素问·天元纪大论》）之义。

"五运"和"六气"两套理论，既能参与对复杂气候变化的预测，也能更加灵活的运用于复杂气候对人体五脏系统所致病证的预测和防治。

四、天文历法是五运、六气与天干地支结合的终极依据

历法知识是五运、六气与天干地支结合的终极依据，这是毋庸置疑的。所谓历法，就是根据天象变化的自然规律，计量较长的时间间隔，判断气候的变化，预示季节来临的法则。既然是通过时间的计量来"判断气候的变化，预示季节来临"。国人在商代以前就已经开始应用天干地支纪时了，并规制了完整的六十甲子周期表。时至今日，人们仍然在应用天干地支标记所计量的时间（包括年、季、月、日、时辰）。五运六气理论就是建立在应用天干地支为计量符号，对时间进行计量，并以此为据，对相应时间中可能发生的气候变化进行判断和预测。然后在此基础上，应用"天人合一"理念，预测人体相关内脏可能受到气候变化的影响而发生相关疾病，据此采取相应的防治措施。

无论计量或预测五步五运之气变化的五时段，或者预测六步六气变化的六时段，都必须运用天干地支为计量符号，才能运用干支符号所表达的时间，预测相关时段的气候特点。这就是为何有"天干化运，地支化气"的历法背景和依据。

由于"十干、十二支都是表示一个回归年中的时段，故二者的性质类似。但由于十二支以月亮的圆缺为依据，而十干仅与太阳的运行方位有关"。因而天干、地支与一年的二十四节气"有固定的关系"[4]。所以古人将天干地支既用于标记所计量的时间，也用于标记所划分的区位空间，依照顺时运行法则，将十天干和十二地支，结合二十八宿所分布的四方，按一定次序间隔分布于360度周天之上，使天干地支也具有表达空间区位的意义。《淮南子·天文训》就将十干、十二支（也称十二辰）、二十八宿，按一定规律建构在圆形天球上，这是《内经》"五气经天化五运"图形最早的文字记载。

时间、空间是支撑自然界（即"天人合一"中"同构"的"构"。即"结构"）的主要构架，而天干地支可以表达对此二者的计量，所以天干地支也就具备了时空构架的内涵。一旦将五运、六气用干支表达，也就是将其纳入到"结构"之中。

因此，运气理论中的天干地支，通过对所计量的时间、空间区位，达到勾连与时间、空间密切相关的气候变化，以及由此发生的物候、致病邪气乃至发生的相关病证，从而达到对其预测的目的。

（一）天干化运

据中国科学院自然科学史研究所的学者研究认为[1]，十干原为一个回归年中的十个时节，在《史记·律书》中记载得更为明确，并对《律书》所说十干辞义予以解释：

甲，相当于植物开始剖符甲而出的时节。剖判符甲，就是种子胚芽突破种皮的包裹，意谓初春种子开始发芽了。《说文》也说："甲，东方之孟，阳气萌动。"东方为春季，孟为第一，即农历正月。

乙，相当于植物初生始发时的轧轧之貌。轧轧，相当于乙乙。《说文》："乙，象春草木冤曲而出。阴气尚强，其出乙乙也。"《礼记·月令》（简称《月令》）"其日甲乙"，疏："其当孟春、仲春、季春之时，日之生养之功，谓为甲乙……乙、轧声相近，故云乙之言轧也。"

丙，正是阳气方盛，天气明亮的时节。《说文》："丙，位南方，万物成炳然。阴气初起，阳气将亏。"炳然，是指天气明亮、显著之状。

丁，相当于植物生长至壮实的时节。《说文》："丁，夏时万物皆丁实。"《月令》注曰："鲜时万物皆强大。"均指丁为仲夏时节。

戊，相当于植物生长丰茂的时节。丰，义为草木茂盛；戊与茂字通。"丰树于戊"，即戊时草木茂盛。《汉书·律历志》："林之于未"，即戊之时相当于未月。《月令》注也说："戊之言茂也，万物皆枝叶茂盛。"戊，本音茂，梁太祖为避其曾祖茂琳讳，才于梁开平元年将戊音改为"武"。《说文》："戊，中宫也。"戊与己属中宫，也即属五行中的土，为盛暑时节。

己，为有形可定，有识可纪之时。由于戊、己之时属中央土，就如自己在中央，他人在四方，所以己象征着可以纪识之时。《说文》："己，中宫也，象万物辟藏形也。"表示丰茂期已过，渐呈衰老之象。

庚，为由于阴气的作用，使得植物更代，果实成熟，植株枯黄之时。庚，通更，为更替之义，象征着植物的换代。《月令》注："庚之言更也，万物皆肃然更改，秀实新成。"《说文》："庚，位西方。象秋时万物庚庚有实也。"均是此义。

辛，是植物新生时节。辛，义即为新，言植物新生之时为辛时。辛有悲痛、劳苦、辛辣之义，即经过阵痛之后，孕育着新生命的诞生，从这个意来说，具有辩证法的思想。

壬，为植物任养之时。壬为任，也即妊，为怀妊之义，言植物正在孕育之时。《月令》郑注："壬之言任也，时万物怀任于下。"《释名》："壬，妊也，阴阳交，物怀妊，至子而萌也。"均为此义。

癸，义为万物可以揆度之时。揆度什么？意义不甚明确。似可理解为冬时揆度作物收成之状况。又据《说文》："癸，冬时水土平，可揆度也。"也较为含糊。《史记·天官书》："冬至短极，具土炭。炭动，鹿解角，兰根出，泉水跃，略以知日至。"《淮南子·天文训》在谈关于冬夏至土炭轻重的道理时说："水胜，故夏至湿；火胜，故冬至燥。燥，故炭轻；湿，故炭重。"即古人有以土、炭的重量变化，确定冬至日期思想。癸时适逢冬至，故癸也许是用以标记冬至的日期的。

无论从《诗经》《夏小正》《管子》，还是《史记·律书》《汉书·历律志》，都充分证明我国远古时代使用过一年分为十个季节的历法[4]。只要我们将"甲己化土，乙庚化金，丙辛化水，丁壬化木，戊癸化火"十天干化五运的口诀与"河图"之"五行生成数"加以比较，就会发现二者的十干组配方法完全一致[5]，虽然每个天干组配的五行属性不同，但是二者在起始组配的五行属性，存在着很有意思的文化现象，即"水"和"土"，"谁"为万物生成之始的差异而已。《管子·水地》："地者，万物之本原，诸生之根菀（菀，根系）也。""水者，地之血气，如筋脉之通流者也……水者何也？万物之本原也，诸生之宗室也。""河图"起始组配的五行属性为"水"（天一生水，地六成之），突出了"水为万物生成之始"的理念；而"十干化运"的起始组配为"土"（甲己化土），突出了"土为万物生成之始"的"重土"思想。二者虽有"五行属性"差异，但是组配方法一致，均为万物生成之始的理念一致。

可见，"天干化运"，只是为了表达十干所统十月太阳历的五个季节，不过是将太阳回归年（365又1/4日）实际气候变化周期全部纳入计算时间之中（包括5~6日的过年节），所以每一年分为五步，每步为73.05日。至于"丹天之气经于牛女戊分，黅天之气经于心尾己分，苍天之气经于危室柳鬼，素天之气经于亢氐昴毕，玄天之气经于张翼娄胃。所谓戊己分者，奎壁角轸，则天地之门户也。夫候之所始，道之所生，不可不通也"（《素问·五运行大论》）中的所谓"天地之门户"，是指太阳周年视运动，位于奎壁二宿，正当由春入夏之时；位于角轸二宿，正当由秋入冬之时。夏为阳中之阳，冬为阴中之阴，所以古人称奎壁角轸为天地之门户。张介宾："是日之长也，时之暖也，万物之发生也，皆从奎壁始；日之短也，时之寒也，万物之收藏也，皆从角轸始，故曰：春分司启，秋分司闭。夫既司启闭，要非门户而何？然自奎壁而南，日就阳道，故曰天门；角轸而北，日就阴道，故曰地户。"

此处不过是将十干纳入五行架构，运用其具有表达时间、空间的功能，将其转换为相应时空区位的气候内涵。这一思维过程的逻辑程序为：

表达回归年的十天干→根据其五行属性进行架构→表达时空区位→预测气候。

人们在具体应用时往往省略了中间其所表达的"时空区位"，直接将"十干"转换为"五行架构"所表达的气候，这就是运气理论中"天干化运"的思维本质。

（二）地支化气

正由于"十二支都是表示一个回归年中的时段"，"十二支以月亮的圆缺为依据"，"代表十二月"，十二支与十天干一样，与一年的二十四节气"有固定的关系"。《淮南子·地形训》指出"十二支属于斗建所指的月名""以及与之对应的时节"[3]。

（子）孳也，草木生子，吸土中水分而出，为一阳萌的开始。

（丑）纽也，草木在土中出芽，屈曲着将要冒出地面。

（寅）演也，津也，寒土中屈曲的草木，迎着春阳从地面伸展。

（卯）茂也，日照东方，万物滋茂。

（辰）震也，伸也，万物震起而生，阳气生发已经过半。

（巳）起也，万物盛长而起，阴气消尽，纯阳无阴。

（午）仵也，万物丰满长大，阳起充盛，阴起开始萌生。

（未）味也，果实成熟而有滋味。

（申）身也，物体都已长成。

（酉）老也，犹也，万物到这时都犹缩收敛。

（戌）灭也，草木凋零，生气灭绝。

（亥）劾也，阴气劾杀万物，到此已达极点。

这就是"子午之岁，上见少阴；丑未之岁，上见太阴；寅申之岁，上见少阳；卯酉之岁，上见阳明；辰戌之岁，上见太阳；巳亥之岁，上见厥阴。少阴所谓标也，厥阴所谓终也。厥阴之上，风气主之；少阴之上，热气主之；太阴之上，湿气主之；少阳之上，相火主之；阳明之上，燥气主之；太阳之上，寒气主之。所谓本也，是谓六元"（《素问·天元纪大论》）发生的天文、历法背景。

《内经》根据六气的阴阳属性、五行属性进行架构时指出，"寒暑燥湿风火，天之阴阳也，三阴三阳上奉之；木火土金水，地之阴阳也，生长化收藏下应之"（《素问·天元纪大论》）。

可见，运气理论为了预测特定时空区位的气候变化，于是就将能标记的十二地支予以"阴阳、五行属性"处理，将其纳入到阴阳、五行构架之中，于是进一步与已经"阴阳、五行属性"处理了的"六气"与之匹配，分别将能表达时空区位的十二地支转换为相应的气候特征，即：

与二十四节气"有固定的关系"的十二地支→根据其阴阳、五行属性进行架构→表达时空区位→预测气候，这就是运气理论中"地支化气"的思维本质。

人们在具体学习和研究运气理论时，往往省略了思维过程地支中间所表达的"时空区位"，直接将"十二地支"转换（即"化"）为"阴阳五行架构"表达的气候名称，这就是运气理论中"十二地支化气"的思维本质。

运气理论对此解释时所说的"正化""对化"，《玄珠密语》卷三回答了"正化""对化"[6]。如"又生成正化，以何明之？从其本而生，从其标而成也。以何为标？以何为本也？正化为本，对化为标。"大凡五行之生数所化为"正化"，其成数所化为"对化"，如"厥阴正化于亥，风化三，本也。故生数对司于巳，风化八，标也，故成数。""少阴，正司午，热化二，本也。故生数对司于子，热化七，标也，故成数。""土"只取生数，故曰"太阴正司于未，对司于丑，皆雨化五，土无成数也，故只生数。"由于六气的五行属性只有"五"，故"热、暑"同属五行之"火"。"寅申少阳相火（暑气）"之"寅"在东方木位，"申"在西方金位，木为火之母（相生），火能克金（相克），所以，"寅"化火为"正化"，"申"化火为"对化"。这些解释，不外乎是为了能将与二十四节气"有固定的关系"的十二支[3]，转化为能够标记与时空区位密切相关的风、寒、暑、湿、燥、火（热）六气之符号。当然，这一转换是有其天文、历法知识背景的。

但凡讨论运气理论，无不涉及"十干化运"和"十二支化气"，天干地支与气运之间有着天文和历法联系，存在着"天人合一"中的"同构"观念，只有将天干地支与六气、五运之气纳入统一构架体系，就能运用可以计量时间的干支符号，对相应年份、同一年份某时段的气候变化做出可能的预测。

参考文献

［1］陈久金.阴阳五行八卦起源新说［J］.自然科学史研究，1986，5（2）：97-112.

［2］刘明武.太阳历与阴阳五行［J］.彝族文化，2013，（2）：45-52.

［3］张登本，孙理军，李翠娟.十月太阳历是理解《内经》的重要门径［N］.中国中医药报，2015-2-13（4）.

［4］陈久金.天干十日考［J］.自然科学史研究，1988，7（2）：119-127.

［5］张登本，孙理军，李翠娟.《黄帝内经》是"打开中华文明宝库钥匙"的起点和关键［J］.中医药文化，2015，10（6）：9-14.

［6］张登本.王冰与《玄珠密语》源流考［J］.中医药学刊，2005，23（4）：586-588.

第四章 《黄帝内经》的历法知识与五运六气理论

《黄帝内经》(简称《内经》)理论中,共计应用了六种历法(含五运六气历法)知识,所以说不懂天文历法,就无法研读古代经典,就无法学习《内经》原文。这是缘于古人应用六种天文历法知识构建的生命科学知识体系,随处运用这些历法知识,度量生命活动过程中的生理、病理以及治疗、康复过程,解释相关理论。因此说,研读其中的历法知识,有助于明白相关原文的真正意涵及其发生背景。

"不懂天文历法的文化继承,会出现两种现象:一是'瞎子摸象',二是'树林中捡叶子'。两种现象,一个结果,不及根本。不懂天文历法的文化批判,只有一个结果:只能是大门之外的呐喊"[1]。对于《内经》原文的研习又何尝不是如此呢?因为《内经》构建其生命科学理论体系时运用了六种历法知识,如在《灵枢·九宫八风》篇中运用其独有的北斗历法,论证八风致病理论;以"河图""洛书"为背景的十月太阳历法知识,在原文中多次应用,如"三百六日法""七十二日"等等,而且其中广泛应用的阴阳、五行理论,也与这种历法有着十分密切的关系。

因此,研读和运用《内经》知识之时,务必要对其中的历法知识有所认识,否则就无法准确理解相关的原文精神。正因为如此,所以《素问·著至教论》有"道,上知天文,下知地理,中知人事,可以长久"之说。并且在《灵枢·官针》和《素问·六节藏象论》均认为,"用针者,不知年之所加,气之盛衰,虚实之所起,不可以为工也"。"年之所加",即处理历法与天文时间节点的关系,也即《素问·六节藏象论》所说"积气盈闰"的方法;"气之盛衰",指相关年份、季节、时日气候变化的太过与不及;"虚实之所起",指是何背景下引发的何种虚实病证。这是作为从医者的基本要求。

何谓历法?所谓历法,简称"历",是推算日月星辰之运行以定岁时节气的方法。历法可以规范人类的一切行为,包括人类的一切生活的、社会的、科学的行为活动,生命科学的研究也不例外。因此,历法知识的出现和运用,既是人类进入文明时代的重要标志之一,也是人类生存必须遵循的法则。《内经》中有六种历法知识来构建其理论体系,正确理解这些历法知识,也是研习原文精神的重要门径。否则,就必然对其中的相关原文有不知其所以然之虞。

一、十二月太阳历法

十二月太阳历（阳历），这是在古人"太阳崇拜"的文化背景下发生的，是以太阳回归年（365又1/4日）为背景构建的知识体系。《素问·六节藏象论》"五日谓之候，三候谓之气，六气谓之时，四时谓之岁"中的"候、气、时、岁"节点即是这一历法的时间要素，故而具有"年实""月虚"的特点。为了确保与太阳周年视运动同步，故在"大小月三百六十五日而成岁"的基础上，通过"积气盈闰"的方法，每四年有一个366日闰年。

为了让该历法虚拟的12个"月"有其实际意义，每个月都有2个节气，使二十四节气与虚拟的月紧密地联系。该历法有一大特点是将一年分为春、夏、秋、冬四季，每季分别有孟（第一）、仲（第二）、季（第三）三个月。《内经》中广泛应用这一历法知识构建其生命科学知识体系，但凡涉及"四时"概念的相关内容，无一不是以此历法为背景构建其相关知识的，如"四气调神"养生理论，"四时刺逆从"的针刺方法，"四变之动，脉与之上下"的四时诊脉方法等，无不如此。

由于这一历法是以太阳回归年天文背景构建的历法知识，必然以太阳回归周期为其依据，所以大凡《内经》中涉及365、366之数表示人体腧穴数、溪谷数、肢节数时皆为该历法的应用，五运六气理论内容也不例外。

二、太阴历法

太阴历法，简称"阴历"。这种历法是在古人对"月亮崇拜"文化背景下发生的，至今仍广泛地应用于穆斯林界。该历法是以日、地、月为天文背景构建的历法体系，有年、月、日时间要素，"年"是虚拟的，而"月"是真实的。"月相"变化周期则是该历法确立的主要时间节点，十二个月相变化周期为一年，故一年的时间为354日或355日，显然较一个实际的太阳回归年约少11天。大凡《内经》中运用354或355计数溪谷或腧穴时，即是该历法的具体运用。

《内经》应用阴历的原文举例：

例1：应用月相周期解释生命科学中的某些生理

如"二七而天癸至，任脉通，太冲脉盛，月事以时下，故有子"（《素问·上古天真论》）中的"月事"。

例2：应用月相知识解释临床病证

"二阳之病发心脾，有不得隐曲，女子不月"（《素问·阴阳别论》）中的"女子不月"；"年少时，有所大脱血，若醉入房中，气竭肝伤，故月事衰少不来也"（《素问·腹中论》）中的"月事衰少"。

例3：应用月相知识确立治疗方法

如"月始生，则血气始精，卫气始行；月郭满，则血气实，肌肉坚；月郭空，则肌肉减，经络虚，卫气去，形独居。是以因天时而调血气也。是以天寒无刺，天温无疑，月生无泻，月满无补，月郭空无治，是谓得时而调之。因天之序，盛虚之时，移光定位，正立而待之。故曰：月生而泻，是谓藏虚；月满而补，血气扬溢，络有留血，命曰重实；月郭空而治，是谓乱经"（《素问·八正神明论》）。

例4：月相知识是刺灸时增减取穴多少的依据

如以"月生""月死"为"痏数"（《素问·缪刺论》）等等，均是太阴历法中有关"月节律"的应用之例。

此类原文均是太阴历法知识在《内经》应用的实例。

三、阴阳合历

阴阳合历（又称"农历""夏历"）是流行于我国的历法。由于阳历和阴历每一年的岁差10～11日，加之阴历不考虑地球绕太阳的运行，因而使得四季的变化在阴历上就没有固定的时间，它不能反映季节，这是一个很大的缺点。为了克服这个缺点，后来人们定了一个新历法，就是所谓阴阳合历。阴阳合历与阴历一样，以月亮圆缺一次的时间定做一个月，也就是大月30天，小月29天，可是它又用加闰月的办法，使得平均每年的天数跟阳历全年的天数相接近，来调整四季。阴历约每过二三年多有一个闰月。阴阳合历则是阳历与阴历兼顾的历法，融合了地球、月亮、太阳运转的周期。月份依月球运行周期为准，年的长度则依回归年为准，闰月则是为了让月份和四季寒暑相配合而设计的。阴阳合历一直沿用至今，也是我国传统的固有历法。

阴阳合历是如何设置闰月的呢？阴历的平年有6个30天的月，6个29天的月，加起来是354日，与一年的长度365日差11天。如果总是这样安排的话，那么，每三年就会差出一个多月。于是古人就想出了每三年加一个月的办法，这个多加的月就叫做闰月。但是，后来人们发现三年加一个月太少，不能补上三年差出的33天；五年加两个闰月太多，又超出了五年差出的55天，如果在19年中加上7个闰月就能得到满意的结果。19个回归年是6939.75

日。19年有228月加7个闰月是235个月，235个月合计是6939.55日，与19个回归年的日数6939.75只差0.2天，也就是相差不到5个小时。这就有了"十九年七闰法"。

阴阳合历的"置正"及其沿革。但设闰月，必造成一年两个"立春"，或没有"立春"。这里又涉及"置正"的问题，即以哪一个月为正月的问题。从历史记载来看，这种"置正"比较复杂。

夏朝以寅月为正月，称为建寅；商朝以今十二月为正月，称为建丑；周朝以十一月为正月，称为建子；秦朝以十月为正月，称为建亥。汉朝建立，初承秦制，以为得水德，亦建亥；后来到武帝时，经落下闳推算，又改成夏历，以寅月为正月。不同"置正"，就有不同的新年起点。例如建寅的，就以寅月的起点为元旦（即正月初一）。这种办法，自汉武帝以来，两千年中，虽经不断完善，但大体沿用不变。

阴阳合历的优点在于：基本上能保持月份和气候的冷暖相一致。

阴阳合历的另一特点是能准确地表达二十四节气，《淮南子·天文训》第一次明确表述了二十四节气的划分方法、节气之序，认为"日行一度，十五日为一节，以生二十四时之变。斗指子则冬至……加十五日指癸则小寒……加十五日指丑则大寒……距日冬至四十六日而立春……加十五日指寅则雨水……加十五日指甲则惊蛰……加十五日……曰春分……加十五日指乙则清明……加十五日指辰则谷雨……加十五日则春分尽，故曰有四十六日而立夏……加十五日指巳则小满……加十五日指丙则芒种……故曰有四十六日而夏至……加十五日指丁则小暑……加十五日指未则大暑……加十五日则夏分尽，故曰有四十六日而立秋……加十五日指申则处暑……加十五日指庚则白露降……故曰秋分……加十五日指辛则寒露……加十五日指戌则霜降……故曰有四十六日而立冬……加十五日指亥则小雪……加十五日指壬则大雪……加十五日指子，故曰阳生于子，阴生于午。阳生于子，故十一月日冬至"。

二十四节气是古人为了标记和度量太阳在一个回归年中，不同时间运行于黄道的相应时间节点表达概念，并与气候变化、气象特征、人类的农事活动紧密联系在一起。所以，二十四节气的内容，是以完全的太阳回归年为背景的。

今人将其归纳为二十四节气歌诀：

春雨惊春清谷天，夏满芒夏二暑连；

秋处露秋寒霜降，冬雪雪冬小大寒。

上半年在六二一，下半年在八二三；

有时与此不相符，相差不过一两天。

之所以将阴阳合历称之为"农历"，就是缘于其有利于指导农耕活动。在传统的农耕活动中，农民可以依据二十四节气的规定，不误农时的予以播种与收获。

《内经》出自于构建生命科学知识体系的实际需要，也多次应用了刘安的这一研究成果，如"冬至四十五日，阳气微上，阴气微下；夏至四十五日，阴气微上，阳气微下"（《素问·脉要精微论》）；《素问》"运气七篇"所构建的"五运六气理论"则更是全面应用了二十四节气的科研成果。

四、北斗历法

所谓"北斗历法"，是指北斗星斗柄旋转指向为依据制定的历法。这一历法"历定阴阳（寒暑），历定四时，历定五行（即五季），历定八节，历定二十四节气"[2]。由于北斗七星在天空运行的群星中最为耀眼，七星的位置、形态相对固定，且与太阳回归运行有固定的关系，这一关系与古代人类的社会活动关系十分密切，因而依据北斗七星作为天文背景制定的北斗历法就成为中国最早的历法之一。当今全世界都在使用的七日星期制度，以及二十八宿、四面八方、卜筮之用四十九等知识均为这一历法的遗存。

有关北斗历法的相关知识，如《尚书·舜典》就有"璇玑玉衡，以齐七政"（司马迁认为是"北斗七星"）。所谓"璇玑玉衡"在远古时代就是指北极、北斗。随着观测星象由斗极转移至恒星群，加以观测仪器的创制，就有了北斗历法的初始记载。《鹖冠子·环流》篇认为，"斗柄东指，天下皆春；斗柄南指，天下皆夏；斗柄西指，天下皆秋；斗柄北指，天下皆冬"，这是根据北斗星斗柄指向来确定一年四季的。《淮南子·天文训》在此基础上，更以北斗星的斗柄所指（称为"建"或"斗建"）以定节气时岁，第一次完整地提出了二十四节气及其时间节点，其中就应用了一岁有八节八风（不过"八风"名称与《黄帝内经》有别），而且有关四时八节的时间节点都有明确表述。《史记·天官书》中的"斗为帝车，运于中央，临制四乡。分阴阳，建四时，均五行，移节度，定诸纪，皆系于斗"等记载，后来《汉书·天文志》转载了司马迁对北斗历法的表述，这些显性文献无不与北斗历法知识相关联。

湖北随县出土的曾侯乙墓（公元前433年左右）漆箱盖的中央写有篆书

"斗"字，代表北斗七星。围绕斗字写有二十八宿的名称。这是目前发现的最早的二十八宿文字实物。漆箱盖上中央那个特别大的"斗"字，分别向东西南北特意延长了四笔（即四象），而这四笔正好指向二十八宿四宫的四个中心宿。这幅图案意义重大，因为二十八宿代表整个天体，而北斗处于它们中央，正是"天心"。当今全世界都在使用七日星期制度，可见北斗七星历法最古老，也最持久[3]。二十八星宿、四十九大衍之用，都是北斗历法的遗存。《灵枢·九宫八风》中全面地运用"洛书"之理，以此为据，创立了独特的北斗历并论证"八风"发病原理。北斗历是以北斗星的斗纲（即斗柄，第1、5、7星，有一说指第5、6、7三星。张介宾的《类经图翼》："斗有七星，第一曰魁，第五曰衡，第七曰杓，此三星谓之斗纲"）旋转时所指时空方位来调整太阳回归年时间的历法。

张闻玉在《古代天文历法讲座》中明确指出："肉眼观察到的北极星，位置是固定的，北斗七星在星空中也十分显眼，那就不难测出它们方位的变化。所以，先民观察北斗的回转以定四时。古籍中众多的关于北斗的记载就反映了上古的遗迹。"[4]这是北斗历法产生的天文学基础。

可以看出，从现存显性文献的角度看，是《黄帝内经》第一次运用生命科学知识对北斗历法的内容予以展示的。

（ ）北斗历法的特征

结合《灵枢·九宫八风》及其与《淮南子·天文训》的原文对照，可以看出北斗历法具有如下特征：

1.北斗历法是以太阳回归年为依据制定的　北斗历法是依据人们观察北斗七星的斗柄在一个太阳回归年不同时段的指向方位，推算年、节、日的一种历法。从严格的意义来看，该历法仍然属于太阳历法的一种类型，其中的年周期就是太阳回归周期，即366日为一年（取其整数）。这也就是"中国历法"研究中所说的"汉朝以前的古代中国历法以366天为一岁，用'闰月'确定四时和确定岁的终始"。认为"秦朝为中国历史上最后一个"使用以闰月定四时成岁历法的朝代。"汉朝初期开始中国历法出现了大转折，全国统一历法，历法也成为了一门较为独立的科学技术。汉武帝责成司马迁等人编写了《太初历》，之后刘歆作《三统历》，这两历的重要特点是年岁合一，一年的整数天数是365天，不再是之前历法的366天"[5]。

所以李守力说，"中国古代曾经广泛流行北斗历，只是没有直接使用这个名字而已"。并且引用《鹖冠子·环流》的原文后认为，这就是古人判断四时的依据。还认为，古人应用北斗七星的斗柄指向进行夜间纪时，因为斗柄每旋转30度即为1个时辰。因此李守力认为，"北斗历法是最早的科学"[5]。

2.北斗历法将一年366日分为八节　北斗历法最显著的特点之一是将一个太阳回归年（366日）分为8个时段（即八节）。各个时间阶段的划分在《灵枢·九宫八风》篇有明确表述。

"太一常以冬至之日，

居叶蛰之宫四十六日（冬至　一　叶蛰　北方　坎）

明日居天留四十六日（立春　八　天留　东北方　艮）

明日居仓门四十六日（春分　三　仓门　东方　震）

明日居阴洛四十五日（立夏　四　阴洛　东南方　巽）

明日居上天宫四十六日（夏至　九　上天　南方　离）

明日居玄委四十六日（立秋　二　玄委　西南方　坤）

明日居仓果四十六日（秋分　七　仓果　西方　兑）

明日居新洛四十五日（立冬　六　新洛　西北方　乾）

明日复居叶蛰之宫，曰冬至矣。（招摇　五　中央）"

回顾《淮南子·天文训》的文献可知，《灵枢·九宫八风》关于北斗历法知识的应用决非空穴来风，而是本之有据的。

总之，北斗历法是将一个太阳回归年（366日）分为八个时段，用以度量一年四时八节的历法定制，是《内经》构建生命科学知识体系时所应用的历法之一，用以预测一年不同时段的气候、物候，以及可能发生的疫情和疫病，并以此为背景创立了诸如八正、八极、八风、八动、八溪、八节、八虚、八髎、八纪、八达等与医学知识相关的专用术语，足见该历法在中医药理论建构中的作用及其意义。

（二）北斗历法在《内经》中的应用及其意义

《灵枢·九宫八风》应用北斗历法的意义在于以斗柄旋转指向为依据，确定了一岁四时八节的时空方位、时间运行的序列和周而复始的运行规律，并以此论证和判断不同时空区位可能发生的贼风虚邪，邪气致病力的强弱和可能所伤害的内脏等[3]。

1.肯定了宇宙天体运行是自然界变化的根本　篇中的九宫图说与八风理论内容丰富，包容复杂宽广，极大地丰富了中医学内容，为人们认识宇宙天体运行，自然气候变化规律，提供了简便而又实用的方法与依据，对于指导气象预测及人事社会活动、农业生产的安排等方面，有着重要的意义。特别是研究气候变化，对于人体生理、病理方面的影响，帮助人们认识疾病的发生、性质、流行等，更有其极为重要的指导意义。

现代科学研究认为，宇宙星体相互位置的运行移动，形成了一年的四季春、夏、秋、冬周期性规律变化，从而引起了自然界生态物体、环境的变化，这就势必直接影响人体生理改变，通过对宇宙天象的观察，就可预知自然气候的变化规律，以及人体病与不病的具体情况。这些都与九宫八风理论所倡导的基本精神是极为相似的。该篇应用北斗历法的意义在于：以斗纲作为本篇生命科学知识相关问题的判断标准。

2.突出以预防为主的思想　原文通过天体运行变化，充分讨论对四季气候、人事社会及其疾病变化的预测，以预防异常自然变化对人体生存健康造成的不利影响。其预防学思想集中反映在对疾病的预防。原文一再强调"如避矢石"，要适时避其虚邪贼风，这也是中医学一贯主张积极预防疾病思想的又一突出体现，在很大程度上丰富了医学预防学内容。

3.确立四时八节的判断标准　太阳历法（包括十月太阳历、十二月太阳历）是以"立杆测影"的方法确定四时八节的，而北斗历法则是依据北斗星的斗柄指向确定四时八节的。

斗柄指向正北方位，冬至节到；斗柄指向东北方位，时至立春；斗柄指向正东方位，春分节到；斗柄指向东南方位，时至立夏；斗柄指向正南方位，夏至节到；斗柄指向西南方位，时至立秋；斗柄指向正西方位，时至秋分；斗柄指向西北方位，立冬节到。

"太一"有不同的内涵，但此篇中的"太一"（又作"太乙"）指的是北斗七星。《汉书·天文志》所说的"斗为帝车，运于中央，临制四海，分阴阳，建四时，均五行，移节度，定诸纪，皆系于斗"所说的意涵正是对本篇应用北斗历法意义有力的注脚和说明。

4.确立气候变化的判断标准　北斗历法认为，根据斗柄的旋转指向可以判断/预测一年八节的气候变化。四季有四时之气，八节有八时之风。四时八节之正风，可以长养万物；八节四时之虚邪贼风，可以毁伤万物，可以成为致人于病的邪气。

5.一年一循环的判断标准　北斗历法一年一循环，是以北斗星的斗柄循环一周确定的。当北斗星的斗柄指向北天极（北极星）时，既是上一年的结束（时间节点为冬至），也是新一年的开始，当斗柄再次指向北天极时就是北斗历的一年。所以，北斗历法的岁首是"冬至"日，也是全年中午日影最长的一天。中国古代是依据4条标准确定"冬至"的：

（1）全年中午日影最长的一天；

（2）日出东南方位（四 阴洛 东南方 巽）；

（3）二十八宿中的昴宿黄昏时出现在正南方；

（4）北斗星的斗柄指向子午线的子方位。

斗柄无限循环，历经千年万年不变。这就是规律，也就是永恒。

6.斗柄指向作为与生命科学相关事项的预测　原文认为，斗柄指向是区分正风邪风的判断标准，所以篇中原文说"太一入徒立于中宫，乃朝八风，以占吉凶也"（《灵枢·九宫八风》）。明确表达了应用北斗历法中八节时段划分的医学意义。

（1）预测天象："太一移日，天必应之以风雨，以其日风雨则吉，岁美民安少病矣"（《灵枢·九宫八风》）。以八风的不同与特征预测吉凶，原文中以实风与虚风代表正常与反常气候，判断天象的有益与不利。原文指出每一季节，都有当令的风向，即所谓的八正实风，也有不测的气候，谓八正虚风。这一较为系统的内容基本上可预测一年的气候变化。

（2）预测物候：如原文"所谓有变者，太一居五宫之日，病风折树木，扬沙石……风从其所居之乡来为实风，主生长，养万物"（《灵枢·九宫八风》）的记载。

（3）预测人事：如原文"太一在冬至之日有变，占在君……太一在夏至之日有变，占在百姓"（《灵枢·九宫八风》）之说。

（4）预测八风：八宫八风会产生八种"邪风"，八种邪风可以引起八种疫病。篇中以北斗七星斗柄为基准，可以清晰地确定八种邪风，从而预测相关季节在相关地域可能发生某种疫病。此即原文所说的"此八风皆从其虚之乡来，乃能病人"之义。

发生于不同时节的贼风虚邪，有不同的致病特征，因而会导致不同发病特点的病证。

（5）预测疾病：原文指出，"以其日风雨则吉，岁美民安少病矣"。又如"风从西南方来，名曰谋风，其伤人民，内舍于脾，处在于肌，其气主为弱"（《灵枢·九宫八风》）等以预测脏腑受病。这是本篇具有宝贵价值的突出内容，这与《吕氏春秋·孟春纪》中"孟春行秋令，则民大疫"的认识以及有关疾病预防和流行的思想是一致的。

预测是预防的前提，又是做好预防的基础。由于九宫八风理论在指导气象预测方面，有着以中央区域为主兼及其他八方区域的预测优势，再结合年月时节，又有了定时确定方位的实用预测价值，为人们了解天气变化在年月时节的不同，地理位置的差异，从理论上奠定了基础，进而为认识和掌握不同季节、区域所发生的疾病，提出了依据，在疾病的预测、预防等方面有着重要的实用意义。这在一定程度上丰富了中医学在诊治疾病时，重视因时、因地、因人的三因制宜的学术内容，在疾病病因学、发病学等方面，同样也有着重要意义。

该篇是《黄帝内经》中的预测学专篇，其预测特点是把《洛书》的九宫格和后天八卦相合，再分布于四方四隅及中央，以确定方位，配以根据星辰观测的时节四立二分二至，以太一游宫为预测的基本方法，是一种方位与节令，时间与空间相结合的预测方法。

通过太一游宫进行预测。太一游宫是指斗纲建月一年在天空通过的九个方位而言。即北极居中，斗运于外，北斗七星围绕北极而转，其斗杓旋指十二辰，九个方位而言。太一从一宫轮移九宫，论述二十四节气交替的气候变化规律及人体的影响，以此预测风雨灾害，疾病流行。这一重视季节与病候的关系，对气候异常而致的季节病的认识与研究有一定的指导意义。

7．"三虚"与"暴病"的预测　人类为何会有暴病猝死或者瞬间偏瘫？原文认为，"三虚相抟，则为暴病卒死……其有三虚而偏中于邪风，则为击仆偏枯矣"（《灵枢·岁露论》）。

何谓"三虚"？　"三虚"是指风气与所当的年、月、时均相冲逆。虚，非时而至，亦即与太一所指位置相反，而具体又有年、月及时节的区别。杨上善释"三虚""谓年虚、月虚、时虚"。据《灵枢·岁露论》可知，"乘年之衰，逢月之空，失时之和，因为贼风所伤，是谓三虚"。

该篇所言的八风，实指从当令季节相对方向而来的均属于虚邪贼风，故能使人生病。由于虚风之不同，为病当然各有所别。假若人体虚弱，又逢天气之三虚（乘年之衰，逢月之空，失时之和。分别是指当年岁气不及，月缺无光之时日及四时反常的气候），而内外相感，正气不得胜邪，就会发生暴病死亡。如果三虚中只犯一虚，就可发生困乏疲惫，寒热错杂一类病症。若被雨湿所浸，则邪伤筋肉，便会出现痿病。人如果遇到三虚的时候，就可能偏中邪风，致突然昏仆倒地，而引发半身不遂一类病症。

8．冬至是北斗星的斗柄指向子午线的子方位　《内经》所载"子午为经，卯酉为纬"是以北斗星斗柄指向确定的。当北斗星的斗柄指向正北方的北极星即为"子"，与其正对的南极即为"午"，这就是前人确定南北子午线的天文依据。"岁有十二月，日有十二辰，子午为经，卯酉为纬。天周二十八宿，而一面七星，四七二十八星，房昂为纬，虚张为经。是故房至毕为阳，昂至心为阴，阳主昼，阴主夜。故卫气之行，一日一夜五十周于身，昼日行于阳二十五周，夜行于阴二十五周，周于五岁。是故平旦阴尽，阳气出于目，目张则气上行于头，循项下足太阳，循背下至小指之端。其散者，别于目锐眦，下手太阳，下至手小指之间外侧。其散者，别于目锐眦，下足少阳，注小指次指之间。以上循手少阳之分侧，下至小指之间。别者以上至耳前，合于颔脉，注足阳明，以下行至跗上，入五指之间。其散者，从耳下下手阳明，入大指之间，入掌中。其至于足也，入足心，出内踝下，行阴分，复合于目，故为一周"（《灵枢·卫气行》）。以上明白无误地告诉我们，古人已经有了"天球"概念。就是说，以观测者为圆心，以无限长为半径，南北为经，东西为纬，以周天二十八宿为标记。这个天球，以北极星（又称太一、天心）为轴心，北斗七星为枢机，自东向西不停地旋转着。

通过《淮南子·天文训》所述"子午、卯酉为二绳，丑寅、辰巳、未申、戌亥为四钩。东北为报德之维也，西南为背羊之维，东南为常羊之维，西北为蹄通之维"之说，将八分方位与十二分方位予以了对应。这既是北斗历法应用的实例，也是《黄帝内经》中推论营卫之气（或气血）一昼夜在体内循行过程的依据（《灵枢经》的《五十营》《卫气行》），及其与人的睡眠寤寐、目之开阖等相关知识。

此外，《黄帝内经》的20余篇约40余次在北斗历法一年分为八节的时段划分的历法背景，叙述了八正、八极、八风、八动、八溪、八节、八虚、八髎、八纪、八达等专用术语的相关医学知识，用以表达四方八方空间方位、用以表达四时八节时间区位、用以判断判断不同时间、不同地域空间的气象、物候，进而用于不同地域、不同时段可能发生的疫气、疫病的预测和防治。从上述内容不难看出北斗历法在《内经》构建生命科学知识中的作用和意义，也提示我们在研读经文时，务必不要忘记有的原文是要凭借这一历法知识才能读通、读懂[5]。

五、十月太阳历

十月太阳历法，简称"十月太阳历"。在20世纪80年代，中国科学院的学者们对十月太阳历在中华民族传统文化中的重要地位已经有了深刻地研究和结论。该成果意义如当时中国天文学会理事长张钰哲所说的那样，"由此开辟了天文学史中一个崭新的研究领域，即可以十月太阳历为基础，研究阴阳五行、十二兽纪日和八卦的起源问题"，可以使《管子·幼官图》中的五方十图和三十节气等知识，"一旦将它们与十月历联系起来，则一切难以解释的问题""可以得到圆满的解释"[7]。十月太阳历既能释疑《诗经》《夏小正》《管子》等古文献，对于《内经》原文中的相关问题又何尝不是如此呢？

《内经》凡用360之数者即为十月太阳历法的应用之例，如《素问·阴阳离合论》之"日为阳，月为阴，大小月三百六十日成一岁，人亦应之"皆如是。该历法在汉族文化中除了《内经》，以及此前的《夏小正》《管子》《淮南子》等少数文献之中还能觅其踪迹外，几乎难见其踪影。但其内容却完整的保存在彝族的经典《土鲁窦吉》[5]之中。

《诗经·豳风·七月》就应用了十月太阳历法。其中四次将月份应用于诗歌内容的表达，所应用最大的月份只是"十月"；"七月流火"的"七月"，绝不是《诗经》的现代研究者们所解释的"农历七月"，而是十月历的"七月"。"火"是指二十八宿中心宿的第二星，即天蝎座a；多次说"一之日、二之日、三之日、四之日"等，即为360日后的过年节日。此后的《管子》文献中也有十月太阳历的应用遗痕。

何谓十月太阳历？将一个太阳回归年减去尾数作为过年节后的360日等分为十个月的历法。《素问·六节藏象论》之"甲六复而终岁，三百六十日法也"就讲的是十月太阳历法。一年分为五季是十月太阳历的最大特点。

该历法有天、月、行、年时间要素，即一年360天分为十个月（天干纪月），每月36天（每旬12日，地支纪日），每两个月72天为一行（即一季），五行（季）为一年，从冬至之日过年之后算起。冬至日成为"阳旦"，夏至日为"阴旦"。上半年的五个月为"阳月"。第一季（行，甲乙月）、二季（行，丙丁月）依次属性为"木""火"，均由属阳的月份组成。下半年为"阴"，第四季（行，庚辛月）、五季（行，壬癸月）依次属性"金""水"，均由属阴的月份组成。唯有第三季（行，戊己月）属性为"土"，由一个属"阳"的月份和一个属"阴"的月份组成。每一年所余的5～6天用于（分冬至和夏至）2次过年节，不计入月数的划分。《内经》全面运用的阴阳理论的发生与十月太阳历有着十分密切的联系。

将一个太阳回归年分为阴阳两部分，当日影从最长的冬至日到日影变为最短的夏至日时，为前半年属阳（5个月）主热；当日影从最短的夏至日到日影变为最长的冬至日时，为后半年属阴（5个月）主寒。冬至夏至是一年中的阴阳两极，一年一寒暑，植物一年一荣枯。

所以刘明武说，"这里的阴阳可以实证，可以重复，可以测量，可以定量"[2]。也能够合理地解释"阴阳者，天地之道也，万物之纲纪，变化之父母，生杀之本始，神明之府也，治病必求于本"（《素问·阴阳应象大论》）。

太阳在南北回归线的一个往返，决定着阴阳二气的升降消长，是天地间万物生发、存在、衍生消亡所仰赖的"天地之道"；阴阳升降消长，表现为寒暑交替，也决定着万物的变化，故谓其为"万物之纲纪，变化之父母"；植物一年的生死荣枯，也由此而发生，故曰"生杀之本始"；人类是天地万物演化过程中诸多物种之一，无论其生理还是病理，同样也要受到天地阴阳消长的影响，因而必然是医生预防疾病、治疗疾病所要遵循的根"本"。"神明"，即阴阳之道。"道者，神明之原也"（《黄帝四经·明理》）。"夫神明者，大道是也"（《鹖冠子·泰录》）。

可见，有了天文历法的知识背景，才能更为准确地理解下列原文："夫四时阴阳者，万物之根本也。所以圣人春夏养阳，秋冬养阴，以从其根，故与万物沉浮于生长之门。逆其根，则伐其本，坏其真矣。故阴阳四时者，万物之终始也，死生之本也，逆之则灾害生，从之则苛疾不起，是谓得道"（《素问·四气调神大论》）的精神实质。

《内经》构建生命科学知识体系时广泛运用的五行理论的发生与十月太阳历也有着十分密切的关系。十月太阳历将一年360天分为五季（又称"五行"），每季（"行"）各72天，从冬至节日以后五季依次为木→火→土→金→水。十月太阳历之所以将一季称为一"行"，是指随着时序的迁移，气候就会不断地移"行"。

这一反映一年五季气候移行变化的规律正好体现了五行相生之序，所以五行以及五行相生之序是自然规律的体现。五行相克理论也就由此衍生。这一内容在《管子·五行》《淮南子·天文训》以及《春秋繁露》中均有表述，不过没有明确提出十月历而已。

天干在十月太阳历中是用来标记月序的。冬至是观测该年日影变化的起点，所以该月份就为"甲"，依次标记一年的十个月。每月有36天，分为上中下三旬，于是用十二地支依次标记每旬12天的日序。如《素问·风论》"以春甲乙伤于风者为肝风，以夏丙丁伤于风者为心风，以季夏戊己伤于邪者为脾风，以秋庚辛中于邪者为肺风，以冬壬癸中于邪者为肾风"原文中的甲乙、丙丁等十天干，就是十月历天干纪月方法的运用实例。其中的甲乙、丙丁、戊己、庚辛、壬癸分别标记着春、夏、长夏、秋、冬五季，绝非是纪日。故清代孙鼎宜之"按所云十干，皆统一时言，非仅谓值其日也"的解释颇有见地，显然他在斟酌了用日干解释此处的甲乙丙丁……十干于理难通之后，才指出以"时"（季节）诠释的合理性。尹之章对《管子·四时》"是故春三月，以甲乙之日发五政"的"甲乙统春之三时也"之注，亦可佐证。

《礼记·月令》"其日甲乙"疏："其当孟春、仲春、季春之时，日之生养之功，谓为甲乙……乙、轧声相近，故云乙之言轧也。"《素问·脏气法时论》的肝"其日甲乙"，似应指逢甲逢乙之月的所有时日都为肝气所旺，绝非只旺于甲日、乙日。心"其日丙丁"，脾"其日戊己"，肺"其日庚辛"，肾"其日壬癸"皆应仿此。《素问·脏气法时论》"其日甲乙"的表述及其语境与《礼记·月令》完全契合。陈氏认为，《史记·律书》明确地记载，十干原为一个太阳回归年中的十个时节[8]。

鉴于一年360天分为五季是十月太阳历最大特点，《内经》大凡涉及五季，每季72天的原文均可视为十月太阳历法的应用。如《素问·六节藏象论》"甲六复而终岁，三百六十日法也"；如《素问·阴阳离合论》"日为阳，月为阴，大小月三百六十日成一岁，人亦应之"。如《素问·刺要论》"刺皮无伤肉，肉伤则内动脾，脾动则七十二日四季之月，病腹胀烦不嗜食"；如《素问·太阴阳明论》"脾者土也，治中央，常以四时长四脏，各十八日寄治，不得独主于时也"等原文，则是蕴含了十二月太阳历和十月太阳历两种历法制式的应用。其中的四时，是十二月太阳历制式的应用，而四时各寄十八日为72日，五脏各旺72日，则又是十月太阳历内容的体现。

在中华民族的历法史长河中，这两种历法都曾使用过。十二月太阳历既应合了一个太阳回归年约为12个朔望月，又二十四节气，因而更有利于农耕活动，故得以兴盛和传扬。

十月太阳历的特点：①将一个太阳回归年减去尾数作为年节（5～6日）为360日。②一年分为十个月，用十天干纪月，分别为甲月、乙月……壬月、癸月。③每月36天，每月为三旬，每旬十二日，用十二地支纪日。④每一年365又1/4日，取整数360日安排十个月的序数，所余的5～6天用于过年节日，不计入月数的划分。⑤将360日分为五行（季），两个月为一行（季），从每一年的冬至日作为一年的起始节点。一年五季的次序为：木行→火行→土行→金行→水行。之所以将一季称之为"行"，是指每一年各个季节的气候变化依次递相迁移运行。⑥将冬至日称为"阳旦"，是上半年（阳年）的开始，有五个"阳月"。第一季（木行，甲、乙月）、二季（火行，丙、丁月），均由属阳的月份组成。这是五行中木、火属性为阳的历法背景。夏至日为"阴旦"，是下半年（阴年）的开始，有五个月"阴月"。第四季（金行，庚、辛月）、五季（水行，壬、癸月），均由属阴的月份组成，是五行中金、水属性为阴的历法背景。唯有第三季（行，戊、己月）属性为"土"，称"长（zhǎng）夏"，属性为"至阴"，这是缘于到了属性为阴的下半年之故。由一个"阳月"和一个"阴月"组成。

《内经》在构建生命科学知识体系时，广泛地运用以上五种历法知识，用以说明生理，解释病理，指导疾病诊断和治疗。尤其是将十二月太阳历和十月太阳历结合运用，构建了五运六气学说。其中的一岁分为五运五步，深受十月太阳历的影响。"不懂天文历法，读不懂中华文化"[7]的道理，对于研读《内经》原文同样也适用，通过上述的原文举例是不难得出这一结论的。

六、五运六气历

基于历法知识为运气学说提供了准确的时空区位和计量推算的定义，五运六气理论也是一种历法，若从其精确度量的太阳回归周期时间及其应用意义言之，这是一种完全意义上的太阳历法，并将其全面应用于六十年以及每一年份不同时间阶段的气象特征、气候变化、物候特征、相应的病症流行情况，以及以此为据而应当采取的治疗措施和所施相应的方药，这就将历法及其意义应用到极致。

五运六气历法蕴含有三种历法元素：

一是十二月太阳历：一年分六节，这是六气理论发生的天文历法背景；

二是十月太阳历：一年分为五行时段，这是五运五步确立天文历法背景；

三是农历（也称"夏历"），这是五运六气精确推算的基础历法，包括各部交司时刻、二十四节气理论发生的历法背景。

历法是推算年、月、日的时间长度及其之间的关系，制定时间序列的法则，是协调历年、历月、历日和回归年、朔望月和太阳日的办法。所以，用以推算年、月、日的长度和它们之间的关系，制订时间顺序的法则被称为"历法"。

生命就是一种过程，人类无法回避、无法违逆、也无法超越。这个"过程"无论是正常状态或者特殊状态，都是用日、月、年等时间单位进行计量的，这就是历法的意义和魅力所在。正因为生命活动是一个及其复杂的过程，所以《内经》才应用了六种历法予以计量。由于《内经》是以研究生命科学知识体系为主旨的经典论著，无论是人类在正常状态下按男子"八岁至八八"，女子"七岁至七七"（《素问·上古天真论》）年龄计量，或者按"人生十岁至百岁"（《灵枢·天年》）进行计量；还是人类在特殊疾病状态下的病情演变，都需要用时间予以计量的。所以，生命科学知识体系与其他所有学科知识一样，都必须要以相关的历法作为基础知识予以支撑，并由此构建其相关的知识体系。这是为何反复强调"而道，上知天文，下知地理，中知人事，可以长久"（《素问·著至教论》）的缘由。通过历法才能深刻地理解《内经》建构生命科学知识体系时，为何要分别选择六种不同历法（十二月太阳历法、十月太阳历法、太阴历法、阴阳合历法、北斗历法、五运六气历法）知识的背景。

参考文献

［1］楚雄彝族文化研究院.彝族文化研究.2013，（2）：刊首语.

［2］刘明武.换个方法读《内经》——灵枢导读［M］.长沙：中南大学出版社，2012：384-394.

［3］湖北省博物馆.随县曾侯乙墓［M］.文物出版社，1980.

［4］张闻玉.古代天文历法讲座·观察授时［M］.广西师范大学出版社，2008.

［5］李守力.周易诠释［M］.兰州：兰州大学出版社，2016：6.

［6］张登本.《黄帝内经》中的北斗历法知识［N］.中国中医药报，2018-2-14（4）.

［7］刘明武.十月太阳历与《黄帝内经》［J］.彝族文化，2013，（2）：77-86.

［8］张钰哲.彝族天文学史·序一［M］.昆明：云南人民出版社，1984.

［9］陈久金.天干十日考［J］.自然科学史研究，1988，7（2）：119-127.

第五章　北斗知识与五运六气理论

北斗知识与五运六气理论之间有着十分密切的关系，主要体现在"天干化运"和"地支化气"两个层面。也可以说，这是基于北斗七星知识而有"五运"和"六气"的干支标记和度量。

中国先民给予北斗星颇为深刻而广泛地关注，因而成为中华民族传统文化的重要源头之一，因而也必然成为《内经》构建生命科学知识体系的重要元素，北斗七星知识在所建构的相关知识中均有体现，诸如北斗七星与北斗历法、与二十八宿、与十二地支、与太阳的周年视运动节律、与四季节律、与十二月节律、与日节律、与一昼夜的十二辰，以及与这些时间节律相关的人体生命节律等，其中的北斗历法就是将一年按八个时间阶段予以计量，从就有了"八风发邪""天有八纪"。因此，只有熟悉其中北斗以及北斗历法知识，才能较顺畅地读懂相关的原文。

一、北斗星与十二辰及其意义

《内经》将北斗星称为"太乙"（或"太一"）（《灵枢·九宫八风》）。在我国古人的眼里，北斗星是与太阳、月亮同样重要的天体，同样与人类的各项活动息息相关，所以当人们在谈论中国古代传统文化继承时，北斗星知识就成为绕不开的求索源头，对《内经》的学习和传承同样也是如此。

北斗七星从斗身上端开始，到斗柄之末，按顺序依次命名为天枢、天璇、天玑、天权、玉衡、开阳、瑶光。从"天璇"通过"天枢"向外延伸一条直线，大约延长5倍多，就可见到一颗和北斗七星差不多亮度的星星就是北极星。古人观察发现，北极星的相对位置基本不移动，而斗纲始终指向北极星并以北极星为圆点作圆周运动，一昼夜循行一周，一个太阳回归年循行一周。为了计量一昼夜的不同时辰、计量一年的不同时节阶段，于是就在天球宇宙建构观念和北斗七星的天文背景之下，就将十二地支（又称十二辰）、十天干沿天赤道从东向西将周天进行等分，并与二十八宿星座有一定的对应关系。通过对斗纲指向时空区位的天象观察，就可对相关节令月份予以计量。

《内经》中的十二辰（《灵枢经》的《经别》《卫气行》）知识，应用了古代天文学的概念，是在这一时代为了度量日月星辰的循行状态而对特定时空区位划分后计量的表达，是对时间、空间、区位的规定，因而有其特定的时间及方位之内涵。"辰"的本意是指日、月的交会点，即所谓"日月之汇是谓辰"（《左传·昭公七年》）。

《内经》中的十二辰就是把黄道（即太阳一年在天空中移动一圈的路线）附近的一周天通过计量而予以十二等分，由东向西分别用子、丑、寅、卯、辰、巳、午、未、申、酉、戌、亥十二支予以计量和表达。就空间区位而言，大抵是沿天赤道从东向西将周天等分为十二个时空区段，每一区段之间的间隔为三十度，分别用地平方位中的十二支（子、丑、寅、卯、辰、巳、午、未、申、酉、戌、亥）名称表示，并且与二十八宿星座有一定的对应关系。

由于十二支等分周天360度，每30度用其中的一个标记，北极星是北斗七星运行的中心点，此处对应的周天圆周也正是下一个太阳回归年的起始点，而"子"是十二支的起始标记，于是就将"子"置于北天极所在位置处。以"子"标记此处有多重意涵：一是标记下一个太阳回归年的起始时空区位；二是标记太阳回归周期中太阳运行于南极的时间节点，也是北半球日影最长之时；三是用十二辰恰好能标记一个太阳回归周期年的十二时段，基本与一个太阳回归周期年有十二次月相变化周期相对应。这就是"十二辰"之所以为夏历一年十二个月的月朔时太阳所在的位置，沿用子、丑、寅、卯、辰、巳、午、未、申、酉、戌、亥十二地支进行命名的理由。

（一）十二辰标记周天十二宫

就方位言，以地球观之，每天在同一时间已由东向西移动约1度，以北极星为中心画一圆周，并依子、丑、寅、卯……戌、亥等划分为十二等宫，人们所见北斗七星约每30日，相当一个月，移动一个地支区位，一年遍历周天十二个空间区位（也称为"宫"）。这就是"月建"（《汉书·律历志》："辰者，日月之会而建所指也。"就说明了辰，即十二辰，月建所指，也就是斗纲所指的时间区位）发生的天文学背景。年复一年，循环不已，此即斗纲所建之天象。

（二）十二支标记周年十二月

就时间而言，北斗星一年移动的十二个时间区位即十二个月，也用十二支标记，这一方法称为"月建"。十二支标记十二个月，依序称为建子月（十一月），建丑月（十二月），建寅月（正月）等。那么十二月份是怎样确定的呢？这个问题与太阳的周年视运动引起的北斗星转动有关。因为北斗星围绕北极星转动，因次北斗星亦用来辨方向定季节。古人根据初昏时北斗星斗柄所指的方向来决定季节：斗柄指东，天下皆春；斗柄指南，天下皆夏；斗柄指西，天下皆秋；斗柄指北，天下皆冬。同样，我们可以根据北斗星斗柄所指十二辰中的不同位置来确定十二月份。以日南至（即冬至）所在之朔望月的日月相会日（朔日），北斗斗柄指辰位为"子"位，为建子月，即周历的正月；日月之会日的斗柄所指"丑"位，为建丑月，即殷历的正月；日月之会日的斗柄所指"寅"，为建寅月，即夏历的正月，这就是所谓"三正"。依此类推，日月之会日的斗柄所指十二辰中的那一支，就是建该支月，称为"月建"（《内经》应用的就是"正月建寅"）。然而随着时间的流逝，古人发现北斗星逐渐偏离原来的位置，于是改用赤道上直接定的十二支。

（三）十二支标记昼夜晨昏十二时

就一日而言，每日从所处地球观之，北斗七星绕行北极星随时间亦由东向西进行圆周运动，每个时辰（即2个小时）移动一个地支区位（也是周天30度），一天十二地支恰为一周，此即《内经》所说的"凡三十度而有奇"（《素问·六微旨大论》）。此更因斗建（即所处月令）之不同，北斗七星于天球上位置，在不同月令虽同一时辰，亦有所差别。

古来以每日初昏后，斗杓所指之处即月建之方，故有"月月常加戌，时时建破军"之说，意谓斗杓（破军星）在戌时（19～21时）指着月建方位，因此，以戌时加于月建之上顺行，数至所求之时辰，便知斗杓指何方，如正月建寅，运用口诀以戌时加于寅宫之上顺行，则斗杓在亥时指卯方，在子时指辰方，丑时指巳方，寅时指午方……如是以推之，自得各时辰所指之方，北斗星也用于夜间纪时，每转30度即为一个时辰。

由于夜半既是昼夜阴阳消长变化的终点，也是新的一天阴阳消长变化的开始，所以就将"子"这个十二地支之首放在这一时段，其他依次类推。十二支以间隔30度于周天排序的，等分一个太阳回归年，每支恰恰对应着一年的十二个月，即所谓"岁有十二月，日有十二辰"（《灵枢·卫气行》）之意。所谓"日有十二辰"，就是汉代高诱在对《吕氏春秋·孟春纪》之"乃择元辰"所注的那样，"辰，十二辰，从子至亥也"。这就为《内经》中分析和计量人体气血昼夜循行的规律奠定了时间依据。

（四）十二支是连接周天时空二维的纽带

空间、时间的二维建构，仍然是北斗七星将其所表达的时间和空间区位联系在一起的。因为当北斗七星的斗柄所指向由十二支标记的空间区位时，恰恰也相对应着太阳回归年相应的月份。所以古人在北斗星天文背景下，运用十二支标记相关的天球空间，同时也标记着北斗星的斗柄指向该空间的相应时间。

综上所述，在地球观察，以北天极为中枢划分为子、丑、寅、卯……

戌、亥等十二宫（空间区位），北斗七星绕之而旋转，其每月、每日、每时所现天象，如同时钟之时针、分针、秒针各自的规律移转，古人凭借这一月日时运行规律性及循环周期，发明十天干十二地支纪历，以现代科学观之，实乃极高智慧之表现。

二、北斗星配合天干地支应用在《内经》中的意义

北斗星分别按年按日遍历十二宫（空间区位），所历一年之春、夏、秋、冬四季，与一日之晨、午、昏、夜，行度相符，即以斗纲所建，春行寅、卯、辰宫，夏行巳、午、未宫，秋行申、酉、戌宫，冬行亥、子、丑宫；一日则晨行寅、卯、辰宫，午行巳、午、未宫，昏行申、酉、戌宫，夜行亥、子、丑宫。是以对照行度，春比之日东升，夏比之日中天，秋比之日沉落，冬比之日反背。如此，北斗七星行度已寓一年中气候与一日中温度之变化，同有寒暖燥湿的大小循环于其中，且又可明地理之方位所在。盖晨行寅、卯、辰宫之际，正是日行天东，则东方配属寅、卯、辰；午行巳、午、未宫之际，正是日行天南，则南方配属巳、午、未；昏行申、酉、戌宫之际，日行天西，则西方配属申、酉、戌；夜行亥、子、丑宫之际，日行天北，则北方配属亥、子、丑，均为理所当然。

以北斗星配合天干地支等符号的运用，不仅在于纪历方便，更可表达天体运行规律，季节递嬗，气候变化，地理方位，以及其间诸种现象之存在、之运行、之相互呼应，足以推论宇宙诸种现象之根本逻辑。

《内经》中应用了十二支纪年（《素问·天元纪大论》之"子午之上，少阴主之"即是运用于纪年）、纪月（如《灵枢·阴阳系日月》之"寅者，正月之生阳也，主左足之少阳……亥者十月，主左足之厥阴"）、纪日（《灵枢·九针论》"其日戊寅、己丑"则是干支结合应用纪日）、纪时（《素问·六元正纪大论》）如"岁有十二月，日有十二辰"（《灵枢·卫气行》）等，就是北斗星配合十二支的具体应用，也是子午流注理论和针刺方法的理论源头，还是五运六气理论中"十二地支化气"原理发生的天文学基础，并将《素问·天元纪大论》之"子午之岁，上见少阴；丑未之岁，上见太阴；寅申之岁，上见少阳；卯酉之岁，上见阳明；辰戌之岁，上见太阳；巳亥之岁，上见厥阴。少阴所谓标也，厥阴所谓终也。厥阴之上，风气主之；少阴之上，热气主之；太阴之上，湿气主之；少阳之上，相火主之；阳明之上，燥气主之；太阳之上，寒气主之。所谓本也，是谓六元"之原文概括为"子

午少阴君火，丑未太阴湿土，寅申少阳相火，卯酉阳明燥金，辰戌太阳寒水，巳亥厥阴风木"内容，这就是十二支化气理论发生的天文背景。

三、北斗星与南北子午线的确立及其意义

以北斗星为据确立了南北子午线。北斗星横于子午线上，正处于中心位置。从璇玑玉衡（璇，北斗第二星；玑，北斗第三星；玉衡，北斗第五星）标记十二月十二辰的方位看当年冬至日在虚，又正处于夜半子时。所以知道北斗星之天象是公元前2000年冬至夜半子时的星象。《淮南子·天文训》的记载，既讲述了北斗星的斗建关系，也论及了冬至、夏至夜半子时北斗星处于子午线上南北不同方位的特殊天象。可见，在北斗星运行的天文背景下，赋予了十二地支以时间、空间的内涵，由此发生的子午（南北经线）卯酉（东西纬线）的时间空间分割依据，《内经》则以北斗星为坐标所表达时空的南北子午线为依据，计量人体气血（尤其是卫气）的循行规律，用以解释人体相关的生命活动。如"岁有十二月，日有十二辰，子午为经，卯酉为纬。天周二十八宿，而一面七星，四七二十八星，房昴为纬，虚张为经。是故房至毕为阳，昴至心为阴，阳主昼，阴主夜。故卫气之行，一日一夜五十周于身，昼日行于阳二十五周，夜行于阴二十五周"（《灵枢·卫气行》）。

四、北斗星与二十四节气及其意义

中国古代最初是用土圭测日影定节气，最初只有夏至、冬至，随后逐渐增加了春分、秋分及立春、立夏、立秋、立冬八个节气，自从《淮南子·天文训》中以北斗星斗柄的方位定节气以来，始有了完整的二十四节气记载。当斗纲在周天每移动15度（大约15天）就是一个节气，所以斗纲移徙周天360度就历经二十四个节气。

北斗星确立二十四节气，并运用于运气理论中六气主时的划分。若按北斗历法将一年分为八个时段，那么每个时段间隔45度，故《内经》有此应用，如"是故冬至四十五日，阳气微上，阴气微下；夏至四十五日，阴气微上，阳气微下"（《素问·脉要精微论》）中的"四十五日"，就是斗纲在周天移动了45度（即三个节气）。显然，这段原文就是北斗历法的具体应用。在《灵枢·九宫八风》中用以预测天象（气象）、预测物候变化、预测疾病等。

五、北斗星与二十八宿及其意义

北斗星与二十八宿一起围绕北极星旋转，斗柄永远指向北极星，故而二十八宿记录四季的时间并非等分，春秋天数多，冬夏天数少。由于岁差的原因，历代还会有所变化，这与历代观察者所在纬度有关。

古人为了用二十八宿表示北斗星斗柄所指的方位，北斗星是二十八宿发生的天文背景。北斗有七星，故东、南、西、北各选七个亮星作为标记，这就是二十八宿发生的由来，即《内经》所说的"天周二十八宿，而一面七星，四七二十八星"（《灵枢·卫气行》）。

二十八宿在天周上的排布规律是各宿间隔约13度，《内经》认为，"日行二十八宿，人经脉上下、左右、前后二十八脉，周身十六丈二尺，以应二十八宿"（《灵枢·五十营》），显然是以天周二十八宿来计量人体气血循行的。

（一）北斗星与四象

正因为北斗有七星，古代汉人为了定位和把握天体变化规律，于是在天周的东、西、南、北四个方位各选择七宿作为标记，将其想象为四种动物形象而称其为"四象"，即青龙、白虎、朱雀、玄武，分别代表东、西、南、北四个季节、四个方位的天然气象。

（二）北斗七星与四季

四季是《内经》中最常用的时间节点，其确立与斗纲运转所指方位有密切的关系。北斗星在不同的季节和夜晚不同的时间，出现于天空不同的方位，所以古人就根据初昏时斗柄所指的方向来决定季节。如果每天晚上同一时间抬头仰望北斗星，会看到斗柄指向逐渐沿逆时针旋转，到了夏至黄昏，斗柄已旋转到指向南方的位置，标志着夏季的开始；而到了秋分和冬至，斗柄则分别指向西方和北方，标志着秋季和冬季的开始。

四象表达四季、四方星象。如角、亢、氐、房、心、尾、箕组成龙的形象，春分节在东部的天空，故称东方青龙七宿；斗、牛、女、虚、危、室、壁形成龟蛇互缠形象，春分节在北部的天空，故称北方玄武七宿；奎、娄、胃、昴、毕、觜、参形成虎形象，春分节在西部的天空，故称西方白虎七宿；井、鬼、柳、星、张、翼、轸形成鸟形象，春分节在南部天空，故称南方朱雀七宿。这就是《鹖冠子·环流》之"斗柄指东，天下皆春；斗柄指南，天下皆夏；斗柄指西，天下皆秋；斗柄指北，天下皆冬"结论的天文依据，这是依据北斗星的斗纲所指的时空区位来判断相关节令的。

（三）北斗七星定四季在《内经》中的意义

《内经》虽然没有"四象"说法，但以北斗为天文背景确立的四季、四方时空节点，几乎应用于《内经》所构建生命科学知识体系的各个方面，用以说明生理，指导分析病理，指导临床诊断，指导辨证立法（《素问·至真要大论》），处方用药（《素问·脏气法时论》），针刺艾灸（《素问·四时刺逆从论》），诊察疾病（《素问》的《脉要精微论》《平人气象论》《玉机真脏论》等），养生预防（如《素问·四气调神大论》）等。也是五运六气理论中"十干化运"知识发生的天文背景。

六、北斗星与五运六气知识中的"十干化运"

北斗七星知识也是十月太阳历、天干化运的天文背景。十天干将黄道附近的一周天均等为十份，由东向西配以甲、乙、丙、丁、戊、己、庚、辛、壬、癸十干名称表示，每一等份间隔36度，与周天十二辰、二十八宿共同构成周天五十个节点，也是《内经》之"丹天之气经于牛女戊分，黅天之气经于心尾己分，苍天之气经于危室柳鬼，素天之气经于亢氐昴毕，玄天之气经于张翼娄胃。所谓戊己分者，奎壁角轸，则天地之门户也。夫候之所始，道之所生，不可不通也"（《素问·五运行大论》）发生的天文背景，更是"五气经天化五运"产生的由来，及其天文学背景。

中国先民给予北斗星颇为深刻而广泛地关注，因而成为中华民族传统文化的重要元素，诸如北斗七星与二十八宿、与十二地支、与太阳的周年视运动节律、与四季节律、与十二月节律、与日节律、与一昼夜的十二辰，以及与这些时间节律相关的人体生命节律等，这在其所建构的相关生命科学知识中均有体现，也是五运六气理论中"十干化运""十二支化气"知识发生的天文学背景。所以，《内经》中的北斗七星知识和北斗历法知识是学习其中相关原文，尤其是学习五运六气理论时必须要关注的[1, 2]。

参考文献

[1]张登本，孙理军，李翠娟.《黄帝内经》中的北斗历法知识 [N].中国中医药报，2018-2-14（4）.

[2]张登本，孙理军，李翠娟.《黄帝内经》北斗七星知识及其意义 [N].中国中医药报，2018-1-22（4）.

第六章 "河图""洛书"与五运六气理论

"河图""洛书"是中华民族传统文化的根，《内经》构建生命科学知识体系时很自然会受其理念的影响，因而也是今日研习相关原文时所要追溯之源，否则就难以读通原文，甚至会曲解经义。虽然有《易经》为群经之首的说法，但什么是诸经之根呢？若据"河出图，洛出书，圣人则之"（《易传·系辞上》）的论述，"河图""洛书"应当是中华民族传统文化之根、之源[1]。

"河图""洛书"是史前人们用符号记录他们对天文历法知识的理解[2]。其中所应用的阴阳符号是黑圈和白圈。太阳光不能照耀的用空心的黑圈"●"表示，太阳光能直接照耀的用实心的白圈"○"表示。这是现今已知最早的阴阳符号。黑白圈数目的多少则表示不同时间、不同空间太阳照射时间的长短、所给予万物的热量的多少；黑白圈排列的次第则客观地反映了一个太阳回归年在不同时间、不同空间之白昼、黑夜时间的长短、气候的寒热变化等次序和周而复始的节律，而这些知识属于天文历法范畴。此处具有数理所表达的时间、空间、序列，以及存在于不同时间、空间、序列之中的万事万物变化规律及其状态之内涵。其以子午（南北）卯酉（东西）为纵横坐标，用"数"表达了太阳周年视运动以及由此发生的自然界阴阳之气消长变化，表达了木、火、土、金、水五季气候周而复始的运行状态。

因此说，"河图""洛书"是史前人们用符号的方式表达他们对天文、历法，乃至天地万物变化规律的把握，也是中华民族传统文化发生的根。这也是为何有"河出图，洛出书，圣人则之"（《易传·系辞上》）的名训，以及孔子能发出"河不出图（洛不出书），吾已矣夫"（《论语·子罕》）慨叹的理由。这些知识也是《内经》构建生命科学知识体系的科学基础，在原文中随处可见，因而学习其中的原文之时，务必要对此有所认知，否则就难以知其所以然。

一、古今"河图""洛书"之辩

（一）"正方"立场

"河图""洛书"最早见于《尚书》的《顾命》和《洪范》（九畴），后来在《易传》《礼记》《论语》《管子》均有记载。汉初《大戴礼记》《乾凿度》虽然无其名，但其"九宫"结构与"洛书"一致。西汉的刘歆、孔安国、扬雄的著作也有表述。班固的《汉书·艺文志》《五行志》上、中、下有较多文字记载。汉纬书有《河图》九篇，《洛书》六篇，并以九、六附会"河图""洛书"之数。三国、晋、隋、唐至五代末，约七八百年间文献缺失。北宋初期，易学家陈抟撰《龙图易》，刘牧精研后著书《易数钩隐图》，并命名为"河图""洛书"，才被世人知晓[3]。

清代经学家廖平，曾将《诗经》《易经》《内经》三者反复印证，证实了《内经》的理论本于《易经》，而《易经》的数理又取之于"河图""洛书"。1977～1987年间，多地考古发现汉代以前地下文物中"九宫占盘""河图四象"等图式与陈抟所绘"河图""洛书"一致[2, 4]，显然不是他凭空杜撰的。若据《汉书》记载刘歆所说内容，不足以让孔子发出两次感叹。

社会科学院资深的自然科学史研究学者陈久金认为，"河图""洛书"、《周易》，都属于《尚书·洪范》的五行系统；《尚书·洪范》的五行，不属于哲学概念，而是一年五季的历法内容；《易传·系辞》所说的五行生成数也不是哲学理论，而是十月太阳历的基本结构[5]；还认为，易学家陈抟论证的"河图"十个数，是指十月历的十个节气是合理可信的[6]。

（二）"辩方"立场

以宋代二程为代表的"辩方"认为，陈抟、刘牧之"河图""洛书"非汉代之前所说的"河图""洛书"。理由有三：

①刘歆所说"河图"为"八卦"，"洛书"为"洪范九畴"，与今之"河图""洛书"差较大。刘歆为大学者，而陈抟是个道士。前者的信度高。

②顾名思义，"图"当是图形，"书"当是文字，而陈抟之"河""洛"皆为"图"。

③东汉末至宋约800年未见"河图""洛书"真目。

鉴于上述观点，本书仅以"正方"立场予以表达。

二、"洛书""河图"十月历的智慧

（一）洛书结构

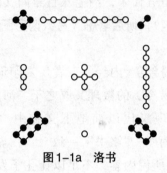

图1-1a　洛书

4	9	2
3	5	7
8	1	6

图1-1b　九宫格

天九地一（九　南　夏　火　夏至）　（一　北　冬　水　冬至）

左三右七（三　东　春　木　春分）　（七　西　秋　金　秋分）

四二为肩（四　东南　立夏）　　　（二　西南　立秋）

六八为足（六　西北　立冬）　　　（八　东北　立春）

五居中央（五　中　土）

"洛书"识图要领：

1.牢记布阵数字口诀。

2.牢记中国人的识图方位：面南而立，确定方位。上南（夏9）下北（冬1），左东（春3）右西（秋7），中央（5）是识图之"人"所居之位。

3.奇数，位于四正，体现了"重阳"思想。冬→夏，1→3→9，数值渐大；夏→冬，9→7→1，数值渐小；偶数，位于四隅：东北→东南，8→4→2，数值渐小；西南→西北，2→6→8，数值渐大。

4.白圈○、实心为阳，黑圈●、空心为阴（"阳道奇，阴道偶"；"阳道实，阴道虚"的原始涵义）。

5.顺时针方向分布（顺生，左升右降）。

6."洛书"之数的大小，表达了相应方位、季节日照时间的长短、气温的高低等内涵。

虽有《易经》为群经之首说法，但什么是群经之根、之源呢[7, 8]？若据"河出图，洛出书，圣人则之"（《易传·系辞上》）的论述，"河图""洛书"应是中华民族传统文化之根、之源。更确切地讲，既是古人表达天文历法的智慧，更是今人理解传统文化相关问题的基本模型和重要工具。

（二）"河图"结构

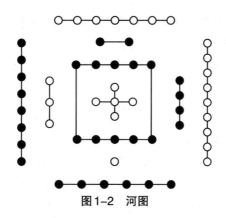

图1-2 河图

十个黑白圆点表示阴阳、五行、四象。

北方：1白点在内，6黑点在外，玄武星象，为水。

东方：3白点在内，8黑点在外，青龙星象，为木。

南方：2黑点在内，7白点在外，朱雀星象，为火。

西方：4黑点在内，9白点在外，白虎星象，为金。

中央：5白点在内，10黑点在外，时空奇点，为土。

"河图""洛书"是史前人们用符号记录他们对天文历法知识的理解。其中所应用的阴阳符号是黑圈和白圈。太阳光不能照耀的用黑圈"●"（空心）表示，为阴；太阳光能直接照耀的用白圈"○"（实心）表示，为阳。这是现今已知的最早阴阳符号。黑、白圈数目的多少，则表示不同时间、不同空间太阳照射时间的长短、所给予万物的热量的多少；黑、白圈排列的次第，则客观地反映了一个太阳回归年在不同时间、不同空间之白昼、黑夜时间的长短、气候的寒热变化等次序和周而复始的节律，而这些知识属于天文历法范畴。

因此说，"河图""洛书"是史前人们用符号的方式表达他们对天文、历法，乃至天地万物变化规律的把握，是他们为了认知的天文、历法等物质世界所建构的模型和方法，也是中华民族传统文化发生的根。这些知识也是《内经》构建生命科学知识体系的科学基础，在原文中随处可见，因而学习其中的原文之时，务必要对这些内容有所认知，否则就难以知其所以然。

（三）"河图""洛书"背景下的十月太阳历

黄帝时代人们是用"河图""洛书"表达十月太阳历的。这一历法的资料在汉族文化的古文献之中有零星记载，也能在《内经》的生命科学知识体系中觅其踪迹，其内容完整的保存在彝族的经典《土鲁窦吉》[9]（宇宙的生化）之中。《内经》运用了五种历法知识构建其生命科学理论体系，以"洛书"为背景形成的十月太阳历有多次应用，如"三百六十日法""七十二日"等，生命科学知识中的阴阳、五行理论，其发生也与此历法有着十分密切的关系。

在20世纪80年代，中国科学院的学者们对十月太阳历在中华民族传统文化中的重要地位已经有了深刻地研究和结论[10, 11]。这一研究的成果对学习中国传统文化的意义有如当时中国天文学会理事长张钰哲所说的那样，"由此开辟了天文学史中一个崭新的研究领域，即可以十月太阳历为基础，研究阴阳五行、十二兽纪日和八卦的起源问题"，可以使《诗经·豳风·七月》中的"一之日""二之日"；《管子·幼官图》中的五方十图和三十节气等知识，"一旦将它们与十月历联系起来，则一切难以解释的问题都迎刃而解了""可以得到圆满的解释"[12]。十月太阳历既能释疑《诗经》《夏小正》《管子》等古文献，对于《内经》原文中的相关问题又何尝不是如此呢？刘明武[8]对此有深刻地介绍。

三、"河图""洛书"的启示

（一）五行之理

1."河图""洛书"及其背景下发生的十月历，表达五季五方气候的运行规律——五行（五个季节气候的递相移行）。

"奇数"为阳，依据"洛书"的结构，自冬（水，1）→春（木，3）→夏（火，9）→长夏（土，5）→秋（金，7）→冬（水，1），其运行过程是1→3→9→（5）→7→1，就用"奇数"数值的大小客观地表达了一年五季（冬→春→夏→长夏→秋）阳热之气的多少、气温的高低，乃至在此作用下万物生→长→化→收→藏的周期变化规律。

2.十月历一年分五行（即五季）。十月太阳历之所以将一季称为一"行"，是指随着时序的迁移，气候就会不断地移"行"。反映一年五季气候移行变化的规律。同时也正好体现了五行相生之序，所以五行以及五行相生之序是自然规律的体现，运气知识中的主运、主气运行也遵循这一规律。

3.五行生成数"河图"布阵，是五行生成数发生的文化源头。其意义在于：

（1）表达了一个太阳回归年五季气候的循环运行次第和规律；

（2）回答了五行生成数发生的由来；

（3）不同时间周期起止节点的半年节律；

（4）不同物种有不同时间节点的萌生、衰老半年周期，如郁金香、秋水仙等是冬至前后萌芽，夏至前后进入到其休眠期；腊梅在冬至前后开花，夏至前后果实成熟等；

（5）这一法则是以太阳回归年为背景发生的。

4.表达五行相生规律　五行本意是指五季气候，以及在此作用下万物周而复始的运行变化规律。就时间"序列"而言，五季气候依次循环，如环无端，往复不已。

这一次序科学地反映了春季万物复苏，如"木"之萌发；炎夏万物盛长，枝繁叶茂，此时为全年气温最高，犹如"火"之温热；长夏气温高湿度大，植物开花结实，孕育新的生命，犹如"土生万物"；金秋送爽，万物成熟收获，生机收敛，植物的枝叶枯黄凋谢；严冬气候寒冷，阳热之气如同自然的"水"一样涵藏于地下，万物的生机伏匿敛藏。运气理论中的五步主运的运行正能体现这一自然规律。

5.表达万物生、长、化、收、藏的年节律　在太阳回归年的天文背景下，春（3，木）→夏（9，火）→长夏（5，土）→秋（7，金）→冬（1，水）五季的温（3，木）→热（9，火）→湿（5，土）→燥（7，金）→寒（1，水）气候周而复始的运行不息，万物也因之而有生（3，木）→长（9，火）→化（5，土）→收（7，金）→藏（1，水）的变化状态和过程，天地间的一切事物的运动变化莫不遵循于此。

"五行"之"行"，是指季节气候年复一年地运行不息。在太阳背景下的五季气候运行不息，万物也随之发生相应地变化，事物的一切运动变化莫不遵循于此。这就是五行及其五行相生之序发生的天文学背景。

这也是"夫五运阴阳者，天地之道也，万物之纲纪，变化之父母，生杀之本始，神明之府也，可不通乎！"之论（《素问·天元纪大论》）的天文历法背景。

6.重土思想　在"河图""洛书"中，都将"土"置于处于中央枢机，可见"重土"理念由来已久，西汉沿袭之，董仲舒更是极力倡导，认为"土者火之子也，五行莫贵于土……土者，五行最贵者也"（《春秋繁露·五行对》）。无论是"五"还是"天五生土，地十成之"，均将"土"置于中心的枢机地位。《内经》继承了"重土"思想并用于解决医学中的实际问题，故而有了脾胃居于中焦，是人体气机升降之枢纽观点发生的文化背景。

这些数表达了相应的空间方位、时间阶段，以及与这些时空区位的阴阳消长状态和与此有关事物的五行属性。这应当是张钰哲为何说，能"以十月太阳历为基础，研究阴阳五行、十二兽纪日和八卦的起源问题"[10]之缘由。

（二）阴阳之理

"河图""洛书"中使用的●黑圈和○白圈应当是最早的阴阳符号。黑圈●白圈○数目的多少，表示不同的时间、不同的空间，太阳光照射时间的长短、所给予万物热量的多少。黑白圈排列的次第则客观地反映了一个太阳回归年周期不同时间、不同空间白昼、黑夜时间的长短、气候的寒热变化等次序和周而复始的节律，而这些知识属于天文历法范畴。这是古人通过"立竿见影"的方法，发现并测量出一年之中的阴阳消长变化规律的，是可以复制、可以计量、可以实证的。其中的"洛书"表达了以太阳为背景下建立的，以时间、空间、序列、节律、周期为基本要素的天文历法模型，深刻地影响着中华民族的传统文化，影响着《内经》理论的建构。

1."阳道奇，阴道偶"（《灵枢·根结》） 为何称"奇"数的属性为"阳"、"偶"数的属性为"阴"？太阳光能直接照耀的用白圈"○"（实心）表示，属阳，其数奇；太阳光不能照耀的用黑圈"●"（空心）表示，属阴，其数偶。奇偶数的阴阳属性即源于"河图""洛书"。这既是天干地支阴阳属性划分的原则，也是阳干称为"刚干"、阴干称为"柔干"，以及十干化运中"阳干主运太过""阴干主运不及"的遵循原则。

2.阳道实，阴道虚（《素问·太阴阳明论》）"河图""洛书"均以太阳能直接照射的白圈"○"（实心）表达"阳"，而太阳光不能照射的黑圈"●"（空心）表达"阴"。这恐怕是何以有"阳道实，阴道虚"之论的文化源头。

3."奇数"表达一年不同季节的阳气消长规律 "奇数"为阳，自冬→春→夏→长夏→秋→冬，其运行过程是1→3→9→（5→）7→1；用"奇数"数值的大小客观地表达了一年之中，自然界的阳（热）气由渐盛（上半年1→3→9）到渐衰［下半年9→（5→）7→1的消长过程］。"5"居中央而"自旋"。

4."偶数"表达一年不同季节的阴气消长规律 四个"偶数"为阴，其布阵表达了一年阴（寒）气自立春→立夏→立秋→立冬是由盛而衰（上半年8→4→2），再由衰而渐盛（下半年2→6→8）的消长过程。上半年阳长阴消，故为"阳年"，起点日"冬至"称为"阳旦"；下半年阴长阳消，故为"阴年"，起点日"夏至"称为"阴旦"。

5.重阳思想 "洛书"将五个阳数置于五方正位，其重阳理念得以充分展示。这是中华传统文化阴阳理论的基本立场。《春秋繁露》将其作为全书的主旨，进而得出"阴者，阳之助也""阳贵而阴贱，天之制也"（《天辨在人》）的结论。《内经》据此提出阳气盛衰寿夭观（《素问·生气通天论》），是"火神派""阳主阴从"立场的源头。

（三）"顺生逆死"的顺时运行规律

"河图""洛书"布阵，确立了"左旋顺生"的顺时运行法则，是五行相生之序发生的由来。当人们面南而立，所看到天体的运转方向是自左（东）向右（西），水生木、木生火、火生土、土生金、金生水，为五行相生顺时针（"左升"）运行。

就"河图"而言，土（五、十）居中心为枢机，一、三、五、七、九为阳数，二、四、六、八、十为阴数，二者所表达的阴阳内涵虽不同，但均为顺时针旋转，顺天而行，为五行万物相生之运行法则。

（四）左升右降的运行法则

顺时旋转，仰视银河系各星的运行皆"左旋"，故有"生气上转左旋"之说。顺天而行是左旋，所以说顺生逆死，左旋主生。"左升"（"左旋"）也不是人为规定，而是自然规律的表述。

顺时升降运行之理，也表达了五行顺相生观点。"河图"定五行的先天之位，东木西金，南火北水，土居中央。五行左旋而生，土为德为中，中土自旋，故五行以土为中心。

五行相生之序反映了自然万物的生存法则。人应自然，人体气化、气机的离散、聚合、升降、出入也遵循于此。在上者必降，降者右旋；在下者必升，升者左旋。

尤其是"洛书""数"之布阵，表达了相应的空间方位、时间阶段、过程次第、节律、周期，以及与这些时空区位的阴阳消长状态和与此有关事物的五行属性。所以张钰哲认为，能以"洛书"背景下发生的"十月太阳历为基础，研究阴阳五行、十二兽纪日和八卦的起源问题"之缘由[5]。

四、"河图""洛书"在《内经》中的应用举例

《内经》大凡涉及"数"的术语，除了蕴涵人们熟知的数目、数量、序数等内涵之外，常常有"河图""洛书"数理所表达的时间、空间、序列，以及存在于不同时间、空间、序列之中的万事万物变化规律及其状态之内

涵。这就是《灵枢·九针十二原》开篇即将"始于一，终于九"作为医生施针治病必须掌握之"纲纪"的理由。此处的"一"和"九"都具有"河图"或"洛书"之数表达的天文历法、四时、五行、阴阳等自然法则之理的内涵。

何以言此？因为"洛书"是以太阳为坐标，以太阳回归年（365又1／4日）为参照系，用数理符号，客观地表达了自然界一岁五季气候的运行变化规律（及"五行相生"之序），以及自然界阴阳二气的消长规律，而这正是医生针刺治病或者临床处方用药所应遵循的原则。显然，只有从此源头之数理诠释"一""九"词语，才能准确的理解何以将其称为"纲纪"的科学内涵。

（一）"洛书"在《灵枢·九宫八风》中的应用（北斗历）

见图1-3。

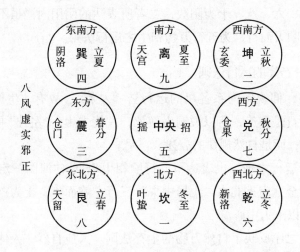

图1-3　九宫八风图

历法，是推算年、月、日，并使其与相关天象对应的方法。《灵枢·九宫八风》中全面地运用"洛书"之理，以此为据，创立了独特的北斗历法并论证"八风"发病原理[8]。北斗历是以北斗星的斗纲（第1、5、7星）旋转时所指时空方位来调整太阳回归年时间的历法。此历法一年为366天，是太阳历的闰年。

《鹖冠子·环流》之"斗柄东指，天下皆春；斗柄南指，天下皆夏；斗柄西指，天下皆秋；斗柄北指，天下皆冬"与此原文精神一致。本篇以斗柄旋转指向为依据，确定了一岁四时八节的时空方位、时间运行的序列和周而复始的运行规律，并以此论证和判断不同时空区位可能发生的贼风虚邪，邪气致病力的强弱和可能所伤害的内脏等。这是"洛书"在《内经》中应用的典型范例。

（二）"河图""洛书"之数理的应用

1.五行之数的应用 五行之数即五行之生数，即水一、火二、木三、金四、土五，也叫"小衍"之数（"五"）。五行生数中的阳数一、三、五之和为九，"洛书"数之终亦为九，故九为阳极之数，又称"老阳之数"，即最大的阳数。二、四为阴数，其和为六，故六为阴之极数，又称"老阴之数"。老阴、老阳之数的和为15（9＋6），故化为"河图"数模纵横排列皆为15。

《内经》在构建生命科学知识体系时常常对"五行之数"加以应用。如《素问·上古天真论》关于男女生长过程年龄段的划分即是其例。原文在"五十有五"的基础之上，依据"阳主进（相加），阴主退（相减）"原则，而有55＋9＝64（八八六十四）（男），55－6＝49（七七四十九）（女）。这就是男女年龄段划分的"河图"数理之背景。

所谓"五行生成数"，就是将"河图"结构中的阴阳符号黑白圈的数目用数表达。即"天一生水，地六成之；地二生火，天七成之；天三生木，地八成之；地四生金，天九成之；天五生土，地十成之"。

五行可以对万物进行属性归类。所以"五行生成之数"也就是万物生成数，故曰：万物有生数，当生之时方能生；万物有成数，当成之时方能成。此即"万物生成皆有其数"之意，回答了五行生成数发生的由来。

五行生成数既客观地表达了太阳回归年不同时间节点的半年节律，也反映了生物体在太阳活动影响下不同的半年周期，如郁金香、秋水仙都是冬至前后萌芽，夏至前后进入休眠期即是其例。

《素问·金匮真言论》之东方，木，肝，"其数八"；南方，火，心，"其数七"；西方，金，肺，"其数九"；北方，水，肾，"其数六"；中央，土，脾，"其数五"。以及"运气九篇"也多次涉及。这些原文中的"数"，都是"河图"结构之数所奠定的五行生成之数。这些数表达了相应的空间方位、时间阶段，以及与这些时空区位的阴阳消长状态和与此有关事物的五行属性。这在《素问》的《五常政大论》《六元正纪大论》中均有应用。

2.天衍之数的应用 所谓"天衍之数"，言"数"可以演绎天地万物变化的规律及其现象。又有"五十"为"大衍之数"和"五"为"小衍之数"（五行有"五"，土生万物，土的生数为"五"，故称其为小衍之数）的分别。"大衍之数"的来历有几种说法：

①大衍之数50即五行乘土之成数10；50＝5（又称五行之数）×10（河

图之数）。

②天地之数55，减去小衍之数5得大衍之数50。50＝（1＋2……9＋10）（河图之数的和）－5（小衍之数）。

③"河图之数"与"洛书之数"之和除以二。之所以要除以二，是因为两者都用实心圆（黑点）和空心圆（白点）表示，二者的黑点和白点都是50的缘故。50＝［55（河图之数的和）＋45（洛书之数的和）］÷2。

"五十"在《内经》中多处应用。如"营在脉中，卫在脉外，营周不休，五十而复大会。阴阳相贯，如环无端。卫气行于阴二十五度，行于阳二十五度，分为昼夜"（《灵枢·营卫生会》）即是其例。表述卫气（属阳）循行规律"二十五"之数，则是"河图"或"洛书"的阳数（1、3、5、7、9）之和。《灵枢·五十营》篇中之"数"，其依据多宗于此，所演绎的一百、五十、二十五之数理，中华民族传统文化将其称之为"天演之数"，即演绎天地万物变化规律之数，《内经》常将其用于说明营卫气血的循行等生命科学问题（《灵枢》的《营卫生会》《五十营》《脉度》）。

那么，这几个数有无现今之意义呢？只要看看《生理学》中对心脏窦房结、房室结、浦氏纤维三级的自律性分别为100次、50次、25次／分钟的事实，即可明白"河图""洛书"演绎的天演之数是否是表达了某些自然规律呢？恐怕不能简单地用"巧合"予以搪塞吧！

3."七损八益"《素问·阴阳应象大论》在论如何应用阴阳理论指导养生是指出，"帝曰：法阴阳奈何？岐伯曰：阳胜则身热，腠理闭，喘粗为之俯仰，汗不出而热，齿干以烦冤腹满死，能（音义同'耐'。下同）冬不能夏。阴胜则身寒汗出，身常清，数栗而寒，寒则厥，厥则腹满死，能夏不能冬。此阴阳更胜之变，病之形能也。帝曰：调此二者奈何？岐伯曰：能知七损八益，则二者可调，不知用此，则早衰之节也。"

自从唐初杨上善依据该段"阳胜""阴胜"病机的临床表现解释"七损八益"之后，历代医家对此有近十种不同的看法。在1973年长沙马王堆出土的《天下至道谈》文献中分别有"七损"和"八益"的性保健内容公之于众至今，人们便以此作为标准解释，即使现行的《内经讲义》或者《内经选读》等中医药高等院校本科教材，甚至研究生使用《内经》教材莫不遵循于此。但是在学习或讲授时总觉得运用"性保健"内容解释"七损八益"存在着严重的缺陷：其一，因为在一部《内经》之中，从来不正面讲"性"，但凡涉及"性"，均将其归之于致病的因素；其二，认为"节欲惜精"是重要的养生措施，因而不可能从"七损"和"八益"多方面详细介绍"性"技巧；其三，按此内容表述"七损八益"，这一养生方法既不能指导耄耋老人的养生，更不适宜指导青少年养生。可见，其严重缺陷是显而易见的，此前的种种解释皆未及根本。

"七损八益"是"洛书"这一文化之源在《内经》养生理论具体运用中的体现。

依据"洛书"的布阵，其中的"数"是在以太阳为天文背景下建立的时间、空间、序列、节律、周期为基本要素的科学模型，是史前古人以"图"的方式所构建的古老十月太阳历。这个模型自其建立至今，深刻地影响着中华民族的传统文化，影响着《内经》理论体系的建构。就"时间"概念而言，五个"奇数"分布在春夏秋冬以及长夏五季，四个"偶数"分布在"四维"。"奇数"为阳，自冬而春而夏而长夏而秋，其运行过程是1→3→9→（5→）7→1，就用"奇数"数值的大小客观地表达了一年阳气由渐盛（1→3→9）到渐衰［9→（5→）7→1］的消长过程。四个"偶数"为阴，其布阵表达了一年阴气自立春→立夏→立秋→立冬是由盛而衰（8→4→2），再由衰而渐盛（2→6→8）的消长过程。上半年阳长阴消，故为"阳"；下半年阴长阳消，故为"阴"。这就是阴阳概念及其理论发生的天文历法背景。

结合"洛书"在《灵枢·九宫八风》篇中的应用，就能清晰地表达"七损八益"是指自然界一年四时阴阳消长规律的科学内涵。"七"表达的是西方仓果宫兑卦位，时当秋分。"七损"正好表达此时阳气渐衰，阴气渐盛的规律。"八"表达的是东北方的天留宫艮卦位，时当立春。"八益"表达了此时阳气渐盛，阴气渐衰的规律。"七""八"是指不同时空区位的阴阳消长状态。如若结合《素问·脉要精微论》之"冬至四十五日，阳气微上，阴气微下；夏至四十五日，阴气微上，阳气微下"的论述，可知"七损八益"表达的是自然界一年四季的阴阳消长盛衰变化规律。而"能知七损八益，则二者可调"，是指掌握了四季阴阳消长规律，就能使人体的阴阳之气得以调理，就可达到健康长寿的养生目标。这也正与《素问·四气调神大论》所说的"夫四时阴阳者，万物之根本也，所以圣人春夏养阳，秋冬养阴，以从其根，故与万物沉浮于生长之门。逆其根，则伐其本，坏其真矣。故阴阳四时者，万物之终始也，死生之本也，逆之则灾害生，从之则苛疾不起，是谓得道"之四时顺势养生之意相合。

可见，只要溯本求源，结合《灵枢·九宫八风》篇中的"洛书"之数布阵所表达的时空节律以及阴阳之理，就很容易理解其中的科学内涵。

4."始于一，终于九"《灵枢·九针十二原》："黄帝问于岐伯曰：余子

61

万民，养百姓，而收其租税。余哀其不给，而属有疾病。余欲勿使被毒药，无用砭石，欲以微针通其经脉，调其血气，营其逆顺出入之会。令可传于后世，必明为之法。令终而不灭，久而不绝，易用难忘，为之经纪。异其章，别其表里，为之终始。令各有形，先立针经。愿闻其情。岐伯答曰：臣请推而次之，令有纲纪，始于一，终于九焉。"

为何"始于一，终于九"是针道的"纲纪"？依据《灵枢·九宫八风》篇的内容可知，"始于一，终于九"就是指"洛书"及其所表达的天文历法理念。

结合"洛书"布阵规律，五个"奇数"分布在春夏秋冬以及长夏五季，四个"偶数"分布在"四维"。"奇数"为阳，自冬而春而夏而长夏而秋，其运行过程是1→3→9→5→7，就用"奇数"数值的大小客观地表达了一年阳气由渐盛（1→3→9）到渐衰（9→5→7）的消长过程。四个"偶数"为阴，其布阵表达了一年阴气自立春→立夏→立秋→立冬是由盛而衰（8→4→2），再由衰而渐盛（2→6→8）的消长过程。上半年阳长阴消，故为"阳"；下半年阳消阴长，故为"阴"。

"奇数"为阳，自冬而春而夏而长夏而秋，其运行过程是1→3→9→5→7，就用"奇数"数值的大小客观地表达了一年五季（冬→春→夏→长夏→秋）阳热之气的多少、气温的高低，乃至在此作用下万物生→长→化→收→藏的周期变化。按五运六气理论而言，每个季节各有73.05天。五个"奇数"分布在东、南、中、西、北五方，四个"偶数"分布在"四维"。同样用"奇数"数值的大小客观地表达了不同地域阳热之气的多少、气温的高低，以及在此影响下不同地域环境之中万物的生长变化。

五行本意是指五季气候周而复始的运行规律。也表达了五季依次循环、如环无端、往复不已的时间"序列"，科学地反映了春季万物复苏，如"木"之萌发；夏季万物盛长，枝繁叶茂，此时为全年气温最高，犹如"火"之温热；长夏气温高湿度大，植物开花结实，孕育新的生命，犹如"土生万物"；金秋送爽，万物成熟，生机收敛，植物的枝叶枯黄凋谢；冬季严寒，阳热之气如同自然的"水"一样涵藏于地下，万物生机伏匿敛藏。"五行"之"行"，即季节气候年复一年运行不息之意。

在太阳背景下的五季气候运行不息，万物也随之发生变化，事物的一切运动变化莫不遵循于此，这就是五行以及五行相生之序发生的天文历法背景。

据上所述，"洛书"以太阳为坐标，以数理为符号表达了自然界阴阳消长，五季气候变化的运行规律（即"五行"），都是针刺治病或者处方用药所应遵循的，在《内经》中随处可见依据季节气候变化来论证针刺选穴、进刺深浅、刺灸宜忌等等，这就是为何要以"始于一，终于九"作为临证治病的"纲纪"的理由。

5. "和于术数" "术数"出自于《素问·上古天真论》之"上古之人，其知道者，法于阴阳，和于术数，食饮有节，起居有常，不妄作劳，故能形与神俱，而尽终其天年，度百岁乃去"原文，认为"和于术数"是重要的养生方法。

何谓"术数"？术数，又称"数术"。是"古代关于天文、历法、占卜的学问"[13]。依据班固在《汉书》中将"术数"类文献置于《艺文志》大类之下，而"术数"类文献又包括了天文、历法类知识的文献事实，可以将"术数"作进一步地诠释，是指运用"河图""洛书"之数理所表达的天文历法、四时气候、阴阳五行等自然法则以及其相关的知识。这也就是该节原文所说的"法于阴阳，和于术数"，就是指掌握养生原理和方法并善于养生的人，一定是严格遵循了"河图""洛书"之数理所表达的天文历法、四时气候、阴阳五行等自然法则及其相关的知识进行养生，所以才能获得"能形与神俱，而尽终其天年，度百岁乃去"的最理想的养生效果。《素问·阴阳应象大论》之"七损八益"的养生法则，即属于"和于术数"的举例。

（三）"河图""洛书"在藏象理论中的体现

1. 五方、五季、五行、五数、五脏配属 《素问·金匮真言论》之东方，木，肝，"其数八"；南方，火，心，"其数七"；西方，金，肺，"其数九"；北方，水，肾，"其数六"；中央，土，脾，"其数五"。以及"运气九篇"也多次涉及。这些原文中的"数"，都是"河图"结构之数所奠定的五行生成之数。

2. "肝生于左……胃为之市" "肝生于左，肺藏于右，心部于表，肾治于里，脾为之使，胃为之市"（《素问·刺禁论》），是《内经》难解的原文，历代注家虽然不乏有见地的注释，但总是"按住葫芦浮起瓢"。应用"河图""洛书"的智慧，将五脏按东（肝）、南（心）、西（肺）、北（肾）、中（脾胃）顺序排列，此节似乎就能给出较合理的解释。

（1）"肝生于左"

①面南而立，必然是：左东，春（少阳），三（洛书），"天三生木，地八成之"（河图），在脏为肝。这是"肝"与方位"左"联系的文化背景。

②肝所应的东、春，均为阳气生发之所，故杨上善注"肝为少阳，阳长之始，故曰生"。

③"河图""洛书"的布阵，确立了左旋而升的顺时运行法则，人身整

体气机从左而升为肝所主，此为"肝左"的文化背景。

④据"在下者必升"原理，肝之升必从下，故将"肝"的功能效应定位于下焦。综合言之，这是肝生于左、位于下焦发生的文化背景。

（2）"肺藏于右"

①面南而立，必然是：右西，七（洛书），"地四生金，天九成之"（河图），应时为秋，在脏为肺。这是"肺"与"右"联系的文化背景。

②肺应西、秋（少阴），均主阳气收敛沉降，故杨上善有"肺为少阴，阴藏之初，故曰藏"之注。

③"河图""洛书"布阵，确立了左旋右降的顺时运行法则，人整体气机从右而降，由肺所主。

④据"在上者必降"原理，肺之降必从上，故将"肺"的功能效应定位于上焦。肺居上、藏右而降的认识：

a解剖基础，肺位置最高，分叶为左二右三，重心在右。

b人生之始，必先吸气，而后才有呼吸。

c呼吸运动中吸气主导，呼气从属。吸气即肺气之降。

（3）"心部于表"

①面南而立，必然是：上南，九（洛书），"地二生火，天七成之"（河图），应时为夏，在脏为心。这是"心""南、夏"联系的文化背景。

②心所应的南方、夏季（太阳），均主阳气最盛。

③"表，上也"（《素问考注》）。在方位辨识中，南为"上"，心的解剖部位、机能效应均居于上而统帅、统领全身，故曰"心部于表"。部，有统帅、统领之意。

④"表"，有"标记"之义。心所主的"南"方，是国人辨识方位的"标记"。

（4）"肾治于里"

①面南而立，必然是：上南下北，冬季（太阴），一，（"天一生水，地六成之"）在脏为肾。这是"肾"与方位"北、冬"联系的文化背景。

②肾所应的北方、冬季（太阴），均主阳气潜藏而阴气最盛。

③"里，下也"（《素问考注》）。在方位辨识中，北为"下"，肾的解剖部位、机能效应均居于下焦，故曰"肾治于里"。

（5）"脾为之使，胃为之市"

①肝、肺、心、肾均有方位表述，脾胃则无。

②这正是"河图""洛书"土居中央的体现。

③是"脾胃者，仓廪之官，五味出焉"（《素问·灵兰秘典论》）；"脾者主为卫，使之迎粮"（《灵枢·师传》）；"胃者，五脏六腑之海也，水谷皆入于胃，五脏六腑皆禀气于胃"（《灵枢·五味》）原文的具体应用。

"脾为之使"，"使"，使用。指脾被利用为各脏腑提供所需的水谷精气。

"胃为之市"，"市"，货物交易。喻胃纳、降、出、入、聚、散水谷，如同集市。张志聪："盖以四脏之气，分左右表里上下，脾胃居中，故为之市。"

3."河图""洛书"在《内经》心藏象中的应用举例

（1）心部于表："心部于表，肾治于里"见于《素问·刺禁论》所论的"脏有要害，不可不察"之下，是历来难解的原文之一，虽然不乏注家颇有见地的诠释，但总是有"按住葫芦浮起瓢"之嫌。如果应用"河图""洛书"的智慧予以解析，其理自明（如前所述）。

（2）心火主降：火性炎上，为何有心火反而主降之说？在"河图""洛书"模型结构中，心，南方，火，均为布阵在上，这也是《内经》结构"南方赤色，入通于心，开窍于耳，藏精于心，故病在五脏。其味苦，其类火，其畜羊，其黍。其应四时，上为荧惑星，是以知病之在脉也。其音徵，其数七，其臭焦"（《素问·金匮真言论》）藏象理论的文化源头。依据"河图""洛书"顺行升降，以及"在上者必降"的原理，心的气化运行特征是心火（即心阳）以下降为主要形式。如若心火不能下降反而上升，就是心火上炎的病理状态。所以，对于心火而言，下降是生理，上炎则是病理。心火上炎，是指心火升焰的病理状态，可症见舌肿生疮，口腔糜烂，心烦失眠，舌质红绛等。此为心火内炽所表现的实热证候。其证多因六淫传里化火，或情志郁极火自内发，或过食辛辣之品，或过用辛热之品等因素，导致阳热内盛，形成心火上炎之证。此证也常会移热于小肠形成小肠实热证，亦可波及脾、肝形成心脾积热和心肝火旺等证。治宜清心降火，方用泻心汤与凉膈散加减；如若为心肾不交之心火上炎，可用知柏地黄丸合交泰丸加减。

（3）心应夏，旺丙丁月七十二日：原文有"心主夏，手少阴、太阳主治，其日丙丁"（《素问·脏气法时论》）；"以夏丙丁伤于风者，为心风"（《素问·风论》）；"心为牡脏，其气赤，其时夏，其日丙丁"（《灵枢·顺气一日分为四时》）等。此处原文中的"丙丁"，是指十月太阳历法中的第二季"火行"（夏季）之丙月、丁月，绝非是十二月太阳历之天干纪日中的"丙日""丁日"。所以"其日丙丁"是指心的望日在丙月、丁月的所有时日，如此才与"心主夏""其时为夏"相应。

《内经》应用了十月太阳历、十二月太阳历等知识来建构其生命科学理论的。如果不懂得诸如"洛书""河图"等知识，是难以对相关的相关原文的内涵予以确切把握。生命科学知识体系的形成背景是深刻而复杂的，中医的心藏象知识建构也不例外。其中"河图""洛书"以及十月太阳历法的影响是不可忽视的重要因素之一。

4. "河图""洛书"在《内经》肺藏象中的应用举例　"河图""洛书"十月太阳历法知识在《内经》中多次应用，也是建构肺藏象知识形成的文化背景之一。

（1）肺藏于右：《素问·刺禁论》有"肺藏于右"的论述，如若应用"河图""洛书"的智慧，似乎能给予较合理的回答（如前所述）。

"肺藏于右"的认识是中医药学科的基本学术立场，这也是"尺肤诊法"中，"上附上，右外以候肺，内以候胸中"（《素问·脉要精微论》），以及寸口诊脉法中右寸候肺的生命科学知识依据。

（2）肺气主降：肺气主降观点的发生有诸多因素，其中有对人类生命活动的长期过程和生活体验，如生之始的第一件事就是先吸气，而后才有人一生的呼吸活动；有吸气是呼吸运动为主导，呼气为从属地位，吸气即肺气的下降运动；还受"河图""洛书"布阵，确立了"顺生逆死"的顺时运行自然法则，这也是五行相生之序发生的由来。当人们面南而立，所看到天体的运转方向是自左（东）向右（西），水生木、木生火、火生土、土生金、金生水，为五行相生顺时针（"左升"）运行。

就"河图"而言，土（五）居中心为枢机，一、三、五、七、九、为阳数，二、四、六、八、十为阴数，二者所表达的阴阳内涵虽不同，但均为顺时针旋转，顺天而行，为五行万物相生之运行。

顺时升降运行之理，也表达了五行顺相生观点。"河图"定五行的先天之位，东木西金，南火北水，土居中央。五行左旋而生，土为德为中，中土自旋，故五行以土为中心。在上者必降，降者右旋这一天地升降运行规律的引领下，由于肺为"五脏六腑之华盖"（《灵枢经》的《师传》《九针论》），位居尊高，其气必然下降，降必自右下行，这就是将"肺"的功能效应定位于上焦，肺气运行特征确定为"降"的文化背景。

（3）肺应秋，旺庚辛月七十二日：十月太阳历法中，庚（七月）辛（八月）计七十二天为秋季（金行），肺气所旺，这就是"肺主秋，手太阴、阳明主治，其日庚辛"（《素问·脏气法时论》）；"以秋庚辛中于邪者为肺风"（《素问·风论》）；"肺为牝脏，其色白，其音商，其时秋，其日庚辛，其味辛"（《灵枢·顺气一日分为四时》）原文发生的历法背景。"肺主秋……其日庚辛"是指肺气旺于秋季的每个时日，决非肺气只旺于该季各旬的庚日、辛日。故清代孙鼎宜之"按所云十干，皆统一时言，非仅谓值其日也"的解释颇有见地，显然是他在斟酌了用日干解释此处的甲、乙、丙、丁……癸十干于理难通之后，才指出以"时"（季节）诠释的合理性。尹之章对《管子·四时》"是故秋三月，以庚辛之日发五政"的"庚辛统秋之三时也"之注，亦可佐证。

生命科学知识体系的形成背景是深刻而复杂的，《内经》肺藏象理论的建构也不例外。其中"河图""洛书"以及十月太阳历法的影响是不可忽视的重要因素之一。此处仅从先哲们总结出的"河图""洛书"文化对《内经》构建肺藏象理论的启示作以陈述，申明中华民族传统文化在解读《内经》中的作用和方法而已。

5. "河图""洛书"在《内经》脾藏象中的应用举例

（1）脾胃居于中焦：在"河图""洛书"中，都将"土"置于枢机中央地位，可见"重土"理念由来已久，西汉沿袭并得董仲舒极力倡导。认为"土者火之子也，五行莫贵于土……土者，五行最贵者也"（《五行对》）。无论是"五"还是"天五生土，地十成之"，均将"土"置于中心的枢机地位。《内经》继承了"重土"思想并用于解决医学中的实际问题，故而有了脾胃居于中焦，是人体气机升降之枢纽观点发生的文化背景。

除解剖学知识外，脾胃居中焦的医学内涵，与"河图""洛书"将"土"之"五"，或"五、十"均置于"中央"的文化背景有密切的关系。这一立场影响着《内经》脾胃理论的建构以及临床应用，如"中央黄色，入通于脾，开窍于口，藏精于脾，故病在舌本……其应四时……其数五"（《素问·金匮真言论》）。并应用到临床实践，如"尺肤诊法"中的"中附上，左外以候肝，内以候鬲；右外以候胃，内以候脾"（《素问·脉要精微论》）。将右手关部脉象作为候察脾胃病症的脉象依据。

（2）脾胃为气机升降枢纽："河图""洛书"的布阵，确立了五行相生之序的顺天而行自然万物法则。人应自然，人体气化、气机的离散、聚合、升降、出入也遵循于此。在上者必降，降者右旋；在下者必升，升者左旋。肺为五脏六腑之华盖，肺气以降为主，主宰全身气机之降；肝位于下焦，故主一身气机之升，故左升右降；脾胃居于中焦，为人身气化、气机升降枢纽。《临证指南医案·脾胃》总结为"脾宜升则健，胃以降为和"。"河图""洛书"都将表达"土""数"居中而自旋，就为"土"在升降周旋运动中枢纽地位的确立提供了文化基础。

（3）脾胃主长（zhǎng）夏：一年分五季是十月太阳历的基本特点之一，脾胃所主的"长夏"为第三季（行）即戊（阳月）、己（阴月），计72天。因为此季已经由属阳的上半年开始转入属阴的下半年，故而该季属性为"至阴"。如"脾为阴中之至阴"（《灵枢·阴阳系日月》）；"腹为阴，阴中之至阴，脾也"（《素问·金匮真言论》）；"脾主长夏，足太阴阳明主治，其日戊己"（《素问·脏气法时论》认为脾的旺日在戊己月）；以及《素问·风论》所说的"以季夏戊己伤于邪者为脾风"，即是其应用之例。

"长（zhǎng）夏"为何属"至阴"？因为十月太阳历上半年为阳，第一季为木行（甲、乙月），第二季火行（丙、丁月），均为阳月；下半年为阴年第四季金行（庚、辛月），第五季水行（壬、癸月）均为阴月。唯有第三季土行称"长zhǎng夏"，其中的戊为上半年的阳月、己为下半年的属阴月份，到了属阴的下半年，故称"至阴"。

（4）脾旺四季，各十八日寄治：一年分四季是十二月太阳历的特点，脾旺四季，各十八日寄治是依据这种历法确定的。如《素问·刺要论》之"刺皮无伤肉，肉伤则内动脾，脾动则七十二日四季之月，病腹胀，烦，不嗜食"；《素问·太阴阳明论》之"脾者土也，治中央，常以四时长四脏，各十八日寄治，不得独主于时也"等，均是太阳历法中十二月历和十月历并存的遗痕，即四时各寄十八日为七十二日的说法。可见，脾主长夏、脾旺四季各十八日寄治是缘于两套历法不同制式的产物，不能用同一种思维去解释。

（5）"胃者，五脏之本"："胃者，五脏之本"是《内经》论证脉有胃气的基础和前提。认为，"人以水为本，故人绝水谷则死，脉无胃气亦死"（《素问·平人气象论》）。

为何五脏之脉均是以胃气为本？因为"脾脉者，土也，孤脏以灌四傍者也……五脏者，皆禀气于胃，胃者，五脏之本也，脏气者，不能自致于手太阴，必因于胃气，乃至于手太阴也，故五脏各以其时，自为而至于手太阴也"（《素问·玉机真脏论》）的缘故。

"胃者，五脏之本"更被后世拓展为中医诊法理论通过色、舌、脉，乃至饮食口味之有无"胃气"，作为判断疾病预后吉凶依据的文化源头。如"浆粥入胃，泄注止，则虚者活"（《素问·玉机真脏论》）即是临床应用之例。

（6）阳明多气多血，具有代偿作用："阳明多血多气"（《灵枢·九针论》）；"阳明主肉，其脉血气盛"（《素问·阳明脉解》）等观点，既是临床实践的总结，也是"河图""洛书"重土理念在《内经》构建脾藏象知识中应用的体现。《素问·热论》更将其应用于对外感热病的预后分析，认为热病表里两感逆传，发病三日，"五脏已伤，六腑不通，荣卫不行，如是之后，三日乃死，何也？岐伯曰：阳明者，十二经脉之长也，其血气盛，故不知人，三日，其气乃尽，故死矣"。这里充分体现了在疾病的紧急状态时，脾胃可以发挥代偿替补作用，为抢救病人争取有效时间具有重要意义。

（7）重土思想在《内经》的篇名体现：为了将"河图""洛书"的"重土"观念发挥到极致，《内经》在其建构的生命科学知识中，脏腑理论为其重点内容，但在162篇原文中，唯有脾藏象知识作为篇名而予以专论，即《素问》的《太阴阳明论》和《阳明脉解》，而其他脏腑则没有受到如此的珍视，对脾胃的重视由此可见一斑。

（8）"重土"思想在《内经》脾胃病机中的应用：《灵枢·本神》有五脏虚实病机及其所致病证的论述，唯有脾、肾病机时有"五脏不安"，如"脾藏营，营舍意，脾气虚则四肢不用，五脏不安，实则腹胀经溲不利"。这不但是临床实践经验的总结，也是"重土"理念在脾藏象知识中的体现，为后世医家重视脾胃提供了理论依据。李杲的重脾论、明代李中梓《医宗必读》"后天之本在脾"等，其立论之根源无不受此影响。

（9）土之生数"五"的应用：应用"洛书""五"数、"河图"之"天五生土，地十成之"位居中央为土，故数"五"在藏象理论中是指脾胃，脾瘅病的病机定位就对此加以运用。如"有病口甘者，病名为何？何以得之？岐伯曰：此五气之溢也，名曰脾瘅。夫五味入口，藏于胃，脾为之行其精气，津液在脾，故令人口甘也。此肥美之所发也，此人必数食甘美而多肥也。肥者令人内热，甘者令人中满，故其气上溢，转为消渴。治之以兰，除陈气也"（《素问·奇病论》）。

6. "河图""洛书"在《内经》肝藏象中的应用举例

（1）"肝主春……其日甲乙"："肝主春，足厥阴、少阳主治，其日甲乙"（《素问·脏气法时论》）。此处的甲乙，是十月历的甲、乙月，春季，属木，在脏为肝。原文中的甲乙、丙丁等十天干，就是十月历天干纪月方法的运用实例。其中的甲乙、丙丁……壬癸分别标记着春、夏、长夏、秋、冬五季，绝非是纪日。故清代孙鼎宜之"按所云十干，皆统一时言，非仅谓值其日也"的解释颇有见地，显然他在斟酌了用日干解释此处的甲乙丙丁……十干于理难通之后，才指出以"时"（季节）诠释的合理性。唐·尹之章注《管子·四时》"是故春……甲乙之日"为"甲乙统春之三时也"可佐证。

如果甲乙为纪日带来的疑问：①每月3旬，计6个"甲乙日"，春季3个月有18个旺日为肝所主。那么还有72日与肝是何关系？②其他如夏、秋、冬三季的"甲乙日"又与"肝"是何关系？肝脏是"主"、还是"不主"？如果确立"甲乙日"为肝所主，各个季节都有18个"甲乙日"，那么"肝主春"的意义如何体现？

其他四脏也有此类问题。如若"甲乙"按十月太阳历之天干纪月原理，文通理顺。《素问·阴阳类论》讲得更为明白。"五中所主，何脏最贵……春，甲乙，青，中主肝，治七十二日，是脉之主时，臣以其脏最贵"这是十月历应用体现。此处回答了：

a 天干纪月的事实；

b 肝旺春七十二日，即十月历第一季（木行，春季）；

c 春是全年之始，影响全年气候，加之肝气主升对全身各脏腑的气化、气机活动都有至关重要的作用，故曰肝"其脏最贵"。

（2）肝气主升，位于下焦："河图""洛书"表达万物顺时左旋右降运行之理。当人们面南而立，所看到天体的运转方向是自左（东）向右（西），水生木、木生火、火生土、土生金、金生水，为五行相生顺时针（"左升"）运行。中心为枢机，一、三、五、七、九为阳数顺时运行；二、四、六、八、十为阴数顺时运行。皆为顺时针旋转（"左旋"），为五行万物相生之运行。仰视银河系各星的运行皆"左旋"。故有"生气上转左旋"之说。

顺天而行是左旋，所以说顺生逆死，左旋主生。"左升"（"左旋"）是自然规律，不是人为的规定，是自然界的基本规律。这一顺时升降运行之理，表达了五行顺相生之理。"河图"定五行先天（先于人类的认知）之位，东木西金，南火北水，中间土。五行左旋而生，中土自旋。"河图"五行相生，乃万物相生之理。这一五行相生之序也反映了自然界万物（尤其是生物）的生存法则。

"人与天地相参也，与日月相应也"（《灵枢·岁露论》）。人体气机的升降出入也遵循于此。在上者必降，降者右旋；在下者必升，升者左旋。肺为五脏六腑之华盖，肺气以降为主，主宰全身气机之降；肝位于下焦，故主一身气机之升。升者必从左，降者必从右。《内经》"运气九篇"所载五运六气理论中的五步气运，以及六步之气中在下的在泉之气和在上的司天之气运行，以及人体气机的运行过程，无不遵循这一规律。

7. "河图""洛书"在《内经》肾藏象中的应用举例　"河图""洛书"是中华民族传统文化的根[14]，十月太阳历是目前还在使用的最古老历法。这些知识也是《内经》中肾属水，应冬，"肾为水脏""肾治于里""治七十二日"等观点的发生。结合"河图""洛书"十月历法的启示，就不难理解"肾为水脏""肾主水""通于冬气""肾主生殖，为先天之本""其数六"等理论的发生文化背景。

关于"肾为水脏"，主水，藏精，主生殖理论发生的文化线路：

河图：天一生水；洛书：北，水，一→管子：水生万物、精生万物→老子、庄子：一（气）生万物→《内经》：肾者水脏、主水、藏精、主生殖、主天癸。

可以从以下几个方面理解"河图""洛书"模式与肾主生殖理论发生的关系。

其一，"一"为"数"之始，以"数"演绎天地万物，"一"也是天地万物发生之始。

其二，就天文历法而言，"一"表达冬至节令，此是一年之中日影最短、日照最弱之时，万物蛰伏、凋零，天地间的阳气也涵藏于地土之中。

其三，"一"又表达冬至节令，也是新一年度阳气复盛的开始，自此日影渐长、日照渐强、天地间的阳气始旺。在阳气渐复的作用下，万物于一年之中的发生自此开始。这就是老、庄所说"'一'生万物"的文化背景。

其四，在"无形""有形"之争论中，《管子》秉持"土"和"水"为"万物之本原也，诸生之宗室也"的学术立场，进而认为"人，水也。男女精气合，而水流形"（《管子·水地》）。后来的《易传·系辞传下》之"天地氤氲，万物化醇；男女构精，万物化生"，继承了这一思想，并将"精"的概念引入生命科学领域，用以解说人类生命个体的形成。无论是《管子》的"水生万物"，还是《老子》《庄子》的"一（即'气'）生万物"，都无法避开"天一生水"之内涵。

其五，《内经》构建肾理论时，在"远取诸物（水生万物），近取诸身（精能繁衍新生命）"的思维背景下，发现五脏中只有肾能主管人类的生殖繁衍，因为男女生殖器官是肾形态结构的延伸，在性交活动时，从男子性器官排出到"受体"之内，并能使之孕育新生命体的如脂、如膏、如髓、如水之"精"。所以就有了"肾藏精，主生殖，主生长发育"的认识。

其六，在"天一生水""水生万物"的文化背景下，加之肾通过排尿能维持人体水液代谢平衡，形成"肾者水脏，主津液"（《素问·逆调论》）及"肾主水"的认识就不足为奇了。

其七，女子"二七而天癸至，任脉通，太冲脉盛，月事以时下，故有子……七七，任脉虚，太冲脉衰少，天癸竭，地道不通，故形坏而无子也"。男子"二八，肾气盛，天癸至，精气溢泻，阴阳和，故能有子……七八，肝气衰，筋不能动，天癸竭，精少，肾藏衰，形体皆极"（《素问·上古天真论》）。可见，男女"能有子"的原因不仅仅是肾精充足，还取决于"天癸"的作用。

其八，"天癸"之名的发生。之所以将肾中精气所化生的、能促进性器官发育并影响生殖机能的物质及其功能称为"天癸"，除了受"天一生水"影响外，还与十月历第五季是"壬月、癸月"为肾气所望时日的月份有密切的关联性。这从"以冬壬、癸中于邪者为肾风"（《素问·风论》），"肾主冬，足少阴、太阳主治，其日壬、癸"（《素问·脏气法时论》）之论亦可得以佐证。

生命科学知识体系的形成背景是深刻而复杂的，《内经》肾藏象的建构也不例外。其中"河图""洛书"以及十月太阳历法的影响是不可忽视的重要因素之一。此处仅从先哲们总结出的"河图""洛书"文化对肾藏象构建的启示作以陈述，申明中华民族传统文化在解读其中相关理论的作用和方法而已。

综上所述，诸如此类的原文知识，不懂得天文历法是难以得到准确的理解和合理的认识。要想读懂包括《内经》在内的中医经典论著，必须要懂得一些天文历法知识，才不至于重蹈"瞎子摸象"或"大树林里捡叶子"的错误。

参考文献

［1］楚雄彝族文化研究院.彝族文化［J］，2013，（2）：刊首语.

［2］孙国中.洛书河图解析［M］.北京：学苑出版社，1990.

［3］陈久金.天干十日考［J］.自然科学史研究，1988，7（2）：119-127.

［4］廖平.廖平医书合集［M］.天津：天津科学技术出版社，2010.

［5］陈久金.阴阳五行八卦起源新说［J］.自然科学史研究，1986，5（2）：97-112.

［6］陈久金.天干十日考［J］.自然科学史研究，1988，7（2）：119-127.

［7］刘明武.十月太阳历与《针经》［J］.彝族文化，2013，（2）：87-101.

［8］刘明武.换个方法学《内经》——《灵枢》导读·代序论［M］.中南大学出版社，2012：1-16.

［9］王子国翻译.土鲁窦吉［M］.贵阳：贵州民族出版社，1998.

［10］刘尧汉，卢央.文明中国的彝族十月历［M］.云南人民出版社，1986.

［11］陈久金，卢央，刘尧汉.彝族天文学史［M］.云南人民出版社，1984.

［12］张钰哲.彝族天文学史·序［J］.彝族文化，2013，（2）：178.

［13］罗竹风.汉语大辞典·中卷（缩印本）［M］.上海辞书出版社，2007：2950.

［14］刘明武.用天文历法解开源头文化之谜［J］.汉学研究，2011，（3）：1-6.

第七章　运气理论六十年研究述评

运气理论是中医理论的重要组成部分。自其产生之日起，就受到历代医家的重视，60年来的运气理论研究，主要是从文献整理、气象资料回顾和印证和临床证验三个方面入手，介入的科学家之众、研究层面之深广、研究成果之丰厚，可以说是前无古人的。当前对运气理论的评价，也应当说是公允而切合实际的。

运气学说作为五运六气学说的简称，是指古人研究天象、气象、物候和人体生理病理之间关系及其规律的一种学说。运气学说是在"天人合一"整体观念的指导下，在古人长期对天象、气象、物候、人体生理病理变化现象观察的基础上，以气、阴阳、五行等哲学知识为埋论，用干支甲子为演绎工具，探索自然现象与生命活动之间的规律周期，从而寻求疾病的发病规律和防病治病方法的知识体系，其中包涵着丰富的"大生态医学"思想[1]。60年来，对运气理论的研究从未间断，出现了以任应秋为代表的一批学者有《运气学说》[2]《运气探秘》[3]《运气学研究》[4]《中医运气学》[5]《中医运气学说解读》[6]《运气学说的研究与考察》[7]等10余部专著和院校教材外，还有数以百计刊于各种杂志研究运气理论的相关文献。这些文献运用古今气象资料、古今临床验案和当今的临床资料，或者对运气理论进行验证，或者对运气理论予以纠偏，或者予以争鸣，或者应用运气的相关知识指导某些疾病的辨证治疗。尤其是近30年来运气理论的研究，是其自发生之日至今的最为重要、最为辉煌时期，无论是介入该领域研究的团队水平，还是在该领域研究的深度和广度；无论是研究的手段和方法，还是研究的结论和成果，都是空前的、前无古人的。有鉴于此，对于这一运气理论理性发展重要时期的研究思路和研究成果，有必要予以回顾和评估。

一、运气学说文献的研究

文献方法是研究中国古代科学知识最常用也是最重要的手段，尤其是像运气理论这样中国古代多学科知识相交叉的综合专业知识，文献研究方法就显得尤为重要。通过文献研究，可以明确阐释传载运气理论的《黄帝内经》"七篇大论"（简称"七篇大论"）里究竟讲了些什么；可以透彻分析与运气理论相关的古代文献，以了解运气理论发生的知识背景；可以客观领会古代各个历史时期人们是如何研究运气理论的、是如何应用运气理论解决医学实际问题的。

（一）《黄帝内经》"七篇大论"的文献研究

任何一位研究运气理论的学者，都会将"七篇大论"的研究列为首位，因为这不但是传载运气理论的源头，是展现运气理论全部内容的主要典籍，而且其中还详细地记载了古人当时应用运气理论进行防病和治病的思维方法。纵观对"七篇大论"的研究，有融合式和独立式两种方法：前者是将"七篇大论"融合于《黄帝内经》的整体研究之中，如20世纪60年代南京[8]、山东[9]，以及20世纪80年代至21世纪初期涌现的天津[10]北京[11]河北[12]陕西[13-15]，尤其是陕西于1988～1990年期间，在利用计算机对《黄帝内经》进行数字化处理的基础上，将包括"七篇大论"内容在内的《黄帝内经》全部2186个汉字，5600余条词语进行了全面解释，使运气理论的科学内涵得到了一次全面而深刻的释放和揭示[16]。后者除从药性理论[17]、"大系统科学哲学方法"[18]等某一专题解读"七篇大论"外，对其全面、系统而深刻的解读者，当属中医大师级人物方药中[19]。此外还有将"七篇大论"附于运气知识一并研究者[20, 21]。这些研究为运气理论更深层次的研究做出了十分有益的工作，为运气理论的深入研究消除了文字学和义献学方面的阻碍，使运气理论的研究变得更加顺畅。

1. 运气理论发生的相关文献研究　关于与运气理论相关的文献研究，主要集中在对运气理论发生学研究上。

（1）这方面的研究有五运和六气与运气理论起源的研究[3]。这一方面的研究者认为，五运和六气虽然两者研究的对象相同，但是原来分别是两个不同的学术流派，各有自成体系的理论，后来基于相同的需要而合流为五运六气理论的。

（2）有从时令、月令与运气理论起源的研究[22, 23]者。时令、月令是客观存在的事实，是客观存在的自然规律，是人们在长期的生产生活实践中，在气、阴阳、五行等哲学理念的思维背景下，逐渐的总结并升华为理性层面的知识。而运气理论又是以研究特定时间与气象、与物候、与人体的生理病理以及用药所产生的相关反应（及现象）的知识体系，因此就会自然而然地将前人已有的时令和月令知识，服务于运气理论的。所以运气理论之中蕴含有时令、月令的相关知识是再正常不过的事情了。

（3）有从谶纬[24]、卦气[25]与运气理论发生的研究者。"谶"，是指神的预言。"纬"，古代是指凡是解释经典之书皆可谓之。此处仅指对神的预言予以解释的内容。从谶纬和卦气角度研究运气理论，仅仅局限于该理论预测气候、灾害、民病、未来可能发生疾病的用药规律，以及预测未来的吉凶祸福等内容。但是应当厘清一个事实，两者虽然都有预测的成分而相通，但是运气理论仅仅是依据时令、月令，以及与之相伴发生的气候、物候、自然灾害、民病等，也必然会有周期性的变化。对于这种周期性的变化，虽然不可能做到长期的、定量和精确的预测，但是对于气候变化却是可以进行定性预测的。可见运气理论是古人按自然气候变化规律进行预测的，与神学的预测是有本质的区别。

（4）有从占候术与运气理论发生的研究者[26]。"占"，有观察和预测之意。"候"，有守望、观察之意。因此"占候术"即是通过观察气候、天象、物象的变化，预测自然界的灾害、民病，甚至祸福吉凶的方术。简单地说，"占候术"就是在观察的基础上进行预测的技术。从方法论的角度看，占候术与运气理论之间具有一定的同一性，但是运气理论是运用于对气候、自然灾害、民病观察的基础上进行预测的理论。

另外，对运气理论的发生也有源于灾异说[27, 28]、古代的时空观[29]，还有从先秦诸子思想的影响[30]等方面，研究运气理论的发生，邢玉瑞对这一方面的研究作了全面的总结[31]。无论怎样评价运气理论的发生，但是就这一门知识来讲，是道家的"道气论"促进了运气理论的发生，阴阳五行观念是运气理论发生的哲学背景，天干地支的应用，使运气理论的确立成为事实，天文、气象、历法知识的积累是运气理论形成的客观依据，长期生产生活实践的认真观察和切身体验贯穿于运气理论发生全程的各个层面[30]，这几个方面是运气理论发生必要的因素。无论从时令、从月令、从时空、从灾异、从气象，或者是从谶纬、从卦气、从占候术、从古代时空观的角度研究运气理论的发生，都是与古人在长期的生产生活实践过程中，对物象、对气象、对各种各样的灾异现象、对人体自身的生理病理之象的仔细观察、深刻分析、认真总结、逐渐升华而成的，绝不是古人凭空的想象和无端的臆猜。

（二）历代传载运气知识的文献研究

60年来对历代传载运气知识的文献研究，主要集中在对《素问》的"七篇大论"《阴阳大论》《天元玉册》《玄珠密语》。《素问》的"七篇大论"，又称"运气七篇"，这是运气理论的源头载体，其中的内容十分丰富而广泛。

所以，对此的研究是最为深刻、最为全面，也是最为彻底的。《阴阳大论》也涉及运气内容。这一文献名最早见之于《伤寒杂病论·自序》，西晋皇甫谧的《针灸甲乙经》的第七卷专载《阴阳大论》的内容，但却是以《素问》的《阴阳应象大论》为主体，由与阴阳理论相关的3篇内容汇集而成。王叔和的《伤寒例》将传载时令气候变化与时令病发生及流行的内容命之为《阴阳大论》并列于该书之首。此后，历代大凡引用《阴阳大论》内容的文献皆源于此[27]。唐代王冰所著的《天元玉册》和《玄珠密语》，应当是根据其注释"七篇大论"时的案头工作笔记整理而成的，不但传载了运气知识，并且作了较大的拓展和发挥[32, 33]。王冰所著的《元和纪用经》所列的81首方剂，可谓是首开按运气变化进行处方用药之先河[34]。这几部文献的整理研究，无疑丰富了运气理论研究的内容。自唐代王冰以后，加之北宋神宗皇帝对运气理论情有独钟，"上有所好，下必甚焉者也"。所以，运气理论在宋代得到了有效地传承。近60年对历代有关运气理论文献的研究，主要是对明代张介宾《类经》及《类经图翼》的研究[35]。

二、运气学说的多学科研究

在近60年来的运气理论多学科研究中，前30年的研究，主要集中在某些传染性疾病的流行病学临床治疗与验证，如小儿麻疹、流行性脑膜炎、流行性乙型脑炎的防治[36]。

近30年来，对运气理论的研究思路有了很大的拓展，邢玉瑞对此已有较为全面的总结和评价[31]。

（一）有从天文学角度对运气理论进行研究者[37]

这些研究是从"岁火太过"与太阳黑子活动周期之间的关系；运用回归年、近月点、朔望月、交月点及地球自转日等多种周期叠加作用予以解释；也有用宣夜宇宙观中所涉及的地日、地月、地星关系进行研究的结果，等等。无论其中的二十四节气及二十四节气交司时刻的确立和运用，365又1/4日的确立和运用，二十八宿的确立和运用等等，无不都是以天文学知识为背景的。虽然古人最初观察和应用的某些天文现象在后来已经发生了很大的变化，已经构建的运气理论不再直接与后来的天文学知识挂钩，但是古人对宇宙、对日月星辰等涉及天文学的认识在运气理论的发生、构建之中曾经产生的影响是不可否认的，也是不能用今天的天文学眼光去审视、去评价、去苛求发生于《内经》时代的运气理论。

（二）有从干支纪年与运气理论关系进行研究的[38-40]

我国应用干支纪年的时间很早，夏朝使用"正月建寅"的月建方法，可谓是干支纪年之肇端。运气理论预测气象、物候、民病、灾害等事件，无不与特定的时间和空间联系在一起，这就不得不涉及年、月、日、时等时间节律的记录、标记和运用。至于用阴阳五行属性标记的干支甲子来对自然界周期性的、固有的气候、物候、民病、灾害现象进行预测，这就有些将复杂问题简单化之嫌。

（三）有从气象学[41]、气象历法[42]知识进行研究的

气象学知识原本就是运气理论的基本内涵之一，大凡涉及气象学范畴的知识，如果运用中华民族传统文化去认识，无不联系到运气理论，这就是中国人的文化理念。60年来的运气理论研究中，运用各地气象资料予以验证性研究占有较大的比例，张景明、陈震霖在这一方面的研究是最为全面、最为深刻的，对全国几乎所有省市60年来的气象资料均予以统计和分析，其研究的结果，印证了张介宾"十应七八"的评价。

此外，还有从物候学[43, 44]、分子生物学和基因组学[45]等方面予以研究的；也有的从中国传统文化中古代官制、理学的角度予以研究的[46, 47]；还有的利用几千年来历代记载各种自然灾害的文献，与各个年份的运气规律加以对照的，等等。这些从多学科的角度研究运气理论的发生、研究运气理论的内涵、研究运气理论的应用，无论其研究的结果如何，都极大地丰富了运气理论的内涵，拓展了人们认识运气理论的视野，开启了人们研究或应用运气理论的思路。也有人对运气理论适用的地域性做了研究，一般学者认为运气理论适用的地域与中华民族传统文化的发祥地——黄河中下游地区是一致的。但也有学者研究认为，运气理论适用的地域在北纬32°25′黄金分割纬度附近，而与经度无关，因而有据此不能确定其适用地域而对其科学性提出质疑的[31]。

三、运气学说临床资料的验证研究

运气学说是研究天时气候变化规律及其与人类健康关系的一门学科。其内容完整而系统地保存于《黄帝内经》的"七篇大论"之中。数千年来，历代医学家对其有不同程度的研究，从各自不同角度用以预测疾病的流行，并指导临床用药。60多年来，随着中医学理论的深入研究，运气理论及其临床

应用也受到人们相应的关注，为了在新世纪里使之研究取得新的进展，此处谨对此间的临床应用研究作以回眸和评述。

（一）岁运理论的临床运用

岁运，又叫大运、中运，是统主一年气候的运，所以岁运影响全年的气候，并对全年疾病的流行情况产生影响。据现有资料显示，岁运与发病关系，基本以岁运太过与发病的资料为多见。岁运太过年份的发病，在《内经》中被总结为"气有余，则制己所胜，而侮所不胜"（《素问·五运行大论》）的一般规律。

1.木运太过与临床　木运太过之年（逢壬之年），就异常气候而言，以风、燥、湿为主，故临证中患病多以肝气偏盛，症见掉眩、善怒、头痛、头晕、胁痛，同时可伴发木旺乘脾的食欲不振、头身困重、呕吐、泻泄等，病位多在肝、脾、肺。蒋氏认为壬申年（1992），此年木运太过，对凡有阴虚火旺，尤以肺阴不津者，清热泻肝之方常获良效。其治一陈姓女患者，咳嗽久治不愈，遵此法用南北沙参各10克，鱼腥草15克，杏仁9克，麦冬10克，炒黄芩6克，炒牛蒡子9克，黛蛤散15克（包煎），炙桑皮9克，川贝母5克，炙款冬9克，白前6克，旋覆花10克，代赭石20克，生甘草6克，3剂而愈[48]。有人对五运太过年份发病及用药规律全面研究基础上指出，木运太过之年，脾受克制而易生泻泄、便溏、肠鸣、腹胀腹痛、肢体困重，治疗时可用扶土抑木法，可据《素问·脏气法时论》："肝苦急，急食甘以缓之"；"肝欲散，急食辛以散之，用辛补之，酸泻之"；"脾苦湿，急食苦以燥之。"所以用痛泻要方治之多获良效，方中白芍味酸以泻肝木，防风散肝胆之湿，陈皮理气和中，白术补脾健运，以解肝旺对脾土之克伐[49]。

2.火运太过与临床　火运太过之年（逢戊之年），全年气温偏高，据1988年西安、郑州、石家庄、北京、武汉、南京、济南等地气象资料，上述地区盛夏气温在36℃以上高温达20余天，明显高于其他年份，时逢太阳黑子活动的峰年，故肺金多受火热灼伤而生肺气上逆之咳、喘、咯血、胸闷、胸痛之疾，正如《素问·气交变大论》所云："岁火太过，炎暑流行，肺金受邪。民病疟，少气咳喘，血溢血泄……甚则胸中痛，胁支满，胁痛"。李氏认为，对该年所发生的肺部热疾，当用麦门冬汤加味治之，药用麦冬21克，半夏9克，党参、炙甘草各6克，大枣4枚，竹茹、蜂蜜各30克[49]；还有人对北京、上海两地城区百万人调查资料，发现该年份两地冠心病发病及死亡率有相应的动态变化，总以火运太过（即逢戊之年及其临近年份）恰是太阳黑子活动的峰年，冠心病的发病率及死亡率显著增多[50]。林氏对1978~1980年的临床资料进行分析，发现运气变化对流行病种具有明显的影响，如火运太过之年，肺系病、肝胆病、心血管疾病、神经系统疾病、痢疾等发病相对增多，认为与《素问·气交变大论》记载相一致[51]。

3.土运太过与临床　土运太过之年（逢甲之年），"雨湿流行，肾水受邪"（《素问·气交变大论》），该年份的雨水偏多，相对湿度大，如1994年（甲戌年）即是如此，"民病腹痛、体重、肌肉萎、中满、食减、腹满、溏泄、肠鸣"，故以脾、肾之病为多见，所以仲景用肾著汤治疗身劳汗出，患者"身重腰冷如坐水中，形如水状，反不渴，小便自利，饮食如故，病属下焦……腰以下冷痛，腰重如带五千钱，甘姜苓术汤主之"（《金匮要略·五脏风寒积聚病》），此属肾虚又感寒湿之故。若寒湿因脾之泻泄者，可用炙甘草、白术、干姜、茯苓、猪苓、泽泻等药治之。

4.金运太过与临床　金运太过之年（逢庚之年），如1990年即是，该年份"燥气流行，肝木受邪"，"民病两胁下、少腹痛，目赤痛眦疡，耳无所闻……体重，烦闷，胸痛引背，两胁满且痛引少腹……喘咳逆气"（《素问·气交变大论》）。该年份总体气候为干旱少雨，尤其是黄河流域及其以北地区。人体以肺、大肠、肝胆病为多见。如果以肝胆受制而不疏者，则当以柴胡疏肝散，或小柴胡汤、大柴胡汤加减为治。李氏认为该年份若见咳嗽、气喘者，当以瓜蒌薤白白酒汤加减治之，药用柴胡、桂枝、白芍、五味子、甘草、半夏、生姜、全瓜蒌，生牡砺、大枣[49]。

5.水运太过与临床　水运太过之年（逢丙之年），寒水流行，全年的平均气温偏低，尤以冬季更甚，据《素问·气交变大论》所论，此年"寒气流行，邪害心火"。因而"民病身热、烦心、躁、悸，阴厥，上下中寒，谵妄、心痛。"也可有"腹大、胫肿、喘咳、寝汗出、憎风。"所以方药中教授认为在岁水太过之年，人以肾病、心病多发为特点，以寒性病证为多见[13]。王氏以1996年（丙子）为例，根据湖南的气象资料为依据，指出该地区这一年冬末的气候异乎寻常的寒冷，作者将该年与乙亥年（1995）门诊就诊的"心病"患者（即以心悸、心前区疼痛不舒为主诉的冠心病、心绞痛，心肌梗死）进行对比，发现乙亥年组的100例"心病"患者无一例死亡，而丙子年组的100例"心病"患者中有4例死亡，且发病症状也普遍较乙亥年严重；在治疗用药方面，乙亥年组所用偏于温补的柏子养心丸只用了39盒，而丙子年组突增105盒，高于前者近3倍；乙亥年组用瓜蒌薤白桂枝汤合二陈汤方仅14张处方，而丙子年组则高至47张，高于前者3倍多[52]。李氏认为水运太过年份，易发生水湿阻滞阳气和水胜侮土之病，临证以咳、喘、溏泻诸证为多，故拟用真武汤加味治之。此外，何氏研究表明，麻疹每隔一年有一次较大范围的流行，且均在阳干所主的岁运太过之年[53]；李氏对天津防疫站建站后几种主要流行病的峰年与五运所主病证进行对比分析后指出，《黄帝内经》"运气七篇"所记载的五运主病与该防疫站记录资料基本一致[54]。

（二）六气理论的临床应用

在六气理论的临床应用中，有主气六步与客气之司天、在泉两套理论体系。

1.主气六步理论的临床应用　六气，即风、寒、暑、湿、燥、火六种气候变化。六气异常，就成为致病因素，即六淫邪气，故六气理论的应用，主要针对的是外感疾病。故有人认为春季为厥阴风木当令，故易患风温病，吴鞠通制银翘散、桑菊饮，分主邪客肺卫和邪犯肌表两证。夏季为少阴君火及少阳相火暑热司令，故临证多见头晕、发热、汗出、咳嗽等症，雷少逸制以清凉涤暑法，药用滑石、甘草、青蒿、白扁豆、连翘、茯苓、通草等；临证也有用白虎汤加味者。长夏为太阴湿土当令，湿热熏蒸，易发湿温之疾，若湿温邪气犯及上焦，可选吴鞠通之三仁汤，以苦辛淡渗治之；若湿温侵及中焦，可用王孟英的连朴汤（黄连、山栀子、厚朴、半夏、淡豆豉）；若此时患者无明显热象者，可用雷氏芳香化湿法治之（药用藿香、佩兰、陈皮、半夏、大腹皮、厚朴）。时至秋季，阳明燥金当令，燥气偏盛，若为温燥者，可用喻嘉言的清燥救肺汤或桑杏汤；若为凉燥者，当用吴氏杏苏散（杏仁、苏叶、前胡、桔梗、枳壳、半夏、橘皮、茯苓、甘草、生姜、大枣）。入冬，太阳寒水主司，气候寒冷，病多伤寒，可用麻黄汤治之；若冬季不寒反温者，即易发冬温病，则可用雷氏辛凉解表之法，药用薄荷、蝉蜕、前胡、豆豉、瓜蒌壳、牛蒡子。

2.客气（司天、在泉）理论的临床应用　客气是随年份变化而不断迁移的气候，虽仍六步，但对气候影响最大者，莫过于司天之气和在泉之气，所以临床运用中通常以此二者为主而论其对发病及治疗的影响。有人对1959年杭州市客气与流行病作了相关分析，指出该年为己亥年，厥阴风木司天，少阳相火在泉。上半年多风，下半年气温偏高，故夏秋之际风木渐衰，少阳相火转盛，火生土，故湿热相争，民病多湿热黄疸，事实上，该年在此季节，杭州"甲肝"流行，发病率明显高于往年。而1961年（辛丑），太阴湿土司天，太阳寒水在泉，"民病腹满，身重，濡泄，寒疡流水……胕肿"（《素问·气交变大论》），此正与杭州市该年多发水肿、体倦、脘腹胀痞等脾肾阳虚病证相吻合。1987年（丁卯），阳明燥金司天，少阴君火在泉，又遇中运土运不及，"民病咳，嗌塞，寒热发暴"（《素问·气交变大论》），据运气推算，该年小雪至1988年春分间，长江下游地区气温应寒反温，民多温病，疫病流行，果然，当时上海、杭州、宁波、温州"甲肝"大流行，用大青叶、山栀子、黄芩、茵陈等清热解毒药物治疗和预防，均很满意[55]。也有人对此做出结论完全相同的论证[56]。蒋氏据运气推算1992年（壬申）为木运太过，少阳相火司天，厥阴风木在泉。上半年火热盛，下半年风气流行，全年火气旺，所以认为凡阴虚阳亢之人易发病，治当滋水制火为法[48]。在2002年的第四季度到2003年的6、7月份，发生于珠江三角洲地区的SARS（非典型性肺炎）病，很快传入并且流行于全国主要大城市。这一事件的发生，一方面检验了我国重大疾病防控机制在特殊情况下的运行状况，另一方面也是对西医和中医对于像SARS这样的急性传染性疾病的预防和治疗能力的检验，从而也部分地改变了西方某些学者和某些国人对中医中药的偏见和误解。这一时期，全国所有的中医、中西医结合杂志，都刊载了有关防治该病的临床报道或者理论探讨性的文献。这一疾病的发生和流行，按西方医学学科的思维方法，很自然地就会从气象医学和流行病学的角度加以分析和认识。按中医药学科的思维方法，必然就会将其与运气理论联系在一起。这里既不存在谁对谁错的问题，又不能对两种不同文化背景、不同思维方法之下所产生的研究结果，采用相互交叉的评价体系和评价标准予以评判。否则，就会背离历史唯物主义和辩证唯物主义的立场，而对这一问题得出偏离方向的看法和结论。这一时期的中医药工作者，分别运用其中的五运理论、六气理论，或者五运、六气相结合的方法，予以分析并探讨SARS的病因病机、证候类型，以及临床预防和治疗用药[57-64]。还有人对禽流感的疫情[65]、对手足口病疫情与治疗[66]予以研究。当然，影响疫病流行的基本条件不仅有气象因素，还有环境卫生、卫生防疫水平、人群的健康水平等，因此有人认为，虽然运气理论对疫病的发生不能做出具体的预测，但可以用来指导疫病的临床辨证施治，提高治愈率。故运气理论的研究，应当更多地向临床治疗方面发展[67]。

（三）运气与内脏系统疾病关系的研究

1.心脏病与运气关系的研究　1996年（丙子）春，北半球广泛性气温下降，出现少有的"倒春寒"，王氏用随机抽样法将该年与1995年（乙亥）各取100份心脏病例，均以心悸、心前区不舒为主诉，并确诊为冠心病、心绞痛、心肌梗死，进行对比分析，结果发现乙亥组的100例发病症情轻，治疗周期短，无一例死亡，而丙子组的100例中，发病急，症情重，治疗周期长，具有4例死亡。此证说明了水运太过之年，"寒气流行，邪害心火"之古训仍有现实指导意义[52]。也有人对北京、上海两地30多家医院20年间冠心病死亡时间作了统计学处理，发现均以戊年为最高[50]。张氏等回顾20年间所在医院351例急性心梗发病情况，经统计，发现在太乙天符之年，因气候变化剧烈，发病率明显高于其他年份，如1978年（戊午）发病30例，占20年间发病率的8.56%；1979年（己未）发病34例，占20年发病率的9.7%；1986年（己巳年）为天刑年，发病34例，也占9.7%言，以终之气发病为多，因为终之气为太阳寒水（主气），水克火，故发生于终之气的为110例，占全年发病的34%[68]。

2.脑卒中与运气关系的研究　有人对1978年（戊午）至1980年（辛酉）六气24步计635例脑卒中（脑出血与脑梗死）发病情况做了研究，发现每年有两步发病率较高，1978年（戊午）三之气与终之气；1979年（乙未）的五、终之气；1980年（庚申）为四、五之气；1981年（辛酉）为三、五之气。分析四年共八步发病率高的特点为：①均与燥金气盛有关。八步中有四步属阳明燥金气盛（1978年终之气，1979年五之气，1980年四之气，1981年三之气）。②与太乙天符之年的最盛之气有关。1978、1979两年均为太乙天符年，《素问·六微旨大论》："太乙天符为贵人……中贵人者，其病暴而死"，与此正应。③与火气偏盛有关。1978年为戊午年，其三之气又为少阳相火司令，该年大运为火运太过，又是少阴君火司天，三之气又为少阳相火，诸火相迭加，故发率高，占全年发病率的24.8%。④与寒气太盛亦有关。1979年为己未年，太阳寒水在泉，该年终之气恰为主、客二气均为太阳寒水，其实际气候也的确异常的寒冷，故脑卒中发率高[69]。也有人对"北京地区70万自然监测人群中风发病率的季节波动与六气时段气候因子相关关系的研究"，其结果认为，气候因素的剧烈波动，在中风病的过程中可以是一个非常重要的因素[70]。

3.儿科疾病与运气关系的研究　小儿疾病的发生与胚胎的发育有内在联系。汪氏在此率先进入了这一领域并做了大量的工作。其研究发现，"人体内在的病理定位规律源于《内经》"的运气理论，"人体胚胎发育期病理内脏定位的自然规律"就已形成。他认为，土运太过（逢甲）之年怀胎的儿童，病理定位在肝、肾，小儿期易生肝病、肾虚病、水肿病；金运不足（逢乙）之年怀胎的儿童病在心、肺；水运太过（逢丙）之年怀胎的儿童在心、脾；

木运不足（逢丁）年怀胎的儿童病在肝、肺；逢火运太过（逢戊）年怀胎的儿童在肺、肾；土运不及（逢己）年怀胎的儿童在脾、肾；金运太过（逢庚）年怀胎的儿童在肝、心；水运不及（逢辛）年怀胎的儿童在肾、脾；木运太过（逢壬）年怀胎的儿童在脾、肺；火运不及（逢癸）年怀胎的儿童在心、肾。所谓病理定位，即出生后这些相关内脏易患病。并对胚胎发育于1971年（辛亥）的孩子作了临床调查，发现多有肾炎水肿、肾虚咳喘和皮肤病。胎经1972年（壬子）的小儿多有胃肠病和咳喘病；胎经1973年（癸丑）年的小儿多生寒湿性肢体痛（风湿病）；胎经1974年（甲寅）的小儿多生湿热病、咽喉肿痛、浮肿、黄疸病；胎经1975年（乙卯）的小儿多有久咳、风湿、心悸等病[71, 72]。

4. 五脏病死率与运气关系　程国俊等对湖南地区1137例死亡病人进行了调查分析，研究发现：其一，肝病死亡率与大运有关。肝系疾病（肝炎、肝硬化，肝癌、胆囊炎、胆石症、脑血管意外、破伤风、乙脑、流脑）314例，以丁未年（1967年木运不及）死亡率最高，占57.1%；1972年（壬子木运太过）为27.9%；乙酉（金运不及）年为30.3%；甲寅（1974年土运太过）年为37.8%。说明在木运、土运之年，肝病死亡率明显高于其他年份。其二，五脏病死率与主运有关。研究结果显示，肺脏病死亡多在主运的初运（木运），此乃木胜侮金之故；脾病死亡率峰值在主运的四运（金运），此为金气旺"子盗母气"；心脏病死亡峰值为终运（水运），这是水盛乘火故也。其三，五脏病死率与客运的关系。发现在1958年（戊戌），该年客运之终运为木，木胜侮金，故该年13例肺病死亡之中就有12例死于该运；1970年（庚戌），客运之三运为木运，木旺乘土，故该年脾病所死亡的12例中有8例死于该运；1973年（癸丑），初运为火运，火气盛而灼金，故该年肺病死亡的23例中有10例死于该运。其四，五脏病死率与主气的关系。程氏等将1137例逐年死亡日期按一年的主气六步进行统计学处理，发现肝脏病病死率的峰值在四之气（太阴湿土司令，土侮木）；心脏病病死率的峰值在终之气（太阳寒水司令，水乘火）；脾脏病病死率的峰值在四、五之气（太阴湿土、阳明燥金司令）；肺脏病病死率的峰值在初之气（厥阴风木当令，木侮金）[73]。

（四）运气标本中气理论的临床应用研究

有人将运气中的标本中气理论结合仲景的伤寒六经辨证予以专项研究[74]。运气中的标本中气理论主要见之于《素问·六微旨大论》和《素问·至真要大论》。本，即事物的本质、本体，此指气候变化，六气是物化现象产生之本体，故谓六气为"本"；标，标志、标象，指六气所表现的阴阳之象，即三阴三阳。"中气"，即是与六气阴阳属性标志相表里之气，如风气的阴阳属性为厥阴，与厥阴为表里之气的阴阳属性为少阳（即暑气）。故《素问·六微旨大论》："所谓本也，本之下，中之见也；见之下，气之标也。"六气的标、本、中气从化规律，皆在此三者。历代医家对标本中气理论的临床应用，主要有以下三方面。

1. 标本同气，皆从本化　少阳、太阴从本而化。王冰："少阳之本火，太阴之本湿，本末同，故从本也。"所以仲景治少阳病时，抓住其本"火"，无论是经证之小柴胡汤、腑证之大柴胡汤，皆如此；治疗太阴病则抓住"湿"字，临证中脾之虚，皆有水液停聚之象；脾之实证，或为"寒湿"，或为"湿热"，故后人有"治脾不在补，而在运其湿"之论。

2. 标本异气，从本从标　少阴、太阳或从本，或从标，王冰注曰："少阴之本热，其标阴；太阳之本寒，其标阳；本末异，故从本从标。"由于少阴本热（阳）而标阴，标本异气，故少阴病有从本而化之"热化证"和从标而化的"寒化证"。所以仲景分用黄连阿胶汤治其虚烦不得眠之热化证；又用大热之剂四逆汤治疗其"脉微细，但欲寐"之寒化证。太阳本寒而标阳，标本异气，故太阳病既有"必恶寒"之太阳伤寒证（从本化），也有发热，"不汗而烦躁"之里热（从标化），仲景制麻黄汤以制太阳从本而化之本寒，又创大青龙汤治入里化热之标阳。

3. 阳明，厥阴，从乎中气　王冰注云："阳明之中太阳，厥阴之中少阳，本末与中不同，故不从标本，从乎中也。"临证中，阳明病可从本化（即燥化），如阳明腑实证；也可从标而化为阳热，如阳明经证；还可从乎中气而化为太阴病，故在阳明经证之大热或腑实之后，亦见太阴之虚寒证而用理中汤。厥阴为风木，中见少阳，故证见寒热错杂，或相火妄行，肝阳上亢而见头晕耳鸣，四肢抽搐之症。宜清热泻火息风止痉。

（五）其他类型的疾病与运气关系的研究

有人将运气中的生克制化理论，运用于指导肺源性心脏病的病机分析和临床辨证治疗，取得了较为理想的疗效[75]。刘声基用运气学说的相关理论，对慢性非特异性溃疡性结肠炎肝郁脾虚证进行纯中药治疗，取得了理想的临床疗效[76]。有人结合运气理论辨治癃闭[77]、辨治头痛[78]、辨治消渴[79]、辨治唇风[80]、辨治妇科疾病[81]，甚至用于指导毛发病的辨治[82]。说明在天人相应观念和阴阳五行思想指导下建立的运气学说，用于指导临床治病时，不仅仅对时令病、疫病有效，对于肢体病、内脏病同样有效。

四、"非典疫情"为运气理论带来新契机

"非典疫情"是指2003~2004年发生于中国的严重急性呼吸系统综合征（SARS）。在此次疫情肆虐过程中，充分发挥了中医药治疗急性传染病的优势，得到世界人民的广泛认可。

特殊的事件总有特殊的人物及其特殊事迹显现，由于龙沙学派首席专家顾植山教授在五运六气理论指导下，大胆预测2003年年底至2004年初，SARS疫情绝对不会再次肆虐中华大地，为国家相关部门的疫情预防工作提供了积极有效的建议和相关资料，使五运六气理论这一被行业内逐渐冷落的知识体系引起政府管理部门的高度重视，这就是顾植山教授所领导的五运六气理论课题组能够多次得到国家专项资助的理由；也是其获得挂牌首个"五运六气研究博士后流动站"；并因此而成立了"世界中医药联合会五运六气理论专业委员会"。正因为有如此令世人瞩目的骄人业绩，所以至今十余年间，应用运气理论对流行疾病的预测、对相关时病乃至诸科疾病的治疗用药，已经成为临床中医工作者重要的辨治思路，这方面的临床治疗验案时时见之于报纸杂志。

五、运气理论研究的科学评价

如何对运气理论进行评价，以及对60年来研究运用运气理论的结果进行科学的评价？这是一个比较敏感而又有一定难度的但又不能不做的事情。对此，邢玉瑞做了大量的艰苦工作，并且取得了相应成果[31]。但凡涉及运气理论的任何研究和临床应用，无一不是站在某一立场上对运气理论加以评价而后加以言说的。如果用客观的、实事求是的、不带任何偏见的态度看待60年来有关（包括图书和报纸及杂志所载的运气理论）研究的文献，就其可以进行评价的态度，可以从三个方面予以概括。

一是站在充分相信其科学价值的基本立场上，予以肯定并且运用临床实例加以验证的，这是大量见之于报纸杂志并且运用于指导临床实践的文献。

二是期盼能科学、理性的研究运气理论，并进而使运气理论得以发扬光大，于是对近几十年研究和运用运气理论的文献，用严肃而又负责任的态度，从"基本概念混乱""缺乏科学理性精神""研究方法失误"方面予以指正，并从"要突破干支格局的局限充分吸收运气学说中有关天体、气候变化

与人体疾病诊治密切相关的合理思想，着眼于实际气象变化与人体生理以及中医病证诊治的关系"要运用现代流行病学和循证医学等方法，严格科研设计，确定统一的观察指标，协调多方面力量，进行大样本、多地区、长时限的认真观察"，要"科学分析观察结果，科学地总结出现代气象变化与人体发病与治疗的规律，以更好地指导临床实践，最终创立新的中医气象医学"而予以思求[32]。当然循证医学方法也不是万能的、无懈可击的，其中所讲的道理也不是绝对真理，同样也存在着一定的局限性，如循证医学就将亚健康状态视为无病即是其例。

三是介乎于两种评价之间，既肯定了60年来研究者们的成就，又存在着一定的缺陷和不足，同时也指出了解决的思路[31]。超过百篇的运气理论临床应用文献，都是结合时令气候进行临床辨证用药的，无疑是正确的，无可非议的。因为，一为其缘于临床实践，而不是臆猜和杜撰的；二为任何一种疫病的发生和流行，无不受时令气候变化的影响。如若按中医学的相关思维方式和思维方法来看待这种影响，就必然会用运气理论加以分析。如果站在西方现代气象医学的立场上来看待这一问题，必然得出运气理论分析的结论是不可理喻的，甚至是荒诞不经的。运用东西方两种不同的文化视角来观察同一事物，常常会得出不同的结论（当然不是截然相反的结论），这是很正常的事情。不可以运用这一文化视角去评价另一文化背景下得出的结论。例如运用循证医学的思维方法来评价中医临床治病，必然会得出"取缔中医论者们"所说的那样，"中医治病是鸡叫天也亮，鸡不叫天也亮"的评价。

综上所述，60年来的运气理论研究，可以用"史无前例，成果辉煌"加以概括。这一时期的研究可以总结为以下几点。

其一，以"七篇大论"为核心的文献研究，深刻地揭示了运气理论的基本内涵，奠定了运气理论研究的文字学和文献学基础。

其二，从时令、从月令、从时空、从灾异、从气象，或者是从谶纬、从卦气、从占候术、从古代时空观的角度研究运气理论发生的文化背景，都是与古人在长期的生产生活实践过程中，对物象、对气象、对各种各样的灾异现象、对人体自身的生理病理之象的仔细观察、深刻分析、认真总结、逐渐升华而成的，大多是建立在古人生产生活实践观察基础之上，其中不可避免地携带有不尽合理的成分，但是与古代谶纬中的神学预言有着本质的不同，也绝不能因此而做出以瑕掩玉之事。

其三，60多年的运气理论研究，除了文献研究外，还充分利用了现代科学技术和手段，从各个地区较为完善的气象资料、某些病种的临床资料、某些病种的流行病学资料进行印证。虽然所得出的结果不完全一致，但是认为运气理论基本上能表达气象变化、气候变化对人体生理病理的影响、气候变化影响临床用药等等一般性规律，这些研究内容和理念，无疑是应当肯定的，是无可厚非的。

其四，60多年尤其是近30年来，中医药科技工作者，完全是站在理性的、创新性的、实事求是的立场上对待运气理论的研究。这些研究的理念新颖、手段多样、方法丰富、内容深刻、结果厚实，其中不乏研究意见相左者，也有激烈的争鸣和否定。在科学研究中，如果没有否定、没有争鸣，也就没有了不合理、不科学的东西被淘汰，那些合理的、科学的知识就不可能被确立、被发扬。因此任何一门学科知识都需要进步，而学科知识的进步是不能脱离科学、合理的争鸣、合理的否定，以及科学合理的扬和弃。只要通览60年来数以百篇计的运气理论研究文献，是不难得出这一结论的。

其五，复习60年来运气理论研究的文献后可以看出，应用运气理论是不能对气候变化做出中长期的预测的。由于影响气候变化的因素十分复杂，既有自然界本身的原因，也有人类对自然界的反向作用，其中还有很多不确定的因素，即或在科学技术相当发达的今天，仍然不能对气象的变化做到中长期预测，那么发生于古代科学技术并不发达情况下的运气理论，就更不可能对未来的气象变化做出中长期的预测。

其六，运气理论不能对疫病的流行情况做出中长期的预测。影响疫病流行的因素极为复杂，其中有气象的因素、有病邪的因素（如生物因素传代过程中的突变）、有病人体质的因素，还有病邪和病人身体在有病情况下对药物的反应性变化等等因素，因此，要做到对疫病的流行做出中长期预测是相当困难的，绝不可能单靠干支甲子和五行生克制化理论的模式，就能对复杂因素影响下发生的疫病流行做出中长期的预测。这是研究和运用运气理论指导临床实践时应当注意的。

其七，运气理论适用的地域问题，这在60多年来对运气理论进行研究和运用过程中从未间断过。虽然多数学者认为运气理论适用于黄河中下游地区，因为这是该理论发生之处。这一地区古代的气象、物候、民病、灾害现象是该理论发生时的实践观察基础，也有提出北纬32° 25′黄金分割线地区附近是该理论的适应区域。但是在这一问题上未能达成共识。

其八，60多年来的运气理论研究，将运气理论广泛应用于指导临床各科对疾病的诊治，不仅仅局限于疫病。研究资料显示，已经应用该理论指导对内科、妇科、儿科、皮肤科、耳鼻喉科的疾病诊断和治疗，运用于指导临床辨证取穴、辨证施针、辨证用药，并且取得了理想的临床疗效。有鉴于此，今后对运气理论的研究应当将重点放在如何指导疾病的辨证治疗上，而不是文献的梳理、气象资料的印证等方面。

运气理论的60年研究，基本肯定其在中医理论中的地位，肯定了该理论重视特定时间、特定空间可以产生特定的气象、物候、民病，或者灾害。从生命科学的角度看待运气理论，其中传载的民病与时空关系、民病与气候关系、防病治病与时空、与气候关系的知识和理念，是正确的，这也是中医"因时制宜"原则的另一种表现形式。

参考文献

［1］陶功定.试论《黄帝内经》的生态医学思想［J］.医学与哲学，2002，23（8）：8-11.

［2］任应秋.运气学说［M］.上海：上海科学技术出版社，1982.

［3］王玉川.运气探秘［M］.北京：华夏出版社，1993.

［4］张年顺，方文贤.运气学研究［M］.重庆：重庆出版社，1993.

［5］杨力.中医运气学［M］.北京：北京科学技术出版社，1995.

［6］张景明，陈震霖.中医运气学说解读［M］.北京：人民军医出版社，2008.

［7］王琦，王淑芬，周铭心，等.运气学说的研究与考察［M］.北京：知识出版社，1989.

［8］南京中医学院医经教研组.黄帝内经素问译释［M］.南京：江苏人民出版社，1964.

［9］山东中医学院医经教研组.黄帝内经素问语释［M］.济南：山东人民出版社，1965.

［10］郭霭春.黄帝内经素问校注语译［M］.天津：天津科学技术出版社，1985.

［11］程士德.素问注释汇粹［M］.北京：人民卫生出版社，1988.

［12］山东中医学院，河北中医学院.黄帝内经素问校释［M］.北京：人民卫生出版社，1989.

［13］傅贞亮.黄帝内经素问析义［M］.银川：宁夏人民出版社，1996.

［14］张登本.黄帝内经通解［M］.西安：世界图书出版公司，2000.

［15］张登本.全注全译黄帝内经［M］.北京：新世界出版社，2009.

［16］张登本，武长春.内经词典［M］.北京：人民卫生出版社，1990.

［17］张平，潘桂娟.浅析《素问》"七篇大论"中的药性理论［J］.中国中医基础医学杂志，2004，22（8）：21-26.

［18］缪正清.《黄帝内经》大系统科学哲学方法与运气七篇的医学实质.中国论文网，2004-3-5.

［19］方药中，许家松.黄帝内经素问运气七篇讲解［M］.北京：人民卫生出版社，1990.

［20］张登本，孙理军.王冰医学全书［M］.北京：中国中医药出版社，2006.

［21］苏颖.中医运气学说［M］.长春：吉林人民出版社，2007.

［22］李学勤.商代的四风与四时［J］.中州学刊，1985，5-8.

［23］冯时.中国天文考古学［M］.北京：社会科学文献出版社，2001：176-190.

［24］钟肇鹏.谶纬论略［M］.沈阳：辽宁教育出版社，1991：11-139.

［25］孟庆云.七篇大论是东汉郑玄解《易》之作［J］.中国中医基础医学杂志，1995，1（3）：3-5.

［26］张家国.神秘的占候——古代物候学研究［M］.南宁：广西人民出版社，1994：2-15.

［27］孟庆云.五运六气：中国古代的灾害预测学［J］.中国中医基础医学杂志，2005，11（2）：81-85.

［28］何倩琳.《素问》"运气七篇"源流的研究［D］.中国中医科学院硕士研究生论文，2007.

［29］刘文英.中国古的时空观念［M］.修订本.天津：南开大学出版社，2000：3-10.

［30］张登本.论运气学说发生的背景［J］.长春中医学院学报，2005，21（3）：1-4.

［31］邢玉瑞.运气学说的研究与述评［M］.北京：人民卫生出版社，2010：14-84.

［32］张登本.王冰与运气学说［J］.河南中医学院学报，2004，9（5）：9-10.

［33］张登本.王冰与《玄珠密语》源流考［J］.中医药学刊，2005，23（4）：586-588.

［34］张登本.王冰与《天元玉册》考［J］.中医药学刊，2005，23（5）：775-777.

［35］郭教礼.类经注评［M］.西安：世界图书出版公司，2006.

［36］张登本.运气学说临床应用的研究述评［J］.陕西中医学院学报，2000，23（3）：3-6.

［37］孙理军.从古天文学探讨中医运气学的发生［J］，陕西中医学院学报，2008，36（6）：701-703.

［38］柯资能，顾植山.五运六气研究中关于干支纪年若干问题的讨论［J］.中国中医基础医学杂志，2005，11（6）412-413.

［39］陈璧羡.五运六气与甲子纪元、干支纪年、气候多太极周期和民病——兼就"几大误区"一文与张年顺同志商榷［J］.中华中医药杂志，2006，21（2）：78-86.

［40］王玉川.干支纪年与五运六气［J］.北京中医学院学报，1991，14（1）：10-13.

［41］郝宝华.物候学定律在《内经》中的反映［J］.陕西中医学院学报，1990，13（1）：45-47.

［42］苏颖.《内经》医学物候学思想研究［J］.长春中医学院学报，2002，18（1）：1-2.

［43］吕海婴，刘家强，李丽杰.五运六气与分子生物学结合的探讨［J］.中医药学刊，2005，23（7）：1288-1290.

［44］王树芬.从气象学角度探讨五运六气学说的科学性［J］.安徽中医学院学报，1988，7（2）：6-8.

［45］孟庆云.五运六气：医学气象历法［J］.吉林中医药，1984，（4）：5-8.

［46］林琳.中国古代官制文化对《黄帝内经》运气学说的影响［J］.辽宁中医杂志，2002，29（6）：322-323.

［47］常存库，朱滨弟.运气学说的流行与理学［J］.中医药学报，1990，（1）：9-12.

［48］徐珊.蒋文照教授临证运用运气学说的经验［J］.中医教育，1994，13（3）：47-48.

［49］李汉鑫，吴建红.五运太过的发病及其治法［J］.湖北中医杂志，1995，（3）：47-48.

［50］黄惠杰.从两城区冠心病死亡率窥探运气发病学与"太阳生物学"［J］.中医药信息，1986.

［51］林朗辉.运用五运六气学说浅证流年病种［J］.福建医药杂志，1983，5（1）：48-50.

［52］王奕功，王建敏，王龙，等.试论丙子年春寒与邪害心火［J］.湖南中医杂志，1996，12（6）：43-44.

［53］何金新.试从运气学说探讨麻疹流行的关系［J］.中医杂志，（1）：38-39。

［54］李自然.五运六气初探［J］.天津中医，1985，（5）：43-45.

［55］陈友芝.运气学说与杭州流行病［J］.浙江中医学院学报，1991，（7）：13-15.

［56］温志源，周天寒.从运气学说看1988年传染性肝炎流行的特点及证治［J］.上海中医药杂志，1989，（7）：14-16.

［57］张晓梅，张允岭，杨祖福，等.65例非典型肺炎中医证候及病因病机探讨［J］.北京中医药大学学报（中医临床版），2003，10（2）：4-6.

［58］刘敏雯，钟世杰，刘涛.103例SARS患者发病的中医时间和运气学说特点［J］.中国中西医结合急救杂志，2003，19（10）：208-210.

［59］毛绍芳，刘世恩.运气与非典型肺炎［J］.辽宁中医杂志，2004，31（4）：284-285.

［60］曹世强.五运六气学说与传染性非典型肺炎流行趋势的探讨［J］.河南中医，2004，24（1）：16-17.

［61］孙万森，吴喜利，乔成林，等.传染性非典型肺炎临床表现特征与五运六气相关性回顾分析［J］.安徽中医学院学报，2004，23（6）：1-3.

［62］王莒生，王伏声，王洪，等.传染性非典型肺炎100例证候学分析［J］.中医杂志，2003，44（8）：594-595.

［63］余瑾，陈劼，刘亚敏，等.非典型肺炎流行的中医五运六气和预防保健措施探讨［J］.中国中医基础医学杂志，2003，9（12）：4-6.

［64］于铁成.从《黄帝内经》的五运六气学说对非典的中医治疗［J］.天津中医药·非典专辑，2003，20（3）：50-52.

［65］韩鑫冰，颜新.应用五运六气理论解读"甲型H1N1流感"疫情［J］.辽宁中医杂志，2009，36（10）：1742-1743.

［66］刘世恩，毛绍芳.手足口病运气说［J］.四川中医，2009，27（1）：23-24.

［67］左帮平，陈涛，杨会军，等.五运六气与疫病关系的现代研究综述［J］.辽宁中医药大学学报，2009，11（5）：217-219.

［68］张健，周冬枝，雷毅华.运气学说与急性心肌梗死关系初探［J］.中医药学报，1991，（3）：1-4.

［69］田文，商双喜，柳少逸.脑血管触发意外与运气学说的关系［J］.山东中医学院学报，1984，8（1）：26-28.

［70］程彦杰，袁霞，陆晨.北京地区70万自然监测人群中风发病率的季节波动与六气时段气候因子相关关系的研究［J］.北京中医药大学学报，2000，23（2）：16-20.

［71］汪德云.小儿疾病与胚胎发育期之间内在规律的探讨［J］.北京中医学院学报，1984，（3）：1-3.

［72］汪德云.出生年月的运气与疾病的关系［J］.浙江中医杂志，1981，（3）：106-108.

［73］程国信，聂宗兰，周素君，等.1137例死亡病人与子午流注五运六气学说关系的调查报告［J］.上海针灸杂志，1984，（4）：32-34.

［74］张登本，孙理军.标本中气理论在伤寒六经病证辨治中的应用［J］.陕西中医学院学报，2002，25（5）：1-4.

［75］彭家柱.从五运六气角度探讨肺源性心脏病的病机和治疗［J］.浙江中医杂志，2006，41（3）：19-21.

［76］刘声.基于运气学说辨治慢性非特异性溃疡性结肠炎肝郁脾虚证临床观察［J］.中医药临床杂志，2009，21（4）：298-300.

［77］薛辉.结合运气学说辨治癃闭证及医案剖析［J］.上海中医药杂志，2008，42（9）：27-28.

［78］薛辉，王庆其.从运气学角度论头痛病证的防治［J］.中华中医药杂志，2009，24（1）：22-24.

［79］蔡松穆.从五运六气探讨消渴之诊断治疗［J］.吉林中医药，2008，28（1）：65-67.

［80］李永健，邸若虹.运气学说在唇风治疗中的应用心得［J］.中华中医药杂志，2007，（增刊）：77-79.

［81］夏桂成.五运内含及其与妇科关系［J］.南京中医药大学学报，2004，20（2）：85-87.

［82］刘亚梅.试论中医运气学说在毛发病中的应用［J］.浙江中医杂志，2005，40（9）：386-387.

五运六气理论基本知识

运，即五运，是指用五行属性标记的风、热、湿、燥、寒五类气候随着时序而运行变化；气，即用三阴（厥阴、少阴、太阴）三阳（少阳、阳明、太阳）标记的风、热、湿、暑、燥、寒六类气候运行变化规律的知识。

《内经》所载的五运六气理论是基于天人相应认识和阴阳五行理论，探讨自然变化的周期性规律及其对人体健康和疾病影响的一门学问。五运六气理论是中医学在古代探讨气象运动与人体健康关系的知识体系；是以整体观念为指导思想，以阴阳五行为理论框架，以天干地支为演绎符号，探讨了气象、气候、天文、地理变化与疾病发生及防治关系的知识体系。

五运六气知识体系的核心内容有干支甲子、五运规律、六气规律、运气合治，以及运气理论的临床应用等。

第一章　干支甲子

天干和地支是运气推演的符号。五运运用天干予以标记，六气运用地支予以标记，运气理论就是根据相关年份的年干支甲子组合，推测这一年的气候变化规律和相关气候条件下的疾病流行状态，并且结合气运特点、气象变化，以及疾病流行状态而予以预防或施治等干预措施。所以研究或运用运气理论指导临床治疗，都不能脱离干支甲子知识。

天干地支，简称为干支，源自中国远古时代对天象的观测。"甲、乙、丙、丁、戊、己、庚、辛、壬、癸"称为十天干，"子、丑、寅、卯、辰、巳、午、未、申、酉、戌、亥"称为十二地支。

近百年来出土的殷墟（盘庚迁都于殷后，商也称殷）甲骨卜辞中，就载有大量用于纪日的干支记录，而在甲骨文中出现最频繁的字也是干支。殷商时期出现了甲乙丙丁等十个计算和记载数目的文字，称为天干，并与地支结合运用（如甲子、乙丑等），十干和十二支依次相配，组成六十个基本单位，两者按固定的顺序相互配合，组成了干支纪元法。干支的发明标志着最原始的历法出现，十天干与十二地支的组合，形成了六十甲子。"干支表"刻辞，是甲骨文中的一种特殊刻辞，属于表谱刻辞的一种。这种刻辞刻写的是以十天干（甲、乙、丙、丁、戊、己、庚、辛、壬、癸）和十二地支（子、丑、寅、卯、辰、巳、午、未、申、酉、戌、亥）相配组成的六十个干支名称的干支表，学者们也称之为甲子表。

郑文光在所著《中国天文学源流》一书中认为，十天干起源于中国古代義和"生十日"的神话传说，是十进位法概念在纪时中的反应，应当产生于渔猎时代的原始社会；"十二地支"则由常義"生月十有二"的神话传说演变而来，产生于殷商之前，后逐渐演变为十二辰。所以，郑文光推断："十二支宜乎是夏人的创作。"陈遵妫在《中国天文学史》中指出，"在四千多年前的夏代，可能已有干支产生了"。杜石然等则在编著的《中国科学技术史稿》一书中，主张夏代已有十天干纪日法，商代在夏代天干纪日的基础上，进一步使用干支纪法，从而把十天干和十二地支配合在一起形成六十循环的纪日法。

大约在战国末年，依据各国史官长期积累下来的材料编成的史书《世本》（先秦时期成书的历史文献）说："容成作历，大桡作甲子"，"二人皆黄帝之臣，盖自黄帝以来，始用甲子纪日，每六十日而甲子一周。"看来干支是大桡创制的，大桡"采五行之情，占斗机所建，始作甲乙以名日，谓之干；作子丑以名月，谓之枝（枝、支通用），有事于天则用日，有事于地则用月，阴阳之别，故有枝干名也"。

一、天干

天干，即甲、乙、丙、丁、戊、己、庚、辛、壬、癸十个标记时序符号的总称，又称十干，缘于古代早期常用于标记每月三旬中的十日，即所谓"纪日"，日与月分阴阳则"日为阳"；天与地分阴阳则"天为阳"，故十干又常称之为"天干、十天干"。

依据《史记》和《汉书》以及许慎《说文解字》对十干意涵的诠释可知，十干与古代将一个太阳回归年分为十个时间阶段的"十月太阳历法"有密切关系。在阴阳五行是"天地之道"，是"万物之纲纪"（《素问·天元纪大论》）的理念影响下，天干也具有阴阳、五行属性。

（一）天干阴阳属性

依据"阳道奇，阴道偶"（《灵枢·根结》）的原则，十天干中，甲$_1$、丙$_3$、戊$_5$、庚$_7$、壬$_9$属性为阳，称为"阳干"；乙$_2$、丁$_4$、己$_6$、辛$_8$、癸$_{10}$属性为阴，称为"阴干"。

表2-1 天干阴阳属性表

天干	甲$_1$ 乙$_2$ 丙$_3$ 丁$_4$ 戊$_5$ 己$_6$ 庚$_7$ 辛$_8$ 壬$_9$ 癸$_{10}$	
阳 干	阴 干	
甲$_1$ 丙$_3$ 戊$_5$ 庚$_7$ 壬$_9$	乙$_2$ 丁$_4$ 己$_6$ 辛$_8$ 癸$_{10}$	

十天干的阴阳属性划分，是干支组合为"甲子周期表"用以纪年、气运推算和判断相关年份"中运"太过、不及的原则之一。

（二）天干五行属性

由于理论依据不同，十天干具有两种不同的五行属性：

其一，用十天干标记五方地域意涵的五行属性，即"东方甲乙木，南方丙丁火，中央戊己土，西方庚辛金，北方壬癸水"。

表2-2　天干五行属性表（1）

天干	甲乙	丙丁	戊己	庚辛	壬癸
五方地域	东方	南方	中央	西方	北方
五行属性	木	火	土	金	水

其二，天干表达五运意涵的五行属性，即"甲己化土，乙庚化金，丙辛化水，丁壬化木，戊癸化火"。此即《素问·五运行大论》所说的"土主甲己，金主乙庚，水主丙辛，木主丁壬，火主戊癸"之义。

表2-3　天干五行属性表（2）

天干	甲己	乙庚	丙辛	丁壬	戊癸
五运之气	土运之气	金运之气	水运之气	木运之气	火运之气
五行属性	土	金	水	木	火

十天干的这一五行属性是五运六气理论中"天干化运"的基础，也是该理论的核心内容。

二、地支

地支，即子、丑、寅、卯、辰、巳、午、未、申、酉、戌、亥十二个标记时序符号的总称，又称十二支，缘于古代早期常用于标记每年的十二个月，即所谓"纪月"，日与月分阴阳则"月为阴"；天与地分阴阳则"地为阴"，故十二支又常称之为"地支、十二地支"。在阴阳五行是"天地之道"，是"万物之纲纪"（《素问·天元纪大论》）的理念影响下，十二地支同样具有阴阳、五行属性。

（一）十二地支阴阳属性

依据"阳道奇，阴道偶"（《灵枢·根结》）的原则，十二地支的阴阳属性：子$_1$、寅$_3$、辰$_5$、午$_7$、申$_9$、戌$_{11}$属性为阳，称为"阳支"；丑$_2$、卯、巳₆、未₈、酉₁₀、亥₁₂属性为阴，称为"阴支"。

表2-4 地支阴阳属性表

地支	子₁ 丑₂ 寅₃ 卯₄ 辰₅ 巳₆ 午₇ 未₈ 申₉ 酉₁₀ 戌₁₁ 亥₁₂	
阳 支		阴 支
子₁ 寅₃ 辰₅ 午₇ 申₉ 戌₁₁		丑₂ 卯₄ 巳₆ 未₈ 酉₁₀ 亥₁₂

十二地支的阴阳属性划分，是干支组合为"甲子周期表"用以纪年、用以气运推算的原则之一。

（二）十二地支五行属性

由于理论依据不同，十二地支具有两种不同的五行属性：

其一，地支表达五方地域的五行属性，即"东方寅卯木，南方巳午火，西方申酉金，北方亥子水，辰戌丑未中央土"。

表2-5 十二地支表达五方地域意涵的五行属性表

地支	寅卯	巳午	辰戌丑未	申酉	亥子
五方地域	东方	南方	中央	西方	北方
五行属性	木	火	土	金	水

其二，地支表达六气意涵的五行属性，即子午君火（热气）、丑未湿土、寅申相火（暑气）、卯酉燥金、辰戌寒水、巳亥风木者是。

表2-6 十二地支表达六气特性意涵的五行属性表

地支	子午	丑未	寅申	卯酉	辰戌	巳亥
六气	热	湿	暑	燥	寒	风
五行属性	火（君火）	土	火（相火）	金	水	木

十二地支的这一五行属性划分方法是五运六气理论中"十二支化气"的核心内容，也是该理论的基础知识。

三、甲子

（一）概念

所谓甲子，是指天干和地支按某种原则予以组合，共计为六十组，故又名"六十甲子"。因天干在上，地支在下，按着干支各原有的次序，以次叠加，便自然地见到天干的"甲"和地支的"子"首先排列起来。推算天气（五运之气）的用十干，其次第以甲为始；推算地气（六气）的用十二支，其次第以子为始。从干支的第一个组合为甲和子开始，依次将其组合直至十干末尾的癸和十二支末尾的亥，正是六十组干支组合，便为甲子一周。之所以将该组合命名为"甲子"，其义有三：一是缘于六十个组合中，首见"甲子"；二是表达了天干和地支在六十个组合中的前后位次，即天干在前，地支在后；三是传递了阳干配阳支，阴干配阴支的组合信息。因为"甲"为第一位天干，为阳干；"子"为第一位地支，属性为阳支，故提示这种组合的原则为"天干在前，地支在后；阳干与阳支组合，阴干与阴支组合"。此即《素问·六微旨大论》所说的"天气始于甲，地气始于子，子甲相合，命曰岁立"之义。

（二）干支配合的方法

干支的组合方法为甲、丙、戊、庚、壬五个阳干，和子、寅、辰、午、申、戌六个阳支相配；乙、丁、己、辛、癸五个阴干和丑、卯、巳、未、酉、亥六个阴支相配，这样干的十数与支的十二数相配，天干往复排演六次，地支往复排演五次，便构成了六十干支组合的一周。"天以六为节，地以五为制。周天气者，六期为一备；终地纪者，五岁为一周"（《素问·天元纪大论》）就讲的是干支甲子组合方法。"日"为阳，天干用以纪日，故为阳，也称为"天"，一个甲子周期天干往复6次，故谓"天以六为节"；"月"为阴，地支用以纪月，故为阴，也称为"地"，一个甲子周期地支往复5次，故谓"地以五为制"。

《素问·六节藏象论》所说的"天以六六为节，地以九九制会，天有十日，日六竟而周甲，甲六复而终岁，三百六十日法也"，则是指用干支甲子纪日方法的应用，因为每一天都用一个干支甲子标记，甲子周期六十组合标记60日，一个太阳回归年可以用六个干支甲子组合周期标记，而十月太阳历法取三百六十日整数纪年，余数用作过年节日而不计入，所以说"三百六十日法"（法，即规定、制度）。十日，即十干，十干可以用于纪日，一个甲子周期可以标记360天，天干排6次，故谓"日六竟而周甲"。

（三）甲子组合原则

六十甲子的组合原则是：天干在上（或曰前），地支在下（或曰后）；阳干配阳支，阴干配阴支。在《素问·六元正纪大论》六十年运气推算时清楚地排列出六十甲子年份表。根据相关文献记载，殷商时代已经有了上述"甲子周期表"，并用以纪时（时辰）、纪日、纪旬、纪月。记载殷商"甲子周期表"的骨版曾保存在原燕京大学图书馆。在吕不韦的《吕氏春秋》中用的是岁星纪月法，《史记·历书》运用的是"太岁纪年法"，所载"岁阴左行在寅，岁星右转居丑"，即岁阴在寅、卯、辰、巳、午、未、申、酉、戌、亥、子、丑。据此可以推测干支甲子用以纪年应是汉代以后的事情。

表2-7 六十甲子周期表

甲子	乙丑	丙寅	丁卯	戊辰	己巳	庚午	辛未	壬申	癸酉
甲戌	乙亥	丙子	丁丑	戊寅	己卯	庚辰	辛巳	壬午	癸未
甲申	乙酉	丙戌	丁亥	戊子	己丑	庚寅	辛卯	壬辰	癸巳
甲午	乙未	丙申	丁酉	戊戌	己亥	庚子	辛丑	壬寅	癸卯
甲辰	乙巳	丙午	丁未	戊申	己酉	庚戌	辛亥	壬子	癸丑
甲寅	乙卯	丙辰	丁巳	戊午	己未	庚申	辛酉	壬戌	癸亥

（四）干支甲子的应用

1.用以纪年　我国人民过去就是以六十甲子循环来纪年、纪月、纪日、纪时的。据史料记载，于西周共和五年（公元前837年甲子）始至今，运用干支甲子纪年从未间断，已有48个甲子周期。天干地支这共22个的符号错综有序，充满圆融性与规律性。天干地支显示了大自然运行的规律，即时（时间）空（方位）互动，和"阴"与"阳"的作用结果。中国历法包含了阴阳五行的思想和自然圜道运化的规律。

由于每日十二个时辰，分别用一个甲子符号标记，所以六十个甲子组合正好可以标记五日，这也是确定"五日谓之候"的历法背景。《内经》有"五日谓之候，三候谓之气，六气谓之时，四时谓之岁"（《素问·六节藏象论》）之论，就将四个级别的时段均是建立在历法的背景之下。

鉴于当今人们公元纪年的习惯，此处将公元纪年与干支纪年之间的换算方法予以介绍。

公元后各年份的年干支换算公式：

公式1：S年＝Y–60m–3

（S年为所求年份的年干支序号，Y为公元纪年序号，m为应变常数，保证S年≤60）

公式2：a＝S年–10q

（a为所求年份的年干序号，q为应变常数，保证a≤10）

公式3：b＝S年－12p

（b为所求年份的年支序号，p为应变常数，保证b≤12）

公元后纪年与干支纪年之间的换算，还可以用更简便的方法换算。公式简化为：

年干公式1：a＝（Y-3）的个位数

（a为所求年份的年干序号，Y为公元纪年序号，3为应变常数，因a不能是负数，公式不适用于公元元年、二年、三年）

如公元元年为汉平帝元年，年干支辛酉，公元四年即4-3＝1，余数为1，甲的天干序号为1，故此年为逢甲之年；若推算1921年的年干时，将1921代入公式1，a＝（1921-3）＝1918的个位数是"8"，辛的天干序号为"8"，故此年为逢辛之年。若个位数为0，那么年干序号即为"癸"。

年支公式2：b＝（Y-3）÷12的整数余数

（b为所求年份的年支序号，Y为公元纪年序号，3为应变常数，若Y-3不足12时，无须再用除法计算，直接用作地支序号；若Y-3为0或12，年支序号即为"亥"，大于12则除12）

如公元元年为汉平帝元年，年干支辛酉，若求公元四年的岁支，将4代入公式2，b＝（4-3）＝1，由于b值不足12，所以就无需再除，直接作为地支序号为1，故此年岁支即为子；若推算中国人民抗战胜利的1945年岁支时，将1945代入公式2，b＝（1945-3）÷12＝1942÷12整数的余数为"10"，"10"为酉的地支序号，故1921年为逢酉之年。

《内经》五运六气理论就是应用十二支纪年方法表达六十年气运变化的，如《素问·天元纪大论》之"子午之上，少阴主之"运用干支甲子纪年方法之例。

2.甲子纪月 《内经》中的十二辰就是把黄道（即太阳一年在天空中移动一圈的路线）附近的一周天通过计量而予以十二等分，由东向西分别用子、丑、寅、卯、辰、巳、午、未、申、酉、戌、亥十二支予以计量和表达。就空间区位而言，大抵是沿天赤道从东向西将周天等分为十二个时空区段，每一区段之间的间隔为三十度，分别用地平方位中的十二支（子、丑、寅、卯、辰、巳、午、未、申、酉、戌、亥）名称表示，并且与二十八宿星座有一定的对应关系。

由于十二支等分周天360度，每30度用其中的一个标记，北极星是北斗七星运行的中心点，此处对应的周天圆周也正是下一个太阳回归年的起始点，而"子"是十二支的起始标记，于是就将"子"置于北天极所在位置处。以"子"标记此处有多重涵意：一是标记下一个太阳回归年的起始时空区位；二是标记太阳回归周期中太阳运行于南极的时间节点，也是北半球日影最长之时；三是用十二辰恰好能标记一个太阳回归周期年的十二时段，基本与一个太阳回归周期年有十二次月相变化周期相对应。这就是"十二辰"之所以为夏历一年十二个月的月朔时太阳所在的位置，沿用子、丑、寅、卯、辰、巳、午、未、申、酉、戌、亥十二地支进行命名的理由。

就时间而言，北斗星一年移动的十二个时间区位即十二个月，也用十二支标记，这一方法称为"月建"。十二支标记十二个月，依序称为建子月（十一月），建丑月（十二月），建寅月（正月）等。那么十二月份是怎样确定的呢？这个问题与太阳的周年视运动引起的北斗星转动有关。因为北斗星围绕北极星转动，所以北斗星亦用来辨方向，定季节。古人根据初昏时北斗星斗柄所指的方向来决定季节：斗柄指东，天下皆春；斗柄指南，天下皆夏；斗柄指西，天下皆秋；斗柄指北，天下皆冬。同样，我们可以根据北斗星斗柄所指十二辰中的不同位置来确定十二月份。

《内经》所载"子午为经，卯酉为纬"是以北斗星斗柄指向确定的。当北斗星的斗柄指向正北方的北极星即为"子"，与其正对的南极即为"午"，这就是前人确定南北子午线的天文依据，也是用地支"子"标记冬至所在十一月（阴历的冬月）的天文依据，自周代以来，一直沿用至今而未变更，故有"寅者，正月之生阳也，主左足之少阳……亥者十月，主左足之厥阴"（《灵枢·阴阳系日月》）之论。

运用干支甲子标记月份有两种方法：一是所谓"月建"，即单用十二地支标记一年十二个月的方法（见表2-8）。

表2-8　月建表

四季	春季			夏季			秋季			冬季		
月份	正月	二月	三月	四月	五月	六月	七月	八月	九月	十月	十一月	十二月
地支	寅	卯	辰	巳	午	未	申	酉	戌	亥	子	丑

二是甲子（干支组合）纪月方法。这种方法是运用干支六十组合标记一年（阴历）十二个月的方法，每一个甲子组合标记一个月，逐年连续而不间断，基本是五年一个周期。由于一年十二个月是固定不变的，所以月干支标记时上述的"月建"（月支）也不会改变，变化的只是月干。月干需要通过"五虎建元"（见表2-9）方法推求相关月份的天干，而月份地支是固定不变的，只要配上推求的天干即为相关的月干支。

表2-9　五虎建元表

年干支	当年正月干支
甲　己	丙　寅
乙　庚	戊　寅
丙　辛	庚　寅
丁　壬	壬　寅
戊　癸	甲　寅

"五虎建元"口诀：

甲己为丙寅，乙庚从戊寻，

丙辛由庚起，丁壬复建壬，

戊癸先生甲，正月始于寅。

"五虎建元"口诀总结了干支甲子纪月方法，由于十二地支纪月次序不变，所以凡年干逢甲逢己年份，其正月的月干为"丙"，月干支即为"丙寅"，那么该年二至十二月（腊月）的月干支就按天干之序（十二月为丁丑月）、地支之序（卯至丑）。

3.甲子纪日　甲子纪日方法，是按甲子组合周期之序逐日识别和记录事件发生过程的标记。据史料记载，最晚于周幽王元年（公元前776年）十月辛卯日至今，这种甲子纪日的方法从未间断。《灵枢·九针论》之"其日戊寅、己丑"就是干支结合应用纪日方法的具体应用。由于甲子周期有六十个组合，逐日标记，始于"甲子日"，终于"癸亥日"，六十天为一个循环周期，往复不已。人们熟知的"入伏"，就是甲子纪日的具体应用。"初伏"始于夏至后的第三个"庚日"，十天为一"伏"，所以"中伏"始于夏至后的第四个"庚日"；"末伏"则起于立秋之后的第一个"庚日"。可见，"中伏"时间的长短取决于立秋当日的"日干支"，如果立秋当日的日干为"己"，那么立秋后的第一天就为"庚"日，就是"末伏"之始，所以这一年的"中伏"就是十一天；如果立秋当日的日干为"庚"，则立秋后的第十天才是立秋后的第一个"庚日"，那么这一年的"中伏"约二十天。

4.甲子纪时　就一日而言，每日从所处地球观之，北斗七星绕行北极星随时间亦由东向西进行圆周运动，每个时辰（即2个小时）移动一个地支区位（也是周天30度），一天十二地支恰为一周，十二支以间隔30度于周天排序，此即《内经》所说的"凡三十度而有奇"（《素问·六微旨大论》）。《灵枢·卫气行》曰"日有十二辰"，汉代高诱对《吕氏春秋·孟春纪》"乃择元辰"注曰"辰，十二辰，从子至亥也"。由于夜半既是昼夜阴阳消长变化的终点，也是新的一天阴阳消长变化的开始，所以就将"子"这个十二地支之首放在这一时段，其他依次类推。

甲子纪时方法主要是对天干的推求，因为以昼夜十二时辰正与十二地支相合，从夜半子时（23～1时）至亥时（21～23时），每2小时为一个时辰，顺从地支之序一周即可。时干的推求口诀如下：

甲己还生甲，乙庚由丙起，

丙辛生戊子，丁壬庚子居，

戊癸推壬子，余以此为序。

口诀提示，若推求时干，一是必须在求知当日的"日干"为前提，二是从昼夜时间起点"子时"的时干支开始。如果当日的日干为甲、为己，那么这一天"子时"（23～1时）的干支即为"甲子时"；若当日的日干为丁、为壬，那么这一天"子时"（23～1时）的干支即为"庚子时"。其余类推。

此处介绍干支纪年、纪月、纪日、纪时方法，主要是针对五运六气的推算。由于干支甲子用以纪年，所以在"先立其年，以知其气"（《素问·五运行大论》）的运气推算原则之下，便可以顺利地推求出相关年份的岁运和岁气。在"十干化运"的原则指导下，依据年干，便可推求出相应年份的中运（即"岁运"）之气；在"十二支化气"原则之下，依据岁支，便可推求出相关年份的岁气。

五运六气理论，是通过天干地支、气、阴阳、五行知识，演绎60年、30年、10年、12年、6年、5年、1年，以及一年之中的73.05天、60.875天等9个时间周期，并将相互重叠，用以预测某年某时段气候、物候和人类身心状态的理论。干支纪时是我国特有计量时间的符号和方法，各年份气候的变化有特定的时间阶段和周期变化，所以运气理论就是在这一思维背景下运用天干地支演绎"五运"和"六气"的。

第二章　五运

一、概念

《内经》所论的五运，即运行不息的五季及其气候变化。五运理论是探索一年五季气候、物候变化运行规律的理论。其标记有五行属性的风、寒、湿、燥、热气候变化规律，用以探求时令、物化，以及与人类发病的关系。此即所谓"天有五行御五位，以生寒暑燥湿风"（《素问·天元纪大论》）之义。

二、五运发生的历法背景

五运发生的背景之一是浑天学说中的天球宇宙观。浑天说是中国古代的宇宙学说之一，始于战国，现存最早的文献是《张衡浑仪注》。这一学说将周天三百六十五又四分之一度，又中分之，则其半一百八十二度八分度之五覆地上，其另半绕地下，故二十八宿半见半隐，其两端谓之南极和北极。

十月太阳历法也是五运理论产生不可或缺的历法背景。五运六气知识中蕴涵着十二月太阳历、阴阳合历和十月太阳历三种历法的元素。其中五运知识中将一个太阳回归年等分为五个时段（即五运五步），就是十月太阳历法的具体应用；六气知识中将一个太阳回归年等分为六个时段（即六气六步），就蕴涵着十二月太阳历法元素；其中二十四节气内容则为阴阳合历（即"农历"又叫"夏历"）范畴。

"五行即五时"，五行的本意是指"五个时节"的气候变化。一年分为五季是十月太阳历法的基本特征。显然，"五运"理论的发生是十月太阳历法制式的应用，是将一个太阳回归年分为五个时段（即五季），使木运（风气）、火运（热气）、土运（湿气）、金运（燥气）、水运（寒气）五运之气纳入到五行模型之中。为了与一年（365又1/4日）的实际气候变化时间完全相符，故将十月太阳历用作年节的 5～6 日，也纳入到推算气候变化的时日之中，每一时段的实际时间为七十三天零五刻，而非一季七十二日。

因为五运的计算时间是太阳回归年，主运、客运五步交司时刻运用了二十四节气，五步推运又与十月历一致，可见，没有历法知识支撑是不可能产生五运理论的。

三、五气经天化五运

"五气经天化五运"是古人在长期对气象变化次第实际观察的基础之上实现运气理论总结的。这一理论源自于《素问·五运行大论》。认为"丹天之气经于牛女戊分，黅天之气经于心尾己分，苍天之气经于危室柳鬼，素天之气经于亢氐昂毕，玄天之气经于张翼娄胃。所谓戊己分者，奎壁角轸，则天地之门户也。夫候之所始，道之所生，不可不通也"。

原文指出这一学术观点的发生，是由二十八宿在天球上的方位决定的。

所谓"丹天之气，经于牛女戊分"，是指逢戊逢癸的年份，五运中赤色的气象特征运行于天球的牛、女、奎、壁四宿区间，这是"戊癸化火"发生的天文背景；

所谓"黅天之气，经于心尾己分"，是指逢甲逢己的年份，五运中黄色气象特征运行于天球的心、尾、角、轸四宿区间，这是"甲己化土"发生的天文背景；

所谓"苍天之气，经于危室柳鬼"，是指逢丁逢壬的年份，五运中青色的气象特征运行于天球的危、室、柳、鬼四宿，这是"丁壬化木"发生的天文背景；

所谓"素天之气，经于亢氐昂毕"，是指逢乙逢庚的年份，五运中白色的气象运行于天球的亢、氐、昂、毕四宿区间，是"乙庚化金"发生的天文背景；

所谓"玄天之气，经于张翼娄胃"，是指逢丙逢辛的年份，五运中黑色的气象运行于天球的张、翼、娄、胃四宿区间，是"丙辛化水"发生的天文背景。

所谓"天地之门户"，是指太阳周年视运动，位于奎壁二宿，正当由春入夏之时；位于角轸二宿，正当由秋入冬之时。夏为阳中之阳，冬为阴中之阴，所以古人称奎壁角轸为天地之门户。明·张介宾："是日之长也，时之暖也，万物之发生也，皆从奎、壁始；日之短也，时之寒也，万物之收藏也，皆从角、轸始，故曰：春分司启，秋分司闭。夫既司启闭，要非门户而何？然自奎、壁而南，日就阳道，故曰天门；角、轸而北，日就阴道，故曰地户。"

古人将这一认知归纳见图2-1。

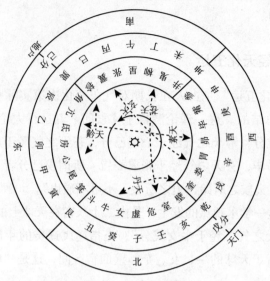

图2-1　五气经天图

原文所涉及二十八宿内容，是《内经》中北斗知识的具体应用，如《灵枢·卫气行》所说的"子午为经，卯酉为纬。天周二十八宿，而一面七星，四七二十八星，房昴为纬，虚张为经。是故房至毕为阳，昴至心为阴，阳主昼，阴主夜。"

二十八宿分布状态及其表达的意义如下：

东方苍龙星座　　　角亢氐房心尾箕
南方朱雀星座　　　斗牛女虚危室壁
西方白虎星座　　　奎娄胃昴毕觜参
北方玄武星座　　　井鬼柳星张翼轸

基于天球宇宙观认识的五气经天气象观察，就成为"十干化运"的思维依据。即甲己化土，乙庚化金，丙辛化水，丁壬化木，戊癸化火。掌握这一规律，依据年干就可以推求该年份的中运，所以有"甲己之岁，土运统之；乙庚之岁，金运统之；丙辛之岁，水运统之；丁壬之岁，木运统之；戊癸之岁，火运统之"（《素问·天元纪大论》）之论。

天干化运规律概括为：

甲己化土乙庚金，丁壬化木水丙辛，

戊癸化火五运生，十干阴阳太少分。

在"阳道奇，阴道偶"（《灵枢·根结》）的原则指导下，十干中甲$_1$、丙$_3$、戊$_5$、庚$_7$、壬$_9$为阳干，乙$_2$、丁$_4$、己$_6$、辛$_8$、癸$_{10}$为阴干。凡逢阳干之年，岁运太过；逢阴干之年，岁运不及，故曰"十干阴阳太少分"。

综上所述，五运和六气是天地间的客观存在，是人类对自然界气候变化的认知和把握。《内经》为了更有效地将其对五运、六气的认知和把握服务于人类的健康事业，就必须在"天人合一"观念的引领下，将人力不可掌控的可能会给人体造成伤害的气候变化，纳入到可预测范围之中。这就是《内经》为何要将一年之中的气候变化运用阴阳、五行模型予以架构，并且运用干支甲子予以演绎的缘由及其意义。

四、五运内容

五运，即运行不息的五季及其气候变化，是探索一年五季风、寒、湿、燥、热气候变化，以及伴随气候而发生的物候变化运行规律的理论。可以用以探求时令、气候、物化特征，及其与人类疾病的流行、预测及防治。

五运，又有中运、主运、客运之分。

（一）中运

1.概念　中运，统主一年的气运变化规律，缘其运行于人类生存的天地之气升降过程之区位中间，故而称之为"中运"，此即所谓"天气下降，气流于地；地气上升，气腾于天"（《素问·六微旨大论》），"运居其中而常先"（《素问·六元正纪大论》）之义。因其介乎于"天气""地气"升降运行的居中地位，这就是称其为"中"的理由。因其所主时间范围为一个太阳回归年（365又1/4日），故谓之"岁运"，时间的区间跨度较主运、客运（每运所主时间为73天零5刻）要大，故又称为"大运"。

《内经》认为人类生存的空间为"天枢"，又是天气、地气升降运行交会之处，故而又谓之"气交"，也就是五运之气运行之所在，即所谓"上下之位，气交之中，人之居也。故曰：天枢之上，天气主之；天枢之下，地气主之；气交之分，人气从之，万物由之"（《素问·六微旨大论》）之义。

可见，五运之气的运行变化，直接影响着人类的生存，这也是研究五运之气运行规律的意义之所在。

2.中运特征　中运特征是对中运特有性质的抽象，也是对其概念意涵的进一步揭示，既有利于对其内容的理解和掌握，也能鉴别于主运和客运。

中运具有如下特征：

（1）每一个太阳回归年由一个标记有五行属性的"气运"所主，时间为365又1/4天；

（2）五年为一小周期，十年为一大周期，逐年以木运（风气）、火运（热气）、土运（湿气）、金运（燥气）、水运（寒气）五行相生为序，分别主管各年份的气运变化；

（3）太过与不及相间，偶有平气之年发生。

3.中运的推算

原则："先立其年，以明其气"（《素问·六元正纪大论》）。

方法：

（1）先求知当年的年干。如公元1949年，据简便公式1可知此年年干为"己"；

（2）"十干化运"规则，求其岁运的"五行属性"。再据"甲己化土"之规定，则知1949年的岁运为"土运"之年；

（3）据天干的阴阳属性，推求其岁运的太过或不及。

（二）五运主运

1.概念 五运内容中的"主运"，是指研究标记有五行属性的、主持一年五个时段正常状态下气候变化规律的理论。木、火、土、金、水五运分别主持春、夏、长（zhǎng）夏、秋、冬五季的风、热、湿、燥、寒气候变化，并表达天地万物以生、长、化、收、藏演化过程。

2.五运主运特点

（1）一年三百六十五天零二十五刻，以五行为法度分为五季，分别有木运、火运、土运、金运、水运所主；

（2）以五行相生为序，每一年的初运为木运，二运为火运，三运为土运，四运为金运，终运为水运；

（3）每一运步的时间为七十三天零五刻，年年如此，固定不变。

示意见图2-2。

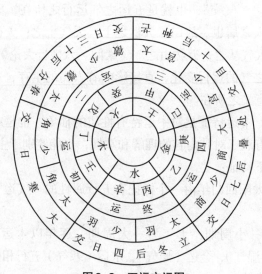

图2-2　五运主运图

五运主运既能分别表达每年五季不同的气候、物候变化特征，但可对东、南、中、西、北五方不同地域的气候、物候差异予以表达。此即所谓"天有五行御五位，以生寒暑燥湿风"（《素问·天元纪大论》），以及"东方生风，风生木"；"南方生热，热生火"；"中央生湿，湿生土"；"西方生燥，燥生金"；"北方生寒，寒生水"（《素问·五运行大论》）之义。

3.五运交司时刻　主运五步分主五季，主运的交运时刻是每年的大寒节日起运，每步气运都是七十三天零五刻，主运五步共计为三百六十五日零二十五刻。各个年份五步起运各自交司时刻见表2-10。

表2-10　逐年五步主运交司时刻表

五运五步	岁	支		
	子辰申	丑巳酉	寅午戌	卯未亥
初运角	大寒节日寅时初初刻起	大寒节日巳时初初刻起	大寒节日申时初初刻起	大寒节日亥时初初刻起
二运徵	春分后十三日寅正一刻起	春分后十三日巳正一刻起	春分后十三日申正一刻起	春分后十三日亥正一刻起
三运宫	芒种后十日卯正三刻起	芒种后十日午正二刻起	芒种后十日酉正二刻起	芒种后十日子正二刻起
四运商	处暑后七日卯正三刻起	处暑后七日午正三刻起	处暑后七日酉正三刻起	处暑后七日子正三刻起
终运羽	立冬后四日辰初四刻起	立冬后四日未初四刻起	立冬后四日戌初四刻起	立冬后四日丑初四刻起

从上述主运各步交司时刻内容可以看出，凡岁支属阳的申、子、辰、寅、午、戌六年其初运均起于阳支之时，所以申、子、辰三年的初运都起于寅时；寅、午、戌三年的初运都起于申时。凡岁支属阴的巳、酉、丑、亥、卯、未六年其初运均起于阴支之时，所以巳、酉、丑三年的初运都起于巳时；卯、未、亥三年的初运都起于亥时。

4.主运五步推求方法

（1）五音建运：五音建运，是用角、徵、宫、商、羽五音标记五运之气的方法。遵循五音的阴阳属性规则，即：

角—木运　徵—火运　宫—土运　商—金运　羽—水运

结合"十干化运"规则，将"五音建运"内容归纳见表2-11。

表2-11　五音建运表

天　干	甲	乙	丙	丁	戊	己	庚	辛	壬	癸
化　运	土运	金运	水运	木运	火运	土运	金运	水运	木运	火运
五音建运	太宫	少商	太羽	少角	太徵	少宫	太商	少羽	太角	少徵

（2）太少相生：所谓"太少相生"，是为了进一步区分五运的阴阳属性和五

行属性，在《素问·六元正纪大论》中则以太、少一方面区分五音的阴阳、五行属性，也表达了岁运和各步（各个时段）之主运、客运气运变化的太过和不及。

主运五步各时段气运变化的运行规律，遵循五行相生原则、太少相生原则，即太角→生少徵→生太宫→生少商→生太羽→生少角→生太徵→生少宫→生太商→生少羽。

现将这一主运五步太少相生规律归纳见表2-12和图2-3。

表2-12　主运五音建运表

年　干	初运	二运	三运	四运	终运
甲	木→太生少→火→少生太→土→太生少→金→少生太→水				
乙	木→太生少→火→少生太→土→太生少→金→少生太→水				
丙	木→太生少→火→少生太→土→太生少→金→少生太→水				
丁	木→少生太→火→太生少→土→少生太→金→太生少→水				
戊	木→少生太→火→太生少→土→少生太→金→太生少→水				
己	木→少生太→火→太生少→土→少生太→金→太生少→水				
庚	木→少生太→火→太生少→土→少生太→金→太生少→水				
辛	木→少生太→火→太生少→土→少生太→金→太生少→水				
壬	木→太生少→火→少生太→土→太生少→金→少生太→水				
癸	木→太生少→火→少生太→土→太生少→金→少生太→水				

注：表中有□的为"太"（气运太过），无□的为"少"（气运不及）

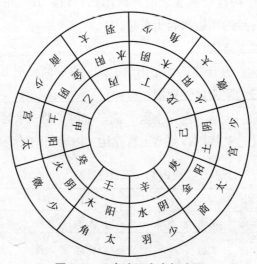

图2-3　五音建运太少相生图

（3）五步推运：五运主运五步气运变化是以五行相生之序运行的，即初运木（风）→二运火（热）→三运土（湿）→四运金（燥）→终运水（寒），五步气运的五行属性基本不变，但随着年份的迁移，会有太过（气运变化强度加大，或者早于常年的交司时刻，即所谓"未至而至"），或者不及（气运变化强度变弱，或者晚于常年的交司时刻）。因此五运主运五步的推运，主要是对此五步气运的五音太（太过）少（不及）的推求。

主运五步五音太少的常规推求方法：

①据当年大运及其太过不及，在"太少相生图"中找出相应位置；

②沿逆时针方向上推至"角"，见"角"即止；

③然后将所求的"角"及其"太少"属性放在五步主运的"初运"上，以五行相生为序，依次求出其他四运主运。

如2019年（己亥），年十"己"为阴干，依据"五音建运"的规定，故中运为土运不及则表达为"少宫"用事。然后将中运的"少宫"放置于"主运五音建运太少相生图"中的"少宫"区位，然后沿着逆时针方向推移，由于图中太角木音与少角木音正好相间五音，所以在五步推运时，见"角"音（木）即止。若推求所见为"太角"，那么该年五步客运的初运即为"太角"（木运太过）；若推求所见为"少角"，那么该年五步客运的初运即为"少角"（木运不及）。然后再按"五行相生""五音太少相生"之序，以次推求出二、三、四、终五步主运的五音太少属性。2019年的五步客运分别是：初运（少角）→二运（太徵）→三运（少宫）→四运（太商）→终运（少羽）。

主运五步五音太少的简便推求方法：

①将当年中运的五行属性及太少特征，在五步主运相应的时段（即初为木、二为火、三为土、四为金、终为水）予以标记。

②然后据"五行相生""太少相生"规则，求出其上位和下位的"气运"及"太少"属性即可。

如2020年（庚子），金运太过（太商），将太商置于该年份五步主运的四运，其上位为三运，下位为终运，依据"五行相生""五音太少相生"规则，生"太商"者当是"少宫"，"太商"所生者为"少羽"，所以该年份主运的三运为"少宫"，终运为"少羽"。以次类推，其初运一定是"少角"，二运必然是"太徵"。是年主运五步运行次第为：少角（初运木）→太徵（二运火）→少宫（三运土）→太商（四运金）→少羽（终运水）。

（三）五运客运

1.概念　五运的客运是相对于主运而言的主时之运。"主"与"客"相对而言，"主"有相对固定之意，"客"有因时变迁、不固定之意。所以"主运"，即相对固定地主持一个时段之运，各个时段所主的气运特点，年年如此，固定不变属于每年气运变化的常态。"客运"，即是随着年份不同而有区别的主时之运，各个时段所主的气运特点，随着年份的变迁而有所不同，属于一年中气运变化的特殊状态。

2.客运特征

（1）一年分为五步，各步为73.05天，起于大寒节交司时刻；

（2）以五行为序，太少相生为序；

（3）每步客运随年份变化而迁移，五年为一个周期。

3.客运推求方法

（1）原则："先立其年，以明其气"（《素问·六元正纪大论》）。

（2）方法：根据《素问·六元正纪大论》内容可知，客运太少属性的推求方法如下：

①先以年干定岁运，以该年岁运的太过或不及，确定其客运的初运的五行属性及太少特征。因为该年岁运的五行属性及其太少特征与该年客运的初运是　致的。

②再按五行相生、五音太少相生关系，求出其他四步的五行属性及其太少特征。

将当年中运的五行及其五音太少属性，置于当年五步客运的初运上，再以五行相生、太少相生之序，依次求出当年其他四步客运。

但是，因为五行为单数，所以客运五步的太少相生关系不能无止境地延伸，这种关系仅仅限定于客运初运所在的这一个五行循环周期内的从"角"至"羽"。如逢庚之年，金运太过（太商）为岁运，那么客运的初运即为"太商"，依据"五行相生""太少相生"规定，二运必然是"少羽"。因为水生木，"羽"（木运）之后的三运一定是木运"角"，但其太少特征不能继续相生延伸，而应依据五行、太少相生规定，从"太商"沿逆时针方向上推至"角"，此时一定是"少角"。"少角生太徵"，所以其四运为"太徵"，终运一定是"少宫"。

具体推求思路是：

太商——→少羽

（初运）（二运）

关键是第三步（三运），虽然"水生木"而是"木运"（角），但其太少特征却不能泥守"太少相生"，要将从"太商"逆时针上推至"角"时的"少角"作为三运的气运特征。再将 少角→太徵→少宫 三步，移至二运之下，作为三、四、终运的气运特征。那么，庚年的客运五步依次为：

太商——→少羽——→ 少角——→太徵——→少宫

（初运）（二运）（三运）（四运）（终运）

这就是《素问·六元正纪大论》所论"庚辰 庚戌……太商 少羽终 少角初 太徵 少宫"逢庚之年的主运、客运五步。见表2-13。

表2-13　逢庚之年的主运、客运表

庚年	初运	二运	三运	四运	终运
主运	少角	太徵	少宫	太商	少羽
客运	太商	少羽	少角	太徵	少宫

再如年干逢戊之年，火运太过（太徵）为岁运，客运的初运为"太徵"，依据"五行相生""太少相生"规则，那么二、三、四运就应当以次为：少宫→太商→少羽。此年的第五步就应当依据"水生木"规定而为"木运"，此时决不能是"少羽生太角"，而要从岁运"太徵"（也就是初运）沿逆时针方向上推至"角"，此时一定是 少角，并将其作为戊年客运五步的"终运"。那么，戊年客运五步依次为：

太徵——→少宫——→太商——→少羽——→ 少角

（初运）（二运）（三运）（四运）（终运）

这就是《素问·六元正纪大论》所论之"戊寅天符、戊申天符……太徵 少宫 太商 少羽终 少角初"逢戊之年主运、客运五步。

可见，推求客运五步时，以岁运的五行属性、太少特征置于客运的初运，除年干为丁为壬年份的客运五步五行属性与主运五步相同（但五步的五音太少有别），其他诸如甲己（土运角）、乙庚（金运商）、丙辛（水运羽）、戊癸（火运徵）年份的客运五步，虽然五行属性遵循相生之序显示，但五步客运的"五音太少"关系却不能依从"太少相生"之序推演。见图2-4。

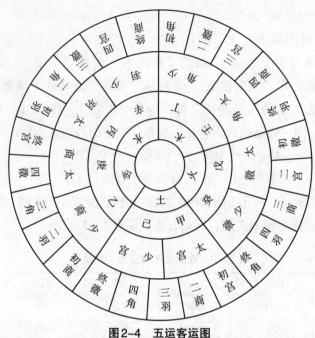

图2-4　五运客运图

　　综上所述，十月太阳历法将一年分为五季（春、夏、长夏、秋、冬）。大凡将一年分为五季的方法，都属于十月太阳历法，一年之中的气候也必然分为"寒暑燥湿风"（《素问·阴阳应象大论》）五者。这是五运六气理论中"五运"理论发生的历法背景。五运和六气是天地间的客观存在，是人类对自然界气候变化的认知和把握。《内经》为了更有效地将其对五运认知和把握服务于人类的健康事业，就必须在"天人合一"观念的引领下，将人力不可掌控的可能会给人体造成伤害的气候变化，纳入到可预测范围之中。这就是《内经》为何要将一年之中的气候变化运用阴阳、五行模型予以架构，运用干支甲子予以演绎的缘由及其意义。

第三章　六气

《内经》所论的六气，是指经阴阳属性标记的风、热（暑）、火、湿、燥、寒等六种气候。

五运六气理论中的六气，分为主气、客气、客主加临三种情况，主气测常，客气测变，客主加临则是一种常变结合的综合分析方法。六气的推求，是以计量时间的十二地支进行演绎的。

六气是气象、物候变化的本源，三阴三阳是标记六气变化的标象。用三阴三阳标记六气的具体内容为：风化厥阴，热化少阴，湿化太阴，火化少阳，燥化阳明，寒化太阳。故《素问·天元纪大论》有"子午之岁，上见少阴；丑未之岁，上见太阴；寅申之岁，上见少阳；卯酉之岁，上见阳明；辰戌之岁，上见太阳；巳亥之岁，上见厥阴。少阴所谓标也，厥阴所谓终也。厥阴之上，风气主之；少阴之上，热气主之；太阴之上，湿气主之；少阳之上，相火主之；阳明之上，燥气主之；太阳之上，寒气主之。所谓本也，是谓六元"之论。

一、地支纪气

"地支纪气"，也称为"十二支化气"。在地支纪气的内容中，必须与三阴三阳属性结合应用，此即《素问·五运行大论》所谓"子午之上，少阴主之；丑未之上，太阴主之；寅申之上，少阳主之；卯酉之上，阳明主之；辰戌之上，太阳主之；巳亥之上，厥阴主之"之义。上，主要指司天之气，主管上半年的气候变化，相对于主管下半年的在泉之气。此处的地支，是用于标记年份的岁支，指出凡岁支为"子午"的年份，为少阴标记的热气（君火）为司天岁气；凡岁支为"丑未"的年份，就是太阴标记的湿气为司天岁气。其余类此。

地支纪气内容列表见2-14。

表2-14　十二支化气表

十二地支	子午	丑未	寅申	卯酉	辰戌	巳亥
三阴三阳	少阴	太阴	少阳	阳明	太阳	厥阴
六　　气	君火（热）	湿土	相火（暑）	燥金	寒水	风木

为便于记忆，将上表内容归纳如下"十二支化气歌"：

子午少阴君火，丑未太阴湿土，

寅申少阳相火，卯酉阳明燥金，

辰戌太阳寒水，巳亥厥阴风木。

由于十二支都是表示一个回归年中的不同时段，是以月亮的圆缺为依据确立的，所以用以标记一年十二个月，因此十二支与十天干一样，与一年的二十四节气"有固定的关系"。故《淮南子·地形训》指出，"十二支属于斗建所指的月名"，以及与之对应的时节。《内经》根据六气的阴阳属性、五行属性进行架构时指出，"寒暑燥湿风火，天之阴阳也，三阴三阳上奉之；木火土金水，地之阴阳也，生长化收藏下应之"（《素问·天元纪大论》）。

可见，运气理论为了预测特定时空区位的气候变化，将能标记的十二地支予以"阴阳、五行属性"处理，把其纳入到阴阳、五行构架之中，并与经"阴阳、五行属性"处理了的"六气"匹配，分别将能表达时空区位的十二地支转换为相应的气候特征，即：

与二十四节气"有固定的关系"的十二地支→根据其阴阳、五行属性进行架构→表达时空区位→预测气候。

值得注意的是，人们在具体学习和研究运气理论时，往往省略了思维过程中地支所表达的"时空区位"，直接将"十二地支"转换（即"化"）为"阴阳五行架构"表达的气候名。

以上内容就是运气理论中"十二地支化气"的思维本质。

二、主气

（一）概念

主气，是指分别主持一年六个季节常态的气候，故又称为"主时之气"。因其恒居不变，静而守位，年年如此，加之其又相对于被称为"天气"的五运之气，故而称之为"地气"。

（二）主气的基本特征

1.主气分主一年的二十四个节气，即将一年二十四个节气分属于六步之中，每步主四个节气，计60天87刻半，始于厥阴风木，按五行相生次序，终于太阳寒水，年年不变。

2.一年四季始于春，从大寒至春分，为初之气，属厥阴风木所主；从春分至小满，为二之气，属少阴君火所主；从小满至大暑，为三之气，因君火相火同气相随，故属少阳相火所主；从大暑至秋分，为四之气，属太阴湿土所主；从秋分至小雪，为五之气，属阳明燥金所主；从小雪至大寒，为六之气，属太阳寒水所主。

六气主时内容示意见图2-5。

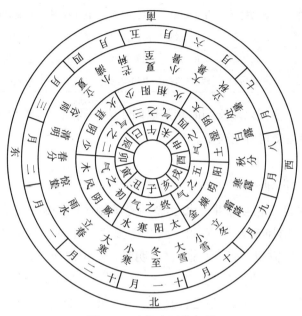

图2-5 六气主时节气图

（三）主气六步交司时刻

"六气"理论，是十二月太阳历制式的具体应用。将一个太阳回归年按每两个月为一时段（六十天零八十七刻半），全年计六个时段（称为六步）。主气的六步，虽然每步均主四个节气，但因岁支不同，六气每步之间的交司时刻也略有区别，并存在每四年一周期的规律。《类经图翼·交六气节令图解》记载，"凡一岁之气，始于大寒日交风木之初气，此至春分日交君火之二气，次至小满日交相火之三气，次至大暑日交湿土之四气，次至秋分日交燥金之五气，次至小雪日交寒水之终气。每气各主六十日零八十七刻半，是谓六步"。《素问·六微旨大论》之"甲子之岁，初之气，天数（指六气的交司时刻）始于水下一刻，终于八十七刻半……六之气，始于一十二刻六分，终于水下百刻。所谓六四（主气六步交司时刻的第一周即六步为"初六"，四年为一周期，所以"六四"，即指第四个六步周期），天之数也。次戊辰岁，初之气，复始于一刻，常如是无已，周而复始"。据此，将主气六步交司时刻归纳见表2-15。

表2-15　主气六步交司时刻表

主气六步		初之气	二之气	三之气	四之气	五之气	终之气
交司时刻		大寒日	春分日	小满日	大暑日	秋分日	小雪日
岁支	子辰申	寅初初刻	子正初刻	亥初初刻	酉正初刻	申初初刻	卯正初刻
	丑巳酉	巳初初刻	卯正初刻	寅初初刻	子正初刻	亥初初刻	酉正初刻
	寅午戌	申初初刻	午正初刻	巳初初刻	卯正初刻	寅初初刻	子正初刻
	卯未亥	亥初初刻	酉正初刻	申初初刻	子正初刻	巳初初刻	卯正初刻

由此可见，主气六步交司时刻是以四年为一周期，每年初之气与当年主运、客运的初运交司时刻同步。

（四）六气之间关系

六气之间具有相互孳生、相互制约（承制）的关系，这是自然界气候变化中的自稳调控现象，《素问·六微旨大论》将这种现象表述为"显明（东方偏南日出方位。张介宾谓：'显明者，日出之所，卯正之中，天地平分之处'）之右，君火之位也；君火之右，退行一步（顺时针运行六十天零八十七刻半。下同），相火治之；复行一步，土气治之；复行一步，金气治之；复行一步，水气治之；复行一步，木气治之；复行一步，君火治之。相火之下，水气承之；水位之下，土气承之；土位之下，风气承之；风位之下，金气承之；金位之下，火气承之；君火之下，阴精承之。"承，在此有承接与制约两义。元王履："承，犹随也，然不言随而言承者，以下言之，则有上奉之象，故曰承。虽谓之承，而有防之之义存焉。"不言克而言承者，意在说明主气之所以能反映其正常生化，是由于它们之间是一个相互制约和依赖的整体，同时也说明了自然界中生态平衡规律，只有相承相制才能保持着盛衰有节、生化恒常。如任何一气，失去了对它制约之气的承接制约，就会亢而为害。所以有"亢则害，承乃制，制则生化，外列盛衰，害则败乱，生化大病"之论。

三、客气

（一）概念

客气，是指在天的三阴三阳之气，因其客居不定，与主气之固定不变有别，所以称为"客气"。客气和主气一样，也分为风木、相火、君火、湿土、燥金、寒水六种。

（二）客气六步运行规律

客气运行六步的次序是先三阴，后三阳，按一、二、三为序运行。具体运行次序是：一厥阴风木，二少阴君火，三太阴湿土，四少阳相火，五阳明燥金，六太阳寒水。故云客气六步"上下有位，左右有纪。故少阳之右，阳明治之；阳明之右，太阳治之；太阳之右，厥阴治之；厥阴之右，少阴治之；少阴之右，太阴治之；太阴之右，少阳治之"（《素问·六微旨大论》）。

（三）客气司天、在泉、左右四间气关系的规定

客气又有司天之气、在泉之气、左右四间气六步之分（即司天之气的左间气—四之气、右间气—二之气；在泉之气的左间气—初之气、右间气—五之气）的不同。

三阴三阳六步客气之间分布特征为上下左右，互为司天，互为在泉，互为间气。

六者之间遵循"两两相对原则"：左间气对左间气，右间气对右间气；一阴对一阳，二阴对二阳，三阴对三阳；司天对在泉。

每年一循环，六年一周期，运行不息。示意见图2-6。

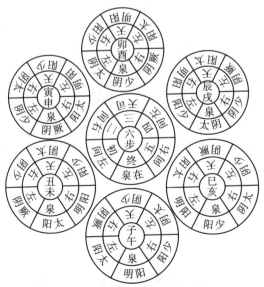

图2-6 司天在泉左右间气图

1. 司天之气　司，有轮值主管、掌管之义。天，谓上、在上。司天之气主司上半年的气候变化，位于正南主的三之气上，也称"岁气"。

司天之气的轮值是以纪年的地支来推演的，此即《素问·天元纪大论》所谓"子午之岁，上见少阴；丑未之岁，上见太阴；寅申之岁，上见少阳；卯酉之岁，上见阳明；辰戌之岁，上见太阳；巳亥之岁，上见厥阴"之义。原文是指大凡子午之岁，为少阴君火司天；丑未之岁，为太阴湿土司天；寅申之岁，为少阳相火司天；卯酉之岁，为阳明燥金司天；辰戌之岁，为太阳寒水司天；巳亥之岁，为厥阴风木司天。可见，六气中的司天之气所主气候特征及其阴阳属性随着年份不同而有变化，六年一个周期。

如岁支为子、为午年份，按十二支化气中的"子午少阴君火"规定，其岁气就为"少阴君火（热气）"，既是司天之"岁气"，又是客气六步中的"三之气"。然后依据"客气六步运行规律"和"司天、在泉、左右四间气关系的规定"，再推求位当"终之气"的在泉之气。少阴为二阴，二阴司天，必然是二阳（阳明燥金之气）在泉，位当终之气。依从"一、二、三为序"及"左对左，右对右"之规定，在泉的左间气（初之气）是三阳（太阳寒水），那么司天的左间气（四之气）一定就是三阴（太阴湿土）；在泉的右间气（五之气）是一阳（少阳相火暑气），那么司天的右间气（二之气）就一定是一阴（厥阴风木）。子午之岁的岁气（司天之气、在泉之气）及客气六步见图2-7。

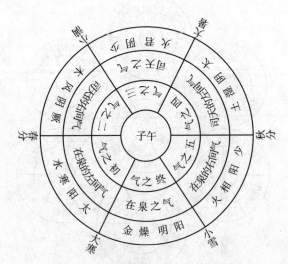

图2-7　子午年司天在泉左右间气图

2. 在泉之气　在泉之气也是岁气，统管下半年的气候变化，位于客气六步的最末的终之气。在泉之气与司天之气是对应关系，凡一阳（少阳相火暑气）司天，一定是一阴（厥阴风木）在泉；二阳（阳明燥金）司天，一定是二阴（少阴君火热气）在泉；三阳（太阳寒水）司天，一定是三阴（太阴湿土）在泉。反之，亦相反。二者总是"两两相对"。见图2-6。

3. 左右四间气　客气六步除司天之气和在泉之气外，初之气、二之气、四之气、五之气四步，分别为司天之气的左间气（四之气）、右间气（二之气）；在泉之气的左间气（初之气）、在泉之气的右间气（五之气）。所以，《素问·五运行大论》"间气何如……随气所在，期于左右。"《素问·至真要大论》又说："帝曰：间气何谓？岐伯曰：司左右者，是谓间气也。帝曰：何以异之？岐伯曰：主岁者纪岁，间气者纪步也。"原文指出，四间气分别位于司天之气、在泉之气的左间、右间。四间气左右的定位，务要区别对待司天之气和在泉之气，确定司天之气左右间的气位时，要"面北（面向在下的在泉）命其位"（《素问·五运行大论》），所以四之气为其左间气，二之气为其右间气；当为在泉之气左右间气定位时，则要"面南（面向在上的司天）命其位"（《素问·五运行大论》），所以初之气为其左间气，而五之气为其右间气。

例如岁支为巳亥之年，由于是厥阴风木（一阴）司天，位当三之气，必然是少阳相火暑气（一阳）在泉，位当终之气。"面南命其位"，司天之气的左间气（四之气）就是一阴（厥阴风木）之后的二阴（少阴君火热气），司天之气的右间气（二之气）就是太阳寒水。"面北命其位"，就可推求在泉之气的左右间气，那么，初之气就为在泉之气的左间气（阳明燥金，二阳），五之气即是在泉之气的右间气（太阴湿土，三阴）。见图2-6。

（四）客气胜复

所谓客气六步的胜复变化。胜，胜气，即偏胜之气，是六气的主动强烈作用，指气候变化强度大，因而所引起的物化作用剧烈，对于人类则会有较大的致病作用；复，即复气，是由胜气而引起的报复之气，为气候被动的反弹作用。

《内经》认为，凡有胜气发生，在其后的某一时段，一定会有相应的复气出现。复气能制约太过的胜气，其五行属性与胜气为相克关系，复气出现的时间、强弱常与胜气的多少而定，但有时也会有"矫枉过正"的现象发

第二部分
五运六气理论基本知识

121

生，即复气强度过大而造成伤害。如岁"木不及……春有惨凄残贼之胜，则夏有炎暑燔烁之复"（《素问·气交变大论》）；"同化何如……风温春化同，热曛昏火夏化同，胜与复同"即是其例。张志聪将其诠释为"胜与复同者，谓五运之胜与复气，亦与六气之相同也"。说明五运之气也有"胜气""复气"的变化，二者"有胜则复，无胜则否……胜至则复，无常数也，衰止耳。复已而胜，不复则害，此伤生也"（《素问·至真要大论》）的规律是相同的。有一分胜气，便有一分复气，复气的多少及轻重由胜气的轻重来决定。即司天的上半年若有超常的胜气发生，则下半年可发生相反的复气以克制之，如上半年热气偏胜，下半年即有寒气克制。有胜有复为常，有胜无复则亢而为害。

《素问·五常政大论》认为，"微者复微，甚者复甚，气之常也"。指出客气的胜复变化是一般规律（即"气之常"），也是自然界在气候变化中的自稳调节作用或现象。即或发生了胜复之气的现象，也是暂时的、一过性的，自然界也会通过自稳调节而保持全年气候的正常状态。

（五）客气不迁正、不退位

《素问·遗篇·刺法论》专门论述客气六步的不迁正、不退位。

所谓迁正，是指上一年的司天左间气（四之气），按时迁升为新一年的司天之气（三之气）；上一年的在泉左间气（初之气），按时迁升为新一年的在泉之气（终之气）。

所谓"不迁正"，主要是指值年的司天之气不能应时而至。其原因多是前一年的司天之气太过，影响了新的一年值年司天之气的"迁正"而发生异常气候变化。如"太阳复布，即厥阴不迁正，不迁正气塞于上，当泻足厥阴之所流；厥阴复布，少阴不迁正，不迁正即气塞于上，当刺心包络脉之所流；少阴复布，太阴不迁正，不迁正即气留于上，当刺足太阴之所流；太阴复布，少阳不迁正，不迁正则气塞未通，当刺手少阳之所流；少阳复布，则阳明不迁正，不迁正则气未通上，当刺手太阴之所流；阳明复布，太阳不迁正，不迁正则复塞其气，当刺足少阴之所流"（《素问·遗篇·刺法论》）即对六气司天不能迁正的表述。

所谓"不退位"，是指上一年的司天之气太过，久留而不去，导致下一年的气候变化以及其他方面的气化作用仍然存留有上一年岁气特点，而新一年的岁气变化迟迟不能发生。在这种情形之下，其他四间气也是应升不升，应降不降，致使客气六步失序，从而出现该年份反常的灾害性气候频发。如果甲子年司天之气不能迁移正位，在泉之气也随之失守而空虚，四时的气候也会因此而失去正常的寒温秩序，就可能发生大的疫情。

《素问·遗篇·刺法论》还论述了客气六步的升之不前、降之不下。所谓"升之不前"，是指六气按节令当"升"位而未升至应当所主的节令区位，即节令已至而应当出现的气候未能出现。所谓"降之不下"，是指节令已过而气候特征仍未消退，继续影响着物候变化。这也是客气六步失序的异常状态。

综上所述，客气具有如下特征：一是司天之气和在泉之气为岁气，分别掌管上半年和下半年的气候变化；二是客气分六步，每步六十天零八十七刻半，每年从大寒节日为交司时刻；三是客气六步按先三阴、后三阳，一（一阴—厥阴、一阳—少阳）、二（二阴—少阴、二阳—阳明）、三（三阴—太阴、三阳—太阳）为序排列；四是每年客气六步随岁支变化而有相应的移行变化；五是客气六步总是"两两相对"，即阴对阴，阳对阳，左对左，右对右，司天对在泉。

四、客主加临

（一）概念

客主加临，将每年轮值的客气六步，分别叠加于固定不变的主气六步之上，用作推求一年六步气候变化特征的分析方法。临，有会合之义；加，叠加。由于主气是体现一年气候变化的正常状态，客气则是反映一年气候变化的特殊情况，因此，运用客主加临的方法，可以综合分析该年份可能发生的气候特征，把握或者预测该年的实际气候变化。

（二）客主加临的特征

将司天的客气叠加于主气的三之气上，在泉之气加于主气的终之气上，其余的四间气则分别依次叠加。加临之后，主气六步按五行相生之序，客气六步的次第则按先三阴后三阳，一、二、三之序，依次迁移叠加于主气六步之上，然后依次分析各步叠加后的气候状况。六年一周期，运动不息（见图2-8）。

仅从理论言之，五运的主运也有"客主加临"关系，但在五运六气理论中，只分析六气的"客主加临"。

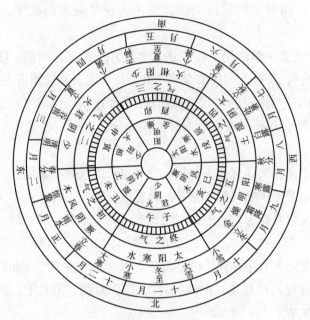

▨▨▨ 为可以转动的部分

图2-8　客主加临图

（三）客主加临意义

六气客主加临的意义有三：

其一，主客之气加临后是否相得。将六步客气分别叠加于主气之上，凡主客之气相生或主客同气（五行属性相同），为相得；如果主客之气的五行属性为相克关系，即为相失或不相得。相得则气候多表现为变化平稳，人体也不易生病；如果加临的结果为相失则气候反常或变化剧烈，于人体则易于生病。此即《素问·五运行大论》所说的"气相得则和，不相得则病"之义。

其二，主客之气加临后是否顺逆。六步客气分别叠加于六步主气之上，会出现顺和逆两种不同状态：凡客气胜（克）主气则为"顺"，凡主气胜（克）客气则为逆。故有"主胜逆，客胜从"（《素问·至真要大论》）之论。从，即顺从，和顺之义。逆，不顺，不和调。因为主气为气候变化的常态，基本为常态运行而无大的波动；客气轮流值年，所以主司某一时段气候变化是短暂的，每步也就是六十天零八十七刻半。如果主气胜客气，客气的作用就会受到抑制，所以为"逆"。反之，客气胜主气，短暂的六十天零八十七刻半过去之后，气候就又会恢复到正常运行状态，影响不大而且短暂，也不会有剧烈波动，所以称之为"顺"。

其三，君火与相火加临。《内经》运用封建社会中的"君臣"关系，类比六气客主加临中君火（热气）与相火（暑气）之间的加临关系。认为"君位臣则顺，臣位君则逆"（《素问·六微旨大论》）。认为客气六步的某一步为君火（热气）加临于主气同一时段（步位）的相火（暑气）之上时，即为"顺"；如果客气六步中的某一步为相火（暑气）而加临于主气同一时段（步位）的君火（热气）之上时，即为"逆"。

为了便于理解和记忆，遂将客气六年周期的客主加临状态列如表2-16。

表2-16　六年周期客主加临举例简表

八步之气	定位名称		地左	天右	司天	天左	地右	在泉
	次　序		初之气	二之气	三之气	四之气	五之气	终之气
	节　气		雨　春 水　分	谷　小 雨　满	夏　大 至　暑	处　秋 暑　分	霜　小 降　雪	冬　大 至　寒
	月　份		正　二 月　月	三　四 月　月	五　六 月　月	七　八 月　月	九　十 月　月	十一 十二 月　月
客主加临		主　气	厥阴风木	少阴君火	少阳相火	太阴湿土	阳明燥金	太阳寒水
	客气	2019年（己亥）	阳明燥金	太阳寒水	厥阴风木	少阴君火	太阴湿土	少阳相火
		2020年（庚子）	太阳寒水	厥阴风木	少阴君火	太阴湿土	少阳相火	阳明燥金
		2021年（辛丑）	厥阴风木	少阴君火	太阴湿土	少阳相火	阳明燥金	太阳寒水
		2022年（壬寅）	少阴君火	太阴湿土	少阳相火	阳明燥金	太阳寒水	厥阴风木
		2023年（癸卯）	太阴湿土	少阳相火	阳明燥金	太阳寒水	厥阴风木	少阴君火
		2024年（甲辰）	少阳相火	阳明燥金	太阳寒水	厥阴风木	少阴君火	太阴湿土

上表所示是己亥至甲辰年的客主加临情况，可以看出，只要将表中客气逐年向左移动一格，便可获得下一年的客主加临状态。

五、南政、北政

《素问·至真要大论》在论述"察阴阳所在而调之"时引出了六气的南北政概念和相关内容。

（一）概念

《内经》对于南政、北政的问题，没有明确的结论，后世众说不一，标准未定，后世有多种解释：

其一，认为甲己土运之岁为"南政"（尊土），其余年份为"北政"（张介宾）。

其二，认为戊癸火运之年为"南政"（重火），其余年份为"北政"（张志聪）。

其三，认为凡岁支为亥、子、丑、寅、卯、辰年份为"南政"，凡岁支为巳、午、未、申、卯、酉、戌年份为"北政"。陆笾（xiǎn）泉持这一立场，他在《运气辩》中把南北政之分，归于岁阴有南北之分布（见图2-9）。

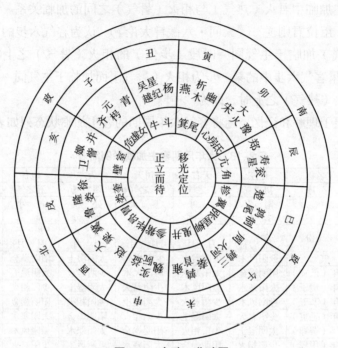

图2-9　南政、北政图

无论司天和在泉，都有南政与北政的区分。南即黄道南纬，起于寿星辰宫，一直到娵訾（jū zī）在二十八宿为室宿和壁宿（其位置相当于现代天文学上黄道十二宫中的双鱼宫）亥宫，因而岁支的亥、子、丑、寅、卯、辰都为南政。北即黄道北纬，起于降娄戌宫，一直到鹑尾巳宫，因而岁支的巳、午、未、申、酉、戌都为北政。如《素问·至真要大论》所说的"视岁南北，可知之矣"。犹言视察岁气（即岁支）的在南在北，其为南政，其为北政。

（二）南北政的确定

子、丑、寅、卯等为天体的十二宫。所谓"移光定位"，即由日光之移易所在，南北位次便随之而定。如太阳在亥、子、丑、寅、卯、辰任何一宫，均为南政。在巳、午、未、申、酉、戌任何一宫，均为北政。人随日光之所在，而面南面北，即可命其政为南为北，即所谓"正立而待"。如前所引《素问·六微旨大论》所谓"南面而待之",《素问·五运行大论》所谓"面北而命其位,言其见也",都是同一道理。所谓"政",即指司天、在泉居于南纬,或居于北纬的主令。所以《素问·六元正纪大论》叙述三阴三阳的司天主事,曰"三之气,天布政",曰"司天之政",曰"其政肃,其政切",无一不为主令之义。

(三)《内经》对南政、北政的应用

南北政的运用,据《素问·至真要大论》所云,惟用于诊切少阴脉一途。"帝曰:阴(少阴)之所在,寸口何如?岐伯曰:视岁南北,可知之矣。帝曰:愿卒闻之。岐伯曰:北政之岁,少阴在泉,则寸口不应;厥阴在泉,则右不应;太阴在泉,则左不应。南政之岁,少阴司天,则寸口不应;厥阴司天,则右不应;太阴司天,则左不应。诸不应者,反其诊则见矣。帝曰:尺候何如?岐伯曰:北政之岁,三阴在下,则寸不应;三阴在上,则尺不应。南政之岁,三阴在天,则寸不应;三阴在泉,则尺不应,左右同。"

此段原文有何意义?在解释少阴之脉,要受到南北政司天、在泉的影响时,明·张介宾《类经·运气类》第五认为,"夫三阴三阳者,天地之气也。如《太阴阳明论》曰:'阳者天气也,主外;阴者地气也,主内。故阳道实,阴道虚。'此阴阳虚实,自然之道也。第以日月证之,则日为阳,其气常盈;月为阴,其光常缺。是以潮汐之盛衰,亦随月而有消长,此阴道当然之义,为可知矣。人之经脉,即天地之潮汐也。故三阳所在,其脉无不应者,气之盈也。三阴所在,其脉有不应者,以阴气有不及,气之虚也。然三阴之列,又惟少阴(二阴)独居乎中,此又阴中之阴也,所以少阴所在为不应,盖亦应天地之虚耳。"此解强调气象变化对人体的影响。这只是原则,学习和应用这一观点时,是需要变通的。

第四章 运气合治

《内经》所论运气合治，就是将当年的岁运与岁气予以结合而用以分析该年份的气候变化，服务于医学的知识，内中包括运气同化和运气异化。《内经》传载运气理论的十篇内容认为，影响气候变化的因素不是单一的，而是五运和六气两个系统相互作用，以及各系统内部多因素互相影响，共同作用的结果。所以，不能单从五运或者单从六气予以分析；既要考虑运气之间的同化关系，也要分析运气之间的异化影响。综合全方位、多因素的知识，才可能对相关年份的气候、气象、物候乃至疾病、疫情流行状态进行预测和评价。

一、运气同化

何谓同化？指运或者气，只要受到同一性质因素的影响，就可能会发生同一性质的气象变化。在六十年的气运变化周期中，除了五运的主运与客运，六气的主气与客气之间存在着生克消长关系之外，五运和六气之间还有天符、岁会、同天符、同岁会、太〔〕天符五类二十二年为运气同化关系。

《素问·六元正纪大论》之"帝曰：愿闻同化何如？岐伯曰：风温春化同，热曛昏火夏化同，胜与复同，燥清烟露秋化同，云雨昏暝埃长夏化同，寒气霜雪冰冬化同。此天地五运六气之化，更用盛衰之常也。"原文所指同化规律木同风化，火同暑热化，土同湿化，金同燥化，水同寒化。但五运有太过、不及之别，六气有司天、在泉之异，所以运气同化就有多种情况。故《素问·六元正纪大论》："太过而同天化者三，不及而同天化者亦三；太过而同地化者三，不及而同地化者亦三，凡此二十四岁也。"

（一）天符

天符，是指岁运之气与司天之气五行属性相符合而同化关系的年份。

所谓"土运之岁，上见太阴；火运之岁，上见少阳、少阴；金运之岁，上见阳明；木运之岁，上见厥阴；水运之岁，上见太阳，奈何？岐伯曰：天之与会也。故《天元册》曰天符"（《素问·六微旨大论》）则是言此。"土运之岁，上见太阴"，即己丑、己未年，土湿同化，故此二年为天符；"火运之岁，上见少阳、少阴"，即戊寅、戊申、戊子、戊午年，火与暑热同化，故此四年为天符；"金运之岁，上见阳明"，即乙卯、乙酉年，金燥同化，故此二年为天符；"木运之岁，上见厥阴"，即丁巳、丁亥年，木风同化，故此二年为天符；"水运之岁，上见太阳"，即丙辰、丙戌年，水寒同化，故此二年为天符。以上12年均为岁运的五行属性与当年司天之气的五行属性相同，即所谓"应天为天符"（《素问·天元纪大论》）之意（见图2-10）。

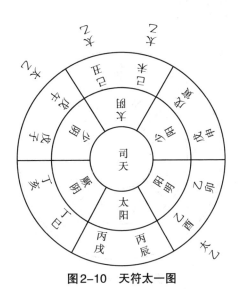

图2-10 天符太一图

推求方法：依据"先立其年，以明其气"（《素问·六元正纪大论》）。先求出年干支，根据"十干化运"规定，求出司岁中运之气；再据"十二支化气"规则，求出该年份的司天岁气；然后将岁运与司天岁气进行五行属性比较，如果二者属性相同，那么该年份就是天符之年。如乙卯、乙酉年，其年干为乙，乙庚化金，故这一年的岁运为金运不及；其岁支为卯、为酉，为"十二支化气"中的卯酉阳明燥金司天；金运之年又遇阳明燥金司天，五行属性相同。推求的结论是乙卯、乙酉年为"天符之年"。

（二）岁会

岁会，是指岁运之气与岁支表达方位时的五行属性相同而同化关系，具有这种关系的年份，称为"岁会"。

所谓"木运临卯，火运临午，土运临四季，金运临酉，水运临子，所谓岁会，气之平也"（《素问·六微旨大论》）则是言此。临，指该年份的岁运加临（叠加）于当年的岁支所表达的方位之上。原文认为，丁卯之年，年干丁岁运为木，卯位于东方木位，故称"木运临卯"；戊午年，年干戊岁运为火，岁支午位于南方火位，故称"火运临午"；甲辰、甲戌、己丑、己未四年，年干甲己岁运为土，辰、戌、丑、未四岁支分别位于东南、西南、东北、西北四维，其属性为土，故称"土运临四季"；乙酉之年，年干乙岁运为金，岁支酉位于西方金位，故称"金运临酉"；丙子年，年干丙岁运为水，岁支子位于北方水位，故称"水运临子"。以上8年，岁运之气与岁支表达方时位的五行属性相同而为同化关系，即所谓"岁会"（见图2-11）。

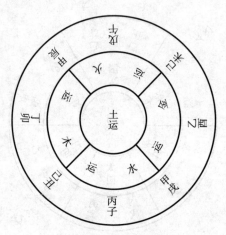

图2-11　岁会图

推算方法：依据"先立其年，以明其气"（《素问·六元正纪大论》），先求出年干支，根据"十干化运"规定，求出司岁中运之气；再据十二地支标记五方地域规则（东方寅卯木，南方巳午火，西方申酉金，北方亥子水，辰戌丑未中央土），求出该年份岁支所表达方位的五行属性；然后将岁运与岁支所表达方位的五行属性予以比较，如果二者的五行属性相同，那么该年份就是岁会之年。如2014年，岁在甲辰，年干"甲"表达该年的岁运为土，岁支"辰"则可标记五方地域的东南方土位，而该年份岁运土运又逢岁支所标记的方位也属于土，二者属性相同，所以该年为"岁会"之年。

（三）同天符

同天符，是指岁运太过之气与客气在泉之气相合而同化关系的年份。

所谓"太过而同天化者三……甲辰甲戌太宫下加太阴，壬寅壬申太角下加厥阴，庚子庚午太商下加阳明，如是者三。癸巳癸亥少徵下加少阳，辛丑辛未少羽下加太阳，癸卯癸酉少徵下加少阴，如是者三。戊子戊午太徵上临少阴，戊寅戊申太徵上临少阳，丙辰丙戌太羽上临太阳，如是者三……太过而加同天符"（《素问·六元正纪大论》）则是言此。原文中的"下"，是指在泉之气。"加"，即叠加比较。认为在六十年气运变化周期中，甲辰、甲戌，岁土太宫，又逢太阴湿土在泉，二者五行属性相同，土湿同化，故为同天符；庚子、庚午，岁金太商，又逢阳明燥金在泉，二者五行属性相同，金燥同化，故为同天符；壬申、壬寅，岁木太角，又逢厥阴风木在泉，二者五行属性相同，风木同化，故为同天符。上述6年，同为太过的岁运之气与客气在泉之气属性相合而同化的关系，故均为同天符。其中，甲辰、甲戌两年既属同天符，又为岁会（见图2-12）。

推算方法：依据"先立其年，以明其气"（《素问·六元正纪大论》），先求出年干支，根据"十干化运"及"阳干主岁运太过"规定，求出该年太过的司岁中运之气；再据"十二支化气"规则，求出该年份的司天岁气；再据客气六步中司天、在泉之气"两两对应"规则，求出当年的在泉之气；然后将太过岁运之气与在泉之气进行五行属性比较，如果二者属性相同，那么该年份就是同天符之年。如2022年，岁在壬寅。依据"十干化运"规则，壬为阳干，所以该年岁运为木运太过（太角）；再据"十二支化气"原理，逢寅之年，少阳（一阳）相火司天，必定是厥阴（一阴）风木在泉；岁运为太过的木运（太角）与在泉的厥阴风木五行属性相同，所以该年为"同天符"。

（四）同岁会

同岁会，是指岁运不及之气与客气在泉之气相合而同化关系的年份。

所谓"不及而同天化者亦三……癸巳癸亥少徵下加少阳，辛丑辛未少羽下加太阳，癸卯癸酉少徵下加少阴，如是者三。戊子戊午太徵上临少阴，戊寅戊申太徵上临少阳，丙辰丙戌太羽上临太阳，如是者三……不及而加同岁会"（《素问·六元正纪大论》）则是言此。原文中的"下"，是指在泉之气。"加"，即叠加比较之义。认为在六十年气运变化周期中，在六十年气运变化周期中，有6年为"同岁会"。其中癸巳、癸亥、癸卯、癸酉为阴干火运不及之年，而该年的在泉之气分别是少阴君火和少阳相火，属不及之火运与在泉的君火热气、相火暑气的五行属性均为"火"，性质相符而同化故此4年为"同岁会"。辛丑、辛未为阴干水运不及之年，该年的在泉之气为太阳寒水之气，岁运不及的水运与在泉之寒水之气五行属性相符而同化，故此2年为"同岁会"（见图2-12）。

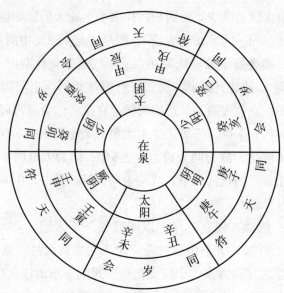

图2-12　同天符、同岁会图

　　推求方法：依据"先立其年，以明其气"（《素问·六元正纪大论》），先求出年干支，根据"十干化运"及"阴干主岁运不及"规定，求出该年不及的司岁中运之气；再据"十二支化气"规则，求出该年份的司天岁气；再据客气六步中司天、在泉之气"两两对应"规则，求出当年的在泉之气；然后将不及岁运之气与在泉之气进行五行属性比较，如果二者属性相同，那么该年份就是同岁会之年。如2021年，岁在辛丑，依据"丙辛化水"，辛为阴干，故岁运为水运不及（少羽）；据"丑未太阴湿土"可知，该年为太阴湿土司天，必然是太阳寒水在泉；此年水运不及（少羽）之中运与在泉之太阳寒水的五行属性相同而化为"同岁会"。

（五）太一天符

　　太一天符，既是天符，又是岁会的年份，是指岁运之气既与司天之气，又与岁支表达的方位属性相合而主令的年份。"天符岁会何如？……太一天符之会也"（《素问·六微旨大论》）。在六十年气运变化周期中，戊午、乙酉、己丑、己未4年均属于太一天符。可见，太一天符之年，其司岁的中运之气，与当年的司天之气和其岁支标记的区位，三者的五行属性均相同，这就是《素问·天元纪大论》之"三合为治"。如戊午年，既是"火运之岁，上见少阴"的天符年，又是"火运临午"（岁支标记南方火位）的岁会年，故为"太乙天符"（见图2-10）。

运气同化之年，往往气象单一，表现为一气独胜，容易给生物和人体造成较大的危害。故有"天符为执法，岁位为行令，太一天符为贵人……邪之中也奈何……中执法者，其病速而危；中行令者，其病徐而持；中贵人者，其病暴而死"（《素问·六微旨大论》）。

二、运气异化

五运和六气结合分析相关年份的气候、气象变化时，除了上述"运气同化"三十二年五类不同状况外，还有二十八年属于气运异化的年份。《内经》对于这些年份的气候、气象、物候，乃至疾病或疫情流行特点的分析、判断、预测，是依据当年岁运、岁气的五行生克关系予以分析的，"气有余，则制己所胜，而侮所不胜；其不及，则己所不胜侮而乘之，己所胜轻而侮之。侮反受邪，侮而受邪，寡于畏也"（《素问·五运行大论》）为其基本思维路径。岁运和岁气异化关系主要表现为运盛气衰、气盛运衰两种状态。

（一）运盛气衰

运盛气衰的异化状态，是"气运异化"年份的气运特点之一，多发生于阳干主运太过年份，当该年份的岁运制约（克）司天岁气时（即"运克气"），如甲戌年，司岁的太过土运（太宫），抑制了当年的司天之气太阳寒水（土克水）；再如丙寅年，水运太过（太羽）制约司天之气少阳相火暑气（水克火），该年份即为"运盛气衰"之年。

（二）气盛运衰

气盛运衰的异化状态，是"气运异化"年份的又一气运特点，多发生于阴干主运不及年份。当该年份的岁运被司天岁气抑制（克），如丁卯、丁酉年，司岁的木运不及（少角），又逢阳明燥金司天之气的制约（金克木），故此年为"气盛运衰"再如辛未、辛丑年，水运不及，又逢太阴湿土司天，土克水，故为"气盛运衰"之年。

三、平气

岁运除有太过、不及外，还有平气之年。平气之年，是指当年岁运既无太过，有无不及的年份，正如张介宾所说，"平气，如运太过而被抑，运不及而得助也"（《类经图翼·五运太少齐兼化逆顺图解》）。

推求方法：

其一，根据岁运与岁气推算。推算时又有三种情况：

一是岁运太过而被岁气抑制；凡属岁运太过的年份，如果同年的司天之气（岁气）能够对其予以制约（即"克"）时，那么该年的岁运即可成为平气之年。如2010年，岁在庚寅，当年的岁运为金运太过（太商），但是这一年又是少阳相火（暑气）司天，太过的金运（太商）受到司天之气相火的制约（火克金），故此年的岁运也可成为为平气。

二是岁运不及而得资助。凡属岁运不及的年份，如果同年的司天之气（岁气）能够给予资助，亦可能成为平气之年。如2011年，岁在辛卯，其岁运为水运不及（少羽），但是这一年又是阳明燥金司天，不及的水运（少羽）得到司天之气阳明燥金的资助（金生水），所以该年的岁运亦可成为平气。

三是"同气相求"。所谓"同气相求"，是指不足的岁运之气又得当年五行属性相同的司天岁气资助，其岁运亦可成为平气。如2007年，岁在丁亥，岁运为少角（木运不及），又逢"巳亥厥阴风木"为司天之气，二者五行属性均为"木"，"同气相求"，故岁运为平气。

其二，根据每年交运的年干、日干、时干的关系推算：

每年交运的年干、日干、时干三者的五行属性相同，被称为"干德符"。德，即德性，事物的本性；符，即属性一致而相符。每年初运交运的时间均在大寒节日，如果交运当日（大寒节）的日干、交运的具体时刻的时干，与当年的年干三者相同，该年份的岁运也可以成为平气。如1992年，岁在壬申，其岁运为木运（少角），初运交运的大寒节日干支为"丁卯"（丁壬化木），该年交运时刻为大寒节日寅时初初刻，"东方寅卯木"，所以这一年岁运木运又逢交运之日、交运之时的五行属性均为"木"，故为平气。

其三，根据岁运与当年初运交运的时月干关系推算：

凡岁运不及的年份，若逢当年初运交运的月干与该年的年干的五行属性一致而相符，无论是岁运与岁气之间是相生或同气关系，只要不是相克关系，仍然可成为平气之年。

研究"运气同化"和"运气异化"知识的意义在于对六十年气运变化的分析和评价，并且将其应用于相关年份气象、物象、疾病流行谱，乃至疫情流行的预测。五运六气学说的精华是看动态变化。《内经》明确指出，五运六气有常有变，有未至而至，有至而未至，有至而太过，有至而不及，有胜气、复气之异，有升降失常之变，所谓"时有常位而气无必也"（《素问·至真要大论》）等复杂情态。大疫多由不正常的异气造成，故对疫病预测，分析不正常运气的状态比六十年年常规时位的推算更为重要。五运六气的预测，就是根据天气运行变化的象态，判断其有否乖戾及乖戾程度，预测疫情发生的可能性和变化趋势。

依据《内经》中10篇专论运气知识的内容分析，在进行运气分析时，务必要从以下四方面予以考虑。

一要全面衡量各种运气因子的影响。除上述关注岁运、司天、在泉等主要因子外，一年中的五步五运，六步的主气、间气，年运的交司时间，南政北政，大司天等都不能忽略；各因子除观察其强弱变化外，还应注意到五运的太少阴阳、六气的正化对化等。

二要注重各运气因子之间的相互关系。运气产生的最终结果不是各运气因子的结果和，各因子与结果之间不是单一的因果逻辑，各种运气因子之间会形成各种组合后发挥作用。除一般运气同化、客主加临等关系外，还需要注意前后运气间的胜复关系、上半年和下半年之间的刚柔关系。

三要密切观察五运六气的动态变化。如升降、迁正、退位的状况及分析其动态过程为正化度还是邪气化度等。

四要关注对单一指标统计的不敏感。人们习惯于单一因果形式逻辑思维，容易忽视间接关系、综合关系、动态关系、累积关系等相关关系。

《内经》五运六气学说的主导思想是努力探索自然规律，其方法是客观的、辩证的，毫无神怪迷信色彩，这是学习、研究、应用运气理论时必须持有的学术立场。前人经几千年实践观察总结出来的五运六气预测理论，尽管受历史条件的局限，还做不到十分精确，但毕竟是许多代人经验的积累，代表了前人在这一问题上的认识水平。只要我们用科学的态度去对待它，用辩证的方法去运用它，用现代科技手段去发展它，相信可以使中医五运六气疫病预测理论重放光芒，为现代防病治病及疫病预测做出应有贡献。

第五章 运气学说在医学中的应用

《内经》所论运气学说在医学中的应用，主要用以解释气候变化对人体生理、病理的影响，依据病因性质的不同，结合精气—阴阳—五行理论，概括地叙述了人体发病的一般规律。临床医学家根据其中的相关知识，用于指导疾病的治疗。

一、《黄帝内经》对运气理论的临床应用

总结《内经》对于五运六气理论临床应用内容，主要有以下几个方面。

（一）五运理论的临床应用

岁运，又叫大运、中运，是统主一年气候的运，所以岁运影响全年的气候，并对全年疾病的流行情况产生影响。据现有资料显示，岁运与发病关系，基本以岁运太过与发病的资料为多见。岁运太过年份的一般发病规律，《素问·五运行大论》将其总结归纳为"气有余，则制己所胜，而侮所不胜"。

1. 岁运太过与发病　凡阳干之年，其岁运太过。五运太过的气候变化规律是本运之气偏盛，本气流行。一则引起与之相通应的脏发病；二则是与之相应的所胜之脏受制而病。岁运太过年份的气运特点、所致病症的脏腑定位、流行病症的具体内容详见表2-17。

表2-17　岁运太过之年流行病症谱表

岁运太过	木运太过	火运太过	土运太过	金运太过	水运太过
气候特点	风气流行	炎暑流行	雨湿流行	燥气流行	寒气流行
所伤内脏	肝　脾	心　肺	脾　肾	肺　肝	肾　心
常 见 病 症	飧泄、食减、体重、烦闷、肠鸣、腹满、善怒、眩冒、巅疾、胁痛、呕吐	疟疾、少气、咳喘、血溢血泄、注下、嗌燥、耳聋、中热、肩背热、胸痛、胁支满、胁背肩胛间痛、两臂痛、身热、骨痛、浸淫、谵妄、狂越	腹痛、清厥意不乐、体重、烦冤、肌肉萎、行善瘈、脚下痛、饮发中满、食减、四肢不举、腹满、溏泄、肠鸣	两胁下少腹痛、目赤痛眦疡、耳无所闻、体重烦闷、脑痛两胁满且痛引少腹、咳喘逆气、肩背痛、尻阴股、膝、髀腨胻足痛、胁不可转侧、咳逆甚而血溢	身热、烦心、躁悸、谵妄、心痛、腹大、胫肿、喘咳、寝汗出、憎风、腹泻、食不化、渴而妄冒

有人对木运太过与临床应用做了研究，认为木运太过之年（逢壬之年），就异常气候而言，以风、燥、湿为主，故临证中患病多以肝气偏盛，症见掉眩、善怒、头痛、头晕、胁痛，同时可伴发木旺乘脾的食欲不振、头身困重、呕吐、泻泄等，病位多在肝、脾、肺。此年木运太过，对凡有阴虚火旺，尤以肺阴不足者，清热泻肝之方常获良效。所以用痛泻要方治之多获良效，方中白芍味酸以泻肝木，防风散肝胆之湿，陈皮理气和中，白术补脾健运，以解肝旺对脾土之克伐。

也有人对火运太过予以临床调查，发现火运太过之年（逢戊之年），全年气温偏高，据2008年（戊子）西安、郑州、石家庄、北京、武汉、南京、济南等地气象资料，上述地区盛夏气温在36℃以上高温达20余天，明显高于其他年份，时逢太阳黑子活动的峰年，故肺金多受火热灼伤而生肺气上逆之咳、喘、咯血、胸闷、胸痛之疾。有人对北京、上海两地城区百万人调查资料，发现该年份两地冠心病发病及死亡率有相应的动态变化，总以火运太过（即逢戊之年及其临近年份）恰是太阳黑子活动的峰年，冠心病的发病率及死亡率显著增多，与《素问·气交变大论》记载相一致。

还有对土运太过之年（逢甲之年）的研究。"雨湿流行，肾水受邪"（《素问·气交变大论》）。如1994年（甲戌年）2014年（甲午年）即是如此，认为该年份的雨水偏多，相对湿度大，常用甘姜苓术汤加减。

也有预测金运太过之年（逢庚之年），如2020（庚子）年，该年份"燥气流行，肝木受邪"，人体以肺、大肠、肝胆病为多见。并提出，如果以肝胆受制而不疏者，则当以柴胡疏肝散，或小柴胡汤、大柴胡汤加减为治。

认为水运太过之年（逢丙之年），寒水流行，全年的平均气温偏低，尤以冬季更甚。岁水太过之年，人以肾病、心病多发为特点，以寒性病证为多见。

2.岁运不及与发病 凡阴干之年，为岁运不及。不及，指五行之气衰少。运不及之年除了导致胜气妄行之外，还会出现制止胜气的复气。所谓有胜必有复，先胜后复。例如木运不及则燥金之运大行，但不及的木运之子火气，必复母仇而在下半年产生火热气候（即成为复气）。

岁运不及年份的发病规律：①与岁运相应之脏被抑而病；②所不胜之脏偏盛而病；③因复气偏盛而产生相应病证，而且复气为不及之岁气的子气。

岁运不及年份因气候特征而引起的流行疾病，多累及三脏（见下表），对该类年份所发生病证的治疗，但当遵"抑强扶弱"的治疗原则，扶助受制不足之脏，同时也要伐抑偏盛过亢之邪，但总以扶弱为主。

现将《素问·气交变大论》所载五运不及年份气运特点，所发生的胜气、复气状态、由此引起脏腑损害的病证定位，以及相关的流行病症谱，归纳见表2-18。

表2-18　五运不及年份的气运特点与流行病症谱表

岁运不及	木运不及	火运不及	土运不及	金运不及	水运不及
胜　气	燥气大行	寒气大行	风气大行	炎火大行	湿气大行
复　气	炎暑流行	大雨且至	肃杀霖霆	寒雨暴至	大风暴发
病症定位	肝 肺 心	心 肾 脾	脾 肝 肺	肺 心 肾	肾 脾 肝
常见病症	中清、胠胁痛、少腹痛肠鸣、溏泄寒热、疮疡疹、痈、痤咳、鼽	胸中痛、胁支满、膺背肩胛肩两臂痛、心痛、暴喑、腹大鹜溏、腹满饮食不下、肠中寒鸣、泄注腹痛	飧泄、霍乱体重、腹痛肌肉胸酸、善怒、胸胁暴痛、下引少腹、善太息、食少失味	血便、注下阴厥且格阳反上行、头脑户痛、延及囟顶、发热、口疮、甚则心痛	腹满、身重濡泄、寒疡流水、腰腹痛、烦冤、足痿清厥、脚下痛、腹满、浮肿、筋骨并辟、肉胸瘛、目视䀮䀮、肌肉疹发、气并膈中、痛于心腹

3.六气理论的临床应用　在六气理论的临床应用中，有主气六步与客气之司天、在泉两套理论体系。

（1）主气六步理论的临床应用：六气，即风、寒、暑、湿、燥、火六种气候变化。六气异常，就成为致病因素，即六淫邪气，故六气理论的应用，主要针对的是外感疾病。《内经》认为，春季为厥阴风木当令，故易患风温病。夏季为少阴君火与少阳相火暑热司令，故临证多见头晕、发热、汗出、咳嗽等症。长夏为太阴湿土当令，易发湿瘟之疾。秋季阳明燥金当令，易患温燥或凉燥。冬季太阳寒水主司，气候寒冷，病多伤寒。

（2）客气（司天、在泉）理论的应用：客气是随年份变化而不断迁移的气候，虽乃六步，但对气候影响最大者，莫过于司天之气和在泉之气，所以临床应用中通常以此二者为主而论其对发病及治疗的影响。

《素问·至真要大论》认为，"清气大来，燥之胜也，风木受邪，肝病生焉；热气大来，火之胜也，金燥受邪，肺病生焉；寒气大来，水之胜也，火热受邪，心病生焉；湿气大来，土之胜也，寒水受邪，肾病生焉；风气大来，木之胜也，土湿受邪，脾病生焉。所谓感邪而生病也。乘年之虚，则邪甚也；失时之和，亦邪甚也。遇月之空，亦邪甚也。重感于邪，则病危矣。有胜之气，其必来复也"。

（3）六气淫胜的组方用药规律：无论是主气还是客气，相同特点的气候淫胜之时，均可按以下规律用药。

①据《素问·至真要大论》"厥阴之胜，治以甘清，佐以苦辛，以酸泻之"之用药规律，张元素的《医学启源·六气方治·风气方》认为，可针对临床病证特点分别选用防风通圣散、灵砂丹（23味）、神仙换骨丹、不换金丹、花蛇续命汤（治中风偏瘫）、加减冲和汤、防风天麻散（治风痹走注，肢节疼痛，中风偏枯，或暴喑不语，内外风热壅滞）、祛风丸（治风偏，手足〔颤〕掉，语言謇涩，筋骨痛）、大通圣白花蛇散（治诸风）、活命金丹（治风中脏不语，半身不遂，肢节顽痹）、至宝丹、牛黄通膈汤（治初病风证，觉一二日实，则急下之）等。

②据《素问·至真要大论》"少阴之胜，治以辛寒，佐以苦咸，以甘泻之热气大来，火之胜也，金燥受邪，肺病生焉"之用药原则，张元素在《医学起源·六气方治·火气方》中针对少阴君火热气淫胜所发生的不同病证，拟定以下方药以供选择：凉膈散、黄连解毒汤、三一承气汤、八正散、洗心散、调胃承气汤、大承气汤、柴胡饮子、白虎汤、桃仁承气汤、神芎丸。

③遵循《素问·至真要大论》"太阴之胜，治以咸热，佐以辛甘，以苦泻之"之用药原则，张元素在《医学启源·六气方治·湿土方》中，结合相关的疾病流行状态，拟定了葶苈木香散、白术木香散、大橘皮汤、桂〔苓〕白术丸、六一散、五苓散、赤茯苓丸、人参葶苈丸、海藻散等方药，以供临床治疗相关病证时选择。

④遵循《素问·至真要大论》"少阳之胜，治以辛寒，佐以甘，以甘写之"组方用药原则，张元素在《医学启源·六气方治·暑热方》中，结合相关的疾病流行状态，拟定了白虎汤、桂苓甘露饮、桂苓白术散、益元散（桂府滑石二两烧红、甘草一两）、竹叶石膏汤、化痰玉壶丸（生南星、生半夏、天麻各一两、白面三两）、四君子汤、白术散、小柴胡汤、升麻葛根汤等方药，以供临床治疗相关病证时选择。

⑤遵循《素问·至真要大论》"阳明之胜，治以酸温，佐以辛甘，以苦泄之"组方用药原则，张元素在《医学启源·六气方治·燥气方》中，结合相关的疾病流行状态，拟定了脾约丸、润肠丸（麻仁、桃仁去皮尖、羌活、当归、大黄各半两）当归润燥汤（升麻、当归、生地黄、甘草、干地黄、桃仁、麻仁、红花、大黄）、橘杏丸（橘皮、杏仁）、七宣丸（柴胡、桃仁、

枳实、诃子皮、木香、大黄、甘草)、麻仁丸、神功丸(大黄、麻仁、人参、诃子皮)、厚朴汤(厚朴、白术、半夏、枳壳、陈皮)、七圣丸(川芎、肉桂、木香、大黄、羌活、郁李仁、槟榔)、犀角丸(黄连、犀角、人参、大黄、黑牵牛)等方药,以供临床治疗关系病证时选择。

⑥遵循《素问·至真要大论》"太阳之胜,治以甘热,佐以辛酸,以泻之"组方用药原则,张元素在《医学启源·六气方治·寒气方》中,结合相关的疾病流行状态,拟定了大己寒丸(干姜、良姜、桂、荜茇)、四逆汤、附子理中丸、胡椒理中丸(胡椒、荜茇、干姜、款冬花、甘草、陈皮、良姜、细辛、白术)、理中丸、桂附丸(川乌头、附子、干姜、赤石脂、桂、蜀椒)、姜附汤(干姜、附子、甘草)、加减白通汤(附子、干姜、官桂、白术、草豆蔻、甘草、人参、半夏)、二姜丸(良姜、干姜)、术附汤(黑附子、白术、甘草)等方药,以供临床治疗关系病证时选择。

这是前人依据运气理论指导临床治疗用药的实践结晶,由于时间的变迁,气运特点也会因之而有所区别,因此在临床应用前人的经验时,要遵循"善言天者,必有验于人;善言古者,必有合于今;善言人者,必有厌于己"(《素问·举痛论》)的学习方法和要求,灵活对待,不可拘执。

二、张仲景《伤寒论》与五运六气理论的临床应用

《内经》所创的"标本中气"理论是五运六气学说的重要内容之一。该理论成为研究伤寒六经病的主要思路,对指导六经病的辨证论治有重要价值。运用标本中气理论研究伤寒六经病证的方法,被称为"六经气化学说",成为研究仲景学术思想的主要流派。此处仅以《伤寒论》相关条文为例,试析张仲景对五运六气理论中标本中气知识的临床应用。

《素问·六微旨大论》:"少阳之上,火气治之,中见厥阴;阳明之上,燥气治之,中见太阴;太阳之上,寒气治之,中见少阴;厥阴之上,风气治之,中见少阳;少阴之上,热气治之,中见太阳;太阴之上,湿气治之,中见阳明。所谓本也。本之下,中之见也。见之下,气之标也。本标不同,气象异也。"《素问·至真要大论》指出:"少阳太阴从本,少阴太阳从本从标,阳明厥阴,不从标本,从乎中也……是故百病之起,有生于本者,有生于标者,有生于中气者。有取本而得者,有取标而得者,有取中气而得者,有取标本而得者,有逆取而得者,有从取而得者。"疾病的发生、发展变化,"生于本""生于标""生于中气"的具体情况是怎样的呢?在治疗用药过程中,怎样运用"取本""取标""取中气""取标本""逆

取""从取"的治疗原则呢？《素问·至真要大论》虽有提示，但嫌笼统，惟仲景《伤寒论》对此作了垂范。标、本、中气理论，可用以指导研究六淫发病规律及指导治疗用药。风、寒、暑、湿、燥、热六气为本。本，即事物的本体、本质。因为六气是气候物化现象产生的根源，故谓六气为"本"。标，标志、标象，即三阴三阳，是用以表示，或者标记六气的标志。这是人们为了便于掌握和认识六气而附加的符号。中，即中见之气，是与标本相互联系，且与标为表里关系者即为中气。六气的标、本、中气关系见表2-19。

表2-19　六气标本中气关系表

六气	本	（本体）	风	热	暑（火）	湿	燥	寒
标		（表征、阴阳属性）	厥阴	少阴	少阳	太阴	阳明	太阳
中气		（与表征为表里关系）	少阳	太阳	厥阴	阳明	太阴	少阴

由于六气标、本、中气的性质不同，因此对疾病病理演变过程中的影响各有区别：在六淫致病过程中，有的病理表现为本气特征，即所谓"有生于本者"；有的病理表现与其标的性质相符，即所谓"有生于标者"；也有的病理变化与本、与标的性质都不同，而与其中气的性质一致，此所谓"有生于中气者"也。临床应用时，要遵循《素问·至真要大论》所说的这三条原则。《伤寒论》中虽无标本中气之说，但仲景却巧妙地将这一理论与六淫病机、脏腑经络病机，以及六经辨证用药结合在一起，使六经证治得到较合理的解释。仲景是如何将标本中气理论转换为脏腑经络气化理论，并有效地用之于辨证体系之中的呢？张介宾可谓是解读其中奥理之最早者、最著者。张氏深谙其中之旨，指出："脏腑经络之标本，脏腑为本居里，十二经为标居表，表里相络者为中气居中。所谓相络者，为表里互相维络，如足太阳膀胱经络于肾、足少阴肾经络于膀胱也。余仿此"（《类经图翼·卷四》）。现将介宾的图例示如表2-20。

表2-20　脏腑应天标本中气表

本	脏腑	心	肾	心包	肝	小肠	膀胱	大肠	胃	三焦	胆	肺	脾
标	经脉	手少阴经	足少阴经	手厥阴经	足厥阴经	手太阳经	足太阳经	手阳明经	足阳明经	手少阳经	足少阳经	手太阴经	足太阴经
中气	表里关系	手太阳经	足太阳经	手少阳经	足少阳经	手少阴经	足少阴经	手太阴经	足太阴经	手厥阴经	足厥阴经	手阳明经	足阳明经

这是张介宾运用标本中气理论，解释脏腑经络之间的气化规律，也是用以阐发伤寒六经病变机理及治疗用药的生理基础，从而形成了研究《伤寒论》的一个重要学派——六经气化学派。这一学派的核心思想就是六经为病，就是六经的气化为病。正如张志聪所注："治伤寒六经之病，能于标中求之，思过半矣"（《素问集注》卷八，下同）。现在以《伤寒论》六经病为例，对标本中气理论的临床应用作以示范。

（一）标本同气，皆从本化

《素问·至真要大论》说："少阳、太阴从本。"马莳注曰："少阳之本火，太阴之本湿，本末同，故从本也。"少阳之本气为暑，证多热化，所以张仲景辨治少阳病时，总以少阳枢机不利，内郁化热为主要病机。或有胆热横犯于脾之"不欲饮食"；或者胆热犯胃而致胃气上逆之"喜呕"；或有胆火上扰心神而见"心烦"不安（96条。条目序号均以五版《伤寒论》教材为据。下同）；或热迫胆汁外溢而有"面目及身黄""小便难"（98条）；或火热内动而见"呕不止，心下急，郁郁微烦"（103条）。此皆为"少阳从本而化"之例，故仲景遣小柴胡汤，或大柴胡汤，或柴胡加芒硝汤治之。张志聪也有相同见解，他说："少阳标阳而本火，则宜散之以清凉。"太阴之本为湿气。脾主运化水液，为"水之制"，喜燥恶湿为其特性。太阴为病，运化失司而致湿浊停聚为患，故太阴病总以有湿为其特点，如脾虚水停之泄泻、水肿、带下、痰饮、腹胀满等。脾之实证，无论热化、寒化，总以湿盛为其突出病机，临证所见的太阴湿热诸证，可选茵陈蒿汤、栀子柏皮汤、三仁汤、连朴汤之类以祛湿除热；或为太阴寒湿证，可选平胃散、茵陈四逆汤，以温中助阳利湿。这就是张志聪所注："太阴标阴而本湿，故当治以四逆辈。"后人亦有"治脾不在补，而在运其湿"之论。

（二）标本异气，从本从标

王冰注曰："太阳本为寒，标为热；少阴本为热，标为寒。"两者标本异气，故其发病，有从其本者，也有从其标者。临证应用如张志聪所云："且如太阳病，头痛发热，烦渴不解，此太阳之本病也。如手足挛急，或汗漏脉沉，此太阳之病标也。"前者如《伤寒论》的第4、6、11、26、34、63、76、77、79条者是。后者如第1、2、3、6、7、12、35条等。可见太阳本寒而标阳，标本异气，故太阳病既有"必恶寒"之太阳伤寒证（从本化）；也有发热，"不汗而烦躁"之里热（从标化）。仲景制麻黄汤以治太阳从本而化之寒证（如麻黄汤、小青龙汤证、麻黄附子细辛汤证等），又创大青龙汤治疗既从本（寒）又从标之入里化热证。"少阴之本热，其标阴"。张志聪在论述其临证用药原则时指出："如少阴病，脉沉者急温之，宜四逆汤，此少阴之病标也。如少阴病，得之二三日，口燥咽干者，急下之，宜大承气汤，此少阴之病本也。"由于少阴之本气为热，其标属阴为寒，因此临证常见的伤寒少阴病，有从本而病的"少阴热化证"，如仲景所论的"少阴病，得之二三日以上，心中烦，不得卧，黄连阿胶汤主之"（第303条），此为心火旺，肾阴虚证。少阴病亦有从标而化之"少阴寒化证"。仲景说："少阴病，脉沉者，急温之，宜四逆汤"（第323条）。又说："少阴病，身体痛，手足寒，骨节痛，脉沉者，附子汤主之"（第305条）。由于此即为少阴寒化证，治当温补心肾少阴之阳。此外，亦有既从标又从本化而病的阴盛格阳证，仲景用白通汤（第314条），以及白通加猪胆汁汤（第315条）。

（三）阳明、厥阴，从乎中气

马莳注曰："阳明之中太阴，厥阴之中少阳，本末与中不同，故不从标本，从乎中也。"阳明为多气多血之经，气血充盛，阳气最旺，故其从标而化，多为阳热主证。热盛伤津，大肠又能"主津"，津液损伤，肠道失润，临证中，阳明病可从本而化，即燥化证，如《伤寒论》第212、220、241、252、253、254、256条者是，即所谓阳明腑实证，用大承气汤下之可愈。也可从标而化为阳热之证，如第168、169、170、176、219、221、222条，即所谓阳明经证者是，可用白虎汤类治之。也可从乎中气而化为太阴病，故在阳明经证之大热证或阳明腑实证之后，转化为太阴虚寒证，如《伤寒论》："阳明病，不能食，攻其热必哕，所以然者，胃中虚冷故也"（第194条）。又说："伤寒发汗已，身目为黄，所以然者，以寒湿在里不解故也。以为不可下也，于寒湿中求之"（第259条）。第243条也说："食谷欲呕，属阳明也。吴茱萸汤主之。"这就是阳明"从乎中气"为病的实例。正如张志聪所说："阳明病，发热而渴，大便燥结，此阳明之病阳也。如胃中虚冷，水谷不别，食谷欲呕，脉迟恶寒，此阳明感中见阴湿之化也。"厥阴之本属阳而标阴，其中见少阳之气，所以伤寒病有从本而化生阳热病者，如《伤寒论》说："伤寒一、二日至四、五日，厥者必发热，前热者后必厥，厥深者热亦深，厥微者热亦微"（第335条），可用白虎汤治疗（350条）。厥阴病亦可从标而化者生阴寒者，如仲景说："下利厥逆而恶寒者"（353条），"若大下利而厥冷者，四逆汤主之"（354条）。厥阴之病亦有不从标本而从乎中气（少阳）而病者。如仲景所说得"厥阴之为病，消渴，气上撞心，心中痛热，饥而不欲食，食则吐蛔"（326条），方用乌梅汤治之。因此张志聪总结说："厥阴病，脉微，手足厥冷，此厥之病阴也。如消渴，气上冲心，心中疼热，此厥阴病中见少阳之火化也。"临证中，厥阴为病，常见寒热错杂，或相火妄行，肝阳上亢而有头晕、耳鸣、四肢抽搐之症，宜用清热泻火，息风止痉治之，亦属"从乎中气"的病理变化。

从上述仲景在《伤寒论》中对标本中气论理的应用情况来看，任何一经的发病，都有"从本""从标""从乎中气"三者。《内经》之所以说"少阳、太阴从本""太阳、少阴从标从本""阳明、厥阴从乎中气"，一是突出其易生之病，如太阴之本阴标阴其病多湿，少阳之本阳标阳故多阳热之证等。二是强调病情的复杂，如少阴病有寒化、热化之证，太阳为病有从本而化的表寒，表里俱寒（如麻黄附子细辛汤证），也有从标从本之表寒里热证（如大青龙汤证）。三是强调不为人们重视的疾病，如阳明多为实热证，但从中气者，也有寒湿证（如359、343条之吴茱萸汤证），厥阴"从乎中气"则发寒热错杂证等。临证时应当权变圆活，不可拘泥，故《素问·至真要大论》说："知标与本，用之不殆……不知是者，不足以言诊，足以乱经……夫标本之道，要而博，小而大，可以言一而知百病之害。"足见这一理论在临证中的重要价值［张登本，孙理军."标本中气"理论在伤寒六经病辨治中的应用.陕西中医学院学报，2002，25（5）：1-3.］。

三、运气理论现代临床应用的研究述评

五运六气理论（简称运气学说）是中医学专门研究气候变化规律及其与人类生命活动关系的理论。临床运用中主要根据阴阳五行学说的框架，结合运气中的岁运、主运、客运、主气、客气、客主加临、运气相合、标本中气的理论，对疾病发生、发展演变加以阐释并用以疾病的预测和治疗。本文对近年应用五运六气理论进行临床研究的相关资料进行了较系统的述评，有助于人们对这一领域中运用情况的了解。

五运六气理论，是我国古代专门研究天时气候变化规律及其与人类健康关系的一门学科。其内容完整而系统地保存于《黄帝内经》的"七篇大论"之中。数千年来，历代医学家对其有不同程度的研究，从各自不同的角度用以预测疾病的流行，并指导临床用药。近多年来，随着中医学理论的深入研究，运气理论及其临床应用也受到人们相应的关注，此处谨对此间的临床应

用研究作以回眸和评述。

（一）岁运理论的临床运用

岁运，又叫大运、中运，是统主一年气候的运，所以岁运影响全年的气候，并对全年疾病的流行情况产生影响。据现有资料显示，岁运与发病关系，基本以岁运太过与发病的资料为多见。岁运太过年份的一般发病规律，在《素问·五运行大论》中总结归纳为："气有余，则制己所胜，而侮所不胜。"

1.木运太过与临床应用研究　木运太过之年（逢壬之年），就异常气候而言，以风、燥、湿为主，故临证中患病多以肝气偏盛，症见掉眩、善怒、头痛、头晕、胁痛，同时可伴发木旺乘脾的食欲不振、头身困重、呕吐、泻泄等，病位多在肝、脾、肺。蒋氏认为壬申（1992）年，此年木运太过，对凡有阴虚火旺，尤以肺阴不津，清热泻肝之方常获良效，其治一陈姓女患者，咳嗽久治不愈，遵此法用南北沙参各10克，鱼腥草15克，杏仁9克，麦冬10克，炒黄芩6克，炒牛蒡子9克，黛蛤散15克（包煎），炙桑皮9克，川贝母5克，炙款冬9克，白前6克，旋覆花10克，代赭石20克，生甘草6克，三剂而愈［中医教育，1994，（5）：40］。有人在对五运太过年份发病及用药规律全面研究的基础上指出，木运太过之年（逢壬之年），脾受克制而易生泻泄、便溏、肠鸣、腹胀腹痛、肢体困重，治疗时可用扶土抑木法，可据《素问·脏气法时论》："肝苦急，急食甘以缓之""肝欲散，急食辛以散之，用辛补之，酸泻之""脾苦湿，急食苦以燥之。"所以用痛泻要方治之多获良效，方中白芍味酸以泻肝木，防风散肝胆之湿，陈皮理气和中，白术补脾健运，以解肝旺对脾土之克伐［湖北中医杂志，1995，（3）：47］。

2.火运太过与临床应用研究　火运太过之年（逢戊之年），全年气温偏高，据1988年西安、郑州、石家庄、北京、武汉、南京、济南等地气象资料，上述地区在盛夏气温在36℃以上高温达20余天，明显高于其他年份，时逢太阳黑子活动的峰年，故肺金多受火热灼伤而生肺气上逆之咳、喘、咯血、胸闷、胸痛之疾，正如《素问·气交变大论》所云："岁火太过，炎暑流行，肺金受邪。民病疟，少气咳喘，血滋血泄……甚则胸中痛，胁支满，胁痛。"李氏认为，对该年所发生的肺部热疾，当用麦门冬汤加味治之，药用麦冬21克，半夏9克，党参、炙甘草各6克，大枣4枚，竹茹、蜂蜜各30克［湖北中医杂志，1995，（37）：47］；还有人对北京、上海两地城区百万人调查资料，发现该年份两地冠心病发病及死亡率有相应的动态变化，总以火运太过（即逢戊之年及其临近年份）恰是太阳黑子活动的峰年，冠心病的发病率及死亡率显著增多［中医药信息，1986，（4）：3］。林氏对1978～1980年的临床资料进行分析，发现运气变化对流行病种具有明显的影响，如火运太过之年，肺系病，肝胆病，心血管疾病，神经系统疾病，痢疾等发病相对增多，认为与《素问·气交变大论》记载相一致［福建医药杂志，1983，（1）：48］。

3. 土运太过与临床应用研究　土运太过之年（逢甲之年），"雨湿流行，肾水受邪"（《素问·气交变大论》），该年份的雨水偏多，相对湿度大，如1994年（甲戌年）即是如此，"民病腹痛，体重、肌肉萎、中满、食减、腹满、溏泻、肠鸣"，故以脾、肾之病为多见，所以仲景用肾著汤治疗身劳汗出，患者"身重腰冷如坐水中，形如水状，反不渴，小便自利，饮食如故，病属下焦……腰以下冷痛，腰重如带五千钱，甘姜苓术汤主之"（《金匮要略·五脏风寒积聚病），此属肾虚又感寒湿之故。若寒湿因脾之泻泄者，可用炙甘草、白术、干姜、茯苓、猪等、泽泻等药治之。

4. 金运太过与临床应用研究　金运太过之年（逢庚之年），如1990年、2000年即是，该年份"燥气流行，肝木受邪"，"民病两胁下少腹痛，目赤痛眦疡，耳无所闻……体重，烦闷，胸痛引背，两胁满且痛引少腹……喘咳逆气"（《素问·气交变大论》）。该年份总体气候为干旱少雨，尤其是黄河流域及其以北地区。人体以肺、大肠、肝胆病为多见。如果以肝胆受制而不疏者，则当以柴胡疏肝散，或小柴胡汤、大柴胡汤加减为治。李氏认为该年份若见咳嗽、气喘者，当以瓜蒌薤白白酒汤加减治之，药用柴胡、桂枝、白芍、五味子、甘草、半夏、生姜、全瓜蒌，生牡蛎、大枣［湖北中医杂志，1996，（3）：477］。

5. 水运太过与临床应用研究　水运太过之年（逢丙之年），寒水流行，全年的平均气温偏低，尤以冬季更甚，据《素问·气交变大论》所论，此年"寒气流行，邪害心火"。因而"民病身热、烦心、躁、悸，阴厥，上下中寒，谵妄、心痛。"也可有"腹大、胫肿、喘咳、寝汗出、憎风。"所以方药中教授认为在岁水太过之年，人以肾病、心病多发为特点，以寒性病证为多见（黄帝内经素问运气七篇讲解.北京：人民卫生出版社，1984：121.）。王氏以1996年（丙子）为例，根据湖南的气象资料为依据，指出该地区这一年冬末的气候异乎寻常的寒冷，作者将该年与乙亥年（1995）门诊就诊的"心病"患者（即以心悸、心前区疼痛不舒为主诉的冠心病、心绞痛，心肌梗死）进行对比，发现乙亥年组的100例"心病"患者无一例死亡，而丙子年组的100例"心病"患者中有4例死亡，且发病症状也普遍较乙亥年严重；在治疗用药方面，乙亥年组所用偏于温补的柏子养心丸只用了39盒，而丙子年组突增105盒，高于前者近3倍；乙亥年组用瓜蒌薤白桂枝汤合二陈汤方仅14张处方，而丙子年组则高至47张，高于前者3倍多［湖南中医杂志，1996，（6）：43］。李氏认为水运太过年份，易发生水湿阻滞阳气和水胜侮土之病，临证以咳、喘、溏泻诸症为多，故拟用真武汤加味治之［湖北中医杂志，1995，（3）：47］。

此外，何氏研究表明，麻疹每隔一年有一次较大范围的流行，且均在阳干所主的岁运太过之年［中医杂志，1962，（1）：38］；李氏对天津防疫站建站后几种主要流行病的峰年与五运所主病证进行对比分析后指出，《黄帝内经》"运气七篇"所记载的五运主病与该防疫站记录资料相本一致［天津中医，1985，（5）：43］。

（二）六气理论的临床应用

在六气理论的临床应用中，有主气六步与客气之司天，在泉两套理论体系。

1.主气六步理论的临床应用研究　六气，即风、寒、暑、湿、燥、火六种气候变化。六气异常，就成为致病因素，即六淫邪气，故六气理论的应用，主要针对的是外感疾病。故有人认为春季为厥阴风木当令，故易患风湿病，吴鞠通制银翘散、桑菊饮，分主邪客肺卫和邪犯肌表两证。夏季为少阴君火及少阳相火暑热司令，故临证多见头晕、发热、汗出、咳嗽等症，雷少逸制以清凉涤暑法，药用滑石、甘草、青蒿、白扁豆、连翘、茯苓、通草等；临证也有用白虎汤加味者。长夏为太阴湿土当令，湿热熏蒸，易发湿温之疾，若湿温邪气犯及上焦，可选吴鞠通之三仁汤，以苦辛淡渗治之；若湿温侵及中焦，可用王孟英的连朴汤（黄连、山栀子、厚朴、半夏、淡豆豉）；若此时患者无明显热象者，可用雷氏芳香化湿法治之（药用藿香、佩兰、陈皮、半夏、大腹皮、厚朴）。时至秋季，阳明燥金当令，燥气偏盛，若为温燥者，可用喻嘉言的清燥救肺汤或桑杏汤；若为凉燥者，当用吴氏杏苏散（杏仁、苏叶、前胡、桔梗、枳壳、半夏、橘皮、茯苓、甘草、生姜、大枣）。入冬，太阳寒水主司，气候寒冷，病多伤寒，可用麻黄汤治之；若冬季不寒反温者，即易发冬温病，则可用雷氏辛凉解表之法，药用薄荷、蝉蜕、前胡、豆豉、瓜蒌、牛蒡子［辽宁中医杂志，1991，（1）：40］。陕西杨克俭也据一年六步主气变化，探讨了六淫外感疾病的发病及防治规律［陕西中医，1981，（1）：1］。

2.客气（司天、在泉）理论的临床应用研究　客气是随年份变化而不断迁移的气候，虽乃六步，但对气候影响最大者，莫过于司天之气和在泉之气，所以临床运用中通常以此二者为主而论其对发病及治疗的影响。有人对

1959年杭州市客气与流行病作了相关分析，指出该年为己亥年，厥阴风木司天，少阳相火在泉。上半年多风，下半年气温偏高，故夏秋之际风木渐衰，少阳相火转盛，火生土，故湿热相争，民病多湿热黄疸，事实上，该年在此季节，杭州"甲肝"流行，发病率明显高于往年。而1961年（辛丑），太阴湿土司天，太阳寒水在泉，"民病腹满，身重，濡泄，寒疡流水……跗肿"（《素问·气交变大论》），此正与杭州市该年多发水肿、体倦、脘腹胀痞等脾肾阳虚病证相吻合。1987年（丁卯），阳明燥金司天，少阴君火在泉，又遇中运土运不及，"民病咳，嗌塞，寒热，发暴"（《素问·气交变大论》），据运气推算，该年小雪至1988年春分间，长江下游地区气温应寒反温，民多温病，疫病流行，果然，当时上海、杭州、宁波、温州"甲肝"大流行，用大青叶、山栀子、黄芩、茵陈等清热解毒药物治疗和预防，均很满意疗效［浙江中医学院学报，1991，（7）：13］。也有人对此做出结论完全相同的论证［上海中医药杂志，1989，（7）：14］。蒋氏据运气推算1992年（壬申）为木运太过，少阴相火司天，厥阴风木在泉。上半年火热盛，下半年风气流行，全年火气旺，所以他认为凡阴虚阳亢之人易发病，治当滋水制火为法［中医教育，1994，（5）：40］。

（三）运气与内脏系统疾病关系的研究

1.心脏病与运气关系的临床应用研究　1996年（丙子）春，北半球广泛性的气温下降，出现少有的"倒春寒"，王氏用随机抽样法将该年与1995年（乙亥）各取100份心脏病例，均以心悸、心前区不舒为主诉，并确诊为冠心病、心绞痛、心肌梗死，进行对比分析，结果发现乙亥组的100例发病症情轻，治疗周期短，无一例死亡，而丙子组的100例中，发病急，症情重，治疗周期长，具有4例死亡。此证说明了水运太过之年，"寒气流行，邪害心火"之古训仍有现实指导意义［湖南中医杂志，1996，（6）：43］。也有人对北京、上海两地30多家医院20年间冠心病死亡时间作了统计学处理，发现均以戊年为最高［中医药信息，1986，（4）：3］。张氏等回顾20年间所在医院351例急性心梗发病情况，经统计，发现在太乙天符之年，因气候变化剧烈，发病率明显高于其他年份，如1978年（戊午）发病30例，占20年间发病率的8.56%；1979年（己未）发病34例，占20年发病率的9.7%；1986年（己巳年）为天刑年，发病34例，也占9.7%。就六气六步而言，以终之气发病为多，因为终之气为太阳系水（主气），水胜克火，故发生于终之气的为129例，占全年发病的34%［中医药学报，1991，（3）：1］。

2.脑卒中与运气关系的临床应用研究　有人对1978年（戊午）年至1980年（辛酉）年六气二十四步计635例脑卒中（脑出血与脑梗死）发病情况作了临床统计研究，发现每年有两步发病率较高，1978年（戊午）三之气与终之气；1979年（乙未）的五、终之气；1980年（庚申）为四、五之气；1981年（辛酉）为三、五之气。分析四年共八步发病率高的特点如下。

（1）均与燥金气盛有关：八步中有四步属阳明燥金气盛（1978年终之气，1979年五之气，1980年四之气，1981年三之气）。

（2）与太乙天符之年的最盛之气有关：1978、1979两年均为太乙天符年，《素问·六微旨大论》之"太乙天符为贵人……中贵人者，其病暴而死"研究结果，与此正应。

（3）与火气偏盛有关：1978年为戊午年，其三之气又为少阳相火司令，该年大运为火运太过，又是少阴君火司天，三之气又为少阳相火，诸火相迭加，故卒发率高，占全年发病率的24.8%。

（4）与寒气太盛亦有关：1979年为己未，太阳寒水在泉，该年终之气恰为主、客二气均为太阳寒水，其实际气候也的确异常的寒冷，故卒发率高［山东中医学院学报，1984，（1）：26］。刘氏对1980年脑卒中的临床统计与此结论基本一致［浙江中医杂志，1981，（3）：103］。

3.儿科疾病与运气关系的临床应用研究　小儿疾病与胚胎的发育有内在规律。汪氏研究发现，"人体内在的病理定位规律源于《内经》"的运气理论，"人体胚胎发育期病理内脏定位的自然规律"就已形成。他认为，土运太过（逢甲）之年怀胎的儿童，病理定位在肝、肾，小儿期易生肝病、肾虚病、水肿病；金运不及（逢乙）之年怀胎的儿童病在心、肺；水运太过（逢丙）之年怀胎的儿童在心、脾；木运不及（逢丁）怀胎的儿童病在肝、肺；逢火运太过（逢戊）怀胎的儿童在肺、肾；土运不及（逢乙）在脾、肾；金运太过（逢庚）怀胎的儿童在肝、心；水运不及（逢辛）怀胎的儿童在肾、脾；木运太过（逢壬）怀胎的儿童在脾、肺；火运不及（逢癸）在心、肾。所谓病理定位，即出生后这些相关内脏易患病。并对胚胎发育于1971（辛亥）年的孩子作了临床调查，发现多有肾炎水肿、肾虚咳喘和皮肤病。胎经1972（壬子）年的小儿多有胃肠病和咳喘病；胎经1973年（癸丑）年的小儿多生寒湿性胶体痛（风湿病）；胎经1974（甲寅）年的小儿多生湿热病、咽喉肿痛、浮肿、黄疸病；胎经1975（乙卯）年的小儿多有久咳、风湿、心悸等病［北京中医学院学报，1984，（4）：9］。

4.五脏病死率与运气关系的临床应用研究　程国俊等对湖南地区1137

例死亡病人进行了调查分析，研究发现：其一，肝病死亡率与大运有关。肝系疾病（肝炎、肝硬化、肝癌、胆囊炎、胆石症、脑血管意外、破伤风、乙脑、流脑）314例，以丁未年（1967年木运不及）死亡率最高，占57.1%；1972年（壬子木运太过）年为27.9%；1970年（庚戌金运太过）年为30.3%；1974年（甲寅土运太过）年为37.8%说明在木运、土运之年，肝病死亡率明显高于其他年份。其二，五脏病死率与主运有关。研究结果显示，肺脏病死亡多在主运的初运（木运），乃木胜侮金之故；脾病死亡率峰值在主运的四运（金运），此为金气旺"子盗母气"；心脏病死亡峰值为终运（水运），这是水盛乘火故也。其三，五脏病死率与客运的关系。发现在1958年（戊戌）年，该年客运之终运为木，木胜侮金，故该年13例肺病死亡之中就有12例死于该运；1970（庚戌）年，客运之三运为木运，木旺乘土，故该年脾病所死亡的12例中有8例死于该运；1973（癸丑）年，初运为火运，火气盛而灼金，故该年肺病死亡的23例中有10例死于该运。其四，五脏病死率与主气的关系。程氏等将1137例逐年死亡日期按一年的主气六步进行统计学处理，发现肝脏病死率的峰值在四之气（太阴湿土司令，土侮木）；心脏病死率的峰值在终之气（太阳寒水司令，水乘火）；脾脏病死率的峰值在四、五之气（太阴湿土、阳明燥金司令）；肺脏病死亡率的峰值在初之气（厥阴风木当令，木侮金）［上海针灸杂志，1984，（4）：32］。

（四）标本中气理论临床应用的研究

标本中气理论主要见之于《素问·六微旨大论》和《素问·至真要大论》。本，即事物的本质，本体，此指气候变化，六气是物化现象产生之本体，故谓六气为"本"；标，标志、标象，指六气所表现的阴阳之象，即三阴三阳。故《素问·六微旨大论》："所谓本也，本之下，中之见也；见之下，气之标也。"六气的标、本、中气从化规律，皆在此三者。历代医家对标本中气理论的临床应用，主要有以下三方面。

1.标本同气，皆从本化。少阳、太阴从本而化。王冰："少阳之本火，太阴之本湿，本末同，故从本也。"所以仲景治少阳病时，抓住其本"火"，无论是经证之小柴胡汤、腑证之大柴胡汤，皆如此；治疗太阴病则抓住"湿"字，临证中脾之虚，皆有水液停聚之象；脾之实证，或为"寒湿"，或为"湿热"，故后人有"治脾不在补，而在运其湿"之论。

2.标本异气，从本从标。少阴、太阳或从本，或从标，王冰注曰："少阴之本热，其标阴；太阳之本寒，其标阳；本末异，故从本从标。"由于少阴本热（阳）而标阴，标本异气，故少阴病有从本而化之"热化证"和从标而化的"寒化证"。所以仲景用黄连阿胶汤治其虚烦不得眠之热化证；又用大热之剂四逆汤治疗其"脉微细，但欲寐"之寒化证。太阳本寒而标阳，标本异气，故太阳病既有"必恶寒"之太阳伤寒证（从本化），也有发热，"不汗而烦躁"之里热（从标化），仲景制麻黄汤以制太阳从本而化之本寒，又创大青龙汤治入里化热之标阳。

3.阳明，厥阴，从乎中气。王冰注云："阳明之中太阳，厥阴之中少阳，本末与中不同，故不从标本，从乎中也。"临证中，阳明病可从本化（即燥化），如阳明腑实证；也可从标而化为阳热，如阳明经证；还可从乎中气而化为太阴病，故在阳明经证之大热或腑实之后，亦见太明之虚寒证而用理中汤。厥阴为风木，中见少阳，故证见寒热错杂，或相火妄行，肝阳上亢而见头晕耳鸣，四肢抽搐之症。宜清热泻火息风止痉［辽宁中医杂志，1989，（5）：5］。

综上20多年来众医家所做的有益研究，显示了运气理论对临床实践有一定的指导作用，可以对某些病证的流行进行预测，做到"未病先防"。这些研究的资料显示，运气变化与人类疾病的发生、发展、变化、治疗、预防均有一定关系，有其一定规律可循，但仅据上述研究还不能从本质、从深层次上揭示运气与疾病演变的准确规律，故尚不能据运气变化对疾病进行全面而准确的预测，这是缘其还有缺陷，这些缺陷有的甚至是致命的。

（1）就运气理论而言，不但各年份的气候变化是由岁运（即大运）、主运、客运、主气、客气五方面综合作用的结果，因而无论从某一方面，或从大运，或从岁气分析疾病，均欠全面，于运气理论亦难以相合。

（2）上述均属零散的局地的资料分析，就时间而言，最长者为20年；就地区而言，最大地域为北京、上海两地城区。因此，即使获得阳性支持结论，也难构成对运气学说的全面印证。

（3）所论病种十分有限，研究资料中，以心系疾病及脑卒中资料还较有说服力，共他病种尚欠有力证据。

（4）五运与发病、六气与发病的研究，仍限于五行生克乘侮的模式，而且在各运之间的发病及病死率的统计及论理中，随意性很大，这一运按相乘理论释之，另一运又以相侮为据，下一步又为本气太胜为言，别一步又为相生失常而论等，一年主运五步五个样，随意性太大，难以使人诚服。

（5）现有临床研究仅限于回顾性调查研究，还缺乏按严谨科学的设计而进行的前瞻性研究。疾病是千变万化的，但与地域环境、气候变化有密切关系，有其内在规律，这是不争的事实，要把运气理论运用于临床，应当将其视为一项系统工程，全面运筹，由相关的有权威的学术部门统一组织，统一规划，制订出切实可行的研究方案，经过相关专业的专家充分论证，然后选择不同时差、不同海拔高度、不同经纬度的区域，在数十家相当规模医院中，进行相同观测指标的同步观察。时间周期应当以五运十年、六气六年的长远设计，病种应当纳入五脏系统的所有常见病，每年由牵头单位小结一次，最后再作全面总结。相信经过全国同道的艰苦努力，会有一个是非曲直的评价［据陕西中医学院九六级中西医结合本科的专题讲座稿整理.此文刊载于陕西中医学院学报，2000，23（4）：3-7］。

四、陈无择《三因极一病证方论》运气方解及其临床应用

所谓运气方（药），一是指凡论证按照运气思路用药的方剂都属于运气方药。二是指依据临床病证、与患者病情变化相宜的气运特点而选用经典名方，如有按照五运六气思维，根据"六经欲解时"理论，运用本方治疗诸多始用常法无效的案例获得了显著效果［史锁芳.从运气探讨大柴胡汤气化功效［N］.中国中医药报，2018-8-8（4）］。也有应用《备急千金要方》中的葳蕤汤治疗外感发热而"效如桴鼓"［王文华.不懂五运六气，检尽方书何济［N］.中国中医药报，2018-1-29（4）］。三是专指宋·陈无择《三因极一病证方论》中所载16首方。无论哪一类运气方（药），都必须遵循以下三原则：一是临床病证的病因病机特征。二是诸如"气之胜也，微者随之，甚者制之；气之复也，和者平之，暴者夺之。皆随胜气，安其屈伏，无问其数，以平为期"气运特点。三是"君臣佐使"的组方原则（《素问·至真要大论》）。

运气理论在一定时空范围中，具有普遍效应。就其在临证发病学角度而言，有患病群体的趋同性，即某一特定气运条件下，发病的证候、病机具有共性，故而一段时间某个运气方的临床应用病症谱会有普适性，但可因患者个体差异、地域差异而有所不同，如麦门冬汤所治疗的疾病除其原有适应证之外，还可用以治疗与气运特点相符合的干燥综合征、肠风便血、胃肠肿瘤术后阴液不足证等，核心点就是抓住了运气病机。

总之，运气理论的临证运用，务要兼顾多个方面因素予以动态考虑，不可机械套用，以免犯胶柱鼓瑟之弊。此处仅仅就陈氏所创运气16方的临证应用作以剖析，彰显运气理论指导临床治病之用。

（一）五运方

1.附子山茱萸汤

【气运特征】凡遇六甲年，敦阜之纪，岁土太过，雨湿流行，肾水受邪。

【流行病症特点】民病腹痛清厥，意不乐，体重，烦冤，甚则肌肉痿，足痿不收，行善瘛，脚下痛，中满，食减，四肢不举。为风所复，则反腹胀，溏泄、肠鸣。

【方治病机】肾经受湿。

【适应病症】腹痛寒厥，足痿不收，腰酸痛，行步艰难；甚则中满，食不下，或肠鸣溏泄。

【方剂组成】附子（炮去皮脐）、山茱萸各一两，木瓜干、乌梅各半两，半夏（汤洗去滑）、肉豆蔻各三分，丁香、藿香各一分，姜钱七片，枣一枚。煎七分，去滓，食前服。

【六甲年附子山萸汤案】

王某某，女，39岁，1975年11月11日（乙卯）出生。

初诊时间：2014年10月29日

主诉：腰腿酸痛伴小便频数10月余。

现病史：患者从事矿产业工作，久居潮湿之地，10月前出现腰腿酸痛，伴四肢肿胀，小便频数排不尽。西医检查尿常规正常，腰椎CT未见异常。曾多次针灸、推拿治疗，效果不明显，前来求诊。症见：腰腿酸痛，不耐疲劳，遇寒则重，足踝肿胀，面色晦暗，周身乏力，腹胀纳呆，大便稀溏，小便清频，夜眠尚好，闷闷不乐，暗自流泪，舌暗红苔白根腻，脉沉细无力。

既往史：既往否认肝炎结核等传染病史，否认药物过敏史。卵巢囊肿病史2年；乳腺结节病史1年。

中医诊断：痹症　太阴病

运气病机：甲午之岁，岁土太过。雨湿流行，肾水受邪，火用不宣。

中医治则：温肾健脾，除湿散寒。

处方：六甲年司天方附子山萸汤

熟附片10克（先煎），山萸肉15克，清半夏10克，宣木瓜10克，乌梅肉10克，公丁香1克，煨肉蔻6克，广木香6克，生姜片15克，大红枣3枚（擘）。7剂，水煎服。

二诊：2014年11月5日

病人服药效佳，面色较前光泽，心境好转，腰腿酸痛消失，四肢肿胀消退，畏寒缓解，腹胀减轻，食量增加，大便仍不成形，仍小便频数排不尽感，舌暗苔白，脉濡细。患者服方已见成效，思路不变，加缩泉丸补肾缩尿，继服7剂。

处方：

熟附片10克（先煎），山萸肉15克，清半夏10克，宣木瓜10克，乌梅肉10克，公丁香1克，煨肉蔻6克，广木香6克，大红枣3枚（擘），生姜片15克，炒黄柏6克，台乌药10克，益智仁10克，怀山药30克，7剂，水煎服。

病人在此基础上用药一月余，诸症消退，二便自调，纳馨眠安。

按语：患者出生于乙卯年五之气，久居潮湿之地，发病于敦阜之纪，雨湿流行，肾中之真气被遏，则火用不宣，脾土转失温煦，值先后天交病之会。腰为肾之府，肾气被遏则腰腿酸痛，不耐疲劳，遇寒则重，足踝肿胀；脾失温煦，运化无力则腹胀纳呆，大便稀溏；肾气不固则小便频数，尿不尽。脾肾阳虚则见畏寒肢冷，此案即是太阴湿化、少阴寒化之证。《内经》谓："湿淫于内，治以苦热"，选用六甲年司天方附子山萸汤。缪问方解：以附子大热纯阳之品，直达坎阳，以消阴翳，回厥逆而鼓少火，治肾而兼治脾。但附子性殊走窜，必赖维待之力而用益神，有如真武汤之用白芍、地黄饮之需五味是也。此而不佐以萸肉之酸收，安见其必入肾而无劫液之虑；不偕以乌梅之静镇，难必其归土而无烁肺之忧。非徒阳弱者赖此见功，即阴虚者投之中綮矣。然腹满溏泄为风所复，土转受戕，此治肝宜急之秋也。脏宜补，以萸肉专培厥阴；腑宜泻，借木瓜以泄肝木。所以安甲乙者，即所以资戊己也。肉果辛温助土，有止泻之功，兼散皮外络下诸气，治肉痿者所需。再复以半夏之利湿，丁、木香之治胃，木瓜、乌梅之疗痿，眼光四射矣。又该案患者生于乙卯年，就诊于甲午年五之气少阳相火加临阳明燥金，运气因素受燥火影响，小便淋漓排不尽，故二诊时在方中加黄柏，滋肾泻火，依据不同的运气时段临证化裁（临沂市人民医院 李玲）。

2.紫菀汤

【气运特征】遇六乙年，从革之纪，岁金不及，炎火盛行。

【流行病症特征】民病肩背瞀重，鼽嚏，血便注下。为水所复，则反头脑户痛，延及囟顶，发热口疮，心痛。

【方治病机】治肺虚感热。

【适应病症】咳嗽喘满，自汗衄血，肩背瞀重，血便注下；或脑户连囟顶痛，发热口疮，心痛。

【方剂组成】紫菀茸、白芷、人参、甘草（炙）、黄芪、地骨皮、杏仁

（去皮尖）、桑白皮（炙）各15克，枣一枚，姜三片。煎七分，去滓，食前服之。

【六乙年紫菀汤案】

孙某某，男，29岁，1986年（丙寅）出生。

初诊时间：2015年8月20日

主诉：头部出现血疱2年余。

现病史：患者两年前无明显诱因出现头部血疱，曾多处求诊，经中、西医诊治，先后服用西药、中药，消炎、清热祛火等治疗，血疱未曾消退，患者因惧怕手术，前来求诊。症见：头顶及两侧皮肤有数个大小不一的红色凸起疱块，以两侧居多，食辛辣食物后加重，无疼痛，无瘙痒，面色无华，畏寒肢冷，神气怯弱，偶有胸闷，纳眠尚安，二便调畅，舌淡苔薄白，有齿痕，左弦滑右沉细。

既往史：既往身体健康，否认肝炎结核等传染病史。

中医诊断：疮疡 肺金不足，火热克金，热盛肉腐。

运气病机：乙未之岁，金运不及，肺金自馁，火乘其敝。

中医治则：补肺泄火，培土生金。

处方：六乙年司天方紫菀汤

炙紫菀10克，潞党参15克，上绵芪20克，杭白芍20克，炙甘草10克，光杏仁10克，地骨皮15克，桑白皮10克，生姜片15克，大红枣3枚（擘）。7剂，水煎服。

二诊：2015年8月27日

病人服药后，自述头皮血疱颜色变淡，体积缩小，畏寒消失，胸闷较前好转，刻下出现头皮瘙痒，面色较前好转，舌暗苔黄脉弦细。患者服药已见成效，加强清热解毒，通络消肿之力，再加皂角刺、虎杖根、金银花。

处方：

炙紫菀10克，潞党参15克，上绵芪20克，杭白芍20克，炙甘草10克，光杏仁10克，地骨皮15克，桑白皮10克，生姜片15克，大红枣3枚，皂角刺10克，虎杖根10克，金银花30克。14剂，水煎服。

三诊：2015年9月10日

服上方14剂，患者头部两侧血疱消退，头顶部亦有好转，面色继续好转，舌暗苔根黄厚脉弦滑。效不更方，稍作化裁，川百合润养肺气。

处方：

炙紫菀20克，潞党参20克，上绵芪20克，杭白芍20克，炙甘草10克，

155

光杏仁10克，地骨皮15克，桑白皮10克，金银花20克，虎杖根10克，皂角刺10克，川百合20克。7剂，水煎服。

患者服用紫菀汤化裁约一个月，血疱完全消退。

按语：该案患者头生血疱两年余，中西医治疗均从消炎解毒入手，应用抗生素等清热解毒药物没有疗效，可见导致血疱的病机并非单纯热毒。从患者出生的运气条件分析，病人出生于丙寅年，水运太过，少阳相火司天，厥阴风木在泉，风火相煽，寒甚火郁；2013癸巳年发病运气因素亦是风火相煽，两火叠加，火热克金，肺金受邪；辗转至2015乙未年，肺金不足，金气自馁，火乘其敝，缠绵难愈。乙未年运气治法，当补肺泻火，以折火热克金之势。选方六乙年司天方紫菀汤。缪问方解：若肺金自馁，火乘其敝，民病肩背痛瞀重，衄嚏便血注下，不救其根本可乎哉？盖肩背为云门、中府之会，肺脉所循，鼻为肺窍。肺伤则衄嚏。肺与大肠为表里，气不下摄则为便血注下，脏病而腑亦病矣。此时若为清火止泄之谋，一如姜维之守剑阁，终不免阴平之度。计惟有撄城自守，急补肺金为得耳。人参、黄芪以固无形之气，统摄走泄之阴，气交之火必潜伏金中；地骨皮甘平微苦，能泻肺中伏火，凉其沸腾之血；又肺苦气上逆，泄之以杏仁之苦；肺欲收，敛之以白芍之酸。桑皮甘寒，补血益气，吐血所需；紫菀苦温下气寒热咸赖，合之甘草之补土生金，缓诸药于至高之分，而参芪得指臂之效。为水所复，不用别药，即以养金之法，并为御水之谋，盖补土可以生金，而实土即堪御水也。该案血疱病机与之相合，故予以补肺泻火之计奏效（临沂市人民医院　李玲）。

3.川连茯苓汤

【气运特征】凡遇六丙年，流衍之纪，岁水太过，寒气流行，邪害心火。

【流行病症特征】民病身热烦心，躁悸阴厥，上下中寒，谵妄心痛，甚则腹大，胫肿喘咳，寝汗憎风。为土所复，则反腹满，肠鸣溏泄，食不化，渴而妄冒。

【方治病机】心虚为寒冷所中。

【适应证及病机】身热心躁，手足反寒，心腹肿痛，喘咳自汗；甚则大肠便血。

【方剂组成】黄连、茯苓各一两，麦门冬（去心）、车前子（炒）、通草、远志（去心，姜汁制炒）各半两，半夏（汤洗去滑）、黄芩、甘草（炙）各一分，姜钱七片，枣一枚。煎七分，去滓，食前服。

【六丙年黄连茯苓汤案】

季某某，女，43岁，1974年4月9日（甲寅）出生。

初诊：2016年8月23日

主诉：眼睑浮肿、手指关节肿胀2月，伴颜面四肢皮疹1周。

现病史：患者于2月前因眼睑浮肿、手指关节肿胀，在当地医院西医检查排除风湿及类风湿疾病。曾于2016年3月查体，发现尿检潜血阳性，其余化验无异常，当时未予重视，西医疑似慢性肾炎，因诊断依据不足，未予治疗。经中医辨证施治，眼睑浮肿、手指肿胀均有好转。近一周眼睑浮肿加重，全身散在皮疹伴瘙痒，继服原方及抗过敏治疗无效，遂来就诊。刻下症：眼睑浮肿、手指关节肿胀，面部四肢散在红色斑丘疹，晨起口苦，膝关节酸痛，双下肢无力，不能负重，毛发稀疏，情绪波动时心悸不安，大便稍稀，小便黄浊，舌暗红苔黄厚腻，脉沉细数。尿检：尿隐血（+++），红细胞41.00个/uL↑。

既往史：既往身体健康，否认肝炎结核等传染病史。子宫肌瘤病史3年；乳腺结节病史3年。

中医诊断：水肿 寒甚火郁，水湿郁热。

运气病机：丙申年岁水太过，寒气流行，邪害心火。少阳在上，炎火乃流，阴行阳化，寒甚火郁。

中医治则：丙为阳刚之水，故宗《内经》气寒气凉，治以寒凉立方，利水清热，以平其汩没之害。

处方：黄连茯苓汤

川黄连10克，淡子芩10克，云茯苓15克，炙远志10克（先煎），剖麦冬30克，清半夏10克，细通草6克，车前子30克（包煎），生姜片15克，大红枣3枚（擘）。7剂，水煎服。

二诊2016年9月1日

患者自述药后病情明显好转，晨起口苦减轻，浮肿明显缓解，红色斑丘疹逐渐消退，颜色变淡，未见新发，瘙痒减轻，大便稀溏，小便黄浊，尿检：尿隐血（++），红细胞34.00个/uL↑；舌暗红苔薄黄，脉沉细数。丙申年四之气，阳明燥金加临太阴湿土，湿与燥兼，寒甚火郁，上方治疗已奏效，结合正阳汤加强清降君火之力，合凉血止血之品，借郁热从血分凉解。

处方：

川黄连10克，淡子芩10克，云茯苓15克，剖麦冬30克，清半夏10克，炙远志10克（先煎），细通草6克，生姜片15克，西当归10克，大川芎10克，赤芍药20克，车前子30克（包煎），桑白皮10克，润玄参15克，地锦草30克，白茅根30克，仙鹤草20克，大红枣3枚（擘）。14剂，水煎服。

服上方第5剂皮疹消退，皮肤瘙痒消失，服至第10剂时尿检尿潜血转阴，尿中红细胞19.7个/uL。诸症消失，疗效满意。

按语：病人生于甲寅年二之气，运气格局为：土运太过，少阳相火司天，厥阴风木在泉，太阴湿土加临少阴君火；就诊时间丙申年四之气，运气格局为：水运太过，少阳相火司天，厥阴风木在泉，四之气阳明燥金加临太阴湿土；出生时气运特点与就诊时运气有相似之处，司天在泉之气相同，皆为风火之气，丙申年少阳在上，炎火乃流，阴行阳化。所谓寒甚火郁之会也，运气因素见外寒内火，寒甚火郁，湿与燥兼。该案病人出生于甲寅年，发病于丙申年，岁气风火偏盛；症见全身红色皮疹，尿中潜血，口苦等与风火之岁气相符合；中运出生甲年土运太过，发病丙年寒水太过，寒湿偏盛，症见眼睑浮肿、手指肿胀、大便稀溏，均于运气因素相合，病机为寒甚火郁，湿与燥兼。故选方六丙年司天方川连茯苓汤，利水清热，导热下行，湿热并消。

缪问方解：黄连味苦，可升可降，寒能胜热者。以平其上下之热；更以黄芩之可左可右，逐水湿，清表热者，以泄其内外之邪；通草性轻，专疗浮肿；车前色黑，功达水源；茯苓、半夏，通利阳明；甘草为九土之精，实土御水。使水不上凌于心，而心自安。心为主宰，义不受邪，仅以远志苦辛之品，媚兹君主。即以祛其谵妄，遊刃有余。心脾道近，治以奇法也。但苦味皆从火化，恐燥则伤其娇脏，故佐以麦冬，养液保金。且陈氏谓麦冬合车前可已湿痹，具见导水之功能。土气来复，即借半夏之辛，以补肝而疏土之实，用药之妙，岂思议可及哉。初诊用此已显良效，二诊加强清降君火、凉血止血之力，俾火郁之邪从气分血分得解（临沂市人民医院　李玲）。

4.苁蓉牛膝汤

【气运特征】遇六丁年，委和之纪，岁木不及，燥乃盛行。

【流行病症特点】民病中清，胁、小腹痛，肠鸣溏泄。为火所复，则反寒热，疮疡痤痱痈肿，咳而鼽。

【方治病机】治肝虚为燥热所伤。

【适应病症】胁并小腹痛，肠鸣溏泄，或发热，遍体疮疡，咳嗽肢满，鼻鼽。

【方剂组成】

肉苁蓉（酒浸）、牛膝（酒浸）、木瓜干、白芍药、熟地黄、当归、甘草（炙）各等分，姜三片，乌梅半个，煎七分，去滓，食前服。筋痿脚弱，镑鹿角屑同煎。

【六丁年苁蓉牛膝汤案】

史某某，女，33岁，1984年10月2日（甲午）出生。

初诊：2017年5月23日（小满）

主诉：头晕反复发作4年余，加重1月。

现病史：患者于4年前产后三个月出现头部眩晕，逐渐加重影响正常生活，经中、西医治疗（具体治疗不详），头晕症状时有缓解，遇劳累经常反复，近1月头晕加重，特来就诊。刻下症：头晕恍惚，上午加重，下午稍有缓解，平卧、低头时加重，严重影响生活；面色无华，少气懒言，活动后易出汗，时有心烦，焦虑不安，劳累后夜眠易醒，月经量稀少色暗，周期正常，时有胸闷呃逆，二便正常，纳可。舌暗苔白有裂纹舌体颤动，脉沉细无力。

既往史：平素身体尚健，否认高血压、糖尿病等，否认肝炎、结核等传染病病史。

中医诊断：眩晕 产后血虚，木虚金乘。

运气病机：丁酉年木运不及，燥乃大行，风燥火热，多阳少阴，木无气以升，遂失春生之性，就诊时值丁酉年三之气，阳明燥金加临少阳相火，燥金伐木，肝气虚馁。

中医治则：滋水涵木，资液以救焚，藉天一之源，以制阳焰。

处方：六丁年司天方苁蓉牛膝汤

淡大云15克，怀牛膝15克，宣木瓜30克，大熟地24克，炙甘草10克，西当归10克，杭白芍15克，炒乌梅10克，鹿角霜10克，生姜片15克，大红枣3枚。7剂，水煎服。

2017年5月30日

二诊：服药后头晕症状减轻，病人面色稍有改善，精神状态较前好转，出汗减少，眠安，生气后心慌，舌暗红苔白有裂纹，舌体颤动，脉沉细结代。滋水涵木，滋阴柔肝初见成效，肝血不足，心气受馁，脉见结代，心虚气弱，加上方加生脉饮养心益气，加大川芎、炙远志养血活血安神，明天冬加强化燥抑阳之功。

处方：

淡大云15克，怀牛膝15克，宣木瓜30克，大熟地24克，炙甘草24克，杭白芍15克，炒乌梅10克，鹿角霜10克，生姜片3枚，大红枣15克，炙远志20克，剖麦冬30克，北五味10克，西当归10克，大川芎6克，明天冬20克。7剂，水煎服。

2017年6月8日

三诊：服药后头晕消失，心慌减轻，诸症好转，情绪好转。近来稍食辛辣，即口舌生疮，舌暗红苔黄，脉沉细数。上方佐加清相火之品。

处方：

淡大云10克，怀牛膝15克，宣木瓜30克，大熟地24克，炙甘草24克，杭白芍15克，炒乌梅10克，鹿角霜10克，生姜片15克，大红枣3枚，炙远志20克，剖麦冬30克，北五味10克，西当归10克，大川芎6克，明天冬20克，淡子芩10克，川黄连6克。7剂，水煎服。

患者连续用方苁蓉牛膝汤化裁，约一月后诸症消失，但脉象虚弱，预约冬季膏滋方调理，翌年春天冀肝气生发。

按语：此案病人生于甲子年五之气，出生年的运气因素与发病关系不密切，患者产后血虚四年，未能及时调养，至丁酉年木运不及之岁，肝虚风动，上扰清窍，眩晕加重，三之气，阳明燥金加临少阳相火，又遭金气乘克，屋漏偏逢连夜雨，肝虚羸弱，不能自制，舌体颤动眩晕乏力。六丁年运气方苁蓉牛膝汤专为岁木不及而设。缪问方解：是年风燥火热，多阳少阴，不资液以救焚，则熇熇之势，遂成滋蔓，是当借天一之源，以制其阳焰者也。但肾为肝母，徒益其阴，则木无气以升，遂失春生之性；仅补其阳，则木乏水以溉，保无陨落之忧，故必水火双调，庶合虚则补母之义。苁蓉咸能润下，温不劫津，坎中之阳所必需；熟地苦以坚肾，湿以滋燥，肾中之阴尤有赖，阴阳平补，不致有偏胜之害矣。再复当归、白芍辛酸化阴，直走厥阴之脏，血燥可以无忧。但为火所复而寒热，而疮疡，问尝思之。则知一从少阳，始为寒热；一从少阴，始发疮疡。木瓜之酸泄少阳，甘草之甘泻少阴。合之牛膝、乌梅俱主寒热；鹿角一味，专散疮疡，且止少腹痛。姜枣和营卫止泻痢，同一补肝，而法有不同如此。该案病人系产后血虚又遭丁酉三之气，木虚金乘所致，故选用之获得良效（临沂市人民医院　李玲）。

5.麦门冬汤

【气运特征】凡遇六戊年，赫曦之纪，岁火太过，炎暑流行，肺金受邪。

【流行病症特征】民病疟，少气咳喘，血溢泄泻，嗌燥耳聋，中热，肩背热甚，胸中痛，胁支满，背髀并两臂痛，身热骨痛，而为浸淫。为水所复，则反谵妄狂越，咳喘息鸣，血溢泄泻不已。

【方治病机】肺经受热。

【适应病症】上气咳喘，咯血痰壅，嗌干耳聋，泄泻，胸胁满，痛连肩背，两臂膊疼，息高。

【方剂组成】麦门冬（去心）、香白芷、半夏（汤洗去滑）、竹叶、甘草（炙）、钟乳粉、桑白皮、紫菀（取茸）、人参各等分，姜两片，枣一枚。煎七分，去滓，食前服。

【六戊年麦门冬汤案】

温某，男，1983年9月26日（癸亥）出生。

初诊时间：2018年11月6日

主诉：咳嗽反复发作2月余，伴咽部有异物感。

现病史：患者两月前无诱因出现咳嗽，反复发作伴咽部有异物感，先后在当地诊所、医院治疗服用抗生素、布洛芬、阿莫西林等无效，慕名求诊。症见：咳嗽伴咽部有异物感，阵发性咳嗽，咳声不止，声音嘶哑，痰少色白，面色㿠白，纳食尚好，入睡困难，二便调畅，舌暗苔薄黄，边有齿痕，脉沉细无力。

既往史：平素身体健康，否认肝炎结核等传染病史，否认肺炎史。

中医诊断：咳嗽　火热克金，肺金受邪，阳明不阖。

运气病机：戊戌火运太过，炎暑流行，肺金受邪。

中医治则：清泄君火，阖降阳明。

处方：六戊年司天方麦门冬汤

剖麦冬40克，桑白皮10克，钟乳石10克（先煎），西洋参10克，炙紫菀8克，香白芷10克，清半夏6克，淡竹叶10克，生甘草10克。4剂，水煎服。

二诊：2018年11月10日

病人服药后咳嗽明显减轻，咳嗽频率明显降低，呛咳声较前缓解，咳痰减少，入睡困难情况较前好转，舌暗苔白腻，边有齿痕，脉沉细。服药4剂已见成效，原方加广陈皮理气和胃。

处方：

剖麦冬40克，桑白皮10克，钟乳石10克（先煎），西洋参10克，炙紫菀8克，香白芷10克，清半夏6克，淡竹叶10克，生甘草10克，广陈皮10克。5剂，水煎服。

病人愈后携家人来诊，告知疗效满意。

按语：患者生于癸亥年五之气，火运不及，厥阴风木司天，少阳相火在泉，太阴湿土加临阳明燥金，素体燥火偏盛；就诊于戊戌年五之气，火运太过，少阴君火加临阳明燥金。经曰：岁火太过，炎暑流行，肺金受邪。该案久咳不愈，系火热克金，肺金受邪，阳明金气不降。故选用六戊年麦门冬汤清君火而降阳明。缪问方解：岁火太过，炎暑流行，肺金受邪，民病疟，少气、咳喘、血溢、血泄、注下、嗌燥、耳聋等症，肺脏受烁可知，此而不阴阳并补，则金败水竭，火无所畏，多将熇熇矣。人参益肺之气，麦冬养肺之阴。张元素谓：参味苦甘能泻心肺之火，麦冬味苦兼泄心阳，且救金且抑火，一用而两擅其长。复以钟乳，益气补虚，止咳下气，肺之欲有不遂乎。然肺为多气之脏，益之而不有以开之，譬犹不载之师也。桑皮甘寒，紫菀微辛，开其腈郁，更借其止血之功。再以半夏、甘草以益脾，虚则补其母也。白芷辛芬，能散肺家风热，治胁痛称神。竹叶性升，引药上达，补肺之法，无余蕴矣。水气来复，实土即可御水，又何烦多赘乎。要知此方之妙，不犯泻心苦寒之品，最为特识。盖岁气之火，属在气交，与外淫之火有间，设用苦寒，土气被戕，肺之化原绝矣。是方也，惟肺脉微弱者宜之，若沉数有力及浮洪而滑疾者，均非所宜，此中消息，愿后贤会之。临床运用当细细详参（临沂市人民医院　李玲）。

6.白术厚朴汤

【气运特点】六己年，卑监之纪，岁土不及，风气盛行。

【流行病症特征】民病飧泄霍乱，体重腹痛，筋骨繇复，肌肉瞤酸，善怒。为金所复，则反胸胁暴痛，下引小腹，善太息，气客于脾，食少失味。

【方治病机】治脾虚风冷所伤。

【适应病症】心腹胀满疼痛，四肢筋骨重弱，肌肉瞤酸，善怒，霍乱吐泻；或胸胁暴痛，下引小腹，善太息，食少失味。

【方剂组成】白术、厚朴（姜炒）、半夏（汤洗）、桂心、藿香、青皮各三两，干姜（炮）、甘草（炙）各半两，姜三片，枣一枚。煎七分，去滓，食前服之。

【六己年白术厚朴汤案】

钟某某，女，50岁，出生1969年5月11日（己酉年）。

初诊时间：2019年1月19日

主诉：腹部疼痛10余日。

现病史：患者十余天前无明显诱因出现腹部疼痛，曾在当地医院诊断为胃肠炎，予输液、服奥美拉唑等治疗，效果不明显，转求中医诊治。症见：左下腹隐痛，嗝气纳呆，面色萎黄，精神不振，言语低沉，双下肢酸软，全身乏力，大便稀溏，小便正常，舌暗苔黄厚腻，有裂纹，脉沉细无力。

既往史：既往身体健康，否认肝炎结核等传染病史。子宫肌瘤术后一年。

中医诊断：腹痛　岁土不及，土虚木贼。

运气病机：己亥之岁，土运不及，寒水无畏，风乃大行。

中医治则：培补太阴　疏泄厥阴。

处方：六己年司天方白术厚朴汤

上於术30克，川厚朴15克，清半夏9克，淡干姜6克，小青皮7克，广藿香6克（后入），炙甘草10克，川桂枝10克。7剂，水煎服。

二诊：2019年1月26日

患者服药后腹痛明显减轻，矢气增多，腹胀减轻，面色好转，精神转佳，言语有力，气力渐增，大便好转已成形，一日2～3次，近几日入睡困难，舌暗苔黄厚腻，有裂纹，脉沉细。效不更方，守方继进。

处方：

上於术30克，川厚朴15克，清半夏9克，淡干姜6克，小青皮7克，广藿香6克（后入），炙甘草10克，川桂枝10克。7剂，水煎服。

按语：该案患者出生于己酉年，土运不及之岁，就诊于戊戌六之气，运气因素见太阴湿土加临太阴湿土，大寒节将至，气运交接至己亥之岁，土运不及，初之气阳明燥金加临厥阴风木。在此运气条件下，该案患者病发腹痛腹泻、腹胀呃逆，病机为土虚木乘，治宜培补太阴，疏泄厥阴。选用六己年运气方白术厚朴汤。缪问方解：岁土不及，寒水无畏，风乃大行，民病飧泄、霍乱等症，皆土虚所见端。但土虚则木必乘之，是补太阴尤必兼泄厥阴也。夫脾为阴土，所恶在湿，所畏在肝，其取资则在于胃。古人治脾必及胃者，恐胃气不得下降，则脾气不得上升，胃不能游滋精气，脾即无所取资，转益惫耳。故君以白术甘苦入脾之品，燥湿温中，佐以厚朴之苦温，平胃理气，是补脏通腑之法也。肝为将军之官，凌犯中土，是宜泄之。桂心辛甘，泄肝之气；青皮苦酸，泻肝之血。辛酸相合，足以化肝。复以甘草，缓肝之急，监制破泄之品，毋许过侵脏气，战守兼施矣。再合藿香之辛芬，横人脾络；炮姜之苦辛，上行脾经；半夏之辛滑，下宣脾气，其于上下、左右、升降、浮沉，种种顾虑总不外乎奠安中土也。脾气固密。一如重帏峻垣，狂飙可御，不畏乎风气之流行矣。金气来复，又得厚朴、半夏泻肺气之有余，不用苦寒戕上，即《内经》以平为期，不可太过之义也。是方独不用姜枣，以脾之气分受邪，无借大枣入营之品，且畏姜之峻补肝阳，锦心妙谛，岂语言能推赞哉。时下进入己亥年初之气，临床脾胃疾病多见，该方值得细细体味验证（临沂市人民医院 李玲）。

7.牛膝木瓜汤

【气运特征】凡遇六庚年，坚成之纪，岁金太过，燥气流行，肝木受邪。

【流行病症特征】民病胁、小腹痛，目赤痛痒，耳无闻，体重烦冤，胸痛引背，胁满引小腹；甚则喘咳逆气，背、肩、尻、阴、股、膝、髀、胫、踝、足痛。为火所复，则暴痛，胁不可反侧，咳逆甚而血溢。

【方治病机】肝虚遇岁气，燥湿更胜。

【适应病症】胁连小腹拘急疼痛，耳聋目赤，咳逆，肩背连尻、阴、股、膝、髀皆痛。

【方剂组成】牛膝（酒浸）、木瓜各一两，芍药、杜仲（去皮，姜制，炒丝断）、枸杞子、黄松节、菟丝子（酒浸）、天麻各三分，甘草（炙）半两，姜三片，枣一个。煎七分，去滓，食前服。

【六庚年牛膝木瓜汤案】

贾某某，女，55岁，1963年10月1日（癸卯年）出生。

初诊：2018年10月2日

主诉：卵巢癌第二次术后2年，右下腹、胁肋部胀痛，小腹痛加重5日。

现病史：2014年10月确诊卵巢癌手术治疗，2016年11月发现盆腔包块行第二次手术，术后经常腹痛、胁痛，常予中医治疗。5日前出现右下腹、胁肋部胀痛，小腹痛加重，活动受限，病人自述疼痛发作无明显时间规律，发作时腹痛难忍，不敢深呼吸，拒绝做B超检查。三日前曾服方药柴胡疏肝散，服药后症状稍有改善，停药后反复，仍口苦口干，时有咳嗽憋喘，纳少便溏，夜间疼痛影响睡眠，其子中医学校毕业后跟诊，携母来诊。诊见：面色晦暗，两颊㿠白，眶下泛青，精神不振，右下腹、胁肋部胀痛，小腹痛无明显按压痛，纳少便溏。舌暗苔黄干有裂纹，脉左关微弱，右脉沉细小弦。

既往史：既往卵巢囊肿10年，卵巢癌4年，否认肝炎结核等传染病史。

中医诊断：卵巢癌第二次术后　腹痛　金盛凌木，肝为金遏。

运气病机：生于癸卯年五之气，出生时运气因素燥火偏盛，金燥火盛，易伐伤肝阴，素体肝阴不足；发病时值戊戌之岁，火运太过，五之气少阴君火加临阳明燥金，实际气候燥火明显，出现金盛凌木，肝为金遏之象。

中医治则：柔肝滋肺，润木平金，养筋活络。

处方：六庚年牛膝木瓜汤

怀牛膝15克，宣木瓜10克，厚杜仲10克，菟丝子10克，杭白芍10克，明天麻10克，甘枸杞10克。4剂，水煎服。

二诊：2018年10月6日

病人服药后诸痛明显减轻，咳嗽憋喘好转，大便转为正常，睡眠好转，纳可，仍口苦口干，近来眼睛干涩，迎风流泪，诊见病人面色较前有好转，舌暗红苔黄干，脉左关微弱，右脉沉细。病人服药已见成效，思路不变，加甘菊花清肝泄肺，剖麦冬滋水涵木。

处方：

怀牛膝15克，宣木瓜10克，厚杜仲10克，菟丝子10克，杭白芍10克，明天麻10克，甘枸杞10克，甘菊花10克，剖麦冬40克。7剂，水煎服。

服药后右下腹、胁肋部胀痛，小腹痛诸痛消失，生活作息如常，继续中药调养。

按语：牛膝木瓜汤原为岁金太过，肝木受邪而设，该案患者生于癸卯年五之气，运气格局为火运不及，阳明燥金司天，少阴君火在泉，五之气厥阴风木加临阳明燥金，其运气因素风燥火热，先天风火在上，阴亏于下；就诊于戊戌年五之气，火运太过，太阳寒水司天，太阴湿土在泉，五之气少阴君火加临阳明燥金，值阳明燥金行令，结合病症，面色晦暗，两颊㿠白，眶下泛青，精神不振，右下腹、胁肋部胀痛，小腹痛，系金盛凌木，肝为金遏之象，肝阴为燥火所乘，脉络失和不荣以痛。选用六庚年司天运气方牛膝木瓜汤。缪问方解：此治岁金太过，肝木受邪之方也。夫金性至刚，害必凌木，民病胁与少腹痛，目赤痛，眦疡，耳不闻，胸背两胁少腹痛，是非肝为金遏，郁而不舒，胡上下诸痛悉见耶？盖金者主气与声也，肺气逆行，上蒙清窍，耳乃无闻。肝为藏血之会，火复阴伤，不获荣养肢体。缘见诸痛，其用药之例，补肝之血，可以从酸，补肝之气，必不得从辛矣。何则？酸可育肝之阴，辛则劫肝之血，故方用白芍补厥阴之阴，且制肺金之横；杜仲养风木之气，自无辛烈之偏，同为气血交补义，仍重取肝阴，最为有见。牛膝、菟丝益肝润下，复以枸杞甘平润肺，不用泻金而金自宁，此则柔克之法也。合之木瓜舒筋，天麻息风，牛膝达下，顾虑周密，虽有火气来复，喘咳气逆，总可无忧矣。

前医予柴胡疏肝散之剂见肝治肝疏肝解郁，亦是辨证对症治疗，但不解运气病机，此案胸胁腹疼痛、肝络失和皆金盛凌木所致，过用风燥恐伐肝阴，故虽有柴胡证，此时不宜过用柴胡剂，予以养肝平金之法，处以司天方牛膝木瓜汤更切合病机。此案病人就诊时间非六庚之岁但运气因素分析符合牛膝木瓜汤方义故录而用之。运气思辨当圆机活法，正如古人云：病如不是当年气，看与何年运气同，便向某年求活法，方知都在至真中（临沂市人民医院　李玲）。

8.五味子汤

【气运特征】遇六辛年，涸流之纪，岁水不及，湿乃盛行。

【流行病症特征】民病肿满身重，濡泄寒疡，腰、尻、髀、股、膝痛不便，烦冤足痿，清厥，脚下痛；甚则跗肿，肾气不行。为木所复，则反面色时变，筋骨并辟，肉𥆧，目视䀮䀮，肌肉胗发，气并鬲中，痛于心腹。

【方治病机】治肾虚坐卧湿地。

【适应病症】腰膝重着疼痛，腹胀满，濡泄无度，步行艰难，足痿清厥；甚则浮肿，面色不常，或筋骨并辟，目视晄晄，膈中咽痛。

【方剂组成】五味子、附子（炮去皮脐）、巴戟（去心）、鹿茸（燎去毛，酥炙）、山茱萸、熟地黄、杜仲（制炒）各等分，姜七片，盐少许。煎七分，去滓，食前服之。

【六辛年五味子汤】

老某妪，女，1933年（癸酉年）出生。

初诊时间：2016年9月26日

主诉：夜间憋喘不能平卧1月余，伴双足浮肿。

现病史：患者素有慢性肺气肿病史多年，一月前因外感后出现发热、胸闷憋喘、呼吸困难入院，诊断为慢性肺气肿并支气管感染，予以抗生素及解痉止咳平喘治疗，发热消退，症状缓解，治疗两周后出院。出院后继续服药治疗，夜间时有憋喘不能安卧，动则喘促，昼夜间断性吸氧，夜尿频繁，每夜约十余次，双下肢按之凹陷明显，腹胀纳呆，口干不欲饮，舌质紫暗苔黄厚干，脉沉细数尺微弱。

既往史：既往高血压30年，糖尿病15年，冠心病10年，慢性阻塞性肺气肿30年。否认肝炎结核等传染病史。

中医诊断：喘症　肾不纳气，燥火刑金。

运气病机：患者出生于1933癸酉之岁，火运不及，阳明燥金司天，少阴君火在泉，耄耋之岁，脾肾衰败；就诊于2016年丙申之岁，水运太过，气运特点风火偏燥，外寒内火，寒气易伤肾阳，容易出现木火刑金；患者夜间憋喘，不能平卧，动则气促，为肾虚不能摄纳肺气；肾虚不固则夜尿频繁，脾虚失运，腹胀纳呆。舌暗苔黄厚干燥，脉沉细数尺微弱，亦提示肾亏不纳气，燥火刑金之象。

中医治则：温肾纳气，填补肾阴。

处方：六辛年五味子汤加味

制龟甲15克（先煎），熟附子30克（先煎），北五味20克，西洋参20克（另炖），炙远志10克，净萸肉30克，冬虫草3克（另炖），盐巴戟20克，厚杜仲15克，怀山药30克，鹿茸片3克（另炖），大熟地60克，砂仁泥6克（拌炒）。3剂，水煎服。

二诊：2016年10月5日

患者服方后口干减轻，仍憋喘严重，动则喘促，现困倦乏力，但不能入睡，头胸闷不舒，白天只需吸氧两次，大便畅顺，日二行，夜尿频八九次，近二天天气转凉，又添腰疼。原来夜间要喝水，现在喝水减少，小便后憋喘半小时，夜不能寐，午后小睡片刻。舌暗苔转白，脉沉细小弦。上方填精补髓，温肾纳气初见成效，在此基础上加强温阳暖中之功，益火之源以消阴翳。

处方：

熟附子60克（先煎3小时），北五味20克，西洋参20克（另炖），净萸肉40克，冬虫草3克（另炖），大熟地60克，砂仁泥9克（拌炒），盐巴戟20克，厚杜仲15克，炙远志10克，鹿茸片6克（另炖），上沉香5克（后入），剖麦冬30克，淡干姜20克。3剂，水煎服。

经上方加减化裁9剂，患者喘粗明显减轻，双足浮肿消失，撤离吸氧机，可以徒步外出活动。

按语：五味子汤原为六辛年运气方针对岁水不及，湿乃大行而设。该案患者耄耋之岁，肾气衰惫，脾气亏虚，肾不纳气，发病值丙申年，少阳相火司天，厥阴风木在泉，五之气太阳寒水加临阳明燥金，又见木火刑金，其病机与五味子汤契合。缪问方解：盖肾中之阳弱，少火乏生化之权，则濡泻。肌肉失温煦之运，湿乃着而不流，人气分则为身重，人血分则为寒疡。肾中之阴弱，则痿痛而烦冤，即《内经》所称内舍腰膝，外舍谿谷，皆湿之为害也。故以单刀直入之附子，急助肾阳，遍走经络，驱逐阴霾，破竹之势，有非他药可及者，再佐以熟地甘苦悦下之味，填补肾阴，五味之酸敛，收阴阳二气于坎中，固护封蛰，无遗憾矣。巴戟甘温，入阴除痹有效。鹿茸咸温，补血益髓称神。精不足者，补之以味是也。为木所复，目视䀮䀮，筋骨洴澼，肝虚可知。肝欲辛，补之以杜仲之辛；肝喜酸，与之以萸肉之酸，况二药并行，能除湿痹而利关节，补肝所以益肾，又子能令母实之义，非独治其来复也。据此，顾植山教授拟方五味子汤化裁，治疗本案肾不纳气之喘促重症，彰显疗效，凸显运气思辨的优势（临沂市人民医院 李玲）。

9.苓术汤

【气运特征】凡遇六壬年，发生之纪，岁木太过，风气流行，脾土受邪。

【流行病症特征】民病飧泄，食减体重，烦冤肠鸣，胁支满；甚则忽忽善怒，眩冒癫疾。为金所复，则反胁痛而吐。

【方治病机】治脾胃感风。

【适应病症】飧泄注下，肠鸣腹满，四肢重滞，忽忽善怒，眩冒颠晕，或左胁偏疼。

【方剂组成】白茯苓、厚朴（姜汁制炒）、白术、青皮、干姜（炮）、半夏（汤泡去滑）、草果（去皮）、甘草（炙）各等分，姜三片，枣两枚。煎七分，去滓，食前服之。

【六壬年苓术汤案】

邵某，男，27岁，1985年（乙丑年）出生。

初诊时间：2012年11月13日

主诉：餐后腹胀加重1月，伴有烦躁。

现病史：患者一月前生气后出现餐后腹胀，伴有口气秽浊，口苦纳呆，烦躁易怒，无腹痛偶尔泛酸，查体及钡餐检查未见异常。曾服用胃肠动力药多潘立酮等，腹胀不减轻，特邀中医诊治。症见：餐后腹胀，口苦纳呆，口气秽浊，脐周气凉，烦躁易怒，大便时干时溏，夜眠尚好。舌暗苔白有齿痕，脉弦细关弱。

既往史：既往身体健康，否认肝炎结核等传染病史。

中医诊断：腹胀　木盛乘土，肝脾不和。

运气病机：岁木太过，风气流行，脾土受邪。

中医治则：抑木扶土，调和肝脾。

处方：六壬年苓术汤

炒白术15克，云茯苓30克，川厚朴10克，小青皮6克，草豆蔻6克，清半夏6克，炮姜片6克，炙甘草10克，大红枣3枚。7剂，水煎服。

二诊：2012年11月22日

药后症状改善，腹胀减轻，有时肠鸣，仍感脐周气凉，左侧面部肌肉麻木不适，舌暗苔白，脉弦细。遵循上方思路，加强疏肝理气，温经祛风之品。

处方：

炒白术15克，云茯苓30克，川厚朴10克，小青皮6克，草豆蔻6克，清半夏6克，炮姜片6克，炙甘草10克，大红枣3枚，白僵蚕10克，白蒺藜10克，广木香6克，大腹皮6克，花槟榔10克，赤芍药15克，宣木瓜15克，熟附片3克，14剂，水煎服。

三诊：2012年12月7日 诸症悉除，予六壬年苓术汤煮散善后。按语：患者出生于1985年（乙丑），金运不及，太阴湿土司天，太阳寒水在泉，运气因素寒湿偏盛；就诊时间壬辰年，木运太过，太阳寒水司天，太阴湿土在泉，运气特点岁木太过，风气流行，脾土受邪。患者症见餐后腹胀，口苦纳呆，口气秽浊，脐周气凉，烦躁易怒，大便时干时溏，舌暗苔白有齿痕，脉弦细关弱，系木盛乘土，肝脾不和所致。方选六壬年苓术汤。缪问方解：是方治发生之纪，风气流行，脾土受邪之剂也。民病飧泄食减，体重烦冤，肠鸣腹满，甚则忽忽善怒。肝木乘脾极矣，是当用肝病实脾法，以为根本之地。夫风淫所胜，治以苦甘。白术、甘草，一苦一甘，以补脾之体，佐以草果、厚朴，辛香消滞，以宣脾之用，健运不怠，脏腑交赖矣。然土又恶湿，补之而不去其害，究非法程。臣以茯苓、半夏通利阳明，驱无形之邪，导之从小便下达，坤土资辛淡之品，而湿乃行，治痹之法尽乎此矣。但风淫所胜，宜稍犯之。青皮之酸，甘草之甘，所谓以酸泻之，以甘缓之是也。不涉血分，顾虑藏阴，合之炮姜，焦苦醒脾，且以制金之来复。复则胁痛而吐，泄之缓之，已具备于诸药之中。姜、枣调营益卫，治中所需。信乎，丝丝入扣之方也（临沂市人民医院　李玲）。

10.黄芪茯神汤

【气运特征】遇六癸年，伏明之纪，岁火不及，寒乃盛行。

【流行病症特征】民病胃痛，胁支满，膺、背、肩、胛、两臂内痛，郁冒，蒙眜，心痛暴暗，甚则屈不能伸，髋髀如别。为土所复，则反惊溏，食饮不下，寒中，肠鸣泄注，腹痛，暴挛痿痹，足不能任身。

【方治病机】治心虚挟寒。

【适应病症】胸心中痛，两胁连肩背支满噎塞，郁冒蒙眜，髋髀挛痛，不能屈伸；或下利溏泄，饮食不进，腹痛，手足痿痹，不能任身。

【方剂组成】黄芪、茯神、远志（去心，姜汁淹炒）、紫荷车、酸枣仁（炒）各等分，姜三片，枣一个。煎七分，去滓，食前服。

【六癸黄芪茯神汤案】

李某某，女，年龄60岁，1953年（癸巳）出生。

初诊时间：2013年4月25日

主诉：头昏乏力3月余，昨日出现一过性晕厥伴面色苍白汗出。

现病史：头部昏沉3月余，经多方治疗，病情时轻时重，昨日上午空腹劳动后，突然出现一过性晕厥，伴面色苍白，心慌汗出，进食休息后症状缓解，仍有心悸不安，动则汗出，周身酸软，西医检查未见阳性体征。遂求诊于中医，症见：面色晦暗，头晕昏聩，晨起加重，时有心悸，眼睑干涩，膺背肩胛拘紧，双膝关节疼痛，右手中指关节肿胀，足软无力，不胜久立，入睡困难，夜眠不宁，多梦易醒，纳馨，大便偏干两日一行，舌淡苔白，六脉沉细无力。

既往史：既往身体健康，否认高血压、糖尿病等病史。

中医诊断：眩晕　气血不足，髓海失养。

运气病机：癸巳之岁，厥阴风木司天，少阳相火在泉，中见少徵，岁火不及，气化运行后天。又六癸之岁，其脏为心，其发为痛，心为生血之脏，血足则荣养百骸，不足则多病。该案眩晕乏力，心悸失眠，筋脉拘紧疼痛等与运气病机相合，皆心血不足，筋脉髓窍失养所致。

中医治则：益气养心，填精补血。

处方：六癸年司天方黄芪茯神汤

上绵芪30克，茯苓、茯神各10克，炙远志6克，紫河车10克，生、熟酸枣仁各10克，生姜片15克，大红枣3枚（擘）。7剂，水煎分服。

二诊：2013年5月3日

患者服药疗效显著，头晕消失、头面昏聩好转，关节疼痛消失，入睡时间缩短，夜寐安好，大便仍偏干，述仍眼睛干涩，诊见：病人面色较前红润，精神好转，舌淡红苔薄黄，脉象较前有力。癸巳风火之岁，二之气太阳寒水加临少阴君火，在上方益气养血的基础上佐清少阴君火之品。

拟方：黄芪茯神汤合正阳汤

上绵芪30克，茯苓、茯神各10克，炙远志6克，紫河车10克，生、熟酸枣仁各20克，生姜片15克，大红枣3枚（擘），陈阿胶6克（烊化），西当归10克，大川芎10克，桑白皮10克，赤芍药20克，润玄参15克，上於术10克。7剂，水煎服。

病家反馈服方后头晕昏聩、膺背肩胛拘紧、双膝关节疼痛等诸症消失，夜眠好转。精神好转，晨起神清气爽，表示谢意。

按语：该案患者出生于癸巳之岁，火运不及，厥阴风木司天，少阳相火在泉；六十花甲发病又遇癸巳之年，气运叠加，原癸火不及狭逢癸巳年二之气，太阳寒水加临少阴君火，此时运气条件下，心阳最易受困，心血不足诸症见端倪。该案患者面色晦暗，头晕昏聩，晨起加重，时有心悸，眼睑干涩，膺背肩胛拘紧，双膝关节疼痛，右手中指关节肿胀，足软无力，入睡困难，夜眠不宁，多梦易醒，均系心血不足，筋脉、髓窍失于濡养。根据缪问黄芪茯神汤方解：方用河车，甘咸之品，以有情者，大补其心之血；茯神甘淡之品，急益其心之气；更恃远志，辛能达下，挈离入坎，以育心之神；黄芪走表，尤有止痛之功，治痿之效。诸药配伍，大补心之血，益心之气，安心之神，挈离入坎，益火之源，以消阴翳。该案病机实为气交之病，寒气凌犯，心血不足，故选用六癸年运气方黄芪茯神汤临证效验（临沂市人民医院　李玲）。

（二）六气时行民病证治

1.静顺汤

【客气六步及其病症流行特征】辰戌之岁，太阳司天，太阴在泉，气化营运先天。初之气，乃少阳相火加临厥阴风木，民病瘟，身热头疼，呕吐，肌腠疮疡。二之气，阳明燥金加临少阴君火，民病气郁中满。三之气，太阳寒水加临少阳相火，民病寒，反热中，痈疽注下，心热瞀闷。四之气，厥阴风木加临太阴湿土，风湿交争，民病大热少气，肌肉痿，足痿，注下赤白。五之气，少阴君火加临阳明燥金，民气乃舒。终之气，太阴湿土加临太阳寒水，民乃惨凄孕死。治法，用甘温以平水，酸苦以补火，抑其运气，扶其不胜。

【方剂适应病症及其气运特点】治辰戌岁，太阳司天，太阴在泉，病身热头痛，呕吐气郁，中满瞀闷，少气足痿，注下赤白，肌腠疮疡，发为痈疽。

【方剂组成】白茯苓、木瓜干各一两，附子（炮去皮脐）、牛膝（酒浸）各三分，防风（去叉）、诃子（炮去核）、甘草（炙）、干姜（炮）各半两。

【加减化裁】自大寒至春分，宜去附子，加枸杞半两；自春分至小满，根据前入附子、枸杞；自小满至大暑，去附子、木瓜、干姜，加人参、枸杞、地榆、香白芷、生姜各三分；自大暑至秋分，根据止方，加石榴皮半两；自秋分至小雪，根据正方；自小雪至大寒，去牛膝，加当归、芍药、阿胶炒各三分。

【临床验案】

（1）静顺汤治疗慢性腹泻案

宋某，男，66岁，1952年12月13日出生。

2018年01月20日初诊

主诉：慢性腹泻8年。8年前无明显诱因出现腹泻，每日5～6次，稀水样便，有时溏稀不成形。晨起时腹痛作泻，泻后稍舒。每日早饭前要泻下2～3次。自觉手心热，腹部凉甚，每年入秋天气凉时症状加重。长期口服止泻药，严重时去县医院消化科住院治疗。治疗多年，病情逐年加重。刻下症见：患者精神倦怠，体形偏瘦，面色萎黄，腹部凉，晨起腹痛较著，大便每日6～7次，溏泻不爽，小便可，胃口佳，睡眠正常。舌质淡，苔白厚腻，脉沉细。

处方：制附子9克，茯苓12克，炮干姜5克，木瓜15克，诃子12克，怀牛膝12克，防风10克，炙甘草10克。5剂，水煎两次，分两次服用。

二诊：2018年01月26日。病人服上方后，腹泻明显减轻，现每日大便1～2次，成形，晨起腹痛症状消失，腹部凉感已无。舌质淡，苔白厚腻，脉沉细。效不更方，嘱患者继服上方5剂，以巩固疗效。

按：患者痛泻日久，按常规辨证，泻责之于脾，痛责之于肝，主方为泻肝木实脾土之痛泻要方。考虑到该患者出生于壬辰太阳寒水司天之年，患者体质寒湿，腹部凉甚，显系受先天寒水影响，今年戊戌又为寒水司天，诊其脉，寒象之沉细明显而木旺之弦象不明显，故果断投以针对寒水年的司天方静顺汤而获良效。

《黄帝内经》曰："必先岁气""不知年之所加，气之盛衰，虚实之所起，不可以为工矣！"此例依据太阳寒水之岁气影响，不拘泥于痛泻之方证，使用运气司天方静顺汤，而使缠延数年的痛泻得以治愈，又一次印证了五运六气理论的临床价值（山东省金乡县化雨镇卫生院　胡淑占）。

（2）静顺汤治疗扩张性心肌病案

胡某，男，1967年2月13日生。

2018年4月9日初诊。

患扩张性心肌病12年，伴快速房颤、心力衰竭。近年反复住院治疗，每天服用十几种西药，1个月前诸症加重，西医治疗效果不显。刻下症见：心下痞满，活动后症状加重，伴心下痞硬、呼吸困难，面色紫红，颜面浮肿，口唇发绀，双下肢水肿，手足凉、腹凉，腹部皮肤色青，大便不成形，纳可，眠佳，舌质紫红苔腻，脉微弱呈屋漏脉。病势危重，已属真阳衰败、阴盛格阳之象。西医诊断：扩张性心肌病、快速房颤、心力衰竭。拟静顺汤加减。

处方：附子9克，茯苓30克，木瓜30克，防风12克，炮姜6克，炙甘草6克，牛膝10克，枸杞子10克，丹参30克，葶苈子30克，大枣3枚，诃子10克。4剂（颗粒剂），日1剂，水冲服。

2018年4月13日复诊。服药后自觉心下痞硬及呼吸困难症状明显减轻，下肢和面浮肿明显好转，手足凉、大便稀诸症亦均改善，面色由紫转为稍显红色，舌仍紫红舌体胖大，但舌苔由厚转薄，脉象由屋漏脉转为沉细代脉。嘱上方加附子为12克，继服5剂。

按：患者患扩张性心肌病伴快速房颤、心力衰竭12年，发病于2006年，该年为丙戌年，水运太过，又太阳寒水司天，与今年同气不同运。患者病程久，心阳衰败，真脏脉现，遇今火运阳年，太阳寒水司天，湿土在泉，寒临太虚，阳气不令，寒湿之会，诸症加重。治疗根据"故岁宜苦以燥之温之，必折其郁气，先资其化源，抑其运气，扶其不胜，无使暴过而生其疾。"以针对寒水司天的静顺汤加味治之，患者服后诸症改善明显。（山东省淄博市周村区萌水镇中心卫生院　赵洪岳）[中国中医药报，2019-3-11（4）]

2.审平汤

【客气六步及其病症流行特征】卯酉之岁，阳明司天，少阴在泉，气化营运后天。初之气，太阴湿土加厥阴木，此下克上，民病中热胀，面目浮肿，善眠，鼽衄嚏欠，呕吐，小便黄赤，甚则淋。二之气，少阳相火加少阴君火，此臣居君位，民病疠大至，善暴死。三之气，阳明燥金加少阳相火，燥热交合，民病寒热。四之气，太阳寒水加太阴湿土，此下土克上水，民病暴仆，振栗谵妄，少气，咽干引饮，心痛，痈肿疮疡，寒疟骨痿，便血。五之气，厥阴风木加阳明燥金，民气和。终之气，少阴君火加太阳寒水，此下克上，民病温。治法，宜咸寒以抑火，辛甘以助金，汗之，清之，散之，安其运气。

【适应病症及其气运特点】治卯酉之岁，阳明司天，少阴在泉，病者中热，面浮鼻鼽，小便赤黄，甚则淋，或疠气行，善暴仆，振栗谵妄，寒疟痈肿，便血。

【方剂组成】远志（去心，姜制炒）、紫檀香各一两，天门冬（去心）、山茱萸各三分，白术、白芍药、甘草（炙）、生姜各半两。

【加减化裁】每服四钱，水盏半，煎七分，去滓，食前服。自大寒至春分，加白茯苓、半夏（汤洗去滑）、紫苏、生姜各半两；自春分至小满，加玄参、白薇各半两；自小满至大暑，去远志、山茱萸、白术，加丹参、泽泻各半两；自大暑至秋分，去远志、白术，加酸枣仁、车前子各半两；自秋分直至大寒，根据正方。

【临床治验】

（1）审平汤治疗支气管肺炎案

邵某，男，8岁。2017年11月28日，初诊。发热，伴咳嗽5天，在市妇幼保健院诊为"支气管肺炎"。刻诊，发热，体温38.7℃，咳声频频，咽部不舒，似有痰阻，疲倦，恶寒怕冷。眼白有红血丝，咽部红肿，唇口干红，纳、饮差，舌质红，苔薄黄，脉浮略紧。据当年运气特点，结合患儿肺燥之象，以清降阳明，宣肺止咳为治则。

拟方：审平汤合三拗汤。天门冬15克，制远志10克，山萸肉10克，杭白芍10克，於白术10克，木蝴蝶10克，麻黄6克，杏仁10克，炙甘草6克，生姜6克。3剂，每日1剂，分2次水冲服（颗粒剂，下同）。

12月2日，二诊。主诉：服药1剂后发热渐退，2剂后咳嗽明显减轻。现唯感咽部干痒不舒，偶尔咳。纳饮增，二便正常，精神好。舌质红，苔薄，咽部微红，脉浮略数。考虑表证已解，燥热之象未除，继用审平汤原方，因紫檀缺货加用木蝴蝶10克。3剂，水冲服，日2次温服。

12月5日，电话随访，咳嗽未再作，纳饮二便正常，已正常上学（山东省淄博市张店区中医院　肖厥明）。

（2）审平汤治疗皮肤病

丁酉之年，木运不及，燥金亢盛，特别是下半年受在泉少阴君火的影响，痤疮、疖肿、银屑病、湿疹、皮炎、紫癜类疾病等发病增加。我自今年9月份学用审平汤治疗皮肤病，取得了较好的疗效。

隋某，女，9岁。口唇周围皮肤出现丘疹、脓疱反复发作2年余。曾在外院诊为嗜酸粒细胞增多性毛囊炎，无痛痒，用过皮质类固醇激素内服治疗半年余，好转但停药则发，其他药物如抗过敏药、抗生素等治疗多日无效。2年来亦辗转应用中药治疗，但收效甚微。于2017年5月份于我处门诊，先后给予中药玉女煎、竹叶石膏汤、犀角地黄汤、白虎汤、清胃散、清胃泻黄散等方药加减，同时给予火针治疗，每周1次，外涂他克莫司软膏，有疗效，但停药仍有复发加重。于2017年9月15日又来复诊时见，因停药2周皮疹又起，查见口周皮肤红斑略肿，其上密布红色小丘疹，上有针头大小脓疱，伴口干欲凉饮，小便黄，舌尖红，苔白，脉右寸关浮滑。给予审平汤加味治疗。

处方：制远志9克（先煎1小时），紫檀3克，天门冬12克，山茱萸9克，白芍15克，甘草6克，生石膏15克，知母9克，荆芥6克，生姜3片。7剂，每日1剂，水煎分服。

二诊：述服药第二天皮疹即有减轻，7剂服完后，红肿及脓疱明显减轻，感觉比激素还要有效。来诊时见，皮疹红肿已不明显，密集的丘疹脓疱消退了将近三分之二，口已不干，小便仍略黄，舌红，苔薄白，脉右寸关略大，上方去生石膏、知母、荆芥，加丹参12克，车前子9克（包煎）。7剂，每日1剂，水煎分服。后复诊均以审平汤为主加减治疗，共服药36剂，皮疹消退，遂停药。至今已近2月，皮疹未再复发（山东中医药大学附属医院皮肤科 张晓杰）[中国中医药报，2017-12-27（4）]。

3.升明汤

【客气六步及其病症流行特征】寅申之岁，少阳相火司天，厥阴风木在泉，气化营运先天。初之气，少阴君火加厥阴木，民病温，气拂于上，血溢目赤，咳逆头痛，血崩胁满，肤腠中疮。二之气，太阴土加少阴火，民病热郁，咳逆呕吐，胸臆不利，头痛身热，昏愦脓疮。三之气，少阳相火加相火，民病热中，聋瞑，血溢脓疮，咳呕鼽衄，渴嚏欠，喉痹目赤，善暴死。四之气，阳明金加太阴土，民病满，身重。五之气，太阳水加阳明金，民避寒邪，君子周密。终之气，厥阴木加太阳水，民病开闭不禁，心痛，阳气不藏而咳。治法，宜咸寒平其上，辛温治其内，宜酸渗之，泄之，渍之，发之。

【适应病症及其气运特点】治寅申之岁，少阳相火司天，厥阴风木在泉，病者气郁热，血溢目赤，咳逆头痛，胁满呕吐，胸臆不利，聋瞑渴，身重心痛，阳气不藏，疮疡烦躁。

【方剂组成】紫檀香、车前子（炒）、青皮、半夏（汤洗）、酸枣仁、蔷薇、生姜、甘草（炙）各半两。

【加减化裁】每服四钱，水盏半，煎七分，去滓，食前服。自大寒至春分，加白薇、玄参各半两；自春分至小满，加丁香一钱；自小满至大暑，加漏芦、升麻、赤芍药各半两；自大暑至秋分，加茯苓半两；自秋分至小雪，根据正方；自小雪至大寒，加五味子半两。

【验案举例】

湿疹全身皮疹伴瘙痒案

王某，女，6岁半，于2016年9月23日初诊。

反复皮疹伴瘙痒两年余。家长忆诉患儿自2014年4月始，初起额头出现红疹瘙痒，流水溃烂，继而累及面颊与颈部，未几蔓延散至全身。经口服抗过敏药物及外用激素类药膏治疗，时年6月渐起好转，去年全年未作。怎料今年甫一入夏，又先从额头，继则脸颊、颈部至全身出现红疹，瘙痒难耐，遇热则趋重，纳凉则势缓。再经口服抗过敏药物及外用激素类药膏治疗，仅可暂缓痛苦，皮疹反似报复式爆发，日趋扩散严重。8月中旬起，不仅头面躯干部，双手亦开始起皮脱屑。皮疹一茬茬新旧继起，瘙痒剧烈，难以忍受。该家长听闻患儿同学纪某春季病湿疹，经笔者用5剂汤药治疗后，即起顽疴，自觉两儿病情相仿，故特慕名求治。

刻诊：患儿头面、颈部、躯干均散在红色皮疹，大小不一，部分融合成片状。双手红疹满布，几无完肤，瘙痒不停揉搓，且蜕皮严重，糙如树皮。伴喷嚏、流涕，咽后壁见有脓性分泌物附着。舌红，苔黄垢腻，脉滑数。

患儿同学纪某所用之方即黄连茯苓汤。今春以来，此方于证用之甚验。故该患儿来时，笔者自以为用黄连茯苓汤加味一挥而就，兼顾患儿鼻齄表象，加了藿香、苍耳子、辛夷、白芷。

处方：川黄连（后下）9克，赤茯苓10克，麦门冬10克，车前子（包煎）9克，细通草7克，炙远志9克，法半夏9克，淡黄芩6克，生甘草6克，广藿香9克，炒苍耳子6克，辛夷花9克，香白芷9克，生姜片3克，大红枣3枚。4剂，每剂水煎成200毫升，分早晚两次空腹温服，日1剂。

二诊（2016年9月30日）：患儿药后诸症无明显改观。今日恰值病案一赵某亦来复诊，二者同病同方均未显效。鉴于与病案一中赵某病情相似考虑，于原方去藿香，减辛夷花为6克，嘱续服4剂，以观后效。

三诊（2016年10月6日）：患儿母亲扬声絮叨："不是说某某5剂中药就好了吗，我们都吃了快有10剂了，怎么一点儿也不管用？"患儿母亲反复其辞，不厌不倦，弦外之音，疑前所闻夸饰。恰病案一中赵某亦来复诊，述春季效神而刻下无效情状。遂将两儿同用升明汤加味。

处方：紫檀木10克，炒车前（包煎）10克，青皮10克，清半夏9克，生熟枣仁各30克，白残花10克，炙甘草9克，炒苍术6克，辛夷花6克，香白芷6克，生薏苡仁15克，生姜片3克。4剂，每剂水煎成200毫升，分早晚两次空腹温服，日1剂。

四诊（2016年10月13日）：患儿与病案一中赵某之后不约而至，前已知晓赵某药以中病，自亦急盼此儿症得稍减。速查患儿头面、颈部等裸露处皮疹，肉眼几乎不见。双手皮疹蜕皮净尽，虽仍可见皮疹印迹，但红色明显浅淡。其母称诉，患儿近日几乎不感瘙痒，喷嚏、流涕症状也明显减轻。刻察患儿舌苔仍较厚腻，脉滑数。嘱当一鼓作气，以固疗效，上方略作增损，再进4剂。

处方：紫檀木10克，炒车前（包煎）9克，小青皮9克，清半夏9克，生熟枣仁各20克，白残花10克，炙甘草9克，炒苍术9克，辛夷花9克，香白芷9克，生薏苡仁15克，生姜片3克。4剂，每剂水煎成200毫升，分早晚两次空腹温服，日1剂。

五诊（2016年10月21日）：患儿瘙痒未作，鼻衄无犯，双手红疹也见消退，几已痊愈，大功告成。嘱原方续服5剂善后。

分析与讨论：

案一患儿赵某，同属一人，时差半岁。何以前用丙申天干方黄连茯苓汤显效，今则无效？何以改用丙申地支方升明汤，则又速效？

患儿首诊时，正值丙申初之气客气少阴君火加临时段，乙未年终之气自小雪起全国各地寒潮频发，南方罕见降雪，进入丙申年，气温持续偏低。《素问·遗篇》谓："丙申、丙寅，水运太过，先天而至，君火欲降，水运承之，降而不下，即彤云才见，黑气反生，暄暖如舒，寒常布雪，凛冽复作。"今年年初的气候正符合这一特点。少阴君火降而不下。缪问注《三因司天方》云："所谓寒盛火郁之会也。"土气来复，黄连茯苓汤利水清热，方机的对，自然如鼓应桴，应手辄瘥。时过半年，更无复作，且气血有增，体质渐强。然至9月，案一病例再度发作，同人同病，沿用验方，本为常理，孰知验方不验，瘙痒难止，更如火上浇油，新疹频发，不从运气探究，无从解释。

盖岁前为治，时正乙未丙申气交转化之初，寒甚火郁，患者皮疹细小，出脓水较重，种种俱水湿郁热见端，故黄连茯苓汤投之辄效。仲秋再发时，经8月高温，原上半年被遏之火已郁发，又值下半年在泉之气厥阴风木，火淫风胜，故患儿皮疹流水不明显。黄连茯苓汤义以寒凉立法，利水为要，以寒凉渗泄，关门留寇，郁闭其热，安得不重反轻耶？

龙砂医家缪问在《三因司天方》中释升明汤曰："是岁上为相火，下属风木。正民病火淫风胜之会也。枣仁味酸平，《本经》称其治心腹寒热邪结。熟用则补肝阴，生用则清胆热，故君之以泄少阳之火。佐车前之甘寒，以泻肝家之热。司天在泉，一火一风，咸赖乎此。紫檀为东南间色，寒能胜火，咸足柔肝，又上下维持之圣药也。风木主令，害及阳明，呕吐、疟、泄，俱肝邪犯胃所致。蔷薇为阳明专药，味苦性冷，除风热而散疮疡，兼清五脏客热。合之青皮、半夏、生姜，平肝和胃，散逆止呕。甘草缓肝之急，能泻诸火。平平数药，无微不入，理法兼备之方也。"

虽则同人同病湿疹，怎奈此一时彼一时，焉可一味株守原方。匪或星移物转，据气立方，废黄连茯苓而易升明，不能更得如是神效，而十剂即瘥矣。案二患儿王某与纪某，同病湿疹，不能以同方治愈，而与案一同时由升明汤一方获效，为同病异时异治又得一佐证。《黄帝内经》曰："审察病机，勿失气宜，此之谓也。"同一湿疹，而法有不同如此，五运六气之于万物造化，岂语言所能推赞哉（中国中医药报，2016-11-15）。

此案不但体现了该医生对运气理论的深刻理解，以及如何将运气理论用之于解决临床实践案例，也是对张子和所持"病如不是当年气，看与何年运气同。只向某年求治法，方知都在《至真》中"立场的具体实践。

4. 备化汤

【客气六步及其病症流行特征】丑未之岁，太阴湿土司天，太阳寒水在泉，气化营运后天。初之气，厥阴风木加风木，民病血溢，筋络拘强，关节不利，身重筋痿。二之气，大火正，乃少阴君火加君火，民病温疠盛行，远近咸若。三之气，太阴土加少阳火，民病身重胕肿，胸腹满。四之气，少阳相火加太阴土，民病腠理热，血暴溢，疟，心腹膜胀，甚则浮肿。五之气，阳明燥金加阳明燥金，民病皮肤寒气及体。终之气，太阳寒水加寒水，民病关节禁固，腰痛。治法，用酸以平其上，甘温治其下，以苦燥之，温之，甚则发之，泄之，赞其阳火，令御其寒。

【适应病症及其气运特点】治丑未之岁，太阴湿土司天，太阳寒水在泉，病者关节不利，筋脉拘急，身重萎弱，或温疠盛行，远近咸若，或胸腹满闷，甚则浮肿，寒疟血溢，腰痛。

【方剂组成】木瓜干、茯神（去木）各一两，牛膝（酒浸）、附子（炮，去皮脐）各三分，熟地黄、覆盆子各半两，甘草一分，生姜三分

【加减化裁】每服四大钱，水盏半，煎七分，去滓，食前服。自大寒至春分，根据正方；自春分至小满，去附子，加天麻、防风各半两；自小满至大暑，加泽泻三分；自大暑直至大寒，并根据正方。

【临床治验】

卵巢早衰案

辛某，女，40岁，2013年6月13日初诊。

月经后期5～6年，既往月经不规律，月经周期30～90天，经期4～5天，量中，色红，质可，经期无明显不适。近2个月月经量少，一日即净，色质可，无明显情绪异常，纳眠可，二便调。舌红，苔薄白，脉弦细。辅助检查：2013年6月13日性激素：FSH：96.26mIU/ml，LH：31.20mIU/ml，E2：13.67pg/ml。根据患者FSH水平及其症状，诊断为"卵巢早衰"。患者自2013年6月起，每月口服激素补充治疗，同时，服克龄蒙及坤泰胶囊，但症状未见明显改善，实验室检查结果也未好转。

二诊（2015年4月23日）：末经3月13日至（药物行经），量少，色质可，无血块，无小腹痛，现无明显其他不适，纳眠可，二便调，舌红，苔薄白，脉沉细。拟备化汤治疗。

处方：宣木瓜15克，抱茯神12克，大熟地20克，覆盆子9克，制附片3克（先煎），怀牛膝10克，炙甘草10克，生姜5克。7剂，水煎服。

三诊（2015年5月4日）：服药平妥，舌红，苔薄腻，脉弦细。

处方：宣木瓜15克，抱茯神12克，大熟地20克，覆盆子10克，制附片5克（先煎），怀牛膝12克，炙甘草9克，苍术15克，川牛膝12克。7剂，水煎服。

四诊（2015年5月11日）：该患者1年余皆需用激素治疗维持月经，上次月经后即停用激素治疗，服用备化汤14剂后，本次月经5月6日至，量少，色暗，无明显其他不适，纳眠可，二便调，舌红，苔薄白，脉弦细。

处方：宣木瓜15克，抱茯神12克，大熟地20克，覆盆子10克，制附片5克（先煎），怀牛膝12克，炙甘草9克，苍术15克。7剂，水煎服。

2015年6月9日随访。月经6月7日至，无明显不适。

5.正阳汤

【客气六步及其病症流行特征】子午之岁，少阴君火司天，阳明燥金在泉，气化营运先天。初之气，太阳水加厥阴木，民病关节禁固，腰痛，中外疮疡。二之气，厥阴风木加少阴君火，民病淋，目赤，气郁而热。三之气，少阴君火加少阳火，民病热厥心痛，寒热更作，咳喘目赤。四之气，太阴土加湿土，民病黄瘅衄衄，嗌干吐饮。五之气，少阳火加阳明金，民乃康。终之气，阳明金加太阳水，民病上肿咳喘，甚则血溢，下连少腹，而作寒中。治法，宜咸以平其上，苦热以治其内，咸以软之，苦以发之，酸以收之。

【适应病症及其气运特点】治子午之岁，少阴君火司天，阳明燥金在泉，病者关节禁固，腰痛，气郁热，小便淋，目赤心痛，寒热更作，咳喘；或鼻衄，嗌咽吐饮，发黄瘅，喘，甚则连小腹而作寒中，悉主之。

【方剂组成】白薇、玄参、川芎、桑白皮（炙）、当归、芍药、旋覆花、甘草（炙）、生姜各半两。

【加减化裁】每服四钱，水盏半，煎七分，去滓，食前服。自大寒至春分，加杏仁、升麻各半两；自春分至小满，加茯苓、车前子各半两；自小满至大暑，加杏仁、麻仁各一分，自大暑至秋分，加荆芥、茵陈蒿各一分；自秋分至小雪，根据正方；自小雪至大寒，加紫苏子半两。

【临床治验】

（1）鼻衄验案

吴某，女性，26岁，2014年9月7日首诊。

患者以"漏血3月余，久治不愈"来诊，患者诉月事淋漓不尽，漏下不止，量多，血色鲜红，无明显血块，迭经3月未净；另有干咳，大便时溏；小便正常，纳可，睡眠可；舌淡苔白微腻，脉象偏濡。甲午之岁，君火司天，时入中秋，湿土加临，予健脾固土、降气摄血为治。正阳汤出入。

处方：炒白薇6克，润玄参15克，大川芎10克，炙桑皮20克，全当归10克，炒杭芍15克，陈旋覆花10克，（包）炙甘草10克，炒白术30克，山萸肉15克，茜草炭10克，乌贼骨30克，煅龙牡（先煎）各15克，炮姜炭10克。7剂，水煎服。

二诊（2014年9月21日）：患者服上药5剂，漏血即止，甚喜。腻苔已退，惟仍偶有干咳，大便仍偏溏。漏血虽止，余烬未灭，防其反复，守方续进。7剂。

三诊（2014年10月4日）：诸症悉愈，脉舌正常。拟予秋膏调理善后。

按：经血非时而下，或暴下如注，或量少淋漓不尽，谓之"崩漏"。暴下如注，谓之崩中；淋漓不尽，病属漏下。习以"塞流、澄源、复旧"三大原则。患者漏血日久，前医按常规治则，未能收效。今年运气特点为少阴君火司天，易出现出血症。缪问注正阳汤谓："当归味苦温，可升可降，止诸血之妄行，除咳定痛，以补少阴之阴；川芎味辛气温，主一切血……"顾植山及龙砂医学流派传承工作室诸弟子运用正阳汤治疗血证屡获良效；山东省临沂市人民医院儿科刘宇主任根据今年运气致病易发出血的病机特点，运用正阳汤防治手术后出血亦取得预期效果。顾植山在"从五运六气看埃博拉"（中国中医药报，2014-8-13）一文中，推荐用正阳汤治疗埃博拉出血热的出血症状，有其临床实践基础。

（2）尿血验案

王某，女，54岁，干部，籍贯包头市。直肠癌术后2周伴肉眼血尿2周就诊，予正阳汤3剂痊愈。

患者于2014年6月25日（甲午年，夏至后3日）因直肠癌术后2周出现肉眼血尿就诊。患者直肠癌术后出现肉眼血尿2周，伴小便不利，一直未予治疗。实验室检查回报：尿常规红细胞满视野；血常规正常。手术医生自述，癌肿切除术中伤及输尿管。舌质略红，苔薄白，脉弦。辨为热伤血络，予正阳汤三之气之加味方，以正真阳之火。

处方：炒白薇5克，润玄参15克，大川芎6克，炙桑皮15克，全当归10克，炒白芍15克，旋覆花10克（包煎），炙甘草10克，光杏仁10克，火麻仁10克，生姜3片。4剂。

服1剂药后肉眼血尿消失，继服药3剂后，实验室检查已正常。

按：患者发病及就诊时间是甲午年三之气之时，据运气理论，子午之年，少阴君火司天，三之气时，客气为少阴君火，主气为少阳相火，少阴加临少阳，三火相遇，火热太过，灼伤血络，迫血妄行，而至血症。故投子午年之运气方正阳汤治之而获桴鼓之效。

缪问释正阳汤云：少阴司天之岁，经谓热病生于上，清病生于下，水火寒热，持于气交。民病咳喘，血溢泄，目赤，心痛等症，寒热交争之岁也。夫热为火性，寒属金体，用药之权，当辛温以和其寒，酸苦以泄其热，不致偏寒偏热，斯为得耳。当归性苦温，可升可降，止诸血之忘行，除咳定痛，以补少阴之阴……桑皮甘寒悦肺，白芍酸以益金；旋覆重以镇逆，本《内经》酸以收之，而安其下之义也。白薇和其寒热，有维持上下之功，复加生姜、甘草一散一和，上热下清之疾胥愈矣……三之气，少阴君火加少阳相火，民病热厥心痛，寒热更作，咳嗽，目赤，加麻、杏二味，一以开肺，一以润燥耳。

临床验证，正阳汤治疗热伤血络之各部位出血症，均获良效，即使是其他原因引起的出血症也可考虑使用［中国中医药报，2014-12-12（4）］

6.敷和汤

【客气六步及其病症流行特征】巳亥之岁，厥阴风木司天，少阳相火在泉，气化营运后天。初之气，阳明金加厥阴木，民病寒于右胁下。二之气，太阳水加少阴火，民病热中。三之气，厥阴木加少阳火，民病泪出，耳鸣掉眩。四之气，少阴火加太阴土，民病黄瘅胕肿。五之气，太阴土加阳明金，燥湿相胜，寒气及体。终之气，少阳火加太阳水，此下水克上火，民病瘟疠。治法，宜用辛凉平其上，咸寒调其下，畏火之气，无妄犯之。

【适应病症及其气运特点】治巳亥之岁，厥阴风木司天，少阳相火在泉，病者中热，而反右胁下寒，耳鸣，泪出掉眩，燥湿相搏，民病黄瘅胕肿，时作瘟疠。

【方剂组成】半夏（汤洗）、枣子、五味子、枳实（麸炒）、茯苓、诃子（炮去核）、干姜（炮）、橘皮、甘草（炙）各半两。

【加减化裁】自大寒至春分，加鼠粘子一分；自春分至小满，加麦门冬去心、山药各一分；自小满至大暑，加紫菀一分；自大暑至秋分，加泽泻、山栀仁各一分；自秋分直至大寒，并根据正方。

【临床治验】

巳亥之岁敷和汤案

曲某，女，36岁，1983年5月23日。

初诊：2019年2月23日

主诉：全身散在皮疹3月余，胸口闷痛1月余。

现病史：患者2018年11月至12月期间反复发热，伴全身散在皮疹瘙痒，西医诊断为银屑病，经对症治疗皮疹逐渐消退；患者于1月前与他人发生矛盾，暴怒后出现胸口闷痛，胸胁撑胀，入睡困难，多梦易醒，烦躁不安，胸片、心电图检查均无异常，B超检查示双侧乳腺轻度增生。慕名来诊，刻下症见：胸口闷痛，胸胁撑胀，后背酸痛，右上肢散在绿豆大小红色皮疹，皮肤脱屑，入睡困难，多梦易醒，烦躁不安，纳呆乏力，二便尚调；月经提前2～3日，经前乳房胀痛，月经量少，色暗，经期腹痛。舌暗苔薄白，脉沉细数。

既往史：既往身体健康，否认肝炎结核等传染病史，乳腺增生2年。

中医诊断：

①白疕　寒甚火郁，热壅血络，拂郁肌肤。

②胸痛　肝气怫郁，胸脉壅滞，气血失和。

运气病机：患者禀癸亥年风火之气生，素体热盛，发病于戊戌年气运交接之时，终之气寒甚火郁，热壅血络，拂郁肌肤，故见全身散发皮疹，经治疗皮疹渐褪；时序移至己亥年，初之气阳明燥金加临厥阴风木，再罹患者暴怒伤肝，气郁于胸胁，壅遏经脉，故现胸闷滞痛，后背酸痛。发病特点与己亥风火之岁，厥阴司天，少阳在泉的运气特点高度一致。

中医治则：辛从金化，克制厥阴，咸从水化，能平相火，泻火平木。

处方：敷和汤

北五味8克，江枳实20克，清半夏9克，云茯苓15克，柯子肉6克，生姜片10克，青、陈皮各8克，生甘草6克，生、熟枣仁各15克，炒牛子6克。7剂，水煎服。

二诊：2019年2月27日

患者服药后胸口滞闷疼痛消失，皮疹消退，后背酸疼减轻，入睡困难好转，舌暗苔薄白脉沉细数。稍作化裁，调方如下。

处方：

北五味8克，江枳实20克，清半夏9克，云茯苓15克，柯子肉6克，生姜片10克，青、陈皮各8克，生、熟枣仁各15克，生甘草6克，上於术15克，川厚朴15克，川羌活6克。7剂，水煎服。

患者服药后诸症消失，仍有全身乏力，纳少，要求调经备孕。

按语：该案患者出生于癸亥之岁，秉受风火之气；就诊于己亥年，初之气，厥阴风木司天，少阳相火在泉，阳明燥金加临厥阴风木，运气因素皆为风火特性。经谓：风木主岁，热病行于下，风病行于上，风燥胜复形于中，湿化乃行。患者在此运气条件下罹患白疕、胸痛诸病症。胸者，肝之分，肺心脾肝胆肾心包七脉俱至胸，然诸经虽能令胸满气短，而不能使之痛，惟肝独令胸疼。遵《杂病源流犀烛》治肝之法：辛以调其上，咸以调其下，盖辛从金化，能制厥阴，咸从水化，能平相火。依法予以己亥之岁地支方敷和汤。缪问方解：风木主岁。经谓热病行于下，风病行于上，风燥胜复形于中，湿化乃行，治宜辛以调其上，咸以调其下，盖辛从金化，能制厥阴，咸从水化，能平相火。揆厥病机，或为热，或为寒，耳鸣、浮肿、掉眩，温厉。病非一端，方如庞杂，然其用药之妙，非共卓识，何从措手哉？此方是配合气味法，论其气，则寒热兼施；论其味，则辛酸咸合用。有补虚，有泻实，其大要不过泻火平木而已。半夏辛能润下，合茯苓之淡渗，祛湿除黄。枣仁生用，能泻相火。甘草功缓厥阴，风在上，以甘酸泄之，火在下，以五味子之咸以制之。《别录》载五味有除热之功，非虚语也。炮姜温右胁之冷；枳实泄脾脏之湿；橘皮、诃子，醒胃悦脾。无邪不治矣。敷和汤在己亥之岁初之气临床应用机会较多，主要调节风燥胜复之疾，此案只是其中之一，结合己亥年土运不及的运气特点，临床还应顾护胃气常结合白术厚朴汤应用（山东临沂市人民医院　李玲）。

第三部分

《黄帝内经》五运六气理论原文解读

第一章 素问·六节藏象论篇第九解读

【题解】

节，度也。古人以甲子纪天度，甲子一周之数六十，是谓一节，每年三百六十日，故称为六节。本篇先论天度，而天地阴阳之气与人体五脏相通应，故继论藏象，因此以"六节藏象"名篇。

【原文】

黄帝问曰：余闻天以六六之节[1]，以成一岁，人以九九制会[2]，计人亦有三百六十五节[3]，以为天地，久矣。不知其所谓也？

岐伯对曰：昭[4]乎哉问也，请遂[5]言之。夫六六之节、九九制会者，所以正天之度[6]，气之数[7]也。

天度者，所以制日月之行也；气数者，所以纪[8]化生之用也。天为阳，地为阴；日为阳，月为阴；行有分纪[9]，周有道理[10]，日行一度，月行十三度而有奇[11]焉，故大小月三百六十五日而成岁，积气余而盈闰[12]矣。立端于始[13]，表[14]正于中，推余于终[15]，而天度毕[16]矣。

【注释】

[1] 六六之节：指一年的六个甲子周期日。古代用干支相配之法纪日的时候，以十天干和十二地支两两相配形成的周期为一个甲子，可纪六十日，是为一个甲子周期日，即一节。六个甲子周期日（六十日，即"节"），合计三百六十日，即一个十月太阳历的一年。

[2] 人以九九制会：地与人分别以九州、九野和九窍、九脏等体系与天的"六六之节"应合。人，应指地和人。后文"九分为九野，九野为九脏……合为九脏，以应之也"可参。

[3] 节：指腧穴。

[4] 昭：详明。

[5] 遂：逐一。

[6] 正天之度：正，确定。度，度数，指一周天的度数，共三百六十五度，是用以确定日月运行的行程与迟速的标准。

[7] 气之数：一年二十四节气更替的常数。

[8] 纪：通"记"，标记。

[9] 分纪：天体上一定的区域和度数。

［10］周有道理：日月的周行有一定的轨道和规律。道理，指轨道、规律。

［11］有奇（jī机）：有余。奇，余数。

［12］积气余而盈闰：二十四个节气所历的时间相加，要长于一年十二个朔望月的时间。这长出的时间累积到满约一个月时，就产生了闰月。气，指二十四节气。盈，满，指满一个月。

［13］立端于始：确定冬至这天的时间为每年阳气始生之日。端，指每年的冬至之日。始，首先。

［14］表：圭表，古代的天文学仪器，用来测量日影照射的角度，以确定日月运行的进度和校正时令节气。

［15］推余于终：最后再推算二十四个节气比十二个月长出的时间。余，多出（的时间）。终，最后。

［16］毕：尽，尽知。

【解读】

地球绕太阳公转一周（360度）为365又1/4日，平均每天运行近似一度（古人认为地不动而日行，故曰日行一度）。月亮绕地球运转一周约27.32天（恒星月，指月亮与某一恒星两次同时中天的时间间隔，是月亮绕地球运动的真正周期），平均每天运行为360度÷27.32，等于13.18度。故曰"日行一度，月行十三度而有奇焉"。

【原文】

帝曰：余已闻天度矣，愿闻气数何以合之？

岐伯曰：天以六六为节，地以九九制会，天有十日[1]，日六竟而周甲[2]，甲六复而终岁[3]，三百六十日法也。

【注释】

［1］十日：十天干。依次为：甲、乙、丙、丁、戊、己、庚、辛、壬、癸。

［2］日六竟而周甲：用干支相配方法纪日的时候，等到十天干用过六轮之后，与十二地支（子丑寅卯辰巳午未申酉戌亥）两两相配循环完毕，共六十对，可纪（记）六十日，叫作一周甲。竟，完。周甲，指干支两两相配循环完毕之后形成的一个甲子周期。由于干一为甲，支一为子，所以应称"甲子"，省称"周甲"。

［3］甲六复而终岁：经过六个周甲的天数，即为一年。甲，指周甲。复，重复。

【解读】

十月太阳历也是一种古老的历法，在《诗经》《夏小正》《管子》都有其遗痕，此处"三百六十日法"就是《内经》在构建生命科学知识体系的过程中应用该历法的例证。一年360日、分十月（每月36日）、分五季（称"行"，每季（行）72日）等为该历法的最大特点，《内经》中但凡涉及五季、360数、72日等内容时，就应当想到是该历法应用的实例。

本篇还运用了十二月太阳历法知识，如"大小月三百六十五日而成岁"即是，而"积气余而盈闰"，既指太阳历法的1/4日的累积"盈润"，也有"阴阳合历"的三年一闰、五年再闰、十九年七闰的累积"盈闰"，还有五运六气历法、北斗历法（《灵枢·九宫八风》）。于此可见，历法知识在《内经》生命科学知识建构中的作用。

所谓"地以九九制会"，地，在此指月亮。天，指太阳。所以原文说："天为阳，地为阴，日为阳，月为阴"，"天以六六之节，以成一岁"，是按太阳历计算的，要把二十四节气配给阴历，就要"制会"。"制会"实际上就是通过置闰，以使阴历与阳历的二十四节气相符（"会"）。因为阴历是以月相的变化（即朔望月）特征为依据所制订的历法，354天为一年，与太阳历的365.25天有很大差异，每年约差十一天，三年内就相差一个月的时间。如果单凭月亮位置计算年月，而不顾每年太阳的位置，那么每年的节令会因相差十一天而逐年增大，对生产和生活都有很大的影响，因此就要用"积气余而盈闰"的方法，以"正（校正）天之度、气之数"，使阴历每年和太阳与地球的相对位置紧密联系。所以原文说："日行一度，月行十三度有奇焉，故大小月三百六十五日而成岁，积气余而盈闰矣。"这段文字就是讲阴历为何要置闰的理由。但在何时置闰以调整阴历，使之符合阳历的二十四节气的时间？则每在九个九十天后，即每隔大约"九九"八百一十天，就置闰月一次。通过置闰以达到"正天之度、气之数"的目的。当然"九九"和"六六"之数一样，是个约数，与实际置闰的时间稍有出入。但这就是"地以九九制人会"的原意。

【原文】

夫自古通天[1]者，生之本，本于阴阳。其气九州九窍，皆通乎天气[2]。故其生五[3]，其气三[4]，三而成天，三而成地，三而成人，三而三之，合则为九，九分为九野，九野为九脏[5]，故形脏[6]四，神脏[7]五，合为九脏，以应之也。

帝曰：余已闻六六九九之会也，夫子言积气盈闰，愿闻何谓气？请夫子发蒙解惑[8]焉。

岐伯曰：此上帝所秘[9]，先师传之也。

帝曰：请遂闻之。

岐伯曰：五日谓之候[10]，三候谓之气[11]，六气谓之时[12]，四时谓之岁[13]，而各从其主治[14]焉。五运相袭[15]，而皆治之，终期之日[16]，周而复始，时立气布[17]，如环无端，候亦同法。

【注释】

［1］通天：懂得（精通）天道的运行规律。王冰："通天，谓元气，即天真也。然形假地生命惟天赋，故奉生之气，通系于天，禀于阴阳，而为根本也。"

［2］天气：天元之气。

［3］五：指五行，木、火、土、金、水五季气候的迁移运行规律。

［4］其气三：阴阳之气内涵有三。三，即阴阳之气又有三阴（太阴、少阴、厥阴）三阳（太阳、阳明、少阳）之分。张介宾："五行皆本于阴阳，而阴阳之气各有其三，是谓三阴三阳，故曰'其气三'，夫生五气三者，即运五气六之义，不言六而言三者，合阴阳而言也。一曰：五运之气，各有太过、不及、平气之化，故《五常政大论》有三气之纪者即此。其义亦通。按：王氏以'三'为三元，谓天气、地气、运气也。然观下文云：三而成天，三而成地，三而成人，是天气、地气、运气者亦由三而成，则三元之义又若居其次矣。此上二节与《生气通天论》同。天者，天之气，司天是也；地者，地之气，在泉是也。上下之间，气交之中，人之居也。天地人之气皆有三阴三阳，故曰'三而成天，三而成地，三而成人'。以下三节与《三部九候论》同，但彼以上中下三部为言，与此稍异。"

［5］九野为九脏："九野为"三字，当涉上文"九分为九野"而衍。王冰："九野者，应九脏为义也。"

［6］形脏：藏纳有形之物的脏器，为胃、大肠、小肠、膀胱四者。又，张介宾："形脏四者，一头角，二耳目，三口齿，四胸中也。出《三部九候论》。"

［7］神脏：藏守无形之"神"的脏器。即五脏。各自所藏神为：心藏神、肝藏魂、脾藏意、肺藏魄、肾藏志。王冰："神脏五者，一肝，二心，三脾，四肺，五肾也。神藏于内，故以名焉。"

［8］发蒙解惑：启发蒙昧，解除疑惑。

［9］上帝所秘：上帝秘而不宣，不轻易传授的知识。

［10］候：日行五度之物候规律。

［11］气：一个节气。张介宾："气，节也。岁有二十四节，亦曰二十四气，一气统十五日二时五刻有奇，故'三候谓之气'。"

［12］时：季节。张介宾："岁有四时，亦曰四季。时各九十一日有奇，积六气而成也，故'谓之时'。"

［13］岁：一年。

［14］从其主治：要适应"候""气""时""岁"各自的主气及其主宰的时令变化而进行养生和治疗疾病。主，所主，指主宰的时令变化。治，含"治身"（养生）与"治病"二义。一说：主治，是"当旺"的意思。如木旺于春、火旺于夏，土旺于长夏，金旺于秋，水旺于冬。亦通。

［15］五运相袭：此木、火、土、金、水五行之气在天地间的运行变化承袭规律。

［16］终期（jī机）之日：一整年的最后一天。期，一整年。

［17］时立气布：四季（因五行相袭而）区别，二十四节气（因五行相袭而）确定。

【解读】

"五日谓之候"中的"候"是气候变化的最小时间计量单位，即五天为一个物候变化单位。物候学与气候学相似，都是以观察各个地方、各个区域春、夏、秋、冬四季变化的科学。《内经》把物候学知识与人体生理、病理变化密切结合，从而将其理论运用于指导疾病的防治，形成了早期的医学生物学，为中医学奠定了科学基础。中医学从其发生之始就把人作为自然的一分子看待，四时气候的变化无不对人体产生一定的影响，因而要求从医者务必要掌握气候变化规律，并以此推断疾病的发生及预后，要在治疗中顺应气候变化进行辨治，处方用药，施针灸刺。

【原文】

故曰：不知年之所加[1]，气之盛衰，虚实之所起，不可以为工[2]矣。

【注释】

［1］加：加临。为随着年份而迁移变化的客气，叠加于固定不变的主气之上。不同属性的主客之气相互叠加，则产生相应的气候。

［2］为工：做医生。工，指医生。

【解读】

"不知年之所加，气之盛衰，虚实之所起，不可以为工矣"（即"三不知"）是《内经》为业医者所设立的门槛，也是从业者必备的知识。所谓"年之所加"，是指天文历法的推演如太阳历法对每年所余1/4日的置闰，每4年有一个闰年（称为大年），366天等；也指五运六气理论中的气运太过不及，以及客主加临等情况；还指《灵枢·阴阳二十五人》中的"忌年"。

"气之盛衰"，是指各年份及其不同季节气候变化的太过与不及。"虚实之所起"，是指不同时季节气候变化给人体造成的虚实病理改变。如在"运气七篇"中反复强调要"先立其年，以明其气"，依据气运变化的具体情况实施治病用药的处方原则等也属此例。就针刺方法而言，根据全年季节气候变化施针有《素问·四时刺逆从论》，依据月相的盈亏而施针补泻者如《素问·八正神明论》《素问·缪刺论》等。可见，诸如此类的原文知识，不懂得天文历法就难以得到合理的理解和认识。这就是《灵枢·官针》所要求的"三不知""不可以为工"的理由。

【原文】

帝曰：五运之始，如环无端，其太过不及何如？

岐伯曰：五气更立[1]，各有所胜[2]，盛虚之变，此其常也。

帝曰：平气[3]何如？

岐伯曰：无过[4]者也。

帝曰：太过不及奈何？

岐伯曰：在《经》[5]有也。

帝曰：何谓所胜？

岐伯曰：春胜长夏，长夏胜冬，冬胜夏，夏胜秋，秋胜春，所谓得五行时之胜[6]，各以气命其脏[7]。

帝曰：何以知其胜？

岐伯曰：求其至也，皆归始春[8]，未至而至，此谓太过，则薄所不胜[9]，而乘[10]所胜也，命曰气淫[11]。不分邪僻内生，工不能禁[12]。至而不至，此谓不及，则所胜妄行，而所生[13]受病，所不胜薄之也，命曰气迫[14]。所谓求其至者，气至之时也。谨候[15]其时，气可与期[16]，失时反候[17]，五治[18]不分，邪僻内生[19]，工不能禁[20]也。

帝曰：有不袭乎？

岐伯曰：苍天之气，不得无常[21]也。气之不袭，是谓非常[22]，非常则变矣。

帝曰：非常而变奈何？

岐伯曰：变至则病，所胜则微，所不胜则甚[23]，因而重感于邪则死矣。故非其时则微，当其时则甚也[24]。

【注释】

[1] 五气更立：五运（五行之气的运行）之气更替主宰春、夏、长夏、秋、冬五时。立，主宰。

［2］所胜：五行之气循行相克关系中制约另一方（另一行）的一方（一行）。

［3］平气：指五运中运行平和、无偏盛乘侮之气，即气候平和。

［4］过：单词复用，意为"太过与不及"。

［5］《经》：指《内经》中有关专述运气的篇章，为《素问》部分之"运气七篇大论"。

［6］得五行时之胜：五时（春、夏、长夏、秋、冬）获得了五行按着时令的规律运行所具有正常健旺之气。胜，指正常健旺之气。

［7］各以气命其脏：五时各以其正常健旺之气赋予相应的五脏而使之发挥不同的作用。具体为：春予肝以肝木之气，夏予心以心火之气，长夏予脾以脾土之气，秋予肺以肺金之气，冬予肾以肾水之气。命，有"赋予生机"或"使……获得生机"之意。

［8］始春：春为四时之长，故候气皆从立春前之日也。

［9］薄所不胜：侵凌被制约的某一行之气。薄，通"迫"，侵凌。所不胜，与上文中的"所胜"相对，指五行之气循环相克的关系中制约的某一方（某一行）。

［10］乘：欺凌，以强凌弱。

［11］气淫：时令未到就已出现该时令的气候，以致其相应的脏器之气过盛、混乱而且反欺对之有制约作用的脏器所造成的病。

［12］不分邪僻内生，工不能禁：自王冰以来，包括王冰的各家一致认为这十个字乃本段下文"五治不分，邪僻内生，工不能禁"的误重，系错简所致。从之。

［13］所生：指五行之气循环相生的关系中生的一行（一方）。

［14］气迫：指时令已到可是还未出现相应的气候，以致该时令中制约的与被制约的脏腑之气妄行而交迫所造成的病。

［15］候：观察。

［16］气可与期：五时之气太过与不及，人均与之相应产生变化。气，指五时之气。期，约期，相应。

［17］失时反候：违背四季的时令变化。失、反，同义词，违背。时、候，四季、节候，泛指四季的时令。

［18］五治：根据五脏与五行、五时相应的道理而采用的相应的养生方法，即与五行五时相应的养生方法。治，此指养生。

［19］邪僻内生：邪气内生。僻，不正也。

［20］禁：此指治疗。

［21］不得无常：不可能没有常规。得，能够。常，常规，规律。

［22］非常：不循常规，即反常。

［23］所胜则微，所不胜则甚：姚止庵："譬如木值之年，人感不正之气，病在于肺，金能平木，虽病亦微；若病在脾胃，土本畏木，木旺土虚，其病必甚。"

［24］故非其时则微，当其时则甚也：谓某一年及某一季中与五行相应的某脏器患病以后，如果该年该季不是与该脏器相应的某一行当令，则该脏器的病情就较轻、反之则重。其时，指五行中与患病的脏器相应的一行当令之时。

【解读】

此处以"太过""不及""平气"三种气运变化对人体的影响为例，简要论述了不同季节气候变化对人体的影响，指出医生临床工作必须具备的运气知识。

所谓"太过"则"气淫"，是指气候先于时令而至，太过之气会侵犯所不胜之气，而克制所胜之气，如木气太过，就会侮金，乘土，人体也会相应地出现肝气旺，侮肺乘脾的病证；"不及"则"气迫"：是指气候晚于时令而至，即"至而不至"，同样是属气候变化与时令更迭不同步，就会有反侮发生，所生之气得不到资助也会受病，这种病理过程称为"气迫"；既无"太过"有无"不及"，气候随时气令到来而按时来到之"平气"时分，气候变化虽然平和，但人体依然会发病，不过受气候变化影响较小而已。

【原文】

帝曰：善。余闻气合而有形，因变以正名[1]。天地之运，阴阳之化[2]，其于万物，孰少孰多，可得闻乎？

【注释】

［1］气合而有形，因变以正名：气，指阴阳之气。形，指有形之万物。变，此言阴阳多少之变化。正，确定，因强调名称的确立，需做到气之正者，以便言顺，事成，故曰"正"。全句言有形之物皆由阴阳二气交会化合而成，各因其阴阳之气的多少而确定了不同的名称。

［2］天地之运，阴阳之化：互文句，参互见义，即天地阴阳之运化。

【解读】

一论"气合而有形，因变以正名"。这是从唯物主义自然观出发，阐明气不但是一个物质性的实体，而且是化生万物的基础。自然界的万物都是由阴阳二气的相互运动变化形成。自然界上有天，下有地，天属阳，地属阴。天地阴阳间的相互作用，产生了万物，万物各因自己的特征而命名。人是自然界万物之一员，故人也是阴阳二气交合后产生的，"气合而有形"就是讲得这个道理。如《灵枢·本神》之"天之在我者德也，地之在我者气也，德流气薄而生者也"。自然界的一切事物（包括人类）都是在阴阳二气的作用下，孳生着、存在着、发展着的。

"形"，指事物的形态表征；"正名"对事物的命名，事物的名称是由其内在本质以及表现于外的表象决定的，不同事物的本质和表象是互有区别的，但起决定作用的则是构成该事物的"气"之运动状态和结构变化，故曰"因变以正名"。

二论万物禀受天地阴阳之气之多少。文中提出"天地之运，阴阳之化，其于万物，孰少孰多，可得闻乎"的发问，本文虽未直接回答，但从所举草木的例子中，肯定了万物禀受阴阳之气有多有少的不同。尽管万物皆由阴阳二气所生，条件相同，但禀受的阴阳二气是有差别的，这就表现为世界万物千差万别的复杂性。原文以草之五味变化"不可胜极"，五色变化"不可胜视"，以此说明万物的复杂内涵。当然，万物变化的千差万别，不仅与禀受阴阳的多少有关，还与万物本身的物种特征有关，与土壤气候等条件有关，对此不能简单化。另外，人作为自然的一员，也有禀受阴阳之气多少的问题，所以本段最终目的是要从自然到人，再到五脏六腑的差别逐步深入。

【原文】

岐伯曰：悉哉问也，天至广不可度，地至大不可量，大神灵[1]问，请陈其方[2]。草生五色[3]，五色之变，不可胜视[4]；草生五味，五味之美，不可胜极。嗜欲不同，各有所通[5]。

【注释】

[1]大神灵：对黄帝的尊称。孙鼎宜："大神，赞帝之称。"灵，谓高明、深奥。

[2]方：概要。

[3]五色：青、赤、黄、白、黑。属于可以概括一切颜色的类型性颜色。下文"五色修明"的"五色"，指人的气色、面色。

[4]胜视：全部分清。胜，尽，全部。

[5]嗜欲不同，各有所通：此言万物对自然界物质的客观需求不同，各有一定的选择性。嗜欲，即嗜好，需求。通，应也。

【解读】

论"嗜欲不同，各有所通"。由于万物禀受阴阳之气的多寡有区别，因而各种事物就有了自身的本质、自己的特点和运动变化的不同规律，这就决定了自然界事物呈现出千差万别复杂性的缘由，如以草木为例，其禀受阴阳之气多少的差异，就决定其内在的本质不同，故草之五味变化"不可胜极"，其五色变化"不可胜视"，并以此为喻人体之内脏，有脏与腑、阴脏阳脏的区别等。人体与自然界相通相应，由于内脏间有着本质的差异，因而五脏分别与外界事物所通不一，如"五气入鼻，藏于心肺""五味入口，藏于肠胃"即是其例。《素问·至真要大论》也有"五味入口，各归所喜，故酸先入肝，苦先入心，甘先入脾，辛先入肺，咸先入肾"之论，此正说明了五脏各自的本质不同，对五色、五味的嗜欲而"各有所通"。这就提示了如何从本质上识别事物的认知方法。

【原文】

天食人以五气，地食人以五味[1]。五气入鼻，藏于心肺，上使五色修明[2]，音声能彰。五味入口，藏于肠胃，味有所藏，以养五气[3]，气和而生，津液相成，神乃自生[4]。

【注释】

[1]天食人以五气，地食人以五味：食，同"饲"。五气，即风、寒、暑、燥、湿，此泛指自然界之清气，亦即供人呼吸之气。五味，指酸、苦、甘、辛、咸，此泛指饮食物。

[2]修明：修饰也。明，明亮润泽。

[3]五气：五脏之气。

[4]津液相成，神乃自生：后天水谷之精气充足，则人体生命活动正常。津液，指后天所生成的精气，为神活动的物质基础。神，指整个人体的生命活动规律及其现象。

【解读】

论"天食人以五气，地食人以五味"。五味、五气是指维持人体生命活动最基本物质的泛称，气虽通于肺，但心肺中的气血交会才能收藏为用；肠胃受纳水谷，经消化吸收，把营养物质输布全身，气味相合，产生机体所需要的营养物质，供给脏腑才能发挥正常功能，从而表现出正常的生命活动，即"神乃自生"。"心荣面色，肺主音声"（王冰注），血能荣养于色，"上使五色修明"，气出则为声，故"音声能彰"。可见，人的生命活动状态是可以通过面色、声息等表征予以诊察、分析和判断的。这就是中医临床认知疾病的基本思路。

【原文】

帝曰：藏象[1]何如？

岐伯曰：心者，生之本[2]，神之变[3]也，其华[4]在面，其充[5]在血脉，为阳中之太阳[6]，通于夏气。

肺者，气之本，魄[7]之处也，其华在毛，其充在皮，为阳中之太阴[8]，通于秋气。

肾者，主蛰[9]，封藏[10]之本，精之处也，其华在发，其充在骨，为阴中之少阴，通于冬气。

肝者，罢极之本[11]，魂[12]之居也，其华在爪，其充在筋，以生血气，其味酸，其色苍[13]，此为阳中之少阳[14]，通于春气。

脾、胃、大肠、小肠、三焦、膀胱者，仓廪[15]之本，营[16]之居也，名曰器[17]，能化糟粕，转味而入出者也，其华在唇四白[18]，其充在肌，其味甘，其色黄，此至阴之类，通于土气[19]。

凡十一脏，取决于胆也[20]。

【注释】

[1] 藏象：张介宾："象，形象也。藏居于内，形见于外，故曰藏象。"

[2] 生之本：即生命的根本。

[3] 变：《太素》中作"处"，当是。

[4] 华：精华，光华，荣华，为表现于外的精华之象。

[5] 充：充养的器官或组织，充养的对象。

[6] 阳中之太阳：前"阳"字指部位，胸为阳；"太阳"，指夏季，一年四季的阴阳属性再划分时，夏为"太阳"，因心气通于夏，又居于胸中，故为"阳中之太阳"。

[7] 魄：指神的部分功能表现，言人出生后的本能活动及一些感知活动。

[8] 阳中之太阴：肺居胸中阳位，但其性主收敛、肃降，应于秋气，秋为少阴之气，故当为"阳中之少阴"。《甲乙经》《太素》均作此说。

[9] 蛰：昆虫伏藏谓蛰。此指肾脏藏精的功能，有生机内藏之意。

[10] 封藏：闭藏、内藏。

[11] 罢（bà）极之本：罢极，历代注家见解不一。罢，免除，停止。极，劳困。肝藏血主筋，能耐劳作而消除疲劳，故为罢极之本。

[12] 魂：指神的部分功能表现。言人的感性、知性、悟性。

[13] 其味酸，其色苍：据北宋·林亿等的"新校正"，这二句六字与下文的"其味甘，其色黄"六字，当为衍文。

[14] 阳中之少阳：肝居下焦阴位，通于春季，具有少阳生发之性，故当为"阴中之少阳"。

[15] 仓廪：比喻脾胃对饮食水谷的受纳运化功能。

［16］营：营气。为饮食水谷化生的精气，运行于脉中，有化生血液、营养周身和收舍神志的功用。

［17］器：容器。比喻胃肠、三焦、膀胱等器官的作用。

［18］唇四白：口唇四周。

［19］至阴之类，通于土气：至，到达，往复。脾居中焦，其气转枢，交通上下，使周身气机得以升降、往复；脾主长夏，长夏居于春夏与秋冬阴阳之交，属土。故称脾为"阴中之至阴"。脾主运化水谷，与六腑关系密切，故云胆、胃、大肠、三焦、膀胱诸腑为至阴之类，通于土气，与水谷代谢密切相关。

［20］凡十一脏，取决于胆也：众说不一，以"十一"乃"土"字之误的观点较妥。

【解读】

"藏象"一词，非常精辟地表达了五脏之本及与外象间的辩证关系。此节明确提出了"五脏为本"的观点："心者，生之本""肺者，气之本"……明确指出精、气、血、津液、神的主要藏处是五脏，是生命活动的根本，也与"血脉营气精神者，此五脏之所藏也……是故五脏主藏精者也，不可伤，伤则失守而阴虚，阴虚则无气，无气则死矣"（《灵枢·本神》）的论述相呼应，突出了人体以五脏为中心，联系了人体的各个器官，构成了一个以五脏为中心的五大生理系统，从而成为有机的统一体，而"心者生之本"等原文就是强调五脏在人体的重要性。

"心者，神之变也""肺者，魄之处也"……是古人通过长期的生活实践和临床观察认识到人的精神思维活动分五种形式，由心统管，分属五脏，这和现代医学精神活动归属于脑一个器官有很大的不同。因五脏参与精神活动，故将五脏称之为"五神脏"，而"五神"活动的物质基础依赖于五脏所藏的精气。

本章论述了五脏与组织（体、华、窍）结构的关系、五脏与四时的关系等内容，都是藏象理论的基础。

藏象二字，最早见于本篇，"藏"之义有三：一为脏，指人体的内脏，具有一定形态的组织器官，如五脏六腑；二指内藏（cáng），躯壳在外，人体内脏藏于躯壳之内；三指包纳收藏，言内脏藏精、气、血、脉、神。

"象"之义亦有三：一指现象，内脏活动表现于外的现象，如心脏活动正常则可见面色红润光泽，脉搏和缓有力。肺脏功能正常，则呼吸均匀，皮肤润泽等；二指形象，即任何内脏都有一定的形态；三指内脏与自然界相关联系物之间的联系，如四时、五味、五化、五方、五音等即是。

"藏象"之义亦可纳之为四：其一，指通过内脏活动表现于外的现象来研究内脏活动的规律。"有诸内，必形诸外"，内有脏腑活动，其外必有象可察。张介宾说："脏居于内，形现于外，故曰藏象。"王冰说："脏者，藏也，言腹中之所藏也。象谓所现于外可阅者。"藏象二字突出地说明了中医研究内脏活动规律的方法，主要是通过外象（包括生理、病理之象）来研究了解内脏的活动规律，并不完全依赖于形态解剖。中医的藏象理论是长期的大量的实践经验的产物，经过这种生动的实验得出的中医理论是有科学根据的。近有所谓"黑箱理论"，即不打开黑箱，而判断黑箱内情况，以此说明藏象理论的科学性，可以参考。

其二，指内脏的形象而言。说明中医学对内脏的认识依一定的解剖理论为依据，如《难经·四十二难》所说之"心重十二两，中有七孔三毛，盛精汁三合"者是。"三毛"可能指心脏的脉络组织，七孔可能指心脏瓣膜的开口，精汁指心脏内的血液，这种认识是符合心脏解剖特征的。《医学入门》对心脏形体的描述更逼真："有血肉之心，形如未开之莲花，居肺下膈上是也。"就明确地说明了心脏的解剖位置及形态特征。中医学对解剖的记载是很早的，如《灵枢·经水》之"若夫八尺之士，皮肉在此，外可度量切循而得之，其死可解剖而视之。"由于社会条件的限制，解剖学虽然诞生很早，但却没有得到相应的发展，因而对脏腑组织器官的认识并不完全依赖解剖学的成就。

其三，指内脏活动有自然界的物象与之相应，如本文提出的心为"阳中之太阳，通于夏气。"就是将心与自然界四季中的夏季相对应，说明心为火脏，以阳气为主，具有温煦全身的特性。张志聪说："论脏腑之形象，以应天地阴阳也。"心脏的生理之象和病理之象可通过所连属的体、华、窍等组织器官表现于外。如心的功能正常，脉搏有力，神采奕奕，思维敏锐。

其四，藏象通应气运变化之象。正因为人类发生于自然环境，人类各项机能活动无不禀受与生命活动息息相关的时空气运变化的影响，这也就是为何将"藏象"知识与五运六气知识放在同一章节进行讨论的立题用意。这也是气运变化异常而致人体罹患疾病的脏腑病位发生的辨识和脏腑用药基础。

关于藏象这段原文，是中医学关于脏腑方面最重要的篇段，它奠定了脏腑学说基础，在后世生理、病理、诊断、辨证诸方面都有广泛的意义。自本篇提出"藏象"二字后，后世医家进行了发挥和补充，丰富了藏象学说的内容，并把有关脏腑的理论编在一起，理论化系统化后形成了中医独特的藏象学说。如滑伯仁《读素问钞》，张介宾《类经》，李中梓《内经知要》等都以"藏象"为篇名，主要研究脏腑的生理功能、病理变化及其相互关系。

藏象学说在发展过程中形成自己的特点：其一，本质和现象的关系。脏居于内为本质，象现于外为现象，本质不同于现象，但本质与现象相联系，透过现象求本质。其二，生理和病理的关系。二者相互印证，论述生理以病理为反证，论述病理以生理为依据。其三，局部和整体的关系，突出重点，强调整体，整体由局部组成，局部是整体的一部分，又隶属于整体，局部可体现整体，在生理上形成了以五脏为中心的五大系统，五脏之中以心为主。其四，脏腑是生理病理的概念，是功能单位，不单纯指解剖概念。因此，中医和西医皆谈脏腑，但有质的区别，不能相提并论，更不能对号入座，生搬硬套。

关于十一脏取决于胆的问题，历代解释不一，王冰认为"胆者，中正刚断无私偏，故十一脏取决于胆也。"李东垣则从胆主少阳春生之气立说，指出："胆者，少阳春生之气，春气升则万化安，故胆气春升，则余脏安之，所以取决于胆也。"张介宾则指出："惟胆以中虚，故属于腑，然藏而不泻，又类乎脏。故属少阳为半表半里之经，亦曰中正之官，又曰奇恒之腑，所以能通达阴阳，而十一脏皆取乎此也。"纵观各家之说，均从胆的功能方面加以阐释，然与上文之义实属牵强，因文中"凡"以上所述脏腑只有十个，若言"十一脏"则包括胆本身，这就很难自圆其说，孰不知此"十一脏"当为"土脏"之误。古代书刊多是竖排，在传抄过程中有误将两字合为一者，亦有将一字误为二字者，此即将"土"字误抄成"十一"。从医理言，《灵枢·本输》云："肝合胆，胆者中精之府。"赵献可《医贯》曰："饮食入胃，犹水谷在釜中，非火不熟，脾能化食，全赖少阳相火之无形者。"张锡纯亦指出："为其寄生相火也，可借火以生土，脾胃之饮食更赖其腐熟。"说明在生理上，脾胃对饮食水谷的消化、吸收、排泄依赖于肝胆疏泄及胆汁的正常分泌，反之，肝胆疏泄失职，则将导致脾胃功能失常，所以说原文应是"土脏取决于胆。"又有人认为"取决"为"阙"的切音，即指上文十一个内脏（即五脏五、六腑六，共十一脏）阙胆的内容。故云此七字为注文窜入。此说也有可取之处。当然，以上这些分析是否完全准确还待进一步探讨。

【原文】

故人迎[1]一盛[2]，病在少阳[3]；二盛，病在太阳；三盛，病在阳明；四盛已上，为格阳[4]。

寸口[5]一盛，病在厥阴；二盛，病在少阴；三盛，病在太阴；四盛已上，为关阴[6]。

人迎与寸口俱盛四倍已上，为关格[7]，关格之脉羸[8]，不能极[9]于天地之精气，则死矣。

【注释】

[1]人迎：切脉的部位，在结喉两侧的颈动脉搏动处。

[2]一盛：大一倍。下文"二盛""三盛""四盛"即大二倍、大三倍、大四倍。盛，指脉大。

[3]少阳：指少阳经脉。下文中的"太阳""阳明""厥阴""少阴""太阴"，都是就经脉而言的。

[4]格阳：因阳气盛极，损伤阴气而致的阴阳失和。

[5]寸口：切脉的部位，在手腕的桡动脉处。

[6]关阴：因阴气太盛而损伤阳气所致的阴阳失和、隔绝不通的病，多见小便不通。

[7]关格：阴阳盛极的实证。阴气盛极为关，阳气盛极曰格，阴阳俱盛、两不相协为关格。

[8]羸："新校正"："详'羸'当作'赢'。脉盛四倍以上，非'羸'也，乃盛极也，古文'赢'与'盈'通用。"赢，音义同"盈"，有余之义。

[9]极：通。

【解读】

论人迎寸口二部诊法。此节专论人迎寸口二部合参诊脉方法，而《内经》中的诊脉方法较多，除三部九候诊法（《素问·三部九候论》）、独取寸口诊法、虚里诊法外，还有人迎寸口二部诊脉方法。原文有"气口候阴，人迎候阳"（《灵枢·四时气》）之论，就是这种二部合参诊法的运用依据。张介宾注释说："气口在手，手太阴肺脉也，气口独为五脏主，故以候阴；人迎在颈，阳明胃脉也，胃为六腑之大源，故以候阳。"张氏之解，淋漓尽致。此种诊脉方法在《内经》中被广泛地运用于经脉病证的诊察，如《灵枢·经脉》中，凡阳经之实证，人迎脉皆大于气口脉，而虚证则皆反小于气口。反之，诸阴经之实证，气口脉皆大于人迎脉，而虚证则皆反小于人迎。其他篇也有运用这一诊脉方法的记载。可见，这一诊法在《内经》时代的运用是很普遍的。

第二章　素问·天元纪大论篇第六十六解读

【题解】

天元纪大论：天，指自然界。元，始也。纪，指规律。本篇讨论自然界万物变化的本始及其规律，故名"天元纪大论"。

【原文】

黄帝问曰：天有五行御五位，以生寒暑燥湿风[1]；人有五脏化五气，以生喜怒思忧恐。论[2]言五运相袭而皆治之，终期之日，周而复始[3]，余已知之矣，愿闻其[4]与三阴三阳之候，奈何合之[5]？

【注释】

[1] 天有五行御五位，以生寒暑燥湿风：主运五步是由五行代表的，如初运为木运，木运则生风；二运为火运，火运则生暑等。天，指自然界。御，驾御，控制。五位，在此指一年中主运的五步。

[2] 论：指《素问·六节藏象论》。

[3] 五运相袭而皆治之，终期之日，周而复始：主运五步从木运开始，按五行相生顺序相互承袭而终于水，各主一个时令，年复一年地周而复始。五运，在此指一年中的主运五步。袭，承袭，承接。治，管理，即主时之义。终期，满三百六十五又四分之一日。

[4] 其：承上指五运。

[5] 三阴三阳之候，奈何合之：即厥阴风木、少阴君火、太阴湿土等六气与主运五步怎样配合。

【解读】

此节论五运与六气的关系。寒、暑、燥、湿、风五气，是一年之中的气候变化。木运主时，其气风木；火运主时，其气火热，故曰"天有五行御五位，以生寒暑燥湿风"，说明六气是五运变化产生的。运与气的关系，如同有了五脏和五脏之气才能产生五志那样的密切关系。这一观点，既适用本段所谈的主运与主气的关系，也适用于下文所谈五运"非独主时也"的大运与客气的关系。

【原文】

鬼臾区稽首再拜对曰：昭乎哉问也！夫五运阴阳者，天地之道也[1]，万物之纲纪，变化之父母，生杀之本始，神明之府也，可不通乎！故物生谓之化，物极谓之变[2]，阴阳不测谓之神[3]，神用无方谓之圣[4]。

【注释】

[1] 夫五运阴阳者，天地之道也：与《素问·阴阳应象大论》所言"阴阳者，天地之道也"同义。

[2] 物生谓之化，物极谓之变：万物的发展变化，皆由化至变，亦即所谓"化者变之渐，变者化之成"。

[3] 阴阳不测谓之神：阴阳的微妙变化就叫做"神"。不测，莫测，难测，在此指其变化微妙。

[4] 神用无方谓之圣：能够掌握阴阳变化的道理，则对宇宙间的万事万物便可以通晓认识，亦即运用阴阳运动的规律认识事物而无所不通，就叫做"圣"。圣，精通之义。方，常规。

【解读】

此节论五运与六气是天地阴阳变化的结果。"阴阳不测谓之神"句是《内经》作者援引于《易传·系辞上》。"神"，是指用阴阳概念所表达的客观事物固有规律，即所谓"道"、即所谓"神明"，也是下文所言之"神"。"莫测"，是指这一规律不是不可测，也不是不能测，更不是无法测，而是指人们运用感官（望、触、听、味、嗅觉）无法直接感知，但却又是客观的存在。其中就包括"物生谓之化，物极谓之变"两种变化的过程，"化"是物质运动的量变（渐变）过程，而"变"则是物质运动发生质变（突激）过程，但都在"神"的作用下完成的。

【原文】

夫变化之为用也，在天为玄，在人为道，在地为化[1]，化生五味，道生智[2]，玄生神[3]。

神在天为风，在地为木[4]；在天为热，在地为火；在天为湿，在地为土；在天为燥，在地为金；在天为寒，在地为水.

故在天为气，在地成形，形气相感而化生万物矣[5]。然天地者，万物之上下也[6]；左右者，阴阳之道路也[7]；水火者，阴阳之证兆也[8]；金木者，生成之终始也[9]。气有多少[10]，形有盛衰[11]，上下相召，而损益彰矣[12]。

【注释】

[1] 在天为玄，在人为道，在地为化：玄，指构成万物的元始之气，下文"在天为气"，"太虚廖廓，肇基化元"可证。道，道理，指人可认知的事物变化规律。化，生化，指大地生化万物。

[2] 道生智：谓掌握阴阳变化之理就能有无穷的智慧。

［3］玄生神：谓有了构成万物的元始之气就能产生微妙无穷之变化规律。

［4］神在天为风，在地为木：言自然界的变化规律，在天之气与地之五行是相应的，如风与木相应。神，指变化规律。

［5］形气相感而化生万物矣：言在天无形之气与在地有形之质相互感召、互相作用而生化成万物。

［6］天地者，万物之上下也：天地是万物在空间中上下运动的范围。

［7］左右者，阴阳之道路也：张志聪："言阴阳之气，左右旋转之不息。"

［8］水火者，阴阳之征兆也：张志聪："水火为阴阳之征兆，言天一生水，地二生火，火为阳，水为阴，阴阳不可见，而水火为阴阳之征验。"征，征验。兆，表现。

［9］金木者，生成之终始也：万物生发于春，收成于秋，春属木，秋属金，故以金木代表万物生长、收成的全过程。

［10］气有多少：天之六气各有阴阳多少之异。气，指六气，即风、寒、暑、湿、燥、火。

［11］形有盛衰：运有太过不及。形，指五运之气。盛，太过。衰，不及。

［12］上下相召而损益彰矣：六气与五行上下相合，不足与有余的现象就明显地表露出来。上，指天之六气。下，指地之五行。相召，即相互感召。损，不足。益，有余。彰，昭彰显著。

【解读】

论五运、六气之意涵。"夫五运阴阳者，天地之道也"，明确表达了五运与六气都是阴阳变化结果的认识。"五运"指木、火、土、金、水五运之气；"阴阳"此指三阴三阳所标记的风、寒、暑、湿、燥、火六气，二者都是自然规律的体现，至于上下、道路、征兆、终始，进一步表达了"形气相感"的理论。"气"指六气，"形"指五运。

【原文】

帝曰：愿闻五运之主时也，何如？

鬼臾区曰：五气运行，各终期日，非独主时也。

帝曰：请闻其所谓也。

鬼臾区曰：臣积考［1］太始天元册［2］文曰：太虚寥廓［3］，肇基化元［4］，万物资始［5］，五运终天［6］，布气真灵［7］，揔统坤元［8］，九星［9］悬朗，七曜［10］周旋，曰阴曰阳，曰柔曰刚［11］，幽显既位［12］，寒暑弛张［13］，生生化化［14］，品物咸章［15］。臣斯十世，此之谓也。

【注释】

[1] 积考：反复考究。积，累次，多次。考，考察，研究。

[2] 太始天元册：上古专记天真元气运行的书。天元，指岁时运行之理。周朝以十一月建子为正月，后世认为周历得天之正道，故将周历称为"天元"。五运六气所用历法，均以十一月建子。

[3] 太虚廖廓：宇宙苍茫辽阔，无边无际。太虚，即宇宙。廖廓，即辽阔、广袤。

[4] 肇（zhào 兆）基化元：谓廖廓无边的宇宙充满了元气，元气为万物生化之本源，亦即元气是宇宙间造化万物的根源。肇，开始。基，依据。肇基，始动之依据。化元，生化之本源。

[5] 万物资始：万物资取元气得以始生。资，取。始，有生之初。

[6] 五运终天：五运在宇宙间的运动变化，充斥天地，亘古不变。五运，在这里概指五运六气的运动变化。终，极尽。

[7] 布气真灵：布，敷布。真灵，指有生化能力的真元之气。又，指太虚中的元气。

[8] 揔统坤元：在天之元气总统大地生化万物的根源。揔，同"总"。统，统领。坤元，指大地。

[9] 九星：天蓬、天内、天冲、天辅、天禽、天心、天任、天柱、天英等。古代天象中的星名。天内，又作"天芮"。

[10] 七曜：古称日、月与木、火、土、金、水五星为七曜。

[11] 曰阴曰阳，曰柔曰刚：谓太空大气肇始，九星照耀大地，七曜运转不休，因而产生了自然界四时阴阳、昼夜寒暑的递迁，以及大地上具有刚（属阳）柔（属阴）不同品性的物类。

[12] 幽显既位：幽，属阴，指黑夜。显，属阳，指白昼。既位，固定的时间、空间区位及次第。

[13] 寒暑弛张：张志聪："寒暑弛张者，寒暑往来也。"

[14] 生生化化：无数代的生长变化。生，物之生。化，物的正常变化。

[15] 品物咸章：自然界万物的各种变化都明显地反映出来。品，言众多。品物，即万物。咸，皆，都。章，同"彰"，昭彰显著。

【解读】

此节论五运有主时、主岁之别。原文体现了浑天说宇宙结构观，并指出"气"是宇宙形成的本原，无论万物、九星、七曜，乃至于五运、寒暑，都是此气运动变化的结果。

【原文】

帝曰：善。何谓气有多少[1]，形有盛衰[2]？

鬼臾区曰：阴阳之气各有多少，故曰三阴三阳也。形有盛衰，谓五行之治，各有太过不及也。故其始也，有余而注，不足随之，不足而注，有余从之[3]，知迎知随，气可与期[4]。

应天为天符[5]，承岁为岁直[6]，三合为治[7]。

【注释】

[1]气有多少：谓阴阳各有太少之分，太则为多，少则为少。

[2]形有盛衰：谓五运太过为盛，不及为衰。形，指五运（五行）。

[3]故其始也……有余从之：吴崑："火炎则水干，水盛则火灭，此有余而往，不足随之也；阴不足则阳凑之，阳不足则阴凑之，此不足而往，有余从之也。"始，谓运气之始。往，去。随，来。

[4]知迎知随，气可与期：吴崑："迎者，时未至而令先至，若有所迎也。随者，当令亢甚，复气随之也。"期，预知。

[5]应天为天符：中运和司天之气的五行属性相合，称为"天符"年。

[6]承岁为岁直：谓中运和年支的五行属性相合，称为"岁会"或"岁直"。

[7]三合为治：指中运、司天、年支三者五行属性皆相符合，即既为天符，又为岁会，也称"太一天符"。

【解读】

此节论六气的三阴三阳属性标记。在论述三阴三阳六气有盛有衰，五运之气也有太过和不及的变化之后，介绍人类对气候变化的预测方法及其原理。预测年度气候的特殊变化时，要将六气和五运相结合，分别以当年司天之气、在泉之气与值年大运结合分析：岁会之年指岁运之气与岁支的方位五行属性相同的同化关系。如"木运临卯，火运临午，土运临四季，金运临酉，水运临子，所谓岁会，气之平也"（《素问·六微旨大论》），丁卯年值年岁运为木运，年支是卯，卯属木，故为岁会之年，60年中有8年属于此类情况；若岁运之气与司天之气五行属性相符合的同化关系，故称"天符"，如己丑、己未之岁，值岁的土运，又逢太阴湿土司天，即为天符之年，在60年周期中有12年属于此类情况。由于推算天符、岁会是要将值年岁运、司天之气、年支三者结合分析，故曰"三合为治"。见图3-1。

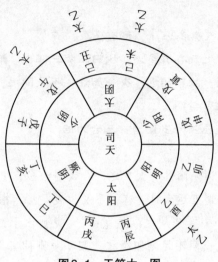

图3-1　天符太一图

　　天干与地支的配合运用就是"甲子"。正如《素问·六微旨大论》说："天气始于甲，地气始于子，子甲相合，命曰岁立，谨候其时，气可与期。"这段原文不但提示了干支组合之为甲子的问题，也指出了通过甲子纪年可以推演相关年份的气候变化。甲子组合的规律是天干在上，地支在下，按着干支原有的次序，以次相加，5个阳干与6个阳支相配，5个阴干与6个阴支相配，其结果便构成了60个干支（或叫甲子）组合，为甲子一周。这60个天干、地支组合又称为"六十甲子"。古代用甲子来纪年、纪月、纪日、纪时，并用以推算四时节气。正如本篇所说："天以六为节，地以五为制，周天气者，六期为一备，终地纪者，五岁为一周……五六相合，而七百二十气为一纪，凡三十岁；千四百四十气，凡六十岁而为一周，不及太过，斯皆见矣。"运气学说，是以纪年的甲子作为演绎的工具，来推算五运和六气的盛衰，测知气候的变化的，所以说"谨候其时，气可与期。"

　　【原文】

　　帝曰：上下相召[1]奈何？

　　鬼臾区曰：寒暑燥湿风火，天之阴阳也，三阴三阳，上奉之[2]；木火土金水火，地之阴阳也，生长化收藏，下应之[3]。天以阳生阴长，地以阳杀阴藏[4]。天有阴阳，地亦有阴阳。木火土金水火，地之阴阳也[5]，生长化收藏。故阳中有阴，阴中有阳。所以欲知天地之阴阳者，应天之气，动而不息，故五岁而右迁。应地之气，静而守位，故六期而环会[6]。

　　动静相召，上下相临，阴阳相错，而变由生也[7]。

[1]上下相召：天地阴阳相互对应，如初运为木则初气为风，二运为火则二气为暑等。上，指天之阴阳，即六气。下，指地之阴阳，即五行，也谓五运之气。

[2]三阴三阳，上奉之：六气有阴阳性质的不同，且有多少的区别，故用三阴三阳配合之，则厥阴配风，少阴配暑，少阳配火，太阴配湿，阳明配燥，太阳配寒。

[3]木火土金水……下应之：木火土金水，地之五行之气，亦有阴阳之分，故曰地之阴阳，万物的生长化收藏与之相应，即春应木主生，夏应火主长，长夏应土主化，秋应金主收，冬应水主藏。

[4]天以阳生阴长，地以阳杀阴藏：张介宾："天为阳，阳主升，升则向生，故天以阳生阴长，阳中有阴也；地为阴，阴主降，降则向死，故地以阳杀阴藏，阴中有阳也。以藏气纪元，其征可见。如上半年为阳，阳升于天，天气治之，故春生夏长；下半年为阴，阴降于下，地气治之，故秋收冬藏也。"

[5]木火土金水火，地之阴阳也：《类经》疑衍。

[6]所以欲知天地之阴阳者……故六期而环会：《内经》作者认为天主动，地主静，动静相召，则地之阴阳（五行）应天之气，故动而不息；天之阴阳（六气）应地之气，故静而守位。天气为六，地之五行，各主一岁，则须六年才能完成与六气的配属，故"五岁而右迁"。所谓"右迁"，指上升主岁而言，如土运之岁，按五行相生顺序止于火为五年，而配属六气则仍缺一气，所以五年之后又为土运主岁。以甲子的天干论，则为甲乙丙丁戊己六年，此即谓"不息"之意。地气为五，天之六气各主一岁，则六年恰与五行相会，以土运为例，土运至土运，正是六岁，故"六期而环会"。所谓"环会"，即五行主岁一周曰"环"，某行主岁而又"右迁"曰"会"。因天之六气应地，地主静故曰"守位"。

[7]动静相召……而变由生也：张介宾："动以应天，静以应地，故曰动静，曰上下，无非言天地之合气，皆所以结上文相召之义。"

【解读】

六气为上，是"天之阴阳"所化，分别标记为三阴（太阴、少阴、厥阴）三阳（太阳、阳明、少阳），故称为"天气"；五运之气在下，是"地之阴阳"所化，二者相应，共同影响着万物的生、长、化、收、藏变化状态。

岁运之气五年为一周期，每年的岁运之气各不相同，故曰"动而不息"，五年一个周期，即"五岁而右迁"；每年六步六气终而复始，相对固定，年年如此，故谓"静而守位"，六年一个周期，即"六期而环会"。"动"指五运之气，在下；"静"指天之六气，在上。由于不同阴阳属性的五运之气和六气相互作用，彼此影响，才会有"阴阳相错，而变由生"的作用。

"阳生阴长，阳杀阴藏"于《内经》凡二见。除本篇外，还见于《素问·阴阳应象大论》。此语主要体现着阴阳相互依存的关系和阴阳的可分特性，也是对该篇所说的阴阳是"万物之纲纪""生杀之本始"句的进一步阐发。任何事物都有其产生、发展和消亡的发展过程，尤其是生物体（包括动物和植物），其生命发展过程主要可以划分为生、长、杀、藏的不同阶段，然而自始至终的变化过程，都是自身阴阳双方相互作用的结果。该语主要从阴阳双方相互依存的角度阐述其意义的。生与长之间是互根的、依存的关系。"阳杀阴藏"也是同理。

该语还体现了阴阳可分的性质。因为事物的生长过程是其自身矛盾运动的上升阶段，而杀、藏则是事物发展过程中的衰退下降过程。如果据事物的阴阳属性归类方法，前者属阳，后者就属阴。也有将"阴阳"作互词为解的，其义亦通。在属性为阳的生长上升阶段中，生为阳，而长又为阴；在属性为阴的衰退下降过程中，仍有阴阳之别。这均体现了阴阳中复有阴阳的道理。明·张介宾对该语的上述两点意义作了明晰的阐发："阳生阴长，言阳中之阴阳也；阳杀阴藏，言阴中之阴阳也。盖阳不独立，必得阴而后成，为发生赖于阳和，而长养由乎雨露，是阳生阴长也；阴不自专，必因阳而后行，如闭藏因于寒冽，而肃杀出乎风霜，是阳杀阴藏也。此于对待之中而复有互藏之道，所谓独阳不生，独阴不成也。如《天元纪大论》曰：天以阳生阴长，地以阳杀阴藏，实同此义。"

此外，该语还体现了物质的生机变化与形质变化的关系。"生""杀"是比喻事物内藏生机的盛衰变化，生机变化是无形的，属阳，故曰"阳生""阳杀"；"长""藏"则言事物外观形质的生长闭藏之象，形质可见，属阴，故曰"阴长""阴藏"。其中的生机变化虽然无形可见，但却是客观存在的，是事物形质变化的原因。而有形可见的形质变化，表现着无形的生机作用，也同样体现了阴阳的互根关系。

【原文】

帝曰：上下周纪[1]，其有数乎？

鬼臾区曰：天以六为节，地以五为制[2]。周天气者，六期为一备；终地纪者，五岁为一周。君火以明，相火以位[3]。五六相合，而七百二十气为一纪，凡三十岁；千四百四十气，凡六十岁，而为一周。不及太过，斯皆见矣。

【注释】

［1］上下周纪：谓天地间运气的循环变化有一定的周期和规律。上下，指天地而言。周，周期。纪，标志。六十年一千四百四十个节气为一周，三十年七百二十个节气谓一纪。

［2］天以六为节，地以五为制：言天之六气需要六年方能循环一周，地之五运需要五年才能循环一周。天，指天之六气。地，指地之五行。节，节度，法度。制，制度。又，一年分六步，为六气所主。一年分五步，为五运所统。

［3］君火以明，相火以位：火之质在下而光明在上。以此比喻六气之中的君火在前（二之气），相火在后（三之气），并解释其在前、在后之意。

【解读】

此节论五运（"下"）和六气（"上"）循环运转的规律。六气以"六"为变化节律（一年分六步、六年一周期），故曰"天以六为节"；五运以"五"为节律（一年分五步、五年一周期），故谓"地以五为制"。无论是六气还是五运，都是以三十年为一小周期，称为"一纪"；六十年为一大周期，称为"一周"。

用五行归类六气，"火"分别表达热气、暑气，为了予以区分，就将热气的属性规定为"君火"，暑气规定为"相火"。自金元以降，在人身阳气亦谓之"火"的背景下，"君火"即心阳，"相"辅佐于"君"，其他脏腑阳气称为"相火"，但多指心包、肝、胆、三焦之阳。

"君火以明，相火以位"句上下联系似属费解，从"天以六为节，地以五为制"与上面的"天有阴阳，地亦有阴阳"句联系起来看，主要是用以说明火分君相及其先后次序的。原文说："天以六为节，地以五为制。周天气者，六期为一备；终地纪者，五岁为周。君火以明，相火以位。五六相合，而七百二十气为一纪，凡三十岁"。这里"天""地"分别指气和运而言。这段原文是指：六气司天循环一周是6年，地之五运需要5年循环一周。因为君火主宰神明，只有相火主运，所以运仅有五，而气有六。五与六相合，共计有720个节气，称为一纪，共30年。

"君火以明，相火以位"，"明"注家多作"名"解，有命名、正名之义。"位"即时空区位。"明"和"位"在此主要用以表示君火、相火五运推算中，只用相火不用君火的理由。因为天之六气，有君火、相火之分，即少阴君火和少阳相火各有一年所主，而五运主岁，五年周期中，火运只统一年，此种情况下的火，只用相火而不用君火。君火虽不主运，但在其主导下，相火才能完成"岁火"统运的作用，因此原文说："终地纪者，五岁为一周。"

王冰注："君火在相火之右，但立名于君位，不立岁气，故天之六气，不偶其气以行君火之政（即岁火之年），守位而奉天之命，以宣行火令尔。以名奉天，故曰'君火以名'。守位（即住守岁火之年）禀命（禀受君火之命令），故云'相火以位'。"

后世对该语的含义有所延伸，除按原义解释运气有关内容外，还用以解释人体脏腑之火的主辅关系，为后世论火提供了依据。认为心火是生命活动的基本动力所在，主宰全身，故称为君火。其他脏腑是在心主导下各司其职，处于辅助心的地位，故其他脏的火称为"相火"。由于心火主宰神明及其他脏之火，可以称为"君火以明"。其他脏腑之火则是在各自部位和生理范围内完成心火所主的神明的指令，所以称为"相火以位"。

相火又有广义和狭义之分。广义相火如上所述，泛指心之外其他脏腑之火（阳气）。狭义相火则说法不一，多数指胆火、三焦之火。但明·张介宾认为相火是指肾中之火，并用以解释心肾关系。他说："君火居上，为日之明，以昭天道，故于人也属心，而神明出焉。相火居下，为原泉之温，以生养万物，故于人也属肾，而元阳蓄焉。"所以，后世所谓相火的病理含义一般只指肾阴虚损，阴不制阳所致的肾中虚火，临床所见的梦遗、失眠、头昏耳鸣、腰膝酸软、五心烦热、盗汗、女子月经不调等症状，便称之为相火妄动，治疗多用滋阴降火法。显然，相火的病理含义专指肾阴虚的虚火证候，而"君火"则无广、狭之分。

【原文】

帝曰：夫子之言，上终天气，下毕地纪[1]，可谓悉矣。余愿闻而藏之[2]，上以治民[3]，下以治身[4]，使百姓昭著，上下和亲，德泽下流，子孙无忧，传之后世，无有终时，可得闻乎？

鬼臾区曰：至数之机[5]，迫迮以微[6]，其来可见，其往可追[7]，敬之者昌，慢之者亡[8]，无道行私，必得天殃[9]，谨奉天道，请言真要[10]。

帝曰：善言始者，必会于终；善言近者，必知其远[11]，是则至数极而道不惑，所谓明矣[12]！愿夫子推而次之。令有条理，简而不匮[13]，久而不绝，易用难忘，为之纲纪，至数之要，愿尽闻之。

【注释】

[1] 上终天气，下毕地纪：谓五运阴阳之道穷究天地发生之原，尽赅万物生化之理。终，穷究，尽明。天气，指气候的产生。毕，都，全部。地纪，指万物生化之理。

[2] 闻而藏之：听到并记住它。之，指五运六气之道。

［3］治民：治理国家为民心诚服。

［4］治身：养生。保养生命，使人健康长寿。

［5］至数之机：至数，指五运六气相合的定数。机，奥妙，机要。

［6］迫迮（zè 则）以微：言五运六气相合之理精细而深奥。迫迮，近也。微，幽深也。

［7］其来可见，其往可追：运气之机虽然深奥，但可通过观察适时的物候，结合以往的气候情况找出其规律。其，指运和气。运和气来时，有物候可以征见；运气已往，其过程可供追思、考查。追，追思，考查之意。

［8］敬之者昌，慢之者亡：天地万物有其自身的客观规律，按照客观规律办事就能昌盛、发展或成功，违背客观规律就会失败或死亡。敬，遵从。之，指运气运动的规律。昌，昌盛。慢，不顺从，违背。亡，失败，衰亡。

［9］无道行私，必得夭殃：不懂或不遵循客观规律，一味按主观意志办事，必然导致半途而废或带来灾难。

［10］真要：至真之要道。

［11］善言始者……必知其远：精于明道之人必能掌握事物变化的全过程而做到首尾一致，远近若一。

［12］至数极而道不惑，所谓明矣：谓极尽五运六气的道理而不被迷惑，即所谓明达。

［13］简而不匮：谓简明而不缺略。匮，缺乏。

【解读】

此节所论者有三：一论五运与六气相合。五运和六气是为了把握自然界气候变化规律而构建的认识模型，能比较客观地反映其变化过程。对于其所体现的气候变化规律，必须加以遵循，否则会带来严重后果，即所谓"敬之者昌，慢之者亡，无道行私，必得夭殃"。

必须全面了解和掌握运气所反映的气候变化规律，才能用以"上以治民，下以治身"，即所谓"善言始者，必会于终；善言近者，必知其远，是则至数极而道不惑，所谓明矣"。

二论五运六气变化规律是可以掌握的。认为运气的变化尽管幽深而细微，但"其来可见，其往可追"，是可以被人们认识的。只要认真观察，掌握其终始远近，就能"至数极而道不惑"。

三论研究五运六气之目的。本篇在论述运气概况的基础上，进一步强调了运气学说的重要性，把它视为"至数""真要"。故本篇又从如何掌握这一重要学说的角度，讨论了使其"推而次之，令有条理"的方法，目的是"上以治民，下以治身"，在于认识"天气""地纪"的变化规律，以预防疾病的发生，而且要让人们都能掌握其变化规律（"使百姓昭著"），并要使之"传之后世，无有终时"。

【原文】

鬼臾区曰：昭乎哉问！明乎哉道！如鼓之应桴，响之应声也[1]。臣闻之：甲己之岁，土运统之[2]；乙庚之岁，金运统之；丙辛之岁，水运统之；丁壬之岁，木运统之；戊癸之岁，火运统之。

【注释】

[1] 鼓之应桴，响之应声也：张介宾："桴，鼓槌也。发者为声，应者为响。"比喻效验迅速而明显。

[2] 甲己之岁，土运统之：谓逢甲、逢己之年都属土运。余皆仿此。

【解读】

此节专论十干化运。十干化运规律为：甲己化土，乙庚化金，丙辛化水，丁壬化木，戊癸化火。其发生与北斗历法有关，该历法将十天干与十二地支、二十八宿按一定规则分布于天周之上，结合观察分布于天周之上的不同气象特征而总结的。详见《素问·五运行大论》中的"五气经天化五运"。

五运的周期"凡六十岁"，五运往复十二轮，天干往复六轮，即十天干各纪六年，如"甲己之岁，土运统之"，即六个甲年（甲子、甲戌、甲申、甲午、甲辰、甲寅之岁）和六个己年（己巳、己卯、己丑、己亥、己酉、己未之岁）均为土运之岁。其余类此。

【原文】帝曰：其于三阴三阳，合之奈何？

鬼臾区曰：子午之岁，上见少阴[1]；丑未之岁，上见太阴；寅申之岁，上见少阳；卯酉之岁，上见阳明；辰戌[2]之岁，上见太阳；巳亥之岁，上见厥阴。少阴所谓标也，厥阴所谓终也[3]。厥阴之上，风气主之；少阴之上，热气主之；太阴之上，湿气主之；少阳之上，相火主之；阳明之上，燥气主之；太阳之上，寒气主之。所谓本也，是谓六元[4]。

帝曰：光乎哉道！明乎哉论！请著之玉版，藏之金匮，署曰《天元纪》。

【注释】

[1] 子午之岁，上见少阴：子午之岁，凡年支为子、为午的年份。上见，指司天之气。如甲子之年，少阴君火司天。余皆仿此。

[2] 戌：原本作"戊"，误，故改。

[3] 少阴所谓标也，厥阴所谓终也：张介宾："标，首也；终，尽也。六十年阴阳之气始于子午，故少阴谓标，尽于巳亥，故厥阴谓终。"

[4] 所谓本也，是谓六元：张介宾："三阴三阳者，由六气之化为之主，而风化厥阴，热化少阴，湿化太阴，火化少阳，燥化阳明，寒化太阳，故六气谓本，三阴三阳谓标也。然此六者，皆天元一气之所化，一分为六，故曰六元。"

【解读】

此节专论论十二支化气。所谓十二支化气是指：子午少阴君火，丑未太阴湿土，寅申少阳相火，卯酉阳明燥金，辰戌太阳寒水，巳亥厥阴风木。地支起于子，前六数与后六数相配，则子午相配，丑未相配，余类推。由于地支代表一年的主岁之气，而主岁之气又以三阴三阳命名，故曰"子午之岁，上见少阴"，"少阴之上，热气主之。""上"指上半年，所谓主岁之气，实际上只主半年。在六十甲子中，主岁之六气往复十轮，地支往复五轮，即十二支各纪五年，如"子午之岁，上见少阴"，即五个子年（甲子、丙子、戊子、庚子、壬子之岁）与五个午年（庚午、壬午、甲午、丙午、戊午之岁），均为少阴君火司天。其余类此。

第三章 素问·五运行大论篇第六十七解读

【题解】

所谓五运，即以五行之气（风木之气，火热之气，湿土之气，燥金之气，寒水之气）随着时间的变迁而不断地移行变化。行，变化移行。五运既主岁，又主时。随着天体的运行，而五运就会有不同的变化，如癸年为火运，甲年为土运，初运为木，二运即为火等。本篇重点论述了五运六气的主要运动变化规律，及其对人体和万物生化的影响，故名。

【原文】

黄帝坐明堂[1]，始正天纲[2]，临观八极[3]，考建五常[4]。

请天师而问之曰：论[5]言天地之动静，神明[6]为之纪，阴阳之升降，寒暑彰其兆。余闻五运之数于夫子，夫子之所言，正五气之各主岁[7]尔，首甲定运[8]，余因论之。

鬼臾区曰：土主甲己[9]，金主乙庚，水主丙辛，木主丁壬，火主戊癸。

【注释】

[1] 明堂：黄帝处理事务和宣布政令的地方。张介宾："明堂，王者朝会之堂也。"

[2] 正天纲：正，校正。天纲，指认识天体运行的纲领。如根据斗柄所指的方位，以定春、夏、秋、冬等。

[3] 临观八极：临观观看之意。八极，即东、南、西、北、东南、东北、西南、西北八方。

[4] 考建五常：谓考校自然界气候变化的一般规律，并建立掌握五运六气的纲领。

[5] 论：指《太始天元册》。也有指本书的《阴阳应象大论》及《气交变大论》等篇。

[6] 神明：即"神"，指自然界生长收藏变化规律。

[7] 主岁：指五运分别主持一年的岁运。

[8] 首甲定运：五运之中，以甲子纪年，所以说首先用甲子决定五运的某运。

[9] 土主甲己：指年干逢甲、逢己之年，司岁的中运为土运。下文仿此。逢乙、逢庚之年为金运，逢丙、逢辛之年为水运，逢丁、逢壬之年为木运，逢戊、逢癸之年为火运。

【解读】

此节论岁运的产生及其基本规律。"十干是十月太阳历的十个时节",无论从《诗经》《夏小正》《管子》,还是《史记·律书》《汉书·历律志》,都充分证明我国远古时代使用过一年分为十节段的历法。十月太阳历,是将一个太阳回归年分为五个时段（即五季）,使木运（风）、火运（热）、土运（湿）、金运（燥）、水运（寒）五运之气纳入到五行模型之中。

可见,"天干化运",表达了十干所统十月太阳历的五个季节,是将回归年（365又1/4日）实际气候变化周期全部纳入计算时间之中（包括5～6日的过年节）,所以每一年分为五步,每步为73.05日。至于"五气经天化五运",不过是将十干纳入五行架构,运用其具有表达时间、空间、序列的功能,将其转换为相应时空区位的气候内涵。这一思维过程的逻辑程序为:表达回归年的十天干→根据其五行属性进行架构→表达时、空区位、序列→预测气候→预测灾病。

【原文】

子午之上,少阴主之[1];丑未之上,太阴主之;寅申之上,少阳主之;卯酉之上,阳明主之;辰戌之上,太阳主之;巳亥之上,厥阴主之。不合阴阳[2],其故何也?

【注释】

[1]子午之上,少阴主之:即岁支逢子逢午之年,少阴君火热气为司天。上,指司天。少阴,即六气中热气之标。下文皆仿此。岁支逢寅逢申之年,少阳相火暑气司天;岁支逢卯逢酉之年,阳明燥金司天;岁支逢辰逢戌之年,太阳寒水司天;岁支逢巳逢亥之年,厥阴风木司天。

[2]不合阴阳:指"土主甲己……火主戊癸","子午之上,少阴主之……巳亥之上,厥阴主之",均系一个阴或一个阳主岁,不合阴和阳之数。从下文"天地阴阳者,不以数推,以象之谓也"的结论,可知并非指五运与六气之数"不合阴阳"。可参看《素问·阴阳离合论》。

【解读】

此节专论十二支化气。由于十二支是表示一个回归年中的时段,十二支以月亮的圆缺为依据,代表十二个月,所以十二支与十天干一样,与一年的二十四节气有固定的关系。依据《淮南子·地形训》的内容,"十二支属于斗建所指的月名"以及与之对应的时节。运气理论为了预测特定时空区位的气候变化,于是就将能标记的十二地支予以"阴阳、五行属性"处理,将其纳入到阴阳、五行构架之中,于是进一步与已经"阴阳、五行属性"处理了的"六气"与之匹配，分别将能表达时空区位的十二地支转换为相应的气候特征。

这一思维过程表达为：与二十四节气"有固定的关系"的十二地支→根据其阴阳、五行属性进行架构→表达时空区位→预测气候→预测灾病。

岁气即客气，但各主半岁而不主一岁，并且既主岁气又各主一时之气，即所谓的客气六步。其基本规律是与地支和三阴三阳配属，如"子午之上，少阴主之"，《素问·天元纪大论》称："少阴之上，热气主之"，于是就成为子午少阴君火，丑未太阴湿土，寅申少阳相火，卯酉阳明燥金，辰戌太阳寒水，巳亥厥阴风木六气。即凡逢子逢午之年则为少阴君火司天，余可类推。客气六步，司天三之气为一步，主上半岁；在泉终之气为一步，主下半岁，其余初、二、四、五为司天、在泉的左右间气，共四步。六者互为司天，互为在泉，互为左右间气。它的初气起于在泉的左间，年年变化，并将一年平均分为六步，即每步为六十日八十七刻半日，由六气分主。其中司天之气既总司上半岁的初、二、三三气，又专主三之气；在泉之气既总司四、五、终三气，又专主终之气。所以说它既主岁气，又主一时之气。其互为司天、在泉的顺序，是先三阴后三阳，即厥阴（一阴）、少阴（二阴）、太阴（三阴）、少阳（一阳）、阳明（二阳）、太阳（三阳），（即一、二、三的顺序），并按此顺序逆时针方向传递，而轮流司天。司天之气已定，则在泉与四间气也就井然有序了。三阴三阳总是一、二、三相对应，凡一阴司天则一阳在泉，二阴司天则二阳在泉，三阴司天则三阳在泉，反之亦然。

【原文】

岐伯曰：是明道也，此天地之阴阳也。夫数之可数者，人中之阴阳也[1]，然所合，数之可得者也。夫阴阳者，数之可十，推之可百，数之可千，推之可万。天地阴阳者，不以数推，以象之谓也。

【注释】

[1] 夫数之可数者，人中之阴阳也：天地阴阳是不能以数推的，因"万之大，不可胜数"。阴阳是无限可分的，所以人体之阴阳，即是"数之可十，推之可百，数之可千，推之可万"。

【解读】

五运六气理论虽然是以天干地支作为计量符号并对时间进行计量，无论计量或预测五步五运之气变化的五时段，或者预测六步六气变化的六时段，都必须运用天干地支为计量符号，才能运用干支符号所表达的时间，预测相关时段的气候特点。所以干支是计量时间、气候的标记，这就是"天干化运，地支化气"发生的依据。影响气运变化的因素十分复杂，干支甲子推算的结果仅能反映气运现象之"常"，而各个局地、局部、特殊时段的气运变化则要依据具体的天象、气象、物象乃至患者的具体病象，所以在具体应用运气理论时，务必要遵循"不以数推，以象之谓"的基本原则，不可仅仅凭借干支甲子的推算。

论阴阳是否可数。人体之阴阳，是不是数之可数？关于这一问题，在《素问·阴阳离合论》中也有论述。注家有两种意见：王冰、马莳、张介宾等，认为可以数而知之。王冰说："天地之阴阳，虽不可胜数，在于人形之用者，则数可知之。"高世栻说："故阴阳之变，其在人者，亦不害十、百、千、万，数之可数。"张志聪则云："阴阳之变，其在人者，亦不可胜数也。"这是主张人之阴阳不可数而知之的观点。二说当以后者为准。据《素问·阴阳离合论》称："阴阳者，数之可十……万之大，不可胜数，然其要一也……其在人者，亦数之可数。"显然"亦数之可数"，是指人之阴阳如同天地阴阳一样，也是"数之可十……万之大，不可胜数"的。正因为人体之阴阳不可胜数，不能推之以数，才提出"所合数之可得者也"，意谓可数者只是与明显之数相合者，如与三阴三阳相合，才算"数之可数"，其核心还是不可胜数之义。所以应将两篇原文联系起来理解，才能领会其精神实质。"且夫阴阳者，有名而无形。故数之可十，推之可百，数之可千，推之可万，此之谓也"（《灵枢·阴阳系日月》）。

【原文】

帝曰：愿闻其所始也[1]。

岐伯曰：昭乎哉问也！臣览《太始天元册》文，丹天之气[2]经于牛女戊分[3]，黅天之气经于心尾己分，苍天之气经于危室柳鬼，素天之气经于亢氐昴毕，玄天之气经于张翼娄胃。所谓戊己分[4]者，奎壁角轸，则天地之门户[5]也。夫候之所始，道之所生，不可不通也。

【注释】

[1] 愿闻其所始也：即讨论十干配属五运之理。始，开始，言开始以甲与己合而属土运，己与庚合而属金运。

[2] 丹天之气：指横贯于天空的赤色火气。丹，赤色。下文的黅（jīn今）天之气，指黄色土气。苍天之气，指青色木气。玄天之气，指黑色水气。素天之气，指白色金气。传说上古观天时，见五色之玄气横亘于天空，所以有丹、黅、苍、素、玄"五气经天"的说法。

[3] 经于牛女戊分：经，横贯。牛女，以及下文的心尾、危室柳鬼、亢氐

昴毕、张翼娄胃、奎壁角轸都是二十八宿的名称。二十八宿是标记天体方位的，它分布于天体的情况是：角、亢、氐、房、心、尾、箕，是东方苍龙七宿；斗、牛、女、虚、危、室、壁，是北方玄武七宿；奎、娄、胃、昴、毕、觜、参，是西方白虎七宿；井、鬼、柳、星、张、翼、轸，是南方的朱雀七宿。

[4] 戊己分：即奎、壁、角、轸四宿之位。

[5] 天地之门户：太阳视运动，位于奎壁二宿时正当由春入夏之时，位于角轸二宿时正当由秋入冬之时，夏为阳中之阳，冬为阴中之阴，所以古人称奎壁角轸为天地之门户。张介宾："奎壁临乾，戊分也。角轸临巽，己分也。戊在西北，己在东南。《遁甲经》：'六戊为天门，六己为地户。'故曰'天地之门户'。"

【解读】

此节一论十干化运。岁运亦称大运，每运主管一年。木、火、土、金、水五运按五行相生顺序递传而主岁，并用十天干以纪其运，"土主甲己，金主乙庚，水主丙辛，木主丁壬，火主戊癸。"即凡逢甲年、己年，都是土运主岁，该年气候变化和人体脏腑的变化则表现为土的五行特性。

天干和五运为什么如此配合而主岁运呢？本论中提到《太始天元册》中记载着："丹天之气经于牛女戊分……玄天之气经于张翼娄胃"这样的五气经天现象。这是说，古人在观察天象时，发现当时有五色之气横贯天空的现象，便根据这五气所指的天干方位来确定其五行的属性。见到赤色的火气横贯在牛女二宿所居的地方，正是戊癸之方位，所以说"火主戊癸"；见到黄色的土气横贯在心尾与角轸星宿之间，正是甲与己之方位，故曰"土主甲己"。余可类推。五行就是这样与天干配合，而成五运理论的。这说明了五气经天现象是五运所主理论的客观物质基础，并非机械推类，凭空而来，是"候之所始，道之所生，不可不通也"。

将天干地支既用于标记所计量的时间，也用于标记所划分的区位空间，依照顺时运行法则，将十天干和十二地支，结合二十八宿所分布于天穹的四方，按一定次序间隔分布于360度周天之上，使天干地支也具有表达空间区位的意义。《淮南子·天文训》就将十干、十二支（也称十二辰）、二十八宿，按一定规律建构在圆形天球上，这是《内经》之前"五气经天化五运"图形最早的文字记载。

时间、空间、序列是支撑自然界的主要构架，而天干地支可以表达对此的计量，所以天干地支也就具备了时、空、序列构架的内涵。一旦将五运、六气用干支表达，也就纳入到时、空、序列"结构"之中。因此，运气理论中的天干地支，通过对所计量的时间、空间区位，达到勾连与时间、空间密切相关的气候变化，以及由此发生的物候、致病邪气乃至发生的相关病证，从而达到对其预测的目的。

"五气经天化五运"是观察一年不同时段太阳运行于周天不同区位之气象变化所决定的，由于太阳"自奎壁而南，日就阳道，故曰天门；角轸而北，日就阴道，故曰地户"（《类经图翼·奎壁角轸天地之门户说》）。据此可知，上述知识是建立在对日月星辰运行规律观察的基础之上的（见图3-2）。

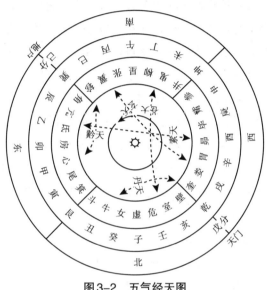

图3-2　五气经天图

二论天门、地户及五气、九星。关于天门、地户及与五气、九星关系，程士德《内经》所引资料说："《五运行》引自《太始天元册》的那段话（即五气经天），是为了说明五运和十干相配。《内经》认为甲己为土，乙庚为金，丙辛为水，丁壬为木，戊癸为火，是因为看到天上二十八宿间有似云似雾的五色气，即黄色土气、红色火气、白色金气、苍色木气、黑色水气的所谓五色之气。这五色之气各流布于有关各宿，如黄色土气流布于心尾角轸四宿之上等等。二十八宿又与地上以干支和乾坤巽艮排列的二十四方相对应，所以黄色土气流布于甲己的方位，因而有甲己土运等等。这实际上就是古代式盘的一种。可以看出古代医学与星占之间有一定联系。

按式盘戊己方位在正西北和正东南，也叫天门、地户。为什么叫天门、地户？有两种解释。一种是王冰解释为西北天缺，东南地缺，形成门户。另一种是张介宾解释为奎壁两宿为地上二十四方的乾位，正当戊方；角轸两宿为巽位当已方。春分二月中日躔壁初，依次而南，到八月中秋分日躔翼末交于轸。春分正是白昼变长开始，又是温气开始流行，万物发生。秋分是白昼变短的开始，又是清凉之气开始流行，万物收藏。所谓春分司启，秋分司闭，就是有门户之意。所以将奎壁宿称为天门，而将角轸宿称为地户。后一种解释显然富有天文学的意味。而且与各宿距离相等不相矛盾。按二十八宿距度自角以后14宿计173°1/4，自奎以后14宿计192°，度数并不相等，所以秋分太阳在翼宿之末，而这里把地户说成是在角轸者就是把宿数拉平，但实际度数相差更远。对此解释为太阳在躔翼末之后，进入角轸宿正当巽位己方，而且正是当其已行秋季气令之时，这种解释是勉强的。又按《内经》两处引到天倾西北，地不满东南来看，第一种解释颇合《内经》本意。所以可以看出《内经》引用的天文学材料是比较古老的，与后世天文学对不上来亦不足为怪。

五运之气如果单纯从天文学角度来看是可以不予考虑的，因为似云似雾的气如果真有也肯定是地球大气的现象。但是考虑到《内经》最根本的论点是宇宙中充满着大气，大气的升降出入引起宇宙天地间万事万物的变化，我们就必须指明《内经》引证《太始天元册》的这一条记录，作为赋予十干以五运的根据，是想说明阴阳五行之气的理论有观测材料作基础。至于这个观测资料有无问题，《内经》没有说明，也没有考察。

关于九星，王冰认为太古原有九星，后世道德沦衰，只有七星，这自是无稽之谈。但到底九星是指什么呢？按《灵枢·九宫八风》将四立二分二至划分八宫，太一在各宫居四十六日，只在立冬的新洛宫和立夏的阴洛宫居四十五日，总共三百六十六日。居中的土宫与八宫合为九宫。这九宫有九星对应，如天蓬星司冬至所在之叶蛰宫，八卦是坎位正北；天任星对应于立春之天留宫，八卦是艮位东北；天衡星对应于春分，仓门宫正东震位；天辅星司立夏阴洛宫东南巽位；天英星司夏至上天宫正南离位；天芮星司立秋玄委宫西南坤位；天柱星司秋分仓果宫正西兑位；天心星司立冬新洛宫西北乾位。还有一个天禽星司中宫。并且九星还与地上的九野对应。看来这九星又与八节对应，又与八卦八方位对应，又与地之九野对应。《内经》复将八风和不及之年（即偶位干支之年）对应的灾宫与这九宫相联。因此，这里是否反映了古代星象授时和星占尚混杂一起之时，曾观测九个星作某种标志，或纯属主观编造，都难以准确判断。最近阜阳出土汝阴侯墓有九宫八风盘与《灵枢·九宫八风》篇首图一致，看来是确有出处的。

《内经》只提'九星悬朗'，没有说它的运动变化，肯定了它不是象七那样'纬虚'，因而似有恒星的特色。要之，九星之说可能是出于较为古老或原始的某种宇宙观念，正有待探索者也"[《黄帝内经》中的天文历法问题．文物，1978（7）]。

【原文】

帝曰：善。论言天地者，万物之上下，左右者，阴阳之道路[1]，未知其所谓也。

岐伯曰：所谓上下者，岁上下见阴阳之所在也。左右者，诸上见厥阴，左少阴，右太阳；见少阴，左太阴，右厥阴；见太阴，左少阳，右少阴；见少阳，左阳明，右太阴；见阳明，左太阳，右少阳；见太阳，左厥阴，右阳明。所谓面北而命其位[2]，言其见也。

帝曰：何谓下？

岐伯曰：厥阴在上，则少阳在下，左阳明，右太阴；少阴在上，则阳明在下，左太阳，右少阳；太阴在上，则太阳在下，左厥阴，右阳明；少阳在上，则厥阴在下，左少阴，右太阳；阳明在上，则少阴在下，左太阴，右厥阴；太阳在上，则太阴在下，左少阳，右少阴。所谓面南而命其位[3]，言其见也。

上下相遘[4]，寒暑[5]相临，气相得[6]则和，不相得[7]则病。

帝曰：气相得而病者，何也？

岐伯曰：以下临上[8]，不当位也。

【注释】

[1]天地者……阴阳之道路：上下，指司天和在泉。左右，指司天之左右间气。司天的左侧为左间，司天的右侧为右间。

[2]面北而命其位：上为南，下为北。司天在上，故面北而命其左右，则西为左，东为右。

[3]面南而命其位：定在泉的左右，是面向南方，则东为左，西为右。

[4]上下相遘（gòu构）：谓司天与在泉之客气互相交替，逐年变迁。遘，交。上，指司天。下，指在泉。

[5]寒暑：泛指六步不同之气的表现，不只是寒暑二气。

[6]相得：客气、主气加临相生，或客主同气为相得，如木火相临、金水相临、火土相临、土金相临。

[7]不相得：客气、主气加临相克为不相得，如土木相临、土水相临、水火相临、火金相临、金木相临。

[8]以下临上：下指主气，上指客气，系说明客主之气中相火与君火加临情况的。

【解读】

论客气与主气加临。客主加临就是指客气与主气在一年六步之中的互相主时的情况。前面提到客气既主岁气，又主一时（一步）之气。而加临则是主时之客气与主时的主气的叠加。本书"上下相遘，寒暑相临，气相得则和，不相得则病"，就是指客气与主气加临而言的。如癸亥年，亥为厥阴风木司天，初之气起于在泉的左间，该年初之气则为阳明燥金，而主气的初之气是厥阴风木（恒居不变），其加临情况即客气燥金与主气风木相临，为"不相得"。主气的具体内容在下篇《素问·六微旨大论》中论述，可互相参看。此节讲述了各个年份司天在泉四间气的计算方法。"上"，指统管上半年气候变化的司天之气；"下"，指统管下半年气候变化的在泉之气。"左右"，分别指司天、在泉的左间气和右间气。要确定司天和在泉的左右间气，就必须先定方位。司天在上，就要"面南而命其位"，识图者的左就是司天（位当三之气）之左间（六步之气中的四之气），右间气就是六步之气中的二之气；在泉（位当六之气）位于以下，就要"面北而命其位"，初之气为左间，五之气为右间。

【原文】

帝曰：动静何如？

岐伯曰：上者右行，下者左行[1]，左右周天，余而复会也。

【注释】

[1] 上者右行，下者左行：如子年为少阴君火司天，丑年则为太阴湿土司天，而少阴君火则自右降为太阴的右间。如子年阳明在泉，丑年则太阳由在泉的左间升为在泉。上，指司天。下，指在泉。

【解读】

论司天（上）在泉（下）六步客气运行规律。其运行规律是先三阴，后三阳，按一（一阴厥阴、一阳少阳）、二（二阴少阴、二阳阳明）、三（三阴太阴、三阳太阳）为序运行。具体次序是：一厥阴风木，二少阴君火，三太阴湿土，四少阳相火，五阳明燥金，六太阳寒水。即所谓"上下有位，左右有纪。故少阳之右，阳明治之；阳明之右，太阳治之；太阳之右，厥阴治之；厥阴之右，少阴治之；少阴之右，太阴治之；太阴之右，少阳治之"（《素问·六微旨大论》）。

【原文】

帝曰：余闻鬼臾区曰：应地者静。今夫子乃言下者左行，不知其所谓也，愿闻何以生之乎？

岐伯曰：天地动静，五行迁复，虽鬼臾区其上候[1]而已，犹不能遍明。夫变化之用，天垂象，地成形，七曜纬虚[2]，五行丽地[3]。地者，所以载生成之形类[4]也。虚者，所以列应天之精气[5]也。形精之动，犹根本之与枝叶也[6]，仰观其象，虽远可知也。

帝曰：地之为下否乎？

岐伯曰：地为人之下，太虚之中者也。

帝曰：冯[7]乎？

岐伯曰：大气举之也。

【注释】

[1]上候：上等的意思。

[2]七曜纬虚：谓日月及五星像穿梭一样来回地横越于天上的众星之间（太空）。古代认为天上的恒星如同织布的经线一样罗列在天空固定不移，而日月五星在众星中横越，像织布的纬线一样横越穿梭。七曜指金、木、水、火、土五星和日月。纬，纬线，在这里是横越的意思。虚，指太虚，即宇宙。

[3]五行丽地：五行之气附着于大地运行变化而产生万物。丽，附着之意。

[4]形类：指有形的物类，不论动植物或矿物都属形类。

[5]应天之精气：指日月星辰。古人认为日月星辰之有形来源于天地之精气，故称。

[6]形精之动，犹根本之与枝叶也：大地上的万物与天上的日月星辰之间的关系，由于均由元气所化生，故如根本与枝叶一样密切。形，指大地的万物。精，指天上的日月星辰。

[7]冯：通"凭"。

【解读】

此节有三论，一论天体宇宙的构成。广阔的宇宙，使人觉得深奥莫测，但事物总是可以被认识的。"仰观其象，虽远可知也"，指出只要全面地观察研究天文、地理等自然现象，再复杂再深远的事物也是可以被认识的。"天垂象，地成形……虚者，所以列应天之精气也。"说明天体宇宙是物质的，是在不断地运动着的，而其升降运动，则又是"上者右行，下者左行"。司天、在泉是如此，而太阳和地球也是如此地运动着的。总之，"形静之动"都是如此。当然，宇宙是无限的，人的认识也是没有止境的，所以说"天地动静，五行迁复"，虽"上候"也不能全部认识。

二论六气是天地运动的结果。"地为人之下，太虚之中者也"，说明大地是在太空之中的，其所以能浮悬在太空，是凭借大气的托举运行，也就是在于它自身的不断运动。六气主一年的六步，每一气主4个节气，故一年24个节气。节气是我国人民的一个杰出发明，并在历法中占着重要位置。所谓节气，就是把一年内太阳在黄道上的位置变化，和引起的地面气候的演变次序分为24段，分列在12个月里。所以"燥以干之，暑以蒸之"等，就是指地球在围绕太阳转动过程中，太阳所在天空的不同位置，所引起的不同的气候变化，以及这些不同的六气对大地的影响。

六气之中寒凉的气候"在下"，燥热之气"在上"，而湿气介于两者之间，故曰"在中"。这是上中下的大致分布。而火热则"游行其间"，说明不论高下均离不开火的温煦，而万物的生长化收藏也离不开火热的作用。总之，一年之中有6种不同的气候变化来到大地，表现于各个时令之中，才能使万物生化不息，"故令虚而生化也"。此节围绕着天地上下动静的命题予以论述，既以植物的根干与枝叶关系为喻，肯定了天与地的相对运动；又明确了人类生存区位与天地区间的关系，认识到地球、日月星辰在太虚（宇宙）中的位置和自西向东运动的规律。可见，这些认识源自于对天地自然变化的实际考察，说明"候之所始，道之所生"是《内经》探求自然规律的基本认识方法。

三论"天地动静，五行迁复"。"天地动静"，不是天动地静，而是动都在动，静都在静。上文岐伯回答说"动静何如"，即明确指出了这一观点，所以才有"上者右行，下者左行"，岐伯则以"五行迁复"作了回答，意谓其所以言"应地者静"，是因为在泉之气不当令（静），即五行所主之气尚未升迁的缘故，所以称作"静"，若在泉之气已当令，就不是"应地者静"了。下面的"天垂象，地成形""形精之动"等原文，都说明了地也在动的观点。所以通常所说的"天地动静"论，并不是指事物本身的运动而言，乃是就天地运动之象而论的。所谓"五行迁复"，则既指运，又指气。《素问·天元纪大论》开始就明确指出运与气的关系，是"五行御五位，以生寒暑燥湿风"。因此五行是概括运和气两个方面的。五行所概括的运与气，不提往复而言"迁复"，显然不能将运气变化看作是简单地循环往复。虽然不能把"迁复"理解成螺旋式的上升，但也不能看成是机械地周而复始。虽是"上候"也"不能遍明"一语，正说明了在当时的历史条件下是不可能认识其"变化之用"的实质，只能是"仰观其象"而已。但就运气的客、主、胜、复、太过、不及而言，总的精神是在力求探明运气的不断变化，这是运气学说难能可贵的重要观点。

【原文】

燥以干之，暑以蒸之，风以动之，湿以润之，寒以坚之，火以温之。故风寒在下，燥热在上，湿气在中，火游行其间，寒暑六入[1]，故令虚而生化[2]也。故燥胜则地干，暑胜则地热，风胜则地动，湿胜则地泥，寒胜则地裂，火胜则地固矣。

【注释】

[1] 寒暑六入：指一年之中有六步之气下临大地。寒暑，指一年的气候变化。六入，指六气下临大地如自外而入。

[2] 令虚而生化：虚则寓气，六气方可出入升降其间，以致产生一年四季寒暑往来的迁移变化，而使大地生化万物。古人认为实则不能接受外来的事物，不接受外来的事物就不能生化，因为六气的影响能使大地生化万物，而时令则是空有其位，需靠气以生化，所以说"令虚而生化"。虚，空。

【解读】

论六气的作用及其与物化关系。此节讲述了六气的作用及其与自然物化现象之间的关系，肯定了六气既能"生"物，反常时亦能"伤"物的二重特性。故仲景总结认为，"夫人禀五常，因风气而生长，风气虽能生万物，亦能害万物，如水能浮舟，亦能覆舟"（《金匮要略·脏腑经络先后病脉证》）。

【原文】

帝曰：天地之气[1]，何以候之？

岐伯曰：天地之气，胜复[2]之作，不形于诊也。《脉法》曰：天地之变，无以脉诊[3]。此之谓也。

帝曰：间气[4]何如？

岐伯曰：随气所在，期于左右[5]。

帝曰：期之奈何？

岐伯曰：从其气则和，违其气则病，不当其位[6]者病，迭移其位[7]者病，失守其位[8]者危，尺寸反者死，阴阳交[9]者死。先立其年，以知其气[9]，左右应见，然后乃可以言死生之逆顺。

【注释】

[1] 天地之气：指司天、在泉之气。

[2] 胜复：气太过而克贼侵犯者为胜。复，报复，六气盛极，则己所不胜之气来报复。

[3] 天地之变，无以脉诊：张介宾："天地之气，有常有变。其常气之形于诊者，如春弦、夏洪、秋毛、冬石，及厥阴之至其脉弦，少阴之至其脉钩，太阴之至其脉沉，少阳之至大而浮，阳明之至短而涩，太阳之至大而长者，皆是也。若其胜复之气，卒然初至，安得剧变其脉而形于诊乎？故天地

之变，有不可以脉诊，而当先以形证求之者。"

[4] 间气：客气六步之中，除司天、在泉之气外，其余四气称为间气。

[5] 期于左右：间气与脉象的关系，如气在左间则左脉应，气在右间而右脉应。期，会。左右，指左右寸口脉。

[6] 不当其位：间气与脉气不相应，气在左而见于右脉，气在右而见于左脉，是不当其位的病脉。

[7] 迭移其位：实谓脉与气候变化特征相反。

[8] 失守其位：张介宾："克贼之脉见，而本位失守也。"

[9] 阴阳交：即出现阴阳交错的脉象。此与《素问·评热病论》的阴阳交病迥别。

[10] 先立其年，以知其气：谓先确立岁干岁支，然后就可知当年的五运之气和司天、在泉、间气的分布。

【解读】

论六气变化与人体脉象并不完全一致。自然界气候变化可以影响到人体，人体会产生相应的变化，在脉象上也会有相应的变化。但是，影响脉象的因素是复杂的，并非仅仅取决于气候的改变，而气候的变化也不可能全都会反映于脉象上，"天地之变，无以脉诊"，就是这个道理，也就是说不能以脉象的变化去推测天地之变。"随气所在，期于左右"，是说要从实际出发，根据气候与脉象变化的不同情况来判断顺逆。应"先立其年，以知其气"，再看"左右应见"，如果脉象"从其气则和，违其气则病"。而违其气则病之中，又有"不当其位者病，迭移其位者病，失守其位者危，尺寸反者死，阴阳交者死"的不同。这是从气候变化与人体脉象的应与不应来说明天人相应观点的。此节讲述了自然气候变化与人体脉象间的关系，既认为不能依据脉象反推自然气候的各种变化，提示人体脉象形成构件要素复杂，而自然气候也是多种条件的复合作用，气候变化是影响人体脉象形成的构件要素之一而不是全部，故而有"天地之变，无以脉诊"的精辟结论；但气候因素是影响人体脉象的重要构件，因而又提出自然气候变化与人体脉象密切相关（"从其气则和，违其气则病"）；还制定了如何依据气候变化进行诊脉的方法，并据此对所主病证进行预测，故曰"先立其年，以知其气，左右应见，然后乃可以言死生之逆顺"。

二论"天地之变，无以脉诊"。"天地之气，何以候之……天地之气，胜复之作，不形于诊也……天地之变，无以脉诊"中的三个"天地"，从下文的"间气何如"来看，都应指具体的司天、在泉，不是泛指自然界。当然，司天、在泉也可以代表自然界的气候变化，但这是两个问题。本文所论是指司天、在泉各主半岁，如果在脉象上有所变化，也只能在司天的三之气与在泉的终之气有所体现，不会在初、二之气与四、五之气表现出司天、在泉之气的脉象变化，所以说"天地之变，无以脉诊"。如果不从司天、在泉去解释这个"天地"，下文提到间气可"随气所在，期于左右"就无法理解了。

【原文】

帝曰：寒暑燥湿风火，在人合[1]之奈何？其于万物何以生化？

岐伯曰：东方生[2]风，风生木，木生酸，酸生肝，肝生筋，筋生心。其在天为玄[3]，在人为道[4]，在地为化。化生五味，道生智，玄生神，化生气。神在天为风，在地为木，在体为筋，在气为柔[5]，在脏为肝。其性为暄[6]，其德为和[7]，其用为动，其色为苍，其化为荣，其虫毛[8]，其政[9]为散，其令宣发，其变摧拉，其眚[10]为陨，其味为酸，其志为怒。怒伤肝，悲胜怒；风伤肝，燥胜风；酸伤筋，辛胜酸。

【注释】

[1]合：配合。

[2]生：事物间的化生与滋养。如"东方生风"之"生"为化生，"酸生肝"之"生"为滋养。

[3]玄：张介宾："玄，深微也，天道无穷，东为阳升之方，春为发生之始，故曰玄。"

[4]道：张介宾："道者，天地之生意也，人以道为生，而知其所生之本，则可与言道矣。"

[5]柔：指春天风气柔和。

[6]暄：温暖，指风性温暖。

[7]其德为和：张介宾："春阳布和，木之德也。"德，本性。和，温和。

[8]虫毛：泛指动物而言。古人把动物分为五大类，称为五虫。毛，指毛虫，各种家畜、走兽之类。

[9]政：行使权力之义。此下"令"字义同。而"政"指木之性，"令"则指事物的景象。古人认为四时寒热温凉的气候更迭，天地万物生长化收藏的变化，是受宇宙自然力的控制的，是五运六气分别主持政令的结果。在各个不同季节里，它的行令各有不同，而万物的变化也各有不同。

[10]眚（shěng 省）：灾害。

【解读】

论主时之木运的生化特征。此节与《素问·阴阳应象大论》"东方生风……辛胜酸"段所述内容基本相同,但两篇论述的角度有别。《素问·阴阳应象大论》是从阴阳应象着眼,把五行作为阴阳之象对待的;而此节则从五运入手,在论述岁运、岁气的基础上,进一步讨论主时之木运对人与万物的影响。

【原文】

南方生热,热生火,火生苦,苦生心,心生血,血生脾。其在天为热,在地为火,在体为脉,在气为息[1],在脏为心。其性为暑,其德为显,其用为躁,其色为赤,其化为茂,其虫羽,其政为明,其令郁蒸,其变炎烁,其眚燔蒸[2],其味为苦,其志为喜。喜伤心,恐胜喜;热伤气,寒胜热;苦伤气,咸胜苦。

【注释】

[1]息:长养的意思。

[2]燔蒸(ruò偌):大火燃烧。蒸,焚烧。

【解读】

论主时火运不同的生化特征。此节与《素问·阴阳应象大论》所述"南方……咸胜苦"节内容基本相同,但两篇论述的角度不同。《素问·阴阳应象大论》是从阴阳应象着眼,把五行作为阴阳之象对待,此节原文则从火运入手,在论述岁运、岁气的基础上,进一步讨论了南方及主时火运对人与万物的影响。原文以五行归类理论为依据,讲述了主时火运生化特点及其对人与万物的影响。

【原文】

中央生湿,湿生土,土生甘,甘生脾,脾生肉,肉生肺。其在天为湿,在地为土,在体为肉,在气为充[1],在脏为脾。其性静兼[2],其德为濡,其用为化,其色为黄,其化为盈[3],其虫倮[4],其政为谧[5],其令云雨,其变动注[6],其眚淫溃[7],其味为甘,其志为思。思伤脾,怒胜思;湿伤肉,风胜湿;甘伤脾,酸胜甘。

【注释】

[1]充:充实饱满之义。

[2]其性静兼:中央属土,土为阴,故其性为静;土不主时,寄旺于四季之末,故兼有寒热温凉四气之性。

[3]盈:充满丰盛之义。

[4]倮:无毛、无甲、无鳞、无羽的倮体动物。

[5]谧(mì密):安然宁静的意思。

［6］动注：流动灌注。

［7］淫溃：泛滥流溢。

【解读】

此节论主时土运的生化特征。此节与《素问·阴阳应象大论》"中央生湿……酸胜甘"的内容所述基本相同，但两者论述的角度不同。《素问·阴阳应象大论》是从阴阳应象着眼，把五行作为阴阳之象对待的；此节则从土运入手，在论述岁运、岁气的基础上，进一步讨论了中央及主时土运对人与万物的影响。显然两篇论述的角度有别。

【原文】

西方生燥，燥生金，金生辛，辛生肺，肺生皮毛，皮毛生肾。其在天为燥，在地为金，在体为皮毛，在气为成[1]，在脏为肺。其性为凉，其德为清，其用为固，其色为白，其化为敛，其虫介[2]，其政为劲[3]，其令雾露，其变肃杀，其眚苍落[4]，其味为辛，其志为忧。忧伤肺，喜胜忧；热伤皮毛，寒胜热；辛伤皮毛，苦胜辛。

【注释】

［1］成：成熟，成形。

［2］介：即"甲"，俗称"壳"，指介虫，即有壳的动物。

［3］劲：强劲有力。

［4］苍落：青干而凋谢。

【解读】

论主时之金运生化特征。此节与《素问·阴阳应象大论》"西方生燥……苦胜辛"段所述内容基本相同，但两篇论述的角度有别。《素问·阴阳应象大论》则是从阴阳应象着眼，把五行作为阴阳之象对待的，此节则从主时之金运入手，在论述岁运、岁气的基础上，进一步讨论了西方及主时之金运对人及万物的影响。原文以五行归类理论为依据，讲述了主时金运的生化特征。

【原文】

北方生寒，寒生水，水生咸，咸生肾，肾生骨髓，髓生肝。其在天为寒，在地为水，在体为骨，在气为坚[1]，在脏为肾。其性为凛[2]，其德为寒，其用为藏[3]，其色为黑，其化为肃，其虫鳞，其政为静，其令霰雪[4]，其变凝冽[5]，其眚冰雹，其味为咸，其志为恐。恐伤肾，思胜恐；寒伤血，燥胜寒；咸伤血，甘胜咸。

【注释】

［1］坚：坚固。冬天寒冷，万物坚固。

[2]凛：高世栻："凛，严厉也。冬气严厉而寒，故其性为凛，其性凛则其德为寒。"

[3]其用为藏：原脱，据《素问吴注》补。

[4]霰雪：原脱，据《素问吴注》补。

[5]凝冽：水结冰为凝，冷极为冽。

【解读】

论主时之水运生化特征。此节与《素问·阴阳应象大论》"北方生寒……甘胜咸"段原文所述基本相同，但两篇论述的角度不同。《素问·阴阳应象大论》是从阴阳应象着眼，把五行作为阴阳之象对待的，此节则从水运入手，在论述岁运、岁气的基础上，进一步讨论了北方及主时之水运对人和万物的影响。

【原文】

五气更立[1]，各有所先[2]，非其位[3]则邪，当其位则正。

【注释】

[1]五气更立：即五气更替主时。

[2]各有所先：指"五气更立"，互相先主初运。

[3]位：指季节——春、夏、长夏、秋、冬。

【解读】

此节一论主时之运与人体发病的关系。五气交替主时，有正常与异常两种情况。运至、气至则为正常，即"当其位则正"之意。在此情况下，即便发生疾病，也比较轻微，所谓"气相得则微"。运与气相反则为异常，即"非其位则邪"。此时发生病变则比较深重，即"不相得则甚"之意。这是由于异常的气候变化，人体难以适应之故。

二论"五气更立"，此处所论"五气"即五运之气，针对主运而不是客运。《素问·六节藏象论》提出"五气更立，各有所胜"。本篇则谓"五气更立，各有所先"。虽然只有一字之差，但各有所指。前者指岁运与主运，是在"五运相袭，而皆治之，终期之日，周而复始，时立气布，如环无端"（主运）之后提出来的，而且在"五气更立，各有所胜"之下紧接着讨论了太过、不及、平气，则又是指岁运的明证。在"何谓所胜"一段所举五时相胜之例，则是既适用于主运，也适用于说明岁运的。本篇"五气更立，各有所先"则是指客运而言的，这个"先"字，是判断"五气"所指的着眼点。岁运、主运、客运均称"五气"。岁运的"五气更立"，五年一周。主运的"五气更立"，一年一周。但主运总是木运为初运，始于木而终于水，年年不变，所以不存在"各有所先"的问题。所谓"先"即指一年的五运之初运，意谓五运轮流主宰初运。因为客运的初运是以岁运起运的，如岁运为火运，客运的初运则为火运，而主运的初运则永远为木运。所以说它指的是客运。只有把它作为客运理解，"非其位"与"当其位"才有着落（客运的具体内容见《素问·六元正纪大论》）。

【原文】

帝曰：病生之变何如？

岐伯曰：令相得则微，不相得则甚。

帝曰：主岁[1]何如？

岐伯曰：气有余，则制己所胜[2]而侮所不胜[3]；其不及，则己所不胜侮而乘之，己所胜轻而侮之。侮反受邪[4]，侮而受邪，寡于畏也。

帝曰：善。

【注释】

[1] 主岁：即五行各主一岁，五行主岁称为"五运"。

[2] 己所胜：受制于我的为己所胜，即我克者。

[3] 所不胜：克制我的为己所不胜，即克我者。

[4] 侮反受邪：五气相互之间存在着生克制化关系，有胜必有复，如木气胜则必有金气复之。

【解读】

此节一论岁运与主时之运均有生克乘侮的关系。主时之运有当位与不当位，有气相得与不相得之分。认识它的相得与不相得，主要是从五行生克乘侮理论认识的。主时之运如此，主岁之运也是如此。所以"主岁何如"一段，既指岁运，又指时运，同时也是分析岁运、岁气、主运、客运、主气、客气相互关系的理论依据。此节以五行相克模型，论证岁运与主时之运均有生克乘侮的关系。

二论"非其位"与"不相得"。当位与不当位，是就运而言的，相得与不相得，则是指气而言。以主运而论，其位是不变的，而客运则依岁运而更其位。如癸亥年主运的初运为木，客运为火，不论呈现木或火的气候变化，均为"当其位"，反之即是"非其位"。如果只从主运去理解，则癸亥之年客运为火，就是"非其位"了，这样理解就太局限了。因为每年气候变化，在大同之中总是有小异的，主运、主气是大同，而客运、客气则是小异。不能把小异作为异常的气候变化去理解，这正说明了"时有常位，而气无必也"（《素问·至真要大论》）。

当位与不当位是从两方面讨论的，而气之相得与不相得也应从两方面去理解。一是"时立气布",即有是位而有是气,如木运主时而呈现六气之风,即为相得。二是指客气和主气加临情况,如癸亥年初之气,主气厥阴风木,客气阳明燥金,金胜木为不相得,但不相得之中还有"主胜逆,客胜从"的区别。金胜木是客气胜主气,是不相得中"从",反之则为"逆"。癸亥年三之气,主气少阳相火,客气厥阴风木,木火相生则为相得。余可类推。

三论岁运与主时之运均有生克乘侮的关系。主时之运有当位与不当位,有气相得与不相得之分。认识它的相得与不相得,主要是从五行生克乘侮理论认识的。主时之运如此,主岁之运也是如此。所以"主岁何如"一段,既指岁运,又指时运,同时也是分析岁运、岁气、主运、客运、主气、客气相互关系的理论依据。

第四章 素问·六微旨大论篇第六十八解读

【题解】

本篇重点讨论了六气变化的理论，故名"六微旨"。张志聪："此篇分论六节，应天应地，主岁主时，及加临之六气，故曰'六微旨大论'。"

【原文】

黄帝问曰：呜呼远哉！天之道也，如迎浮云，若视深渊，视深渊尚可测，迎浮云莫知其极。夫子数言，谨奉天道[1]，余闻而藏之，心私异之，不知其所谓也。愿夫子溢志尽言其事[2]，令终不灭，久而不绝，天之道可得闻乎？

岐伯稽首再拜对曰：明乎哉问，天之道也！此因天之序，盛衰之时也。

【注释】

[1] 夫子数言，谨奉天道：谓岐伯曾多次说过要认真谨慎地掌握自然界的变化规律。夫子，是对岐伯的尊称。数言，多次解读。谨奉，谨慎奉行。天道，指自然界的变化规律。

[2] 溢志尽言其事：毫不保留地阐明天道。溢志，畅快、放开之义。

【解读】

论六气变化可以认知。此节从宏观角度指出，六气变化规律是可以认识的，认为天道（六气变化）是可以测知的（"视深渊尚可测"），但认识又是无止境的（"迎浮云莫知其极"）。怎样掌握其变化规律？方法是通过六气的客气、主气变化的实际情况（"因天之序，盛衰之时也"）予以认知。

【原文】

帝曰：愿闻天道六六之节[1]，盛衰何也？

岐伯曰：上下有位，左右有纪[2]。故少阳之右[3]，阳明治之；阳明之右，太阳治之；太阳之右，厥阴治之；厥阴之右，少阴治之；少阴之右，太阴治之；太阴之右，少阳治之。此所谓气之标[4]，盖南面而待也。故曰：因天之序，盛衰之时，移光定位，正立而待之[5]。此之谓也。

少阳之上，火气治之，中见厥阴[6]；阳明之上，燥气治之，中见太阴；太阳之上，寒气治之，中见少阴；厥阴之上，风气治之，中见少阳；少阴之上，热气治之，中见太阳；太阴之上，湿气治之，中见阳明。所谓本也，本之下，中之见也，见之下，气之标也。本标不同，气应异象[7]。

【注释】

[1] 天道六六之节：六气六步，每步为60.875天，周天365.25度，正合六气六步（节），故云。

[2] 上下有位，左右有纪：指司天、在泉之气有一定位置，左右四间气的升降，有一定的次序。左右，指左右四间气。纪，次序。

[3] 少阳之右：观测者面南以观三阴三阳的次序即为向右旋转（顺时针方向）。

[4] 气之标：用三阴三阳为风热湿火燥寒六气之标志。气，指六气。标，即标志、标象。

[5] 移光定位，正立而待之：这是古人利用测光的位置来定节气的一种方法。人们最初是用"立杆测影"观看日影的，后来应用圭表上移影长短刻度，以定六气循行的次序，故谓之"移光定位"。观察日影是在中午时刻面向南站立，故曰"正立而待之"。

[6] 少阳之上，火气治之，中见厥阴：张介宾："此以下言三阴三阳各有表里，其气相通，故各有互根之中气也。少阳之本火，故火气在上，与厥阴为表里，故中见厥阴，是以相火而兼风木之化也。"如以经脉言之，凡互为表里的，在六气则互为中见。中，指中气。

[7] 本标不同，气应异象：张介宾："本标不同者，若以三阴三阳言之，如太阳本寒而标阳，少阴本热而标阴也。以中见之气言之，如少阳所至为火生，而中为风；阳明所至为燥生，而中为湿；太阳所至为寒生，而中为热；厥阴所至为风生，而中为火；少阴所至为热生，而中为寒；太阴所至为湿生，而中为燥也。故岁气有寒热之非常者，诊法有脉从而病反者，病有生于本、生于标、生于中气者，治有取本而得，取标而得，取中气而得者。此皆标本之不同，而气应之异象，即下文所谓'物生其应，脉气其应'者是也。"

【解读】

此节论客气的变化规律。在天的三阴三阳之气，因其客居不定，与主气之固定不变有别，所以称为"客气"，也称为"岁气"，也分为风木、相火、君火、湿土、燥金、寒水六种。其六步之气按先三阴，后三阳，按一、二、三（即一厥阴风木，二少阴君火，三太阴湿土，四少阳相火，五阳明燥金，六太阳寒水）为序运行，六年为一变化周期。有"司天之气"（位当三之气）"在泉之气"（位当六之气）和左右四间气之分，随着年份不同而有变化。

经文用植物根干与枝叶的关系为喻，类比六气与三阴三阳，六气是引起天地万物变化之本源，为命名之本体，故谓之"本"；而三阴三阳是分别对不同性质的气候予以标记，是标象，故称为"标"。这就是此节所论"标本"

之意涵。"中见"，即介乎于标、本之间而称为"中见之气"，是与三阴三阳为表里关系者，与厥阴为表里关系者为少阳，故风木之气为"本"，标记的厥阴属性为"标"，少阳就为"中见之气"。其余类此。见表3-1。

表3-1　六气标本中气关系表

六　气	风	热	暑	湿	燥	寒
本（本体）	风气	热气	暑气	湿气	燥气	寒气
标（标志、符号）	厥阴	少阴（君火）	少阳（相火）	太阴	阳明	太阳
中气（中见之气）	少阳	太阳	厥阴	阳明	太阴	少阴

有关标本中气，在《素问·至真要大论》中还提出了"六气标本，所从不同"的内容，即"少阳、太阴从本，少阴、太阳从本从标，阳明、厥阴不从标本，从乎中也。"怎么理解这一问题？细玩文义，主要在于说明客气之间的相互关系，从而解释"气应异象"之理。

"少阳之上，火气治之，中见厥阴"，意谓少阳相火之气主时之时，可以出现厥阴风木之气。反之，厥阴风木之气主时，也可以出现少阳相火之气。这种情况都是正常的。但其中为什么少阳从本而厥阴从中气之化呢？这是缘木从火化之故。

"阳明之上，燥气治之，中见太阴"，意谓阳明燥金之气主时之时，可以出现太阴湿土之气。反之，太阴湿土之气主时之时，也可以出现阳明燥金之气，这种情况均属正常。但其中太阴从本，而阳明却从乎中气，这是由于燥从湿化的缘故。

"太阳之上，寒气治之，中见少阴"意谓太阳寒水之气主时之时，可以出现少阴君火之气。反之，少阴君火主时之时，也可以出现太阳寒水之气，这种情况也属正常。二者既从本又从标，所以有水火异气之化。

联系人体六经，也是同样的道理，因天之六气，人之六经，均配属以三阴三阳而阐明其阴阳之间的相互关系的。

【原文】

帝曰：其[1]有至而至[2]，有至而不至，有至而太过[3]，何也？

岐伯曰：至而至者和；至而不至，来气[4]不及也；未至而至，来气有余也。

帝曰：至而不至，未至而至，如何？

岐伯曰：应则顺，否则逆[5]，逆则变生，变则病。

【注释】

[1] 其：指气候变化。

　　[2] 至而至：指六气随所主的时令而来，这是正常的自然现象。前"至"，指时令；后"至"，指气候（六气）。

　　[3] 至而太过：即下文"未至而至"，指未到其时而有其气。

　　[4] 来气：指实际的气候变化。

　　[5] 应则顺，否则逆：指六气按其所主时令而来临叫"应"，反则为"否"。

【解读】

　　此节论客气应时与不应时。客气六步各有所主之气，如应时而至则顺。若"至而不至，未至而至"则为逆。"逆则变生，变则病"。欲知客气之应时与不应时，在自然界可观察万物生长化收藏的情况，在人则通过脉象变化以测其应与不应。

【原文】

　　帝曰：善。请言其应。

　　岐伯曰：物，生其应也；气，脉其应也。

　　帝曰：善。愿闻地理之应六节气位[1]何如？

　　岐伯曰：显明之右，君火之位也[2]；君火之右，退行一步，相火治之[3]；复行一步，土气治之[4]；复行一步，金气治之；复行一步，水气治之；复行一步，木气治之；复行一步，君火治之；相火之下，水气承之[5]；水位之下，土气承之；土位之下，风气承之；风位之下，金气承之；金位之下，火气承之；君火之下，阴精[6]承之。

【注释】

　　[1] 地理之应六节气位：地理，指大地的不同区域的物态状况。六节气位，六气所主之部位。

　　[2] 显明之右，君火之位也：显明，指东方木位，为初之气。自东而南，故曰"显明之右"。初之气之后为二之气，故曰"君火之位"。王冰："日出，谓之'显明'，即卯地气分春也。自春分后六十日有奇，斗建卯正至于巳正，君火位也。"

　　[3] 君火之右，退行一步，相火治之：张介宾："退行一步，谓退于君火之右一步也。此自斗建巳中以至未中，步居正南，位直司天，主三之气，乃小满后六十日有奇，相火之治令也。"古天文学把向西、向右称为"退行"。

　　[4] 复行一步，土气治之：张介宾："复行一步，谓于相火之右，又行一步也。此自未中以至酉中，步居西南，为天之左间，主四之气，乃大暑后六十日有奇，湿土治令之位也。"以下依此类推。

　　[5] 相火之下，水气承之：有相火之气，就有寒水之气制约，以防其过

亢。承，在此有承接与制约两义。

［6］阴精：就六气而论，在此指太阳寒水。

【解读】

此节一论主气六步的顺序。主气，即主时之气，主治一年四季的正常气候变化，包括风木、君火、相火、湿土、燥金、寒水六种，因其年年如此，恒居不变，静而守位，所以又称为地气。主气分主一年的二十四个节气，即将一年二十四个节气分属于六步之中，每步主四个节气，计60天零87刻半，始于厥阴风木，按五行相生次序，终于太阳寒水，年年不变。

一年四季始于春，从大寒至春分，为初之气，属厥阴风木所主；从春分至小满，为二之气，属少阴君火所主；从小满至大暑，为三之气，因君火相火同气相随，故属少阳相火所主；从大暑至秋分，为四之气，属太阴湿土所主；从秋分至小雪，为五之气，属阳明燥金所主；从小雪至大寒，为六之气，属太阳寒水所主。其六步之气的规律是起于厥阴风木，终于太阳寒水，按五行相生、君相相从（君火在前，相火在后）顺序分为六步运行。

二论主气之间的相互关系。"相火之下，水气承之……君火之下，阴精承之"。此处依据五行相克关系予以论述的。不言克而言承者，意在说明主气之所以能反映其正常生化，是由于它们之间是一个相互制约和依赖的整体，同时也说明了自然界中生态平衡规律，只有相承相制才能保持着盛衰有节、生化恒常。故张介宾认为，"此言六气之下，各有所承。承者，前之退而后之进也。'承'之为义有二：一曰常，一曰变。常者如六气各专一令（节令，即一步），一极则一生，循环相承，无所间断。故于六位盛极之下，各有相制之气，随之相生，由生而化，由微而著，更相承袭，时序乃成。所谓阳盛之极，则阴生承之；阴盛之极，则阳生成之。"

如任何一气，失去了对它制约之气的承接制约，就会亢而为害。所以说"亢则害，承乃制，制则生化，外列盛衰，害则败乱，生化大病。"

三论"气，脉其应也"。其中"气"，不是自然界的气候变化。这个"气"应与上句的"物，生其应也"的"物"对应，即指人体之气。意谓六气的变化，验于物则物之生长收藏与六气相应；若验之于人，则人体之气也与自然界之气相应，但怎么知道人气与六气相应呢？从脉象变化便可以测知四时不同之气对人的影响。所以说："气，脉其应也。"

【原文】

帝曰：何也？

岐伯曰：亢则害，承乃制，制则生化，外列盛衰[1]，害则败乱，生化大病。

【注释】

[1]亢则害……外列盛衰：张介宾："亢者，盛之极也。制者，因其极而抑之也。"

【解读】

此处专论五运承制关系。原文运用五行相克规律，表达主气之间的相互制约关系。自然界事物之间是一个相互制约和依赖的整体，共同维系着生态平衡，只有相承相制才能保持着盛衰有节、生化恒常。如果任何一气，失去制约之气的承接制约，就会过亢为害，此即"亢则害，承乃制，制则生化，外列盛衰，害则败乱，生化大病"之意。

"外列盛衰"的"盛"不是"亢"，"盛衰"都是正常。只有在超过正常限度情况下的盛衰才是异常。如"相火之下，水气承之"，是指相火（暑气）主时之气，其所以不得过亢，因为有水寒之气的制约，从而保障了相火（暑）之气"盛"的常态。同时任何一气都不是孤立的，所以"承"是针对一年中六气之整体而言的。整体的"承"就叫做"制"，"制则生化"。反之，则亢而为害。从本文的"外列盛衰"，可以看出《内经》所谈的阴阳平衡是在互相盛衰的动态之中维持平衡，决不能把有盛有衰理解为阴阳平衡的破坏。

原文说"亢则害，承乃制……生化大病。"该语多用以解释五行之间的关系，即说明既相生又相克，既不能无生，也不能无克。但相克又不能太过，过则为"亢"，亢则为害。"承乃制"之承，指相克之中有连续不断的意思，若能连续不断地正常相克就叫做"承"。如木制约（克）土旺；水制约（克）火旺等。"承"就是符合事物发展的规律（制）。

【原文】

帝曰：盛衰何如？

岐伯曰：非其位[1]则邪，当其位则正。邪则变甚，正则微。

帝曰：何谓当位？

岐伯曰：木运临卯[2]，火运临午[3]，土运临四季[4]，金运临酉[5]，水运临子[6]，所谓岁会[7]，气之平也。

【注释】

[1]非其位：即岁运与岁气不相符。下句"当其位"的意思相反。

[2]木运临卯：张介宾："以木运而临卯位，丁卯岁也。"

[3]火运临午：张介宾："以火运临午位，戊午岁也。"

[4]土运临四季：张介宾："土运临四季，甲辰、甲戌、己丑、己未岁也。"四季，此处指辰、戌、丑、未四季之末的三、九、十二、六月时间区

位和相应的东南、西北、东北、西南四个空间区位。

［5］金运临酉：张介宾："金运临酉，乙酉岁也。"

［6］水运临子：张介宾："水运临子，丙子岁也。"

［7］岁会：又叫岁直，即通主一年的中运之气与岁支之气相同者叫岁会。

【解读】

论运气有当位与否，病有轻重之分。此节所论"盛衰何如"，实际只谈了盛的一面。上文之"外列盛衰"本来是正常的，而本文之"盛"则是过亢。天符、岁会、太一天符之年，由于运与气性质相同，其气多纯正而亢烈，故曰"正"，使人致病则称正邪，"正则微"是指疾病变化单纯，并不是致病轻微。否则，"其病速而危……暴而死"，就无法解释了。反之，"邪则变甚"，则是指变化复杂而言。岁会指岁运之气与岁支表达方位之五行属性相同的同化关系，六十年中有8年属于岁会。见图3-3。

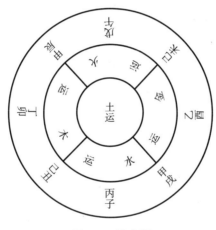

图3-3　岁会图

其推算方法如甲辰、甲戌、己丑、己未年，依据"十干化运"原则，"甲己化土"，故岁运为土运。岁支辰、戌、丑、未分布在天球的"四维"方位，而"四维"方位的五行属性为土。土运之年又逢岁支标记的方位五行属性为土，二者的属性一致，故此四年符合岁会的规定条件，故为"岁会之年"。

论"气之平"不同于"平气"。"气之平也"是不是平气？"所谓岁会，气之平也"，不言而喻，下文的"天之与会也……太一天符之会也"都属于"气之平也"。这和后世运气学家所说的"平气"之年是不相同的。前篇《素问·五运行大论》提出过当位不当位的问题，那是指气与时的相应不相应而言。这里的"当其位"即下文所指的岁会、天符和太一天符之年，显然

"位"的所指是不同的。"当其位则正"的"正",言其气候变化不杂而单一,"微"言其气候变化的幅度微小。因为这些年份运气同化,气候变化往往单一而亢烈,并不是指正常的平气之年。再从《内经》所论平气来说,既不是本文的"气之平也",也不是后世所说的"平气"。《素问·六节藏象论》所说的平气,就是"无过者也"。所谈的太过、不及是指运气的正常盛衰。《素问·五常政大论》提出"平气何如而名,何如而纪也",即"木曰敷和,火曰升明,土曰备化,金曰审平,水曰静顺"。这就是运气的"平气"之年,标志着气候的和调,而且是以当年气候的实际情况而言的,绝无后世以干支甲子推算出来的所谓平气的意思。再从下文的发病情况来看,也不是指平气之年。所以"气之平也",不是平气。《内经》所论的平气与后世所指的平气有着原则的区别。

【原文】

帝曰:非位何如?

岐伯曰:岁不与会也。

帝曰:土运之岁,上见太阴[1];火运之岁,上见少阳、少阴[2];金运之岁,上见阳明[3];木运之岁,上见厥阴[4];水运之岁,上见太阳[5],奈何?

岐伯曰:天之与会[6]也。故《天元册》曰天符[7]。

【注释】

[1]土运之岁,上见太阴:张介宾:"土运上见太阴,己丑己未岁也。"

[2]火运之岁,上见少阳、少阴:张介宾:"火运上见少阳,戊寅戊申岁也。上见少阴戊子戊午岁也。"

[3]金运之岁,上见阳明:张介宾:"金运上见阳明,乙卯乙酉岁也。"

[4]木运之岁,上见厥阴:张介宾:"木运上见厥阴,丁巳丁亥岁也。"

[5]水运之岁,上见太阳:张介宾:"水运上见太阳,丙辰丙戌岁也。"

[6]天之与会:即天符年。王冰:"天气与运气相逢会也。"

[7]天符:天符之年,是指一年的中运之气与司天之气五行属性相符合,即己丑、己未、戊寅、戊申、戊子、戊午、乙卯、乙酉、丁亥、丙辰、丙戌、丁巳之年。

【解读】

论运气同化有别,疾病发生各异。岁运之气与司天之气五行属性相符合的同化关系,故称"天符",即所谓"应天者为天符"(《素问·天元纪大论》)。其推求方法如乙卯、乙酉年,年干为乙,乙庚化金,岁运为金运不及。岁支为卯酉,卯酉阳明燥金司天。金运之年又遇阳明燥金司天,五行属性相同，所以乙卯、乙酉年为"天符之年"六十年中有12年为天符之年。示意如图3-4。

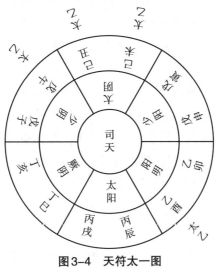

图3-4　天符太一图

第三部分

《黄帝内经》五运六气理论原文解读

【原文】

天符岁会何如？

岐伯曰：太一天符[1]之会也。

【注释】

[1]太一天符：张介宾："既为天符，又为岁会，是为太一天符之会……太一者，至尊无二之称。"即戊午、乙酉、己丑、己未四年当为太一天符之年。

【解读】

太乙天符，既是天符，又是岁会的年份，是指岁运之气与司天之气、岁支之气三气相合而主令。六十年中，戊午、己酉、己丑、己未4年属于太乙天符（见太乙天符图）。如戊午年，既是"火运之岁，上见少阴"的天符年，又是"火运临午"的岁会年，故为"太乙天符"。运气同化之年，往往气象单一，表现为一气独胜，容易给生物和人体造成较大的危害。

【原文】

帝曰：其贵贱[1]何如？

岐伯曰：天符为执法，岁位为行令，太一天符为贵人[2]。

帝曰：邪之中也奈何？

岐伯曰：中执法者，其病速而危[3]；中行令者，其病涂而持[4]；中贵人者，其病暴而死[5]。

【注释】

[1] 贵贱：下文以官职高低比喻天符、岁会、太一天符，故称"贵贱"。

[2] 天符为执法，岁位为行令，太一天符为贵人：这是古人用行政官职之大小作比喻，说明天符犹如相辅，有执行法律之权；岁会如同方伯，有执行命令之权；太一天符如同君主，权力最大。用来比喻天符、岁会、太一天符之年邪伤人体的预后情况。

[3] 中执法者，其病速而危：指天符之年，邪气在上，其伤人后，发病速而危险。

[4] 中行令者，其病徐而持：岁会之年，邪气伤人后病缓慢，正气也能持续抗邪。持，原本作"特"，形近而误，故改。

[5] 中贵人者，其病暴而死：太一天符之年，邪气盛于下，邪伤人后，发病急暴而且很快就可以致死。

【解读】

此节论运气同化有别，疾病发生各异。天符、岁会、太一天符，虽皆属运气同化之年，但各有不同，所以使人致病的情况也就各有差异。其病之发有速、有徐、有暴；其病之害，则有危、有持、有死。

【原文】

帝曰：位之易也何如？

岐伯曰：君位臣则顺，臣位君则逆。逆则其病近，其害速；顺则其病远，其害微。所谓二火也。

【解读】

此节专论客主加临。所谓客主加临，是将每年轮值的客气六步，分别加于固定不变的主气六步之上。六气有主气、客气之分：主气，即主时之气，主治一年四季的正常气候变化，如主人一样长居不变，六步主气分主一年的二十四个节气，每步主四个节气，计60天87刻半，始于厥阴风木，按五行相生次序，终于太阳寒水，年年不变；客气，在天的三阴三阳之气，因其客居不定，与主气之固定不变有别，所以称为"客气"。也分为风木、相火、君火、湿土、燥金、寒水六种，六步客气的运行次序是先三阴，后三阳，按一二三为序运行。具体次序是：一厥阴风木，二少阴君火，三太阴湿土，四少阳相火，五阳明燥金，六太阳寒水。

由于主气只能概括一年气候的常规变化，而气候的具体变化则取决于客气，因此只有将客主二气结合起来分析，才能把握当年气候的实际变化情况。将司天的客气加于主气的三之气上，在泉之气加于主气的终之气上，其余的四气则分别以次加临。加临之后，主气六步不动，客气六步则每年按三阴、三阳次序，依次转移，6年一转，运动不息。每年六步的客主加临情况见表3-2。

表3-2　六年客主加临举例表

六步主气	定位名称	地左	天右	司天	天左	地右	在泉
	秩序	初之气	二之气	三之气	四之气	五之气	终之气
	节气	雨水 春分	谷雨 小满	夏至 大暑	处暑 秋分	霜降 小雪	冬至 大寒
	月份	正月 二月	三月 四月	五月 六月	七月 八月	九月 十月	十一月 十二月
客主加临	主气	厥阴风木	少阴君火	少阳相火	太阴湿土	阳明燥金	太阳寒水
	客气 2025年乙巳	阳明燥金	太阳寒水	厥阴风木	少阴君火	太阴湿土	少阳相火
	2026年丙戌	太阳寒水	厥阴风木	少阴君火	太阴湿土	少阳相火	阳明燥金
	2027年丁未	厥阴风木	少阴君火	太阴湿土	少阳相火	阳明燥金	太阳寒水
	2028年戊申	少阴君火	太阴湿土	少阳相火	阳明燥金	太阳寒水	厥阴风木
	2029年己酉	太阴湿土	少阳相火	阳明燥金	太阳寒水	厥阴风木	少阴君火
	2030年庚戌	少阳相火	阳明燥金	太阳寒水	厥阴风木	少阴君火	太阴湿土

至于"君位臣则顺，臣位君则逆"，是指客气与主气加临情况下，少阴君火与少阳相火之位而言的。如客气为少阳相火，主气为少阴君火，即称"君位臣"，反之则为"臣位君"。君位臣为顺，"其害微"；臣位君为逆，"其害速"。

【原文】

帝曰：善。愿闻其步[1]何如？

岐伯曰：所谓步者，六十度而有奇[2]，故二十四步积盈百刻而成日[3]也。

【注释】

[1] 其步：指风、热、火、湿、燥、寒六气在一年之中的相应时间和位置。因每一气所主之时为一步，一岁之中六气主时，故一年之中可分为六步。其，此处指六气。步，指位置和时间。

[2] 六十度而有奇：张介宾："一日一度，度即日也。周岁共三百六十五日二十五刻，以六步分之，则每步得六十日又八十七刻半，故曰有奇也。"

[3] 二十四步积盈百刻而成日：六气运行，每年分为六步，四年共运行二十四步，为一千四百六十日又一百刻。盈，指余数0.25度。古人以一日分为百刻，每年积盈0.25度，四年共积1度。1度等于100刻即1日，此即"积

盈百刻而成日"之义。也就是四年一闰。

【解读】

主气、客气同步，分主一年的二十四个节气，即将一年二十四个节气分属于六步之中，每步主四个节气，计60天87刻半，故曰"六十度而有奇"。

"故二十四步积盈百刻而成日也"，这是古代的太阳历法，每年为三百六十五天又四分之一（365.25），四个四分之一积为一日，所以阳历闰年每四年增加了一天，只有四年置闰，才能使运气的交司时刻准确无误。

【原文】

帝曰：六气应五行之变[1]何如？

岐伯曰：位有终始，气有初中[2]，上下不同，求之亦异也[3]。

帝曰：求之奈何？

岐伯曰：天气始于甲，地气始于子，子甲相合，命曰岁立[4]。谨候其时，气可与期[5]。

【注释】

[1] 六气应五行之变：在一年之中，六气六步，五运五步。六气之步每步六十天又八十七刻半，五运之步每步七十三天零五刻。意谓这一变化如何相应。应，相配应之义。

[2] 气有初中：指气有初气和中气。初，言其始；气自始而渐盛，即初气。中，言其盛；气自盛而渐衰，即中气。

[3] 上下不同，求之亦异也：天之六气，地之五运，其步不同，所以说求之亦异。上下，在此指天地。

[4] 岁立：张介宾："天气有十干而始于甲，地气有十二支而始于子，子甲相合，即甲子也，干支合而六十之岁气立。岁气立则有时可候，有气可期矣。"

[5] 期：动词。推求、预测。

【解读】

在天干与地支组合中，天干始于甲，地支始于子，然后按阳干配阳支，阴干配阴支，天干在前，地支在后的原则，十天干配十二地支，正好是六十个组合，以此作为干支纪年符号，故曰"子甲相合，命曰岁立"；再据"天干化运""地支化气"规律，就可以推演任何一个干支纪年的岁运和岁气，所以说"谨候其时，气可与期"。

【原文】

帝曰：愿闻其岁，六气始终，早晏何如[1]？

岐伯曰：明乎哉问也！甲子之岁[2]，初之气，天数[3]始于水下一刻[4]，终于八十七刻半；二之气，始于八十七刻六分，终于七十五刻；三之气，始于七十六刻，终于六十二刻半；四之气，始于六十二刻六分，终于五十刻；五之气，始于五十一刻；终于三十七刻半；六之气，始于三十七刻六分，终于二十五刻。所谓初六[5]，天之数也。

乙丑岁，初之气，天数始于二十六刻，终于一十二刻半；二之气，始于一十二刻六分，终于水下百刻；三之气，始于一刻，终于八十七刻半；四之气，始于八十七刻六分，终于七十五刻；五之气，始于七十六刻，终于六十二刻半；六之气，始于六十二刻六分，终于五十刻。所谓六二，天之数也。

丙寅岁，初之气，天数始于五十一刻，终于三十七刻半；二之气，始于三十七刻六分，终于二十五刻；三之气，始于二十六刻，终于一十二刻半；四之气，始于一十二刻六分，终于水下百刻；五之气，始于一刻，终于八十七刻半；六之气，始于八十七刻六分，终于七十五刻。所谓六三，天之数也。

丁卯岁，初之气，天数始于七十六刻，终于六十二刻半；二之气，始于六十二刻六分，终于五十刻；三之气，始于五十一刻，终于三十七刻半；四之气，始于三十七刻六分，终于二十五刻；五之气，始于二十六刻，终于一十二刻半；六之气，始于一十二刻六分，终于水下百刻。所谓六四，天之数也。次戊辰岁[6]，初之气，复始于一刻，常如是无已，周而复始。

帝曰：愿闻其岁候[7]何如？

岐伯曰：悉乎哉问也！日行一周[8]，天气始于一刻，日行再周，天气始于二十六刻，日行三周，天气始于五十一刻，日行四周，天气始于七十六刻，日行五周，天气复始于一刻，所谓一纪[9]也。是故寅午戌岁气会同[10]，卯未亥岁气会同，辰申子岁气会同，巳酉丑岁气会同。终而复始。

帝曰：愿闻其用[11]也。

岐伯曰，言天者求之本[12]，言地者求之位[13]，言人者求之气交[14]。

帝曰：何谓气交？

岐伯曰：上下之位，气交之中，人之居也[15]。故曰：天枢之上，天气主之[16]；天枢之下，地气主之[17]；气交之分，人气从之，万物由之[18]。此之谓也。

帝曰：何谓初中？

岐伯曰：初凡三十度而有奇，中气同法[19]。

帝曰：初中何也？

岐伯曰：所以分天地也[20]。

帝曰：愿卒闻之。

岐伯曰：初者地气也，中者天气也。

【注释】

[1]六气始终，早晏何如：即每年初之气至终之气交司时刻的早晚情况。始终，指每年六气开始与终止的时刻。晏，晚也。

[2]甲子之岁：甲子纪年中的第一年。

[3]天数：在此指六气的交司时刻。

[4]水下一刻：古代用铜壶贮水，壶上穿一小孔，使水自然经小孔滴漏以为纪时之器，名叫漏壶。所谓水下一刻，是壶水贮满，自第一条横线开始下滴，水面微低于第一条横线，所以称为水下一刻。它如"终于八十七刻半"等可依此类推。

[5]初六：指甲子这一年中六气六步交司时刻的第一周。六气始终刻分早晏的一个周期为四年，称为"一纪"。甲子年是一纪的第一个年岁，故称为"初六"。初，指第一年。六，指六步。以下"六二""六三""六四"皆可依此类推。

[6]次戊辰岁：张介宾："以上丁卯年六之气，终于水下百刻，是子丑寅卯四年气数，至此已尽，所谓一纪。故戊辰年，则气复始于一刻，而辰巳午未四年又为一纪……所以常如是无已，周而复始也。"

[7]岁候：此指一年之六气运行开始和终止的总刻分数，以一年为单位进行推算。张介宾："岁候者，通岁之大候。"

[8]日行一周：古人所谓的"日行"，相当于现在天文学上所说的"太阳视运动"，这种运动又称为"视行"。古人从直观上认为太阳每天行一度，一年行三百六十五度，又复回到原来的位置，即太阳在天体的视运动轨道（黄道）上循行一周，就是一年，这就是"日行一周"。古人以甲子年算起，所以日行一周是指甲子年，日行再周即是乙丑年，日行三周是丙寅年，日行四周为丁卯年，余类推。

[9]一纪：就是标志一个循环，例如：五运以五年为一纪，六气以六年为一纪，六气与五运相结合则三十年为一纪。此指六气以四年共积盈百刻而成一日为一纪。故阳历每四年置闰一天，即是此意。纪，循环的标志。

［10］岁气会同：每年的中运开始之时，就是主运初运的交司时刻，而主运初运的交司时刻，与六气初之气的交司时刻是一致的。因而每四年，其六步之气的初之气交司时刻满100刻，从第五年（即下一个四年）的初气起步时刻又从水下一刻开始。岁气，指一岁之中运。

［11］用：指运气的变化。高世栻："用者，变化动静升降出入也。"

［12］言天者求之本：天，即客气。本，就是风寒暑湿燥火六气。

［13］言地者求之位：因主时之位属于地，故为地之位。木火土金水在此意指自然界生长化收藏各种物化现象。地，指主气。位，即六步，指一年二十四节气所属的部位。

［14］言人者求之气交：人，是指人的生命现象和生理活动。气交，是指天气下降，地气上升，一升一降则气交于中而言。

［15］上下之位，气交之中，人之居也：张介宾："上者谓天，天气下降；下者谓地，地气上升。一升一降，则气交于中也。而人居之，而生化变易，则无非气交之使然。"上，指天气。下，指地气。

［16］天枢之上，天气主之：天枢的上面，是天气所主。天气，此指阳气。天枢，指气交之分。在于人身，天枢，即脐。

［17］天枢之下，地气主之：天枢的下面，是地气所主。地气，指阴气。

［18］气交之分，人气从之，万物由之：张志聪："人与万物，生于天地气交之中，人气从之而生长壮老已，万物由之而生长化收藏。"

［19］初凡三十度而有奇，中气同法：因每步六十度而有奇（即六十日八十七刻半），一步又分初、中各占一半（即三十日四十三刻四分之三刻），前三十日为"初"，后三十日为"中"。度，即周天度数，周天一度约为一日。

［20］所以分天地也：即分阴阳之义。

【解读】

一年之中，六气分为六步（客气主气均为六步），五运分为五步（主运客运均为五步），一为六十天又八十七刻半，一为七十三天零五刻。从数字上看是不相应的，所以提出了"六气应五行之变何如"的问题。由于五运之位每步皆有终始，如初运始于大寒节日，终于春分后十三日，而六气之气又有初中之分，如每步六十天多，前三十天为"初"，后三十天为"中"。现将六气主时归纳如图3-5。

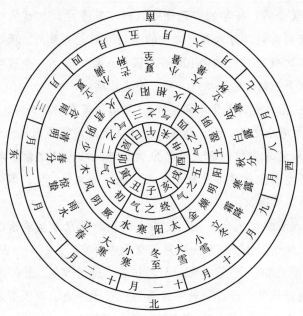

图3-5 六气主时节气图

六气交司时刻是在四年之内，年年不同。由于四年置闰一次，所以四年称为"一纪"，一纪与一纪则完全相同。所以说甲子、乙丑、丙寅、丁卯四年之后"次戊辰岁，初之气复始于一刻，常如是无已，周而复始"。

五运的交司时刻。"岁候何如"，系指五运而言。主岁之运与主时之初运的交司时刻是一致的，所以"日行五周，天气复始于一刻"。主时之五运的初运，与六气初之气的交司时刻也是一致的，所以又说"寅午戌岁气会同……巳酉丑岁气会同"。其推算方法是：将甲子纪年中的十二地支按一至十二的顺序分为三组，一组四个支，每组的一、二、三、四顺序相配（如按十二支顺序相配则分1、5、9；2、6、8；3、7、11；4、8、12四组），正是"寅、午、戌""亥、卯、未""辰、申、子""巳、酉、丑"四组为"岁气会同"。例如：凡逢寅、逢午、逢戌之年，主运初运均起于申时初刻，与这里的"丙寅岁，初之气，天数始于五十一刻"，正相符合。其余类推。

论一日百刻。古代用漏壶纪时，一昼夜水下百刻。张介宾在《类经图翼》中指出："每日十二时，每时得八刻二十分，每刻分为六十分。分八刻为前后，则前四刻为初四刻，后四刻为正四刻。分二十分为前后，则前十分为初初刻，后十分为正初刻。二十分者，即每刻六十分之二十也。"《黄帝内经素问译释》认为一刻是十分。从本文所述的"天气始于一刻"至"终于水下百刻"的四十八句原文中，所言之刻均无超出十分者，可见本文成篇的时代，是按一刻为十分计算的。而张介宾以一刻为六十分者，似是张氏所处时代的计算方法，因此二说并存。

【原文】

帝曰：其升降何如？

岐伯曰：气之升降，天地之更用也[1]。

帝曰：愿闻其用何如？

岐伯曰：升已而降，降者谓天；降已而升，升者谓地。天气下降，气流于地；地气上升，气腾于天。故高下相召，升降相因，而变作矣[2]。

【注释】

[1] 气之升降，天地之更用也：张介宾："天无地之升，则不能降；地无天之降，则不能升。故天地更相为用。"更用，相互为用之义。

[2] 高下相召，升降相因，而变作矣：张介宾："召，犹招也。上者必降，下者必升，此天运循环之道也。阳必召阴，阴必召阳，此阴阳两合之理也。故高下相召则有升降，有升降则强弱相因而变作矣。"

【解读】

为了阐明气的阴阳升降，首先提出了"言天者求之本，言地者求之位。"因"天为阳，地为阴""阳化气，阴成形"。所以天之六气为阳之本，地之五行为阴之位，而何以知其升降？于是提出"言人者，求之气交"以验证。人在气交之中，自然之气的升降变化，人是有感知的。人与万物都在"气交"之中，故人能感知，万物亦然。正是前文之"物，生其应也；气，脉其应也"，下文之"万物由之"。气之阴阳升降，不但以天地分，即在六气的一步之中，也分阴阳升降，"初中"就是"所以分天地也"，说明一步之中也有升降，而且是相互的，"气之升降，天地之更用也"，即是此意。

气在升降之中相互转化。天地之气升降的规律是"天气下降""地气上升"。上升是地气，所以地气"升已而降，降者为天"，说明地气上升转化为天气，而下降则是天气。同样，下降是天气，所以天气"降已而升，升者为地"，说明天气下降，转化为地气，而上升的则是地气。"已"字体现其中的转化关系。这就是"高下相召，升降相因，而变作矣"之意义所在。

【原文】

帝曰：善。寒湿相遘[1]，燥热相临[2]，风火相值[3]，其有闻乎？

岐伯曰：气有胜复[4]，胜复之作，有德有化[5]，有用有变[6]，变则邪气居之。

帝曰：何谓邪乎？

岐伯曰：夫物之生从于化[7]，物之极由乎变[8]，变化之相薄，成败之所由也[9]。故气有注复，用有迟速，四者之有，而化而变，风之来也[10]。

帝曰：迟速注复，风所由生，而化而变，故因盛衰之变耳。成败倚伏游乎中[11]何也？

岐伯曰：成败倚伏生乎动，动而不已，则变作矣[12]。

【注释】

[1] 遘（gòu 构）：相遇。《说文·辵部》："遘，遇也。"

[2] 临：有"遇""碰到"之义，此处与"遘"义同。

[3] 寒湿相遘……风火相值：即客主之气加临时，寒与湿相逢，燥与热相逢，风与火相逢。值：有"遇""碰到"之义，故此"遘""临""值"变文。

[4] 气有胜复：六气的自然变化规律中，一气过亢叫"胜"。胜气之后，必有其所不胜之气出现就叫"复"。胜复，是对六气相互制约、相互斗争的概括。

[5] 有德有化：德，指气候正常变化给予万物的影响。化，指万物正常的生化过程。

[6] 有用有变：用，指万物的功用。变，指事物的异常变化，也指灾变。

[7] 物之生从于化：是说万物之生，是由于气的生化作用而产生的。

[8] 物之极由乎变：物之极是由于气的变化的结果。极，指事物发展到极点。

[9] 变化之相薄，成败之所由也：是说气之变与化，是万物成长与败坏的根本原因。

[10] 气有往复……风之来也：气之往复迟速的变化，产生了六气。"风之来也"的"风"是六气的代称，不能理解为狭义之风。

[11] 成败倚伏游乎中：成败，指事物的盛衰。倚，指依托或相因。伏，指隐藏或潜伏。倚伏，是指潜藏着相互因果关系。

[12] 成败倚伏生乎动，动而不已，则变作矣：张介宾："动静者，阴阳之用也。所谓动者，即形气相感也，即上下相召也，即往复迟速也，即升降出入也，由是而成败倚伏，无非由动而生也。故《易》曰：'吉凶悔吝者，生乎动者也。'然而天下之动，其变无穷，但动而正则吉，不正则凶，动而不已，则灾变由之而作矣。"

【解读】

论气"动而不已"，所以有升降。气之所以有升有降，取决于气自身的不断运动，即"变化之相薄"和"胜复之作"。所以"气有往复，用有迟速，四者之有，而化而变"，就化生了六气。"成败倚伏生乎动，动而不已，则变作矣"。正说明了有动才有变，有动有变才有事物的成和败。这里所说的败，就六气而言，指邪气；所谓"变则邪气居之"，就万事万物来说，即下文的"器散则分之，生化息矣"。

论"物之生从于化"。物，指万物，包括天地之气的升降在内。"从于化"是从于气之化，实际就是指《素问·天元纪大论》所说的"太空廖廓，肇基化元"的元气。就整个宇宙而言，六气的变化乃是宇宙自身的内在变化。就每个"器"物来说，也是其自身的内在变化，并不是什么外力的推动。所以说"器"物的本身，就是一个"生化之宇"。"器"物不存在，生化也就息灭。

【原文】

帝曰：有期[1]乎？

岐伯曰：不生不化，静之期也[2]。

帝曰：不生化乎？

岐伯曰：出入废则神机化灭，升降息则气立孤危[3]。故非出入，则无以生长壮老已；非升降，则无以生长化收藏[4]。是以升降出入，无器不有[5]。故器者生化之宇，器散则分之，生化息矣[6]。故无不出入，无不升降。化有小大，期有近远[7]。四者之有，而贵常守[8]，反常则灾害至矣。故曰：无形无患[9]，此之谓也。

【注释】

[1]期：此指运动静止之时。

[2]不生不化，静之期也：气是动而不息的，是在不断地变化着的，所以没有停止之期。如果说有"静之期"，除非是"不生不化"。

[3]出入废则神机化灭，升降息则气立孤危：张介宾："此言天地非不生化，但物之动静，各有所由耳。凡物之动者，血气之属也，皆生气根于身之中，以神为生死之主，故曰神机。然神之存亡，由于饮食呼吸之出入，出入废则神机化灭而动者息矣。物之植者，草木金石之属也，皆生气根于形之外，以气为荣枯之主，故曰气立。然气之盛衰，由于阴阳之升降，升降息则气立孤危而植者败矣。"

[4]非出入，则无以生长壮老已；非升降，则无以生长化收藏：张介宾："生长壮老已，动物之始终也，故必赖呼吸之出入。生长化收藏，植物之盛衰也，故必赖阴阳之升降。"出入，此处包括人类呼吸、摄入饮食及排泄废物等机能活动。

[5] 升降出入，无器不有：升降出入的运动形式广泛存在于万物之中。

[6] 器者生化之宇，器散则分之，生化息矣：意谓有形之体均由气所构成，而有形之体就是气的生化之器，器不存在，生化也就息灭。一个物体如此，整个宇宙也是如此。

[7] 化有小大，期有近远：张介宾："物之小者如秋毫之微，大者如天地之广，此化之小大也。夭者如蜉蝣之朝暮，寿者如彭聃之百千，此期之近远也。化之小者其期近，化之大者其期远。万物之气数固有不齐，而同归于化与期，其致则一耳。"

[8] 四者之有，而贵常守：张介宾："四者，出入升降也。常守，守其所固有也。出入者守其出入，升降者守其升降，固有弗失，多寿无疑也。"

[9] 无形无患：即谓如果没有形体，就不会有灾难。形，指形体。患，指灾难。

【解读】

论"升降出入，无器不有"。所谓"升降出入，无器不有"观点认为，只要有"物"存在，就升降出入运动就一定有序地进行。气是"动而不已"的，除非"不生不化"，才是"静之期也"。升降出入是对气的运动形式的概括。所不同者，只不过是"化有小大，期有近远"而已。既然存在"期有近远"之分，则有"不生不化"之时，所以有形之物的生化，是有一定限度的，没有这个形体，也就没有这个灾患，即所谓"无形无患"。

论"无形无患"发病观。"无形无患"的引申意是指人身所有形态器官都会发生疾病，就所谓"人有精、气、津、液、四肢、九窍、五脏、十六部、三百六十五节，乃生百病"（《素问·调经论》）之意，这一发病观点对于临床辨识相关疾病的定位有一定的指导作用。

由于"器散则分之，生化息矣"，所以得出了"无形无患"的结论。有形就有患。"形"，泛指自然界一切客观存在的事物，在人体则指形体和构成形体、维持生命活动的一切物质。"患"，即反常、灾祸、病变、异常变化之意，在人体来说，就是指发病。该语是用否定之否定的论述方法，肯定地回答了没有此形此物，就不会有其反常变化。不言而喻，只有在形存在的情况下，才会发生"患"，如人体有牙齿存在，才会有牙痛的发生，没有牙齿，也就不会发生牙痛病。

该语的深刻意义还在于：一是体现了物质恒动观。"患"虽指异常变化，但却是物体运动过程中的一种特殊表现形式。人体患病也是如此，是生命运动进程中的特殊表现，所以，"患"也是运动。该语基本肯定了凡是客观存在的物体，就必须是运动的。只要物质存在就必然有"形"，有形就可能有"患"，就存在运动，所以运动本身也是永恒的，贯穿于物质存在的始终，体现于生命运动的各个方面。如在原文中，紧承此语的上文说："出入废则神机化灭，升降息则气立孤危。故非出入则无以生长壮老已；非升降则无以生长化收藏。是以升降出入，无器不有。"显然这段原文与该语的精神是一致的。二是用辩证的观点看待物质的运动。"患"即异常运动，是与正常活动相对而言，从字面上看，该语虽然是讲物质（"形"）的异常运动（"患"）的，但异常运动（"患"）只是在物质（"形"）正常运动基础上特殊条件下的表现，所以该语也同样肯定了物质的正常活动。这就说明该语辩证的指出，一切物质的运动既有其常，也有其变（"患"），在人体来说，有正常的生理活动，也必然会有患病的变化。因而本篇中说："四者（即升降出入）之有，而贵常守，反常则灾害至矣，故曰：无形无患，此之谓也。"其三，在此精神指导下，无论从理论研究还是临床研究，都有其一定价值。既然是"无形无患"，那么构成人体和维持人体生命活动的每一种物质，都有其正常的生理活动，也都会发生异常的病理变化，正如《素问·调经论》说："人有精气津液，四支九窍，五脏十六部，三百六十五节，乃生百病"。只有认识到人体是"无形无患"的，才能认真地研究和掌握人体所有组织器官和所有维持生命运动物质的生理活动规律，才能更好地认识和治疗各处之"患"。

【原文】

帝曰：善。有不生不化[1]乎？

岐伯曰：悉乎哉问也！与道合同，惟真人也。

帝曰：善。

【注释】

[1]不生不化：张介宾："不生不化，即不生不死也。"

【解读】

本篇在论述运气理论的相关知识之后，又讨论了下述几个重要观点。

一是关于"气，脉其应也"的问题。"气，脉其应也"的"气"，不是自然界的气候变化。这个"气"应与上句的"物，生其应也"的"物"对应，即指人体之气。意谓六气的变化，验之于物则物之生长收藏与六气相应；若验之于人，则人体之气也与自然界之气相应，但怎么知道人气与六气相应呢？从脉象变化便可以测知四时不同之气对人的影响。所以说："气，脉其应也"。

二是"升降出入"。升降出入，是《内经》对物质运动形式的基本概括。用来说明宇宙间及其人体物质运动的基本形式和规律。结合本篇全文精神，其义如下：

其一，解释自然界天地的运动和相互作用。如"升已而降，降者谓天……升降相因，而变作矣"，通过天地间升和降的不同运动方式，反映天和地的不同运动方式并互为因果，相辅相成，互相转化的。正因为天和地不断升降运动，才产生了自然界的一切变化。

其二，解释自然界的各种现象。自然界的变化是复杂多样的，但最易被人的直觉察知的则是四季变迁、寒暑更迭。此即"物之生从于化，物之极由乎变，变化之相薄，成败之所由也。故气有往复，用有迟速，四者（春夏秋冬）之有，而化而变，风之来也"。指出天地间的升降运动是物质产生和消亡的动力，四季更迭和气候（指"风"）的变化也不例外。

其三，升降出入运动是所有物质都具有的基本运动方式。一切物质都在进行着以升降出入为基本方式的自身运动，如本篇说："是以升降出入，无器不有"。这里用否定之否定的论述方法，作了十分肯定的回答。又说："故无不出入，无不升降，化有小大，期有近远"。指出了五彩缤纷的物质世界，形形色色的不同物种，都有自身得升降出入运动方式，所不同的只是运动的范围、力量的大小和运动周期的长短不同而已。

其四，升降出入运动是一切物质自身变化的内在动力，贯穿于物质自身存在的始终。升降出入运动能保持相对平衡，物质就能处于正常状态，对于人和生物界则是正常的生理。否则物质运动就会失衡，出现反常，人或其他生物就会以反常的病态出现。原文所讲得升降出入，"四者之有，而贵常守，反常则灾害至矣"即是指此。如果升降出入运动一旦终止，人和其他物质和生命也就结束。故谓"出入废则神机化灭，升降息则气立孤危。故非出入，则无以生长壮老已；非升降，则无以生长化收藏"。

这对后世研究人体气机学说有指导作用。人体生命活动之所以存在，以及生命活动的全过程、脏腑经络的功能活动、脏腑经络以及气血阴阳的相互联系，无不依赖于气机的升降出入。所以升降出入失常，即可影响五脏六腑、表里内外、四肢九窍而发生种种病理变化。调理气机的升降出入，就成为临床重要的治疗手段。药物四气的升降浮沉，其理论依据即导源于此。

《内经》专论五运六气理论时应用了一种独特的历法，即五运六气历法。这在"《内经》中还是有其根据的，这个根据就是气候和物候。他基于这样的考虑：由于天地阴阳之气不断升降出入和相互错合而化生成万物。阴阳二气运动不息，万物也就生化不已，无穷无尽。但气是无形的，阴阳是不可见的，那么怎么能观察它们的往来、盛衰、虚实呢？就是怎么来'候'气呢？

只有利用被阴阳所移和运气所化的万物变化之象来测候阴阳之气，即指物的气候。所以《素问·六节藏象论》说：'天度者所以制日月之行也，气数者所以纪化生之用也'，《素问·五运行大论》讲：'天地之动静，神明为之纪，阴阳之升降，寒暑彰其兆'。可见'五运六气历'所以那样重视气候和物候，确实是有渊源的。因此，'五运六气历'乃至《内经》整个理论都不简单地靠五行生克和六十干支演绎出来，而是有自然知识为基础的。"

"众所周知，物候与气候的变迁是与四季的更递密切相关的，而季节的更递正是地球绕日公转所产生的现象。《内经》当然还没有这样的认识。但是我们看到，由于始终注意四季更递、气候变迁与人体的关系，力求得出气候变化的规律，导致《内经》特别注意太阳视运动的规律。相么，对与四季变迁关系不甚密切的月亮运动规律考虑很少。在'五运六气历'里，就没有涉及月亮，因而完全是一种阳历系统。这正客观地反映了《内经》确实有对物候和气候进行实际观测而总结出来的成分，尽管《内经》中不乏猜测附会之词"[《黄帝内经》中的天文历法问题.文物，1978（7）]。

《内经》对岁气的度量，是以正常的风、温、湿、燥、寒六个节度作为基尺，亦即以六气为标尺以度量一年之岁气是为主气，然后以逐年流动的客气为滑尺，客主加临，推动恒动，以推步气机出入、升降、迟速、逆从、太过、不及、盛衰、胜复、亢害、承制之理。以小尺度而言，借六气以检验一年的岁气，中等尺度则考究十二年的岁气；至于大尺度，则用以推步一周六十年，大单元一百八十年至二百四十年的岁气。《夏小正》从物候定岁气，已粗具岁气历的雏形；《本草纲目》详记各种动植物出现物候征象的迟早，是对物候的具体运用。均不失为察物候定岁气，较为切实的方法。"

"岁气的流变，不仅一年中有一定节序足凭，即千百年的岁气变迁亦有规律可循。质言之，即岁气与物候现象，常呈周期性变化。据我国学者多年研究，我国五千年来的气候变迁，在每四百年至八百年中常有周期性小循环；英国学者于18世纪作实地观察，认为物候有周期性波动，其平均周期为12.2年。我国早在三代以前的尧时已有羲和观象测候以定岁实的记载，到了周代，对岁气物候记载较详，《礼记·月令》：'促春之月，日在奎，始雨水，桃始华，玄鸟至'。已知道春分之际，日行于二十八宿之奎宿（仙女座与双鱼座之间），春暖降雨，桃树开花，燕子归来。这是常年岁气，但积累多年岁候，在数理统计上则有一定的方差滑动。因为燕子至虽近春分，但随气候变动而有早到年或迟到年，其他动植物物候也有类似现象。据学者对北京多年（1950—1972）物候观察，布谷鸟初鸣、柳絮飞、杏树开花、北海冰融的出现日期，是有周期性变化的，如1957年及1969年的物候现象均为显著推迟年。值得注意的是这两个迟年相隔为12年，而这几年适为太阳黑子多变的年份。又最近一个周期，太阳黑子活动低潮年是1964年与1976年，两个谷年，相隔亦为12年（太阳黑子活动两个峰年间或两个谷年间隔一般为11～12年）。20世纪以来，物候现象的周期性波动常与太阳黑子变动有关，即太阳黑子最多年常为物候特迟年份。另方面，我国从公元前43年到公元1638年的太阳黑子纪录表明，还存在62～250年的长周期。则与大单元60年至240年岁气周期相接近，已属于准周期性，均有助于对古代天象与岁气变迁的进一步探讨，特别是作周期性或亚周期性的推步。"

"通过古今岁气流变的探讨，对于《内经》运气学说，已重新引起人们的重视。实际上《内经》综论五运六气，有不少地方与当时的天文、气象、物候有关。认为岁气流布每六十年大周期中常呈现12年小周期性变动，有些部分还符合于古气象的周期性或亚周期性变化，当然，由于天长地久斗转星移，黄道轨迹的变迁，像两三千年前测定的黄道十二宫，原本太阳三月交白羊宫四月交金牛宫，目前，我们根据1979年天象，三四月太阳方从宝瓶座经春分点运行到双鱼座。无怪乎宋代沈括在论述太阳过宫即太阳视运动与二十八宿的关系位置时，早已提出调整黄道岁差的建议了。明乎此，就不难理解《内经》是根据数千年前岁气周期加以论定，今天在运用到这些数据时就要有所取舍，才不至胶柱鼓瑟、穿凿附会"［河南中医，1983，（2）：12.］。

第五章 素问·气交变大论篇第六十九解读

【题解】

所谓"气交变",天地之间,人居之处,称为"气交"。"变",气运的各种变化及其对天地万物乃至人类所带来的种种影响。由于本篇主要论述五运六气太过不及与胜复变化对人体和万物的影响,故名"气交变"。

【原文】

黄帝问曰:五运更治,上应天期[1],阴阳注复,寒暑迎随[2],真邪相薄,内外分离[3],六经波荡,五气倾移[4],太过不及,专胜兼并[5],愿言其始,而有常名[6],可得闻乎?

【注释】

[1]五运更治,上应天期:张志聪:"五运更治者,五运相袭而更治之也。上应天期者,每运主期年之三百六十五日,上应周天之三百六十五度也。"更,交替。治,主时。

[2]阴阳往复,寒暑迎随:由于阴阳二气消长转化,往复不已,所以才有四季寒暑的变迁。阴阳,指自然界的阴阳二气。

[3]真邪相薄内外分离:即正气与邪气相互斗争,使人体表里失调,阴阳失衡。

[4]六经波荡,五气倾移:六经气血动荡不安,五脏之气随之出现偏盛偏衰。

[5]专胜兼并:一气独胜,侵犯他气称为专胜。一气独衰,被两气相兼所乘侮称为兼并。

[6]常名:张介宾:"常名者,纪运气之名义也。"如《素问·五常政大论》之"木曰敷和,火曰升明,土曰备化,金曰审平,水曰静顺"即是。

【解读】

论人与自然息息相关。本篇首先以人与自然息息相关的学术观点起论,阐述了五运的太过不及,胜复之变,以及由此产生的自然万物相应变化,影响到人体,就可能会导致相应病证的发生。

【原文】

岐伯稽首再拜对曰:昭乎哉问也!是明道也。此上帝所贵,先师[1]传之,臣虽不敏,往闻其旨。

【注释】

［1］先师：张介宾："岐伯之师，僦贷季也。"

【解读】

五运相袭，更替而治，与周天365又1/4日相应。天地间的阴阳二气相互作用，产生了四季的寒暑变迁，自然界的万物就在这种天地之气的交通运转中生存。如果天地之气交通运转失常，出现太过或不及，就会影响万物的正常生长，在人体则会发生"真邪相薄，内外分离，六经波荡，五气倾移"的病理。可见，五运之气太过、不及的内容是很重要的，故谓之"明道"。这也是本篇的主旨。

【原文】

帝曰：余闻得其人不教，是谓失道，传非其人，慢泄天宝[1]。余诚菲德[2]，未足以受至道[3]；然而众子哀其不终，愿夫子保于无穷，流于无极，余司其事，则而行之奈何[4]？

岐伯曰：请遂言之也。《上经》曰：夫道者，上知天文，下知地理，中知人事，可以长久。此之谓也。

【注释】

［1］天宝：即天道。此指本篇所论的运气学说内容。

［2］菲德：缺乏修养，道德浅薄。菲，浅薄；自谦语。

［3］至道：最完备的理论。

［4］保于无穷，流于无极，余司其事，则而行之奈何：这些道理作用甚大，永远流传，能掌管此事，一定遵照规律办事。无穷，无极，指本篇内容重要，学术思想永远流传。司，掌管，主管。则，效法，仿效之义。

【解读】

五运太过、不及的理论深奥，涉及内容广泛。要全面掌握和熟练的运用这一理论，必须做到"上知天文，下知地理，中知人事"。说明了没有渊博的知识，是不容易掌握运气学说的内容的。

【原文】

帝曰：何谓也？

岐伯曰：本气位也[1]。位天者，天文也[2]。位地者，地理也[3]。通于人气之变化者，人事也[4]。故太过者，先天；不及者，后天[5]，所谓治化而人应之也[6]。

【注释】

［1］本气位也：本，事物产生的缘由。引申为研究推求天气、地气、人

气，三气本源的过程谓本。位，即部位。

[2]位天者，天文也：研究天体日月星辰与风雨寒暑变化关系的理论就是天文。

[3]位地者，地理也：研究地域方位，高下寒暑与物化（各种生物之生、长、化、收、藏）现象关系的理论就是地理。

[4]通于人气之变化者，人事也：研究天体运行、自然气候、地域方位的变化与人体生理病理现象关系的理论就是人事。

[5]太过者，先天；不及者，后天：先天，指天时（即时令）未至而气候先至。后天，谓天时已至而气候未至。天，天时，节令。

[6]所谓治化而人应之也：即天地之气运转变化，必然相应地影响到人体的生理病理变化。治，五气主时。化，万物变化。

【解读】

懂得天气、地气、人气的目的，仍在于掌握五运的太过、不及规律，及由此产生的物化特征。人类与自然界息息相关，运气相袭的常和变，对人体的生命活动会有相应的影响，此即"所谓治化而人应之也"的道理。

【原文】

帝曰：五运之化，太过何如？

岐伯曰：岁木太过，风气流行，脾土受邪。民病飧泄，食减，体重，烦冤，肠鸣腹支满，上应岁星[1]。甚则忽忽善怒，眩冒巅疾[2]。化气不政，生气独治[3]，云物飞动，草木不宁，甚而摇落，反胁痛而吐甚[4]，冲阳绝者，死不治[5]，上应太白星[6]。

【注释】

[1]上应岁星：古人认为，自然界的气化和物化现象与日月五星的运转密切相关。上应，指与天体上的星辰相应。岁星，即木星。

[2]眩冒巅疾：眩冒，头昏眩晕，眼黑发花的症状。巅疾，指头部疾患。

[3]化气不政，生气独治：张介宾："化气，土气也；生气，木气也。木盛则土衰，故化气不能布政于万物，而木之生气独治也。"文中"长气""收气""藏气"分别指火气、金气、水气。

[4]反胁痛而吐甚：木盛侮土，故见肝气偏盛之胁痛症状的同时，又见胃气上逆之"吐甚"表现。

[5]冲阳绝者，死不治：冲阳绝表示胃气败绝，故曰："死不治。"此即后世之趺阳脉诊法内容。冲阳，为足阳明胃经的穴位，在足背最高处，正对第二跖骨间隙。

[6]上应太白星：张介宾："木胜而金制之，故太白星光芒以应其气。"太白星，即金星。

【解读】

此节论年干逢"壬"之岁，木运太过年份的气运特点："风气流行"；木运太过年份罹病脏腑定位："脾土受邪"；病症流行特征："民病飧泄，食减，体重，烦冤，肠鸣腹支满"，"甚则忽忽善怒，眩冒巅疾"；木盛侮土，肝气犯及脾胃之病象："胁痛而吐甚，冲阳绝"；物化特征："化气不政，生气独治"；物象变化："物飞动，草木不宁，甚而摇落"；五星应象："上应岁星"（木星）、太白星（金星），为"木盛侮金"的星象特征。

【原文】

岁火太过，炎暑流行，肺金受邪[1]。民病疟，少气，咳喘，血溢，血泄注下，嗌燥，耳聋，中热，肩背热，上应荧惑星[2]。甚则胸中痛，胁支满胁痛，膺背肩胛间痛，两臂内痛，身热骨痛而为浸淫[3]。收气不行，长气独明[4]，雨水霜寒，上应辰星[5]。上临少阴少阳[6]，火燔焫，水泉涸，物焦槁[7]，病反谵妄狂越，咳喘息鸣，下甚，血溢泄不已，太渊绝者死不治[8]，上应荧惑星。

【注释】

[1]岁火太过，炎暑流行，肺金受邪：岁火太过之年，炎暑流行，人体内的心火也相应亢盛，火盛则克金，金在人体为肺，故肺金受邪。

[2]上应荧惑星：荧惑星，即火星，岁火太过，则火星相应明亮。

[3]浸淫：即浸淫疮。此病由火热之毒侵犯心经，发于皮肤而成。

[4]收气不行，长气独明：岁火太过克制秋金之气，故秋收之气不行而夏长之气专横独行。明，指火气之盛。

[5]雨水霜寒，上应辰星：由于胜复的原因火气过盛则水气来复，故出现雨水霜寒及水星明亮等寒水来复之象。

[6]上临少阴少阳：火运太过之年是戊年，又值少阴君火司天的戊子、戊午年或少阳相火司天的戊申、戊寅年，太过之火又得君火、相火之气司天，则火热益盛。故出现"火燔焫，水泉涸，物焦槁"。上临，即司天。

[7]火燔焫，水泉涸，物焦槁：火热极端亢盛，有如燃烧烤灼，以致水泉干涸，植物变焦枯槁。水，原本作"冰"，误，故改。

[8]太渊绝者死不治：太渊为手太阴肺经穴位，即指寸口脉绝处。火盛刑金，肺气大伤，太渊脉绝，故预后不良。

【解读】

此节论年干逢"戊"之年，火运太过年份的气运特点："炎暑流行"；火运太过年份罹病脏腑定位："肺金受邪"；病症流行特征："民病疟，少气，咳喘，血溢，血泄注下，嗌燥，耳聋，中热，肩背热"，"胸中痛，胁支满胁痛，膺背肩胛间痛，两臂内痛，身热骨痛而为浸淫"；火甚乘金之火扰心神，肺热失宣病象："病反谵妄狂越，咳喘息鸣，下甚，血溢泄不已，太渊绝"；物化特征："收气不行，长气独明，雨水霜寒"；物象变化："火燔焫，水泉涸，物焦槁"；五星应象："上应荧惑星"（火星），为"火运太过"年份的星象特征。

【原文】

岁土太过，雨湿流行，肾水受邪[1]。民病腹痛，清厥[2]，意不乐，体重，烦冤，上应镇星[3]。甚则肌肉萎，足痿不收，行善瘛，脚下痛，饮发中满，食减，四肢不举。变生得位[4]，藏气伏，化气独治之[5]，泉涌河衍，涸泽生鱼[6]，风雨大至，土崩溃，鳞见于陆[7]，病腹满溏泄，肠鸣，反下甚而太溪绝者，死不治[8]，上应岁星。

【注释】

[1] 岁土太过，雨湿流行，肾水受邪：岁土太过之年，雨水连绵，湿气较盛。由五行相克的原理推之，岁土太过之年则多肾病。

[2] 清厥：张介宾："清厥，四肢厥冷也。"

[3] 上应镇星：岁土太过则镇星光亮倍增。镇星，即土星。

[4] 变生得位：张介宾："详太过五运，独此言变生得位者，盖土无定位，凡在四季中土邪为变，即其得位之时也。"

[5] 藏（cáng）气伏，化气独治之：岁土太过，水气受克，故云。藏气，即"水气"。化气，即土气。

[6] 泉涌河衍，涸泽生鱼：湿土太过，导致泉水喷涌，河水涨满外溢泛滥，本来干涸的沼泽也会孳生鱼类。衍，充满盈溢。泽，沼泽。

[7] 风雨大至，土崩溃，鳞见于陆：湿土太过，木气来复，则风雨暴至，土败而水泛，致使堤岸崩溃，河水泛滥成灾，变为水泽而生鱼类。鳞，指鳞虫，即鱼类等有鳞的动物。

[8] 太溪绝者，死不治：太溪脉绝者肾气已经衰败，故预后不良。太溪，为足少阴肾经穴位，在足内踝后侧跟骨之上。

【解读】

此节论年干逢"甲"之岁，土运太过年份的气运特点："雨湿流行"；土运太过年份罹病脏腑定位："肾水受邪"；病症流行特征："民病腹痛，清厥，意不乐，体重，烦冤"，"甚则肌肉萎，足痿不收，行善瘛，脚下痛，饮发中满，食减，四肢不举"；土盛乘水之脾湿壅滞病象："病腹满溏泄，肠鸣，反下甚而太溪绝"；物化特征："藏气伏，化气独治之"；物象变化："泉涌河衍，涸泽生鱼，风雨大至，土崩溃，鳞见于陆"；五星应象："上应镇星"（土星）、岁星（木星），为"土盛木复"年份的星象特征。张介宾："土盛而木承之，故岁星光芒应其气。是岁土盛为灾，先临宿属，木气之复，后及中宫；人之应之，则先伤于肾，后伤于脾。"

【原文】

岁金太过，燥气流行，肝木受邪[1]。民病两胁下少腹痛，目赤痛，眦疡，耳无所闻。肃杀[2]而甚，则体重，烦冤，胸痛引背，两胁满且痛引少腹，上应太白星。甚则喘咳逆气，肩背痛，尻阴股膝髀腨胻足皆病，上应荧惑星。收气峻，生气下，草木敛，苍干凋陨[3]，病反暴痛，胠胁不可反侧，咳逆甚而血溢，太冲绝者死不治[4]，上应太白星。

【注释】

[1]岁金太过，燥气流行，肝木受邪：岁金太过之年，气候干燥，金气偏盛，金盛则乘木，春生之气受到影响，肝旺于春，故受其影响而发病。

[2]肃杀：指秋季燥金之气。秋季气候较凉，自然界生物因此出现收敛成熟的景象，生长停止，故云。

[3]收气峻，生气下，草木敛，苍干凋陨：岁金太过，燥气流行，春生之气受抑而减弱，影响到草木正常萌芽生长，使草木枝叶枯萎，干枯坠落。峻，峻猛。下，低下，衰弱之义。陨，坠落。收气，金气也。生气，即木气。

[4]太冲绝者死不治：太冲脉绝显示肝经气血已绝，故曰"死不治"。太冲，为足厥阴肝经穴位，在蹈趾与次趾之间的趾缝上。

【解读】

此节论年干逢"庚"之岁，金运太过年份的气运特点："燥气流行"；金运太过年份罹病脏腑定位："肝木受邪"；病症流行特征："民病两胁下少腹痛，目赤痛，眦疡，耳无所闻。肃杀而甚，则体重，烦冤，胸痛引背，两胁满且痛引少腹"，"甚则喘咳逆气，肩背痛，尻阴股膝髀腨胻足皆病"；金盛乘木之肺失宣肃，肝气郁滞病象："病反暴痛，胠胁不可反侧，咳逆甚而血溢，太冲绝"；物化特征："肃杀而甚""收气峻，生气下"；物象变化："泉草木敛，苍干凋陨"；五星应象："上应太白星"（金星），为"金运太过"年份的星象特征。

【原文】

岁水太过，寒气流行，邪害心火[1]。民病身热烦心，躁悸，阴厥[2]上下中寒，谵妄心痛，寒气早至，上应辰星。其则腹大胫肿，喘咳，寝汗出，憎风，大雨至，埃雾朦郁[3]，上应镇星。上临太阳，则雨冰雪霜不时降，湿气变物[4]，病反腹满，肠鸣溏泄，食不化，渴而妄冒[5]，神门绝者，死不治[6]，上应荧惑、辰星[7]。

【注释】

[1]岁水太过，寒气流行，邪害心火：岁水太过之年，气候寒冷，水盛乘火，使火气受损，心火亦受到相应的损害而受邪发病。

[2]阴厥：阴寒内盛所致的以手足逆冷为主症的病。

[3]大雨至，埃雾朦郁：水气太过，土湿来复则出现大雨时降，雾露湿气弥漫的自然景象。

[4]湿气变物：湿气盛，使万物霉烂变质。

[5]妄冒：妄，指谵语狂妄。冒，同"瞀"，指神识不清。

[6]神门绝者，死不治：神门脉绝则心气绝，故曰"死不治"。神门，为手少阴心经穴位。

[7]上应荧惑、辰星：张介宾："太过五运，独水火言上临者，盖特举阴阳之大纲也。且又惟水运言荧惑、辰星者，谓水盛火衰，则辰星明朗，荧惑减耀，五运皆然，此举二端，余可从而推矣。"

【解读】

此节论年干逢"丙"之岁，水运太过年份的气运特点："寒气流行"；水运太过年份罹病脏腑定位："邪害心火"；病症流行特征："民病身热烦心，躁悸，阴厥上下中寒，谵妄心痛"，"甚则腹大胫肿，喘咳，寝汗出，憎风"；水盛乘土之水湿内阻，脾运失常病象："病反腹满，肠鸣溏泄，食不化，渴而妄冒，神门绝"，故明·张介宾："水盛天符之岁，阳气大衰，反克脾土，故为腹满等病。《脏气法时论》曰：'脾虚则腹满、肠鸣、飧泄、食不化。'若水邪侮火，心失其职，则为'渴而妄冒'。神门，心脉也。水亢则心绝，故'死不治'。'上应荧惑、辰星'，盛者明而衰者暗也。按：太过五运，独水火言上临者，盖特举阴阳之大纲也。且又惟水运言荧惑、辰星者，谓水盛火衰，则辰星明朗，荧惑减耀。五运皆然，此举二端，余可从而推矣。"物化特征："寒气早至""大雨至，埃雾朦郁"；物象变化："雨冰雪霜不时降，湿气变物"；五星应象："上应荧惑、辰星"（火星、水星），为"水运太过""水盛侮火"年份的星象特征。

以上五节专论岁运太过年份的相关内容，在"五运之化，太过何如"的发问之下，原文遵循"气有余，则制己所胜而侮所不胜"（《素问·五运行大论》》的原则，对五运太过逐一作了论述。说明岁运太过，本气亢胜，克气来复，在自然界可以产生灾变，于人体会发生疾病，星辰也可发生明暗不同的星象变化。经文从六个方面对岁运太过、本气亢盛的灾变规律予以讲述：

一是岁运太过，本气专胜流行，如"岁木太过，风气流行"，故有"云物飞动，草木不宁"之自然现象等。

二是岁运太过，就会恃强凌弱，致使所不胜之气受辱，如岁火太过之年，自然界可有"收气不行，长气独明"的灾变特征，出现"雨水霜寒"的气候变异。

三是岁运太过，会发生复气，如水运太过，"邪害心火"，脾土为火之子。心火受凌，湿土之气便为复气，以制约太过的水气，自然界有"湿气变物"之灾害，人体则有脾湿太甚的"腹满，肠鸣，溏泄，食不化"之病。

四是岁运太过，又遇本气司天之年，其气更盛，对人体和万物的危害更剧，如"岁火太过，炎暑流行"，倘若"上临少阴少阳"之君火或相火司天，尤如火上添薪，其炎更烈。自然界可见"火燔焫，水泉涸，物焦槁"。在人则见火热炽盛为患，病见"谵妄狂越，咳喘息鸣，下甚，血溢泄不已。"

五是岁运太过所出现的相互制胜关系及复气，都会有相应的星象变化与其相应的运星明亮，光芒倍增，畏星则因受辱而暗淡无光。例如，"岁水太过""上应荧惑、辰星"。辰星即水星，荧惑星即火星。

六是岁运太过所发生的年份，均在阳干之年即逢甲（土）、丙（水）、戊（火）、庚（金）、壬（木）年为岁运太过之年。

【原文】

帝曰：善。其不及何如？

岐伯曰：悉乎哉问也！岁木不及，燥乃大行[1]，生气失应，草木晚荣[2]，肃杀而甚，则刚木辟著，柔萎苍干[3]，上应太白星。民病中清，胠胁痛，少腹痛，肠鸣溏泄。凉雨时至，上应太白星[4]，其谷苍[5]。上临阳明，生气失政[6]，草木再荣，化气乃急[7]，上应太白、镇星，其主苍早[8]。复则炎暑流火，湿性燥，柔脆草木焦槁[9]，下体再生，华实齐化[10]，病寒热、疮疡、痱胗、痈痤，上应荧惑、太白，其谷白坚[11]。白露早降，收杀气行，寒雨害物，虫食甘黄，脾土受邪[12]，赤气后化，心气晚治[13]，上胜肺金，白气乃屈，其谷不成[14]，咳而鼽，上应荧惑、太白星。

【注释】

[1]岁木不及，燥乃大行：张介宾："木不及而金乘之，故燥气大行。"

[2]生气失应，草木晚荣：张介宾："失应者，不能应时，所以晚荣。"

指岁木不及，生发之气不能应时而至，草木萌芽生长迟缓。

[3]刚木辟著，柔萎苍干：指坚硬的树木因燥甚而受伤害，柔软的树枝及植物叶片也干枯了。刚木，指坚硬的树木。柔萎，柔软的枝条及青草。苍干，即青干枯萎。柔，原本作"悉"，误，故改。

[4]上应太白星：张介宾："上临阳明，丁卯丁酉岁也。金气亢甚，故生气失政……其上应于星，则金土明曜，其下主于物，则苍者早凋。"

[5]其谷苍：青色的农作物。岁木不及之年，属于木类的农作物生长不好。苍，即青色。

[6]上临阳明，生气失政：岁木不及之年，又遇克木之阳明燥金司天，则燥气盛，迫使属木的春生之气不能发挥作用。政，主事，作用。

[7]草木再荣，化气乃急：岁木不及，土气失制，故使草木在秋季再度生长。草木再荣，指草木异常，再度返青。化气乃急，指土气旺盛。

[8]其主苍早：指春生之气不足，万物生长迟缓，秋色到来时，尚未成熟就过早的青干凋谢。

[9]复则炎暑流火，湿性燥，柔脆草木焦槁：张介宾："复者，子为其母而报复也。木衰金亢，火则复之，故为炎暑流火而湿性之物皆燥，柔脆草木皆枝叶焦枯。"

[10]下体再生，华实齐化：火气来复，植物又复生长，很快就开花结果，但由于生长期短而不能丰收。下体，指草木的根部。华实，指开花结果。

[11]其谷白坚：马莳："其谷色白而坚，秀而不实。"

[12]白露早降……脾土受邪：岁木不及之年，春天应温不温，春行秋令，气候偏凉，影响生物的正常生长。由于雨水多，地面潮湿，农作物容易生虫。岁土不及，肝气也相应亏虚，疏泄失职，影响到脾的运化功能而生病。

[13]赤气后化，心气晚治：金盛火复，故金气盛可出现炎热现象。张介宾："人之心火晚（后，后也）盛，上克肺金。"

[14]白气乃屈，其谷不成：火气来复，则清凉之气消退而变为炎热，属金之白坚谷物不能正常成熟。白气，指清凉之秋金之气。其谷，指前述之白坚之谷。

【解读】

此节论年干逢"丁"之岁，木运不及年份的气运特点："燥乃大行""凉雨时至""复则炎暑流火，湿性燥""白露早降，收杀气行"；王冰认为，"诸丁岁也，丁卯、丁酉岁，阳明上临，是谓天刑之岁也。"

在五运不及年份中唯独岁木不及之年言及上临司天之气，"新校正"对此有解释，认为"不及五化，独纪木上临阳明，土上临厥阴，土上临太阴，不纪木上临厥阴，土上临太阴，金上定阳明者，经之旨各纪其甚者，故于太过运中，只言火临火，水临水；此不及运中，只言水临金，土临木，水临土，不言厥阴临木，太阴临土，阳明临金也。"显然，此处属于举例言之，其他诸运之岁，应当仿此理解。

木运不及年份罹病脏腑定位：肝、脾、心、肺，如"脾土受邪""心气晚治""上胜肺金"；病症流行特征："民病中清，胠胁痛，少腹痛，肠鸣溏泄""病寒热、疮疡、痱胗、痈痤""咳而鼽"；肝气郁结，脾湿内停，肺失宣肃，心火内盛致病象；物化特征："生气失应，草木晚荣，肃杀而甚，则刚木辟著，柔萎苍干""大雨至，埃雾朦郁"；物象变化："雨冰雪霜不时降，湿气变物""柔脆草木焦槁，下体再生，华实齐化"，"寒雨害物，虫食甘黄"；五星应象："上应荧惑、太白星"年份的星象特征。张介宾认为"其上应于星，则荧惑明，太白暗，而灾有所属也。"

【原文】

岁火不及，寒乃大行，长政不用，物荣而下[1]，凝惨而甚，则阳气不化，乃折荣美[2]，上应辰星，民病胸中痛，胁支满，两胁痛，膺背肩胛间及两臂内痛，郁冒朦昧[3]，心痛暴喑[4]，胸腹大，胁下与腰背相引而痛，甚则屈不能伸，髋髀如别[5]，上应荧惑、辰星，其谷丹[6]。复则埃郁，大雨且至，黑气乃辱[7]，病鹜溏[8]腹满，食饮不下，寒中[9]肠鸣，泄注腹痛，暴挛痿痹，足不任身[10]，上应镇星、辰星，玄谷不成[11]。

【注释】

[1] 长政不用，物荣而下：夏令长养规律失常，植物不能繁荣向上。王冰："火少水胜，故寒乃大行。长政不用，则物容卑下。火气既少，水气洪盛，天象出见，辰星益明。"

[2] 凝惨而甚，则阳气不化，乃折荣美：指阴寒凝滞之气过盛，则阳气不能生化，繁荣美丽的生机就受到摧残。凝惨，形容严寒时的凝滞萧条景象。张介宾："六癸岁也，火不及而水承之，故寒乃大行。长政不用，则物不能茂盛于上，而但荣于下。凝惨阳衰，则荣美乃折。其上应天象，辰星当明。"

[3] 郁冒朦昧：张介宾："冒，若有所蔽也，一曰：目无所见也。火不足则阴邪盛而心气伤，故为此诸病。"

[4] 暴喑：突然声音嘶哑。

[5] 髋髀如别：指臀股之间如同分离而不能活动。别，即分离。张介宾："髋髀，臀股之间也。如别，若有所别而不为用也。"

［6］谷丹：指属火之红色谷物。丹，即红色，为火之色。

［7］复则埃郁，大雨且至，黑气乃辱：指水胜火，土气来复则湿土之气郁蒸于上为云，大雨时下，水气受到土气抑制。埃，即尘埃，这里指湿土之气。郁，指蒸郁。黑色，指水气。辱，指屈辱。王冰："埃郁云雨，土之用也。复寒之气必以湿，湿气内淫则生腹疾身重，故如是也。"

［8］鹜（wù物）溏：指大便如鸭粪稀淡，为寒湿所致。

［9］寒中：中气虚寒，乃湿困脾阳所致。

［10］足不任身：不能站立行走。任，担任，承受，支持之意。

［11］玄谷不成：黑色的谷类不能成熟。张介宾："火衰水亢，土则复之。土之化湿，反侵水脏，故为腹满、食不下、肠鸣、泄注、痿痹、足不任身等疾。黑气，水气也。辱，屈也。鹜，鸭也。言如鸭粪清浠，寒湿所致也。土复于水，故镇星明润，辰星减光，玄色之谷不成也。"

【解读】

此节论逢年干逢"癸"之岁，火运不及年份的气运特点："寒乃大行""阳气不化"，湿土之气为复气；火运不及年份罹病脏腑定位：心、脾、肾；病症流行特征："民病胸中痛，胁支满，两胁痛，膺背肩胛间及两臂内痛，郁冒朦昧，心痛暴喑，胸腹大，胁下与腰背相引而痛，甚则屈不能伸，髋髀如别"，"病鹜溏腹满，食饮不下，寒中肠鸣，泄注腹痛，暴挛痿痹，足不任身"等心阳不足，脾失健运等病象；物化特征："长政不用，物荣而下，凝惨而甚，则阳气不化，乃折荣美"，"复则埃郁，大雨且至，黑气乃辱"，"玄谷不成"；五星应象：镇星明润，辰星减光特征。张介宾认为"其上应于星，则荧惑明，太白暗，而灾有所属也。"

【原文】

岁土不及，风乃大行，化气不令[1]，草木茂荣，飘扬而甚，秀而不实[2]，上应岁星，民病飧泄，霍乱，体重腹痛，筋骨繇复[3]，肌肉瞤酸[4]，善怒。藏气举事，蛰虫早附[5]，咸病寒中，上应岁星、镇星，其谷齡[6]。复则收政严峻，名木苍凋[7]，胸胁暴痛，下引少腹，善太息，虫食甘黄，气客于脾，齡谷乃减，民食少失味，苍谷乃损，上应太白、岁星。上临厥阴，流水不冰，蛰虫来见，藏气不用，白乃不复[8]，上应岁星，民乃康。

【注释】

［1］化气不令：即土气不能主事。令，命令，主事。张介宾：凡"岁土不及"者为"六己岁也。土不及则木乘之，故风气行，化气失令。"

［2］草木茂荣，飘扬而甚，秀而不实：风木主生气，能生万物，所以草

木茂荣，随风飘扬，但因土的化气不能行其政令，因而万物虽茂盛而不能结果。张介宾："木专其政，则草木茂荣。然发生在木而成实在土，土气不充，故虽秀不实。"

[3] 繇（yáo 摇）复：摇动不定。张介宾："繇复，动摇反复也。《根结》篇曰：'所谓骨繇者，摇故也。'即此'繇'字。"

[4] 肌肉䐃（shùn 顺）酸：肌肉抽缩跳动酸痛。

[5] 蛰虫早附：虫过早的伏藏于土中。虫伏藏于土中称为蛰虫。附，通"伏"。

[6] 其谷黅（jīn 今）：张介宾："谷之黄者属土，不能成实矣。"黅，黄色。

[7] 复则收政严峻，名木苍凋：收政，指秋金主事，土衰木亢，金来复之，故肃杀摧残之气峻烈，大树枝叶虽青而凋谢。名，大也。名木，即大木，高大植物。谓大木尚且苍凋，其他万物更无所论了。

[8] 藏气不用，白乃不复：张介宾："火司于地，故水之藏气不能用，金之白气不得复。"白，指秋令收敛之气。

【解读】

此节论年干"己"之岁，土运不及年份的气运特点："风乃大行，化气不令"，燥金之气为复气，故"复则收政严峻"；土运不及年份罹病脏腑定位："气客于脾"，故有脾胃、肝胆、肾脏腑病证；病症流行特征："民病飧泄，霍乱，体重腹痛，筋骨繇复，肌肉䐃酸，善怒""藏气举事，蛰虫早附""病寒中"等脾失健运，肝胆之气失于疏泄，或郁滞，或亢逆等病象。其"胸胁暴痛，下引少腹者，肝胆病也"；"虫食甘黄、气客于脾……者，火土衰也。土衰者脾必弱，故民'食少、滋味失'"（张介宾）；物化特征："草木茂荣，飘扬而甚，秀而不实"，"复则……名木苍凋"，"黅谷乃减""苍谷乃损"，"流水不冰，蛰虫来见"；五星应象："上应岁星、镇星"之特征。

【原文】

岁金不及，炎火乃行，生气乃用，长气专胜，庶物以茂[1]，燥烁以行[2]，上应荧惑星。民病肩背瞀[3]重，鼽嚏，血便注下。收气乃后[4]，上应太白星，其谷坚芒。复则寒雨暴至，乃零[5]冰雹霜雪杀物，阴厥且格，阳反上行[6]，头脑户痛，延及囟顶发热，上应辰星，丹谷不成，民病口疮，甚则心痛。

【注释】

[1] 庶物以茂：马莳："岁之金气不及……则生气乃用，而火来乘金，则长气专胜。维生气乃用，故庶物以茂。"庶物，此指植物。

[2]燥烁以行：燥烁，即烧灼而干燥。张志聪："金运不及，则所胜之火气乃行……火气专胜，故燥烁以行。"

　　[3]瞀（mào 冒）：张介宾："瞀，闷也。"张志聪："低目俯首曰瞀。"前者从字义解，后从发病时的表现解，二说互补。

　　[4]收气乃后：张志聪："岁金不及……金受其制，是以收气至秋深而后乃行。"

　　[5]霝：通"令"。

　　[6]阴厥且格，阳反上行：张志聪："厥，逆。格，拒也。秋冬之时，阳气应收藏于阴脏，因寒气厥逆，且格阳于外，致阳反上行，而头脑户痛，延及脑顶发热。"

【解读】

　　此节论逢年干为"乙"之岁，金运不及年份的气运特点："炎火乃行""燥烁以行"，寒水之气为复气；火运不及年份罹病脏腑定位：心、脾、肾；病症流行特征："民病胸中痛，胁支满，两胁痛，膺背肩胛间及两臂内痛，郁冒朦昧，心痛暴喑，胸腹大，胁下与腰背相引而痛，甚则屈不能伸，髋髀如别"，"病鹜溏腹满，食饮不下，寒中肠鸣，泄注腹痛，暴挛痿痹，足不任身"等心阳不足，脾失健运等病象；物化特征："长政不用，物荣而下，凝惨而甚，则阳气不化，乃折荣美"，"复则埃郁，大雨且至，黑气乃辱"，"玄谷不成"；五星应象：镇星明润，辰星减光特征。张介宾认为"其上应于星，则荧惑明，太白暗，而灾有所属也。"

【原文】

　　岁水不及，湿乃大行，长气反用，其化乃速，暑雨数至，上应镇星。民病腹满身重，濡泄，寒疡流水，腰股痛发，腘腨股膝不便，烦冤，足痿清厥，脚下痛，甚则跗肿。藏气不政，肾气不衡[1]，上应辰星，其谷秬。上临太阴，则大寒数举，蛰虫早藏，地积坚冰，阳光不治[2]，民病寒疾于下[3]，甚则腹满浮肿，上应镇星，其主黅谷。复则大风暴发，草偃木霝[4]，生长不鲜[5]，面色时变[6]，筋骨并辟，肉𥆧瘛[7]，目视𪑛𪑛，物疏璺[8]，肌肉胗发，气并鬲中，痛于心腹[9]，黄气乃损，其谷不登[10]，上应岁星。

【注释】

　　[1]藏气不政，肾气不衡：岁水不及，则藏气不能主其政事，肾之阴阳失去平衡。张介宾："土湿太过，伤及肾阴，故为此诸病……藏气，水气也。衡，平也。不政不衡，水气衰也。"

　　[2]地积坚冰，阳光不治：大地冰冻，阳光也不能发挥其温暖作用。张

介宾："辛丑、辛未岁也。太阴湿土司天，则太阳寒水在泉，故大寒举而阳光不治也。"

[3] 寒疾于下：下半身发生寒性疾病。

[4] 草偃木零：指岁水不及，土胜木气来复，故大风暴发，使草木倒伏、凋落。偃，倒伏。零，草木凋落。

[5] 生长不鲜：马莳："生长二气，皆不鲜明。"又，张介宾："故大风暴发，草仆木落，而生长失时，皆不鲜明。"二说互补。

[6] 面色时变：马莳："凡生长二气皆不鲜明，在人则为面色时变。"张介宾："面色时变，肝气动也。"

[7] 筋骨并辟，肉瞤瘛：外风引动内风，肢体偏侧的筋骨拘急，肌肉抽搐。张介宾："并，拘挛也。辟，偏也。瞤瘛，拘挛也。"

[8] 物疏璺（wèn 问）：指植物种子破壳发芽。璺，同"纹"。

[9] 肌肉胗发，气并膈中，痛于心腹：此指水运不及之年，风木成为复气偏盛所致的病症。张介宾："肝气在外则肌肉风疹，肝气在中则痛于心腹，皆木胜之所致。"

[10] 黄气乃损，其谷不登：木气盛则土气受损，故属土的黄色谷物不能正常成熟丰收。黄气，即土气。登，即丰收之意。

【解读】

此节一论逢年干为"辛"之岁，水运不及年份的气运特点："湿乃大行""上临太阴，则大寒数举"，风木为复气，故"复则大风暴发"。水运不及年份罹病脏腑定位：肾、脾、肝。病症流行特征："民病腹满身重，濡泄，寒疡流水，腰股痛发，腘腨股膝不便，烦冤，足痿清厥，脚下痛，甚则胕肿"，"民病寒疾于下，甚则腹满浮肿"，"面色时变，筋骨并辟，肉瞤瘛，目视䀮䀮……肌肉胗发，气并膈中，痛于心腹"等脾肾阳虚，水湿停聚，或肝木失常等病象。物化特征："长气反用，其化乃速""藏气不政"。如若"上临太阴，则大寒数举，蛰虫早藏，地积坚冰，阳光不治"。"复则大风暴发，草偃木零，生长不鲜"。五星应象：上应镇星、辰星岁星。

在论述五运太过的灾变特点后，又论述五运不及而致克气亢盛，岁运的子气来复，以及自然界和人体产生相应病症的灾变，星辰也会有相应明暗不同的星象变化，内容有六：

一是岁运不及，本气虚衰，自然界有其相应的物化表现，人体也有相对应的内脏之气不足的病患，如"岁木不及"之年，木气虚衰，自然界因"生气失应"而有"草木晚荣"之景象。人体之肝脏与之相应，肝气虚衰，经脉失养，所以民病胁痛，少腹痛。

二是岁运不及，"则己所不胜，侮而乘之"（《素问·五运行大论》），表现出克气流行的异常气候，如"岁火不及，寒乃大行"，水为火之所不胜，所以寒水之气流行。寒水之气属阴，有阴冷之性，不利于植物生长，故"物荣而下""凝惨而甚则阳气不化，乃折荣美"。在人体，因心气不足，肾水乘之，使其温煦作用更受损伤，故有"胁下与腰背相引而痛，甚则屈不能伸，髋髀如别"之症。

三是岁运不及，则"己所胜，轻而侮之"（《素问·五运行大论》），表现为反克（即相侮）之气偏盛的状况，如木本克土，今木运不及，土气失却木气之制而反侮于木，所以有"草木再荣，化气乃急"的景象。化气，即土气。

四是岁运不及而受"兼并"之时，该运之子气必复，产生子气亢盛的复气变化。所谓"兼并"，就是指岁运不及时，"则己所不胜，侮而乘之，己所胜，轻而侮之"（《素问·五运行大论》）。因木运不及所出现的上述二、三两种情况"兼并"发生。可见，岁运不及所涉及的范围广，情况复杂。

五是岁运不及所出现的相互制胜关系，都会有相应的星象变化，如"岁木不及，燥乃大行"，由于克气太盛，木之所胜的土气亦因木虚而反侮，故岁星（木星）暗淡无光，而金星和土星明亮。当火气来复之时，荧惑星（火星）增明而太白星（金星）光芒反减。可见岁运不及所涉及的范围广，因此星象的相对复杂变化正应岁运不及的复杂局面。

六是岁运不及所发生的年份，均在阴干之年即逢乙（金）、丁（木）、己（土）、辛（水）、癸（火）年为岁运不及之年。

二论关于岁运太过、不及的"上临"问题。本篇着重讨论了五运太过、不及对自然界万物的影响。所谓"上临"是言某运主岁，所逢当年的司天之气与该运之间的关系。因此，每一太过或不及之中运，皆有"上临"的问题，但本篇言火运太过，"上临少阴少阳"；水运太过，"上临太阳"。岁运不及，只有"岁木不及""上临阳明"；"岁土不及""上临厥阴"；"岁水不及""上临太阴"。余运太过、不及，皆未提及。若据运气同化观点，本篇所言的运太过之上临，与《素问·六元正纪大论》中"太过而同天化"一致，均指戊子、戊午年，中运太徵上临少阴君火司天。戊寅、戊申年，中运太徵上临少阳相火司天。丙辰、丙戌年，中运太羽上临太阳寒水司天。在此六年，中运与司天之气同气相符，故谓之"太过同天化"，也叫天符之年。《素问·六元正纪大论》中不及之年的"上临"同此，故曰："太过不及，皆曰

269

"天符"，共计12年。但本篇岁运不及之"上临"则是言运不及者，上临制己之气而异化。如岁土不及"上临厥阴"，土运被厥阴风木之气所制，于是就会产生运气胜复的复杂变化。可见，中运上临某气司天，可以是同天化，在岁运不及情况下，有同天化，也有不同天化的，不可等同而论。

【原文】

帝曰：善。愿闻其时[1]也。

岐伯曰：悉哉问也！木不及，春有鸣条律畅之化，则秋有雾露清凉之政[2]，春有惨凄残贼之胜，则夏有炎暑燔烁之复[3]，其眚东[4]，其脏肝，其病内舍胠胁，外在关节。

火不及，夏有炳明光显之化，则冬有严肃霜寒之政[5]，夏有惨凄凝冽之胜，则不时有埃昏大雨之复[6]，其眚南，其脏心，其病内舍膺胁，外在经络。

土不及，四维有埃云润泽之化，则春有鸣条鼓折之政[7]，四维发振拉飘腾之变，则秋有肃杀霖霪之复[8]，其眚四维，其脏脾，其病内舍心腹，外在肌肉四肢。

金不及，夏有光显郁蒸[9]之令，则冬有严凝整肃[10]之应，夏有炎烁燔燎之变，则秋有冰雹霜雪之复，其眚西，其脏肺，其病内舍膺胁肩背，外在皮毛。

水不及，四维有湍润埃云之化，则不时有和风生发之应，四维发埃昏骤注[11]之变，则不时有飘荡振拉之复，其眚北，其脏肾，其病内舍腰脊骨髓，外在溪谷踹膝。

【注释】

[1]其时：指上面所说的五运不及。时，时令，四时。

[2]春有鸣条律畅之化，则秋有雾露清凉之政：指春季有正常的气候特点，至秋季气候变化也便正常。鸣条，春风吹拂树木枝条作响。律畅，春天生机畅达。雾露清凉，是秋令正常气候特征。

[3]春有惨凄残贼之胜，则夏有炎暑燔烁之复：意指如果春天出现收杀之气所引起的草木凋零、蛰虫伏匿的凄凉景象，则夏天必有炎热燔烁草木焦槁的复气出现。惨凄残贼，形容一种凄凉的景象。

[4]其眚（shěng）东：即灾害发生于东方。眚，灾害、灾难。

[5]夏有炳明光显之化，则冬有严肃霜寒之政：如果夏天出现炎阳普照大地的正常气象，则冬天便有严寒霜雪应时之政。炳明光显，指炎阳普照，大地光明。

[6]夏有惨凄凝冽之胜，则不时有埃昏大雨之复：谓夏天出现凄惨寒凉，大地冰冻的冬季气象，就会经常出现尘埃昏蒙、大雨淋漓的土气来复之

象。凝，指寒凝大地，水结成冰。不时，即经常，指土旺之辰戌丑未四个月。

[7]四维有埃云润泽之化，则春有鸣条鼓拆之政：指三、六、九、十二月，有尘埃飞扬、雨露滋润的正常气候，则春天就有和风吹拂枝条鸣响、大地解冻、万物萌芽的当令之政。四维，指辰、戌、未、丑四个月所应之东南、东北、西南、西北四隅。维，隅也。四隅，属土。鼓，鼓动。拆，启开。

[8]四维发振拉飘腾之变，则秋有肃杀霖霪之复：指三、六、九、十二四个月（时间区位）及所在之四隅（空间区位），有狂风毁物之变，则秋有肃杀淫雨之复。振拉飘腾，比喻狂风怒吼，毁树折枝的景象。霖霪，即久雨不止。

[9]郁蒸：雨湿云气蒸腾。

[10]严凝整肃：寒冬大地冰冻，草木叶落，使大自然变得整齐严肃。

[11]骤注：暴雨如注。

【解读】

张介宾认为，"此以下言不及之岁，其政化胜复各有时也。本篇凡太过之年不言胜复。和则为化为政，运之常也。不和则为胜为复，气之变也。"此处就五步主运的胜复关系及其意义进行了论述。

所谓主运，研究标记有五行属性的五种气候分固定主持一年5个时段规律的理论。主运的特征为一年分为五步，每步各73.05天，从大寒节交时刻算起；五步"气运"变化规律为始于木运，终于水运，五行相生为序；一年五步"气运"属性年年如此，固定不变。示意如图3-6。

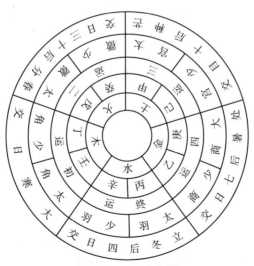

图3-6　五运主运图

原文继五运太过、五运不及的物化特征后，又阐述岁运与主时之运的关系。一年总的气候特征，与岁运之太过、不及变化有对应关系，而主时之运（主运）和客运之间的相互制胜有密切联系，于是针对"愿闻其时"的发问，以五运不及为例，对气候与节令的关系作了论述。

其基本观点有：

一是无胜就无复。尽管岁运有太过和不及，若节令不出现胜气，也就不会发生复气，一年之中仍可有正常的气候及物化。如木运不及年，春季木运主事之时，不发生木气不及的气候特征，那么，在春季仍然是和风习习，草木按时萌芽抽条，气候和物化特征正常。所以在秋季燥金当令之时，气候也不会反常，同样也就有雾露、润泽而凉爽的秋令气候。故曰"木不及，春有鸣条律畅之化，则秋有雾露清凉之政"。

二是有胜必有复。如果岁运既有太过、不及的偏移，气候也有相应的胜复变化，相应季节中就会有异常的气候表现。同时，也必然有相应的复气产生。如木运不及之年，春季木运主事之时，若因木运不及而表现出克气大盛，金为木之所不胜，故在春季反见霜冻残贼的秋季气候特征。火为木之子，木气受凌，子气来复，故在火气当令的夏季就特别的炎热。故有"木不及……春有惨凄残贼之胜，则夏有炎暑燔烁之复"之论。

三是胜复变化，有相应的物化特征。由于岁运太过、不及的偏移，加之时令胜复之气的相互制胜作用，所以正常气候就会遭到破坏，大自然和人体就会因此而受到影响，发生相应的灾变。如木运不及，燥金之气胜，春反见秋令霜冻特征，夏季火气必复，而有酷热之象。在人体则病邪"内舍胁，外在关节"，病位在肝。土气不及，风木之气胜，四维（辰、戌、丑、未四月）反见狂风拔倒树木的气候变化。秋季燥金之气必复，而有久雨霜雪之象。在人体则病邪"内舍心腹，外在肌肉四肢。"

四是岁运太过、不及，发生胜复变化，其灾变的发生有一定的方位和季节，在人体有相应的脏器发病。如木运不及时，自然灾变发生在东方，人体病位在肝；火不及，自然灾变发生在南方，人体有病在心；金不及，自然界灾变发生在西方，人体有病在肺；水不及，自然灾变发生在北方，人体有病在肾。岁运不及如此，岁运太过也同此，不过病证的性质和气之胜复不同罢了。此处分析仅属举例，余皆仿此。

【原文】

夫五运之政，犹权衡也[1]，高者抑之，下者举之，化者应之，变者复之[2]，此生长化成收藏之理，气之常也，失常则天地四塞[3]矣。故曰：天地之动静，神明为之纪[4]，阴阳之往复，寒暑彰其兆[5]。此之谓也。

[1] 五运之政，犹权衡也：指五行的运化之事，应保持动态平衡。权衡，指测物体重量的器具，即秤。此引申为平衡。

[2] 高者抑之……变者复之：是说太过的必须抑制之，不及的必须辅助之，气化正常则有正常的反应，胜气来克必有所复，而反向作用之。

[3] 天地四塞：气交失常，阴阳之气的升降逆乱，故天地间万物不能正常生长变化。

[4] 天地之动静，神明为之纪：指五运六气的正常与异常，自然界万物是其变化的标记。人们就从万物变化的标记中，来掌握运气的变化规律。神明，指自然界的变化及其规律。纪，通"记"，即标记。

[5] 阴阳之往复，寒暑彰其兆：阴阳之气相交，往来循环，可以从四季气候的寒温变化，明显地表现出来。寒暑，指四季气候。彰，明显，在此即显示。兆，征兆。

【解读】

论五运之政，犹如权衡。五运的作用和特点像权衡之器一样，具有自动调节的作用，太过者必有所抑，不及者必有所举（扶助），无胜则无复，气候基本正常，人体也少灾少病。有胜必有复，自然界会有相应的灾变，人体对应脏腑组织会发生相关的病证。正因为五运主事总的趋势是保持动态平衡，所以不论产生何种剧烈的偏移及物化变异，都会在其内部相互制胜作用下，自动返回动态的平衡状态。因此，原文说："夫五运之政，犹权衡也。高者抑之，下者举之，化者应之，变者复之，此生长化收藏之理，气之常也。"可见上述所言的五运太过、不及及胜复变化，都是四时气候变化中的正常规律。倘若这种自动调节失去作用，就会出现"天地四塞"的状态。张介宾有其独特见解，认为"天地阴阳之道，亦犹权衡之平，而不能少有损益也。故高而亢者，必有所抑，因太过也；卑而下者，必有所举，因不及也。正而为化，则有以应之，不相悖也。邪而为变，则有以复之，承乃制也。此所以生长化成收藏，皆不失其物理之常。失常则高下不相保而天地闭塞矣，如《玉版论要》曰：'回则不转，乃失其机'，即此之谓。"

综上述所见，自然界的一切变化都受其内在力量的控制。自然界的阴阳二气变化，可以通过四时气候的暑往寒来变化为标记进行判断。因此，必须把握自然规律，正确地运用这些自然规律岁运的不及和胜复之间的制胜关系，都属于自然规律范围，因此原文用"天地之动静，神明为之纪，阴阳之往复，寒暑彰其兆"作为评论岁运太过、不及之后的结束语，实乃对五运太过、不及的总结。

【原文】

帝曰：夫子之言五气之变，四时之应，可谓悉矣。夫气之动乱，触遇而作，发无常会[1]，卒然灾合，何以期之[2]？

岐伯曰：夫气之动变，固不常在，而德化政令灾变，不同其候也[3]。

【注释】

[1] 气之动乱，触遇而作，发无常会：此指因五运之气的太过不及和胜复变化引起的自然界和人体的变异，遇到触犯就随时发生，没有一定的周期。气，指五运之气。动乱，异常之谓。张介宾："此下言气动之乱，皆随遇而变，故其德、化、政、令、灾、变之候，各有不同也。"

[2] 卒然灾合，何以期之：指突然引起的灾害，又如何先期而测知呢？合，会、遇之义。期，有预测、判断之义。

[3] 德化政令灾变，不同其候也：此承上句"夫气之动变，固不常在"讲的，言五气变动固然不常存在，然而他们的本性特征、生化作用、主事的方法与外在表现，以及损害作用，是各不相同的。德，指五运之气的本性。化，即生化作用。政令，主事也。候，外在物化特征。张介宾："德、化、政、令，和气也；为灾为变，乖气也。施化出乎天地，而人物应之，得其和则为生为成，遇其乖则为灾为害。"

【解读】

论掌握五气动变不同的物化特征，判断何气动变所致。五气动变是极其复杂的，所致的灾变及德化政令并不固定，也不是经常发生的，只是在太过不及、迁移胜复之中，时逢不协调的制胜情况，才会突然发生灾变，"气之动乱，触遇而作，发无常会，卒然灾合"即指此意。五气动变引起的灾变，虽然不是固定的、经常发生的，但各气的动变都有其相应的物化特征，只要掌握各气的物化特征，就可判断是由何气动变所致。故曰"夫气之动变，固不常在，而德化政令灾变，不同其候也。"

【原文】

帝曰：何谓也？

岐伯曰：东方生风，风生木，其德敷和[1]，其化生荣[2]，其政舒启[3]，其令风，其变振发[4]，其灾散落[5]。

南方生热，热生火，其德彰显[6]，其化蕃茂，其政明曜，其令热，其变销烁[7]，其灾燔爇。

中央生湿，湿生土，其德溽蒸[8]，其化丰备[9]，其政安静，其令湿，其变骤注，其灾霖溃[10]。

西方生燥，燥生金，其德清洁，其化紧敛，其政劲切[11]，其令燥，其变肃杀，其灾苍陨[12]。

北方生寒，寒生水，其德凄沧，其化清谧，其政凝肃[13]，其令寒，其变溧冽，其灾冰雪霜雹。是以察其动也，有德有化，有政有令，有变有灾，而物由之，而人应之也。

【注释】

[1] 敷和：此指春季木气发生的特性和作用。

[2] 生荣：即滋生繁荣。指春生之气给自然界带来的相应变化。

[3] 舒启：指风木之气有舒展阳气的作用。

[4] 振发：指岁木所主之气为风，风性主动，而振动万物。前文"岁木太过"所见的"云物飞动，草木不宁，甚而摇落"，就从异常方面描述风之"振发"作用。

[5] 散落：指风气太过，致使植物枝叶飘散零落。

[6] 彰显：指火气具有光明显耀的特征。

[7] 销烁：煎熬蒸灼，指火的异常变化所带来的灾变。

[8] 溽蒸：指土气湿热滋润。

[9] 丰备：指土气带来的正常变化，具有充实丰满的特征。

[10] 霖溃：指湿土之气异常所带来的灾变，是久雨不止，泥烂堤崩。

[11] 劲切：指金气主令，有强劲急切的特征。

[12] 苍陨：指燥金之气异常所带来的灾变，是草木尚青但已干枯凋落，俗称"青干"。

[13] 凝肃：此指水寒之气所主时的时令，有严寒、凝滞的特性。

【解读】

论五运之气之德、化、政、令、变、灾。此节将五气动变的一般规律概括为六字，即"德化政令灾变，不同其候也"，且指出各有其物化特征。篇尾以"德化者气之祥，政令者气之章，变易者复之纪，灾眚者伤之始"予以诠释。

德，指特征或本性。阳和敷布之气，是木气的本性特征，故曰：木，"其德敷和"，此正应东方。

化，指生化，气化。即五气所具有的本性特征，给自然万物所带来的变化，因此可说"化"就是五气对万物的作用。

政，指五气对自然界万物所行使的职权和作用。木气之政"舒启"，就是指其具有使自然万物能舒展开放的职能，以应其生发之性。

令，指五气各自所产生的气候特征。如木"令风"，金"令燥"，土"令湿"等。

变，变化、变异，此指五气各有变异，这是产生灾害的基础。如木气之令为风，风性主动，和风习习，草木受之可助其生长，若木气为之变异，其风令也会发生变异，如大风怒号即属其变。

灾，灾害。仅指五气变异给自然界所带来的灾害，如燥所产生的灾害为"苍陨"，寒产生的灾害为"冰雪霜雹"。

具体到每个季节之"德、化、政、令、灾、变"则有不同的内容和特征，以木气言之，"东方生风，风生木，其德敷和，其化生荣，其政舒启，其令风，其变振发，其灾散落"，指出木运所应的方位为东方，主六气中的风，有敷布生发阳和之气的本性，因而其职权（政）是使万物舒展开发，而使自然界的万物滋生繁荣。倘若发生变异，就出现大风怒号，由此产生的灾害使万物飘散凋落。

五气变动的德化政令灾变，在自然界和人体都有相应的反应。只要掌握这些规律，就可推知自然界万物因之发生的变化，故曰"而物由之"。人是万物之中一员，所以也因五运四时之气有德、化、政、令之常及灾、变之异，有相对应的生理病理特征表现出来，故谓"人应之也"。只要掌握五运四时运转的常和变，就能对自然界物化特征和人体发病规律作出预测。

【原文】

帝曰：夫子之言岁候，不及其太过[1]，而上应五星[2]。今夫德化政令，灾眚变易，非常而有也，卒然而动，其亦为之变乎。

岐伯曰：承天而行之，故无妄动，无不应也[3]。卒然而动者，气之交变也，其不应焉。故曰：应常不应卒[4]。此之谓也。

帝曰：其应奈何？

岐伯曰：各从其气化[5]也。

帝曰：其行之涂疾逆顺何如？

岐伯曰：以道留久，逆守而小，是谓省下[6]。以道而去，去而速来，曲而过之，是谓省遗过也[7]。久留而环，或离或附，是谓议灾与其德也[8]。应近则小，应远则大[9]。芒而大倍常之一，其化甚[10]；大常之二，其眚即发也。小常之一，其化减；小常之二，是谓临视，省下之过与其德也。德者福之，过者伐之[11]。是以象之见也，高而远则小，下而近则大，故大则喜怒迩，小则祸福远[12]。岁运太过，则运星北越[13]，运气相得，则各行以道[14]。

故岁运太过，畏星失色而兼其母，不及，则色兼其所不胜。肖者瞿瞿，莫知其妙，闵闵之当，孰者为良[15]，妄行无徵，示畏侯王[16]。

帝曰：其灾应何如？

岐伯曰：亦各从其化也，故时至有盛衰，凌犯有逆顺，留守有多少，形见有善恶，宿属有胜负，徵应有吉凶矣[17]。

帝曰：其善恶何谓也？

岐伯曰：有喜有怒，有忧有丧，有泽有燥[18]，此象之常也，必谨察之。

【注释】

[1]不及其太过：高世栻改为："其太过不及。"

[2]五星：指岁星、荧惑星、镇星、太白星、辰星，又称木、火、土、金、水星，与五行配属。

[3]承天而行之，故无妄动，无不应也：五星是随着天体的运动而运行的，大体运动变化，五星则相应的发生运动变化，五星不能妄动自行。

[4]应常不应卒：常，岁运盛衰的正常规律，来自天体的运行，所以五星变化能和它相应。卒，指突然的变化，与天运无关。所以五星的变化不和它相应。

[5]各从其气化：五星是各应其岁运的气化，如岁星应风气之化，荧惑星应火气之化等。余皆仿此。

[6]以道留久，逆守而小，是谓省下：张介宾："道，五星所行之道。留久，稽留延久也。逆守，逆行不进而守其度也。小，无芒而光不露也。省下，谓察其分野君民之有德有过者也。"均指五星应五运的相应变化。

[7]以道而去……是谓省遗过也：张介宾："谓既去而复速来，委曲逡巡而过其度也。省遗过，谓省察有未尽，而复省其所遗过失也。"

[8]久留而环，或离或附，是谓议灾与其德也：指五星久留或环绕其位而不去，或有时离时附其位的时候，好像是判断它所属的分野中万物的正常与异常变化。

[9]应近则小，应远则大：张介宾："应，谓灾德之应也，所应者近而微，其星则小，所应者远而甚，其星则大。"这是五运之气发生灾变时的星象变化。下句"其眚即也。"可证。"大倍常之一""小常之二"，指星象变化与正常时增大或缩小的倍数，以此来说明气化的盛或衰。

[10]化甚：张志聪："化，谓淫胜郁复之气化也。"指岁运偏移引起胜复之气变化的专用术语叫"化"。化甚、化减，指胜复之气相互作用增大和减弱。

[11]德者福之，过者伐之：意思是正常的给以资助，异常的给以克伐。

[12] 大则喜怒迩，小则祸福远：张介宾："凡高而远者，其象则小。下而近者，其象必大。大则近而喜怒之应亦近，小则远而祸福之应亦远。观五星之迟留伏逆之变，则或高或下又可知矣。按，上文云：应近则小，应远则大。此云：大则喜怒迩，小则祸福远。似乎相反，但上之近远，近言其微，远言其甚，故应微而近则象小，应甚而远则象大。此言迩远者，迩言其急，远言其缓，故象大则喜怒之应近而急，象小则祸福之应远而缓。盖上文以体象言，此以远近辨，二者词若不同，而理则无二也。"喜怒，是以星象变化引喻五运偏移对自然所带来的物变，与"祸福"对文。

[13] 岁运太过，则运星北越：张介宾："运星，主岁之星也。北越，越出应行之度而近于北也。盖北为紫微太一所居之位，运星不守其度，而北越近之，其恃强骄肆之气可见。"

[14] 运气相得，则各行以道：指岁运不及之年又遇本气司天之助，运气相和成为平气的星象特征。

[15] 消者瞿瞿……执者为良：天理无穷，即使取法天地的人瞿瞿多顾，也难以得知其中奥妙，不能分辨出善恶吉凶。消者，指取法天地之人。瞿瞿，左右环视。闵闵，多犹豫不决的意思。

[16] 妄行无徵，示畏侯王：那些不甚通晓天文知识的人，毫无验证，妄加猜测，错误地把畏星当做旺星。妄行，与"消者"对文，指无知的人。徵，证验，证明，当指证据。畏，畏星。侯，通"候"，即表现，引申为标志。王，同"旺"，即旺星、太过之星。

[17] 时至有盛衰……徵应有吉凶矣：张介宾："时至，岁时之更至也。五星之运，当其时则盛，非其时则衰，退而东行凌犯者，星迟于天，故为顺，灾轻。进而西行凌犯者，星速于天，故为逆，灾重。留守日多则灾深，留守日少则灾浅。形见有喜润之色为善，形见有怒躁忧丧之色为恶。宿属，谓二十八宿及十二辰位，各有五行所属之异。凡五星所临，太过逢王，不及逢衰，其灾更甚，太过有制，不及得助，其灾必轻，即胜负也。五星之为德为化者吉，为灾为变者凶，皆征应也。"

[18] 有喜有怒，有忧有丧，有泽有燥：高世栻："此喜怒忧丧泽燥，乃善恶所系，星象之常也。"

【解读】

论五星应五运。此节从天文学方面阐述了五气与五星的对应关系。

一是"应常不应卒"。由于五气变动的产生，是天体运动过程中的自然表现，五星也是随天体而运动的，五气变化和五星的运动，都与天体运动变化相关，在常规变化中，二者是相应的，所以说："承天而行之，故无妄动，无不应也"，此为其常。五气的变动较为复杂，受天地之气交的影响，随时可能发生别于常规的变异情况，而五星随天体的运动而运动，有一定轨迹，"故无妄动"，所以在五气发生突然性的异变时，五星因受整个天体运动的制约，不可能发生突然性的运动轨迹变化，因此五气"卒然而动者，气之变也"，五星"不应焉"。可见"应常不应卒"，就辩证地概括了五气与五星之间的对应关系。这也是研究五气应五星的基本原则。

二是五星应五气，"各从其气化"。木、火、土、金、水五星有各自的运行轨道，其亮度、大小以及怒、忧、衰、泽、燥等星象变化，均与五气的变动有关：星象大小，应气候变化。星象小时，所应的气候变化时间短而轻，星象大时，所应的气候变化时间长而剧烈。

星光亮度，应气化盛衰。应五气变动的气化作用强盛，相应的星体亮度倍增，若为灾害，则亮度异乎寻常的增大；五气动变的气化作用衰弱，相应的星体亮度变小，若为灾害时亮度更小，此即"芒而大，倍常之一，其化甚；大常之二，其眚即也；小常之一，其化减，小常之二，是谓临视"。

星象位置的高低远近与五气的胜复变化力量的大小相应。原文说："是以象之见也，高而远则小，下而近则大。"就指出五星呈现若为高远者，五气的胜复变化小；反之，若五星呈现位置下而近者，五气的胜复变化就大。

五星运行轨迹或兼见其他星象，以应五气之间的生克制胜关系：一为"五气相得"，运星轨迹虽向北移，但其他各星的运行轨迹不变，故称："各行其道"。此为相得，不会发生剧烈变异。二是岁运太过，其所克制之星就会暗淡而兼见母星的相应变化。三是岁运不及，则出现岁星兼见所不胜之星的星象。

三是五星应灾变，"亦各从其化"。五星与五气的变化是相应的，五气的正常变化五星应之，但五气胜复太过引起的灾变，五星同样与五气的胜复变化相应，由于岁运有制胜盛衰变化，运星的变化也有顺逆的改变，运星在太空中显现的时间长短也有区别。并与五气对自然界所带来的灾变也是相应的，因此对五星的"有喜有怒，有忧有丧，有泽有燥"的常规变化必须明了，以便在发生异常变化时预测吉凶，预测自然界的灾情变异。

五星应五运是一个复杂的问题。地球生物圈的气候变化，与地球本身，以及太阳、月亮和太阳系的金、木、水、火、土五大行星的运行都有着十分密切的关系。地球和五星都是以太阳为中心，沿各自的轨迹运动，都受太阳活动周期的影响。用于推测气候变化的五运六气学说，把气候变化与五星的运动联系在一起，无疑是正确的，也是很自然的事，这种从太阳系宏观地研究气候及其对自然界所带来的变化的研究方法和观点是可取的。因此，不同年份，不同气候条件，所观察到的五星位置和亮度变化都有区别。文中所谈"灾"的问题，应从病变方面去理解。

论"应常不应卒"。原文认为"承天而行之，故无妄动，无不应也。卒然而动者，气之交变也，其不应焉。故曰：应常不应卒"。意思是指五星应五运的过程中，由于天地之气交发生突然的变化，而五星的星象未能产生与此种突然变化的相应改变。但该语的意义却不限于此，运气学说产生年深日久，随着时间的推移，自然界也会有相应的改变，尤其是一些瞬息变化的气象表现，往往与运气学说所演绎的结果有一些偏离现象。这些偏离现象，多数情况下是属突然变化的特殊现象，因而就必然与运气学说所演绎的一般规律不相应，决不能因其"应常不应卒"而否定运气学说的内容。这一认识方法还可以推而广之，对我们认识任何事物一般规律与特殊现象间的关系，都有普遍意义。

【原文】

帝曰：六者高下异乎？

岐伯曰：象见高下，其应一也，故人亦应之。

帝曰：善。其德化政令之动静损益[1]皆何如？

岐伯曰：夫德化政令灾变，不能相加也。胜复盛衰，不能相多也。往来小大，不能相过也[2]。用之升降，不能相无也[3]。各从其动而复之[4]耳。

【注释】

[1] 动静损益：动静，指德化政令的变化。损益，即指对自然界和人体所带来的利和害的影响，言五运的德化政令与自然界和人体的关系。

[2] 往来大小，不能相过也：王冰以往复日数多少解，认为"胜复日数，多少皆同，故曰'不能相过'也。"

[3] 相无：指五运的德化政令虽不能过，但也不能无，与前之"相加""相多""相过"均言其有一定的变化规律。加、多、过，均指德优政令的变化不能偏移太过。张介宾："五行之用，先者退而后者进，迭为升降，升降失则气化息矣，故不能'相无'也。"

[4] 各从其动而复之：认为五运迁移所产生的各种变化，都与五运之气的运动相应。动，指五运的运动变化。复，即恢复、复原。张介宾："五运之政，犹权衡也，故动有盛衰，则复有微甚，各随其动而应之。《六微旨大论》曰：'成败倚伏生乎动，动而不已，则变作矣'。《易》曰：'吉凶悔吝

者，生乎动者也'。皆此之谓。然则天地和平之道，有必不可损益其间者，于此章之义可见矣。"

【解读】

论德化政令，不能相加。德化政令是五气之常，是五气在一定制胜限度之内所产生的客观变化。胜多复多，胜少复少，任何一方也不会超越规范，而增加或减少其胜复之力，"不能相加""不能相多""不能相过"，均是此意，当然五气之间也更不能没有这种相互制胜关系，自然界包括五气的制胜关系在内，都是靠自然界内在力量进行自动调节，以达到相应的动态平衡，无论气之升降，阴阳的消长转化，均是如此，因此原文说："各从其动而复之耳"。

【原文】

帝曰：其病生何如？

岐伯曰：德化者气之祥[1]，政令者气之章[1]，变易者复之纪[2]，灾眚者伤之始[3]，气相胜者和，不相胜者病，重感于邪则甚也[4]。

【注释】

[1]德化者气之祥，政令者气之章：句中"祥""章"，皆言其正常。

[2]变易者复之纪：指五运之气的太过不及的变化，是复气产生的纲纪。复，复气。纪，纲领。

[3]灾眚者伤之始：指五运之气偏移胜复所产生的灾害，是万物受伤的原因。

[4]气相胜者和，不相胜者病，重感于邪则甚也：张介宾："相胜，相当也。谓人气与岁气相当，则和而无病；不相当，则邪正相干而病生矣。重感于邪，如有余逢王，不足被伤，则盛者愈盛，虚者愈虚，其病必甚也。"

【解读】

论气相胜者和，不相胜者病。所谓相胜，是指五气之间的正常制约关系，也就是上文所讲的胜复。五气之间能够保持相互制约胜复，就能维持动态平衡。否则，这一相互制约的动态平衡被破坏，就会发生灾害，此即"亢则害，承乃制"之义。人体若五气制胜关系失常时就会发病，若再感邪气，那么病情更加危重。

【原文】

帝曰：善。所谓精光之论[1]，大圣之业[2]，宣明大道[3]，通于无穷，究于无极也。余闻之，善言天者，必应于人；善言古者，必验于今；善言气者，必彰于物；善言应者，同天地之化；善言化言变者，通神明之理[4]，非

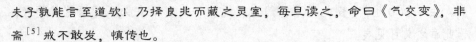

夫子孰能言至道欤！乃择良兆而藏之灵室，每旦读之，命曰《气交变》，非斋[5]戒不敢发，慎传也。

【注释】

[1] 精光之论：精湛广博的理论。光，广也。

[2] 大圣之业：神圣的事业。

[3] 宣明大道：揭示畅明其中的道理。

[4] 善言天者……通神明之理：此节突出了《内经》作者告诫人们在学习运气学说的时候，不要泥守"示人以规矩"的司天在泉之运气模式，也不要将"无征不信"之"占象"当作不变之定则，而应该联系实际，灵活掌握和应用。识其常，达其变，方可使古人总结的经验得以继承和发扬。

[5] 斋：原本作"齐"，形近而误，故改。

【解读】

篇末认为，五运六气论理论精深，但要付之于实践。原文以强调"气交变"理论的重要性作为全篇的结束语，指出这是"大圣之业，宣明大道，通于无穷，究于无极"。说明本篇内容是研究自然界规律的精深理论。但是，再好的理论都必须付之于实践，实践才是检验真理的标准。因此，文末强调说："善言天者，必应于人；善言古者，必验于今；善言气者（指五运之气的变化），必彰于物；善言应者，同天地之化；善言化、言变者，通神明之理。"这种认识方法有其广泛的意义。

张登本解读五运六气

第六章 素问·五常政大论篇第七十解读

【题解】

所谓五常，五运主岁有平气、不及、太过的一般规律。政，为政令表现。本篇主要讨论了五运主岁各有平气、不及、太过三种不同情况，以及在各种情况下对自然界万物和人类的影响，这些都是五运主岁的一般规律，文中还涉及六气等许多内容，故名"五常政大论"。

【原文】

黄帝问曰：太虚寥廓，五运回薄[1]，衰盛不同，损益相从[2]，愿闻平气[3]，何如而名？何如而纪[4]也？

岐伯对曰：昭乎哉问也！木曰敷和[5]，火曰升明[6]，土曰备化[7]，金曰审平[8]，水曰静顺[9]。

帝曰：其不及奈何？

岐伯曰：木曰委和[10]，火曰伏明[11]，土曰卑监[12]，金曰从革[13]，水曰涸流[14]。

帝曰：太过何谓？

岐伯曰：木曰发生[15]，火曰赫曦[16]，土曰敦阜[17]，金曰坚成[18]，水曰流衍[19]。

【注释】

[1]五运回薄：即五运主岁按照一定规律相互承袭，循环往复不息。五运，指主岁之大运。回薄，张介宾："回，循环也。薄，迫切。"

[2]衰盛不同，损益相从：即运有太过、不及的变化，其于万物则有损益之应。

[3]平气：高世栻："平气则不盛不衰，无损无益。"

[4]纪：标志、标记。

[5]敷和：张介宾："木得其平，则敷布和气以生万物。"

[6]升明：火运应夏，火之平气，阳气隆盛，万物繁茂。马莳："火升而显明也。"升，上升。明，光明。

[7]备化：土运应长夏，具备化生万物的作用，万物皆赖土以生长、变化，形体充实而完备。备，具备、完满。

[8]审平：万物发展之极，其形已定。金运应秋，主收主成，万物皆因

其肃杀之气以收以成。审，终。平，平定。

[9] 静顺：万物归藏，其生机相对的平静和顺，以待来年的春生。水运应冬，冬主蛰藏，故水之平气曰"静顺"。静，平静。顺，和顺。

[10] 委和：木运不及，温和之阳气不能正常敷布，则万物生发之机萎靡不振。委，曲。

[11] 伏明：火运不及，则火热不显。

[12] 卑监：土运不及，不能正常化养万物。卑，低。监，下。

[13] 从革：金运不及，变易其清肃刚劲之性，从它气而化。从，顺从。革，变革。

[14] 涸流：水运不及，犹如泉源干涸。

[15] 发生：木运太过，阳和生发之气早至，万物早荣。

[16] 赫曦：火运太过，阳热亢烈。张志聪："赫曦，光明显盛之象。"赫，火红色。曦，阳光。

[17] 敦阜：土气太过，犹如土山既高又大。敦，厚。阜，土山，盛大，高大。

[18] 坚成：金运太过，其气坚敛刚劲，万物肃杀凋零，因杀伐过度，不能成形。坚，坚敛。

[19] 流衍：水运太过，犹如水盛满溢漫延。衍，漫延、扩展。

【解读】

论五运三纪。所谓五运三纪，是指木、火、土、金、水五运之气太过、不及、平气三种变化状态。开篇即对三种气运变化状态依据五行各自特性而予以命名。如"敷和""委和""发生"则以木的生发特性而定名，就从字义上概括了生发正常、不及和太过的特点。

【原文】

帝曰：三气[1]之纪，愿闻其候[2]。

岐伯曰：悉乎哉问也！

敷和之纪，木德周行[3]，阳舒阴布[4]，五化宣平[5]，其气端，其性随，其用曲直，其化生荣[6]，其类草木，其政发散，其候温和，其令风，其脏肝，肝其畏清[7]，其主目，其谷麻[8]，其果李，其实核[9]，其应春，其虫毛[10]，其畜犬，其色苍，其养筋，其病里急支满，其味酸，其音[11]角，其物中坚，其数八[12]。

【注释】

[1] 三气：五运之气的平气、不及和太过。

[2] 其候：候，征兆、征象。其，指代三气之纪。

［3］木德周行：木运平气之年，阳和生发之气遍布大地。周，遍及。

［4］阳舒阴布：三阴三阳六气各按其时而布施。阳，指三阳。阴，指三阴。

［5］五化宣平：五化，谓平气之岁主时之五运生化均为正常。宣平，敷和之纪，为木运平气，木气宣散。

［6］其气端……其化生荣：马莳："木之气端正，木之性顺从，木之用曲直咸宜，木之化生发荣美。"

［7］肝其畏清：清为金气代称，金克木，故肝畏清。

［8］其谷麻：高世栻："麻体直而色苍，为五谷之首，故其谷麻。"谷，五谷，此指象征木性的谷物。麻，火麻。

［9］其实核：以核为主的果实，与下文"其物中坚"应联系起来理解。即以核为主的果实则中坚。

［10］其虫毛：高世栻："毛虫通体皆毛，犹木之森丛，故其虫毛。"虫，虫类。毛，毛虫。本篇把动物分为毛、倮、鳞、介、羽五类。

［11］音：五音。我国古乐中的角、徵、宫、商、羽五音，与五行五脏相配，则角属木音，肝音角；徵为火音，心音徵；宫为土音，脾音宫；商为金音，肺音商；羽为水音，肾音羽。

［12］其数八：木的成数是八。

【解读】

论木运平气之年的气候、物化、疾病流行等特征。木运平气之年，被称为"敷和之纪"，是指该年份的气运变化总体平稳，无有大的灾害性气候，平和之气得以敷布。在一年之中，总的气候变化情况是"五化宣平"，即一年内五个主时之运的气候变化，均能反映出木的特性，从而体现生、长、化、收、藏（五化）的正常变化。"其气端"至"其令风"八句，都是指木本身的特性而言的。"其藏肝"至"其数八"十六句，则指木与人体肝的联系，又以肝为主联系了与肝和木有关的事物。"其病里急支满"，则是为该年份肝病的流行特点。

【原文】

升明之纪，正阳[1]而治，德施周普[2]，五化均衡，其气高，其性速，其用燔灼，其化蕃茂[3]，其类火，其政明曜[4]，其候炎暑，其令热，其脏心，心其畏寒，其主舌，其谷麦，其果杏，其实络，其应夏，其虫羽[5]，其畜马，其色赤，其养血，其病眴瘛[6]，其味苦，其音徵，其物脉，其数七。

【注释】

［1］正阳：姚止庵："正阳者，谓火得其平，无亢烈之患也。"正，不偏。

［2］周普：遍及四面八方。与"周行"同义。周，环周。普，普遍。

［3］其气高……其化蕃茂：张志聪："火气炎上，故其气高；火性动急，故性速也；烤炙曰燔灼，火之用也；万物蕃茂，长夏之化也。"燔，炙、烤也。

［4］其政明曜：即阳光充足。明，光明。曜，日光也。

［5］其虫羽：张志聪："羽虫飞翔，而上感火气之生也。"羽，有翅之虫。

［6］其病瞤（shùn 顺）瘈：即患病为肌肉跳动，肢体抽搐。瞤，肌肉跳动。瘈，抽搐。

【解读】

论火运平气之年的气候、物化、疾病流行等特征。火运平气之年，被称为"升明之纪"，是指该年份的气运变化总体平稳，无有大的灾害性气候，有助于万物生长的阳热之气得以宣散，因而总的气候特征是"五化均衡"，一年内的五个主时之运的气候均能反映火的特性。本年度阳气充盛，植物生长快，气温高，植物生长繁茂，红日当空，阳光普照，全年偏热，夏季烈日炎炎。人体的心脏系统与之相应。麦、杏及动物中的羽虫、马等生长孕育也与之有关。其中"其病瞤瘈"为该年份的疾病流行特点。

【原文】

备化之纪，气协天休[1]，德流四政，五化齐修[2]，其气平，其性顺，其用高下[3]，其化丰满，其类土，其政安静，其候溽蒸[4]，其令湿，其脏脾，脾其畏风[5]，其主口，其谷稷[6]，其果枣，其实肉，其应长夏[7]，其虫倮[8]，其畜牛，其色黄，其养肉，其病否[9]，其味甘，其音宫，其物肤[10]，其数五。

【注释】

［1］气协天休：土之平气年，天地之气协调和平。气，土气、地气。协，协调。天，天气。休，美善。

［2］德流四政，五化齐修：土运平气之年，备化之气分助于四季，生长化收藏五化都能完善至美。四政，四季，土旺于四季之末各十八日。齐修，皆发展完备。

［3］其用高下：土孕育万物，上下左右无处不有其生化的作用。

［4］其候溽（rù 入）蒸：长夏季节的气候特点是湿热郁蒸。溽，湿。蒸，热。

［5］脾其畏风：风属肝木，木克土，故脾畏风。

［6］稷：五谷之一，指粟或黍属。

［7］其应长夏：张介宾："长夏者，六月也。土生于火，长在夏中，既

长而王，故云长夏。"

[8] 其虫倮：姚止庵："倮虫无毛羽鳞甲，以肉为体，像土之肥而厚也。"

[9] 其病否：因病在中焦，脾土运化失司，气机升降失常，故病痞。否，通"痞"，痞塞不畅。

[10] 其物肤：姚止庵："肤，犹肉也。"张介宾："肤，即肌肉也。"

【解读】

论土运平气之年的气候、物化、疾病流行等特征。土运平气之年，被称为"备化之纪"，因该年份的气运变化能为万物的生长、变化，形体充实而有完备的气运条件，故谓之"备化"。凡土运平气之年，"气协天休""五化齐修"是其总的气象特征。气候、物化正常，农作物充分成熟，生长良好。长夏季节炎热潮湿。人体脾胃系统与之相应，稷、枣生长良好，倮虫、牛等动物生长孕育与之有关。人体易患湿盛伤脾，胸腹痞满一类疾病为其流行特征。

【原文】

审平之纪，收而不争，杀而无犯[1]，五化宣明，其气洁，其性刚[2]，其用散落[3]，其化坚敛，其类金，其政劲肃，其候清切，其令燥，其脏肺，肺其畏热[4]，其主鼻，其谷稻，其果桃，其实壳，其应秋，其虫介[5]，其畜鸡，其色白，其养皮毛，其病咳，其味辛，其音商，其物外坚，其数九。

【注释】

[1] 收而不争，杀而无犯：谓金气虽有收敛、肃杀之性，但金运平气之年，收敛而无剥夺，肃杀而无残害。

[2] 其气洁，其性刚：姚止庵："秋气清爽而洁净也，金以坚劲为性。"洁，洁净。刚，刚劲。

[3] 其用散落：秋令的作用是使万物成熟凋落。散落，即凋落。

[4] 肺其畏热：热为心火，火克金，故肺畏热。

[5] 其虫介：有甲壳的虫为介虫。张介宾："甲坚而固，得金气也。"介，甲壳。

【解读】

论金运平气之年的气候、物化、疾病流行等特征。金运平气之年，被称为"审平之纪"，因金运应秋，主收主成，万物皆因其肃杀之气以收以成，故谓之"审平"。凡金运平气之年，"收而不争""五化宣明"是该年份气候物化正常之象。各种特征均符合"金"之坚敛性质。秋冬气候凉爽干燥，在人体肺脏系统与之相应。稻谷、核桃等外有坚壳类的果实生长良好。有甲壳的动物和鸡等胎孕生长旺盛。燥易伤肺而致咳病为该年份疾病流行特点。

【原文】

静顺之纪，藏而勿害，治而善下[1]，五化咸整[2]，其气明，其性下，其用沃衍[3]，其化凝坚[4]，其类水，其政流演[5]，其候凝肃，其令寒，其脏肾，肾其畏湿[6]，其主二阴，其谷豆，其果栗，其实濡，其应冬，其虫鳞[7]，其畜彘，其色黑，其养骨髓，其病厥[8]，其味咸，其音羽，其物濡，其数六。

故生而勿杀，长而勿罚，化而勿制，收而勿害，藏而勿抑，是谓平气。

【注释】

[1] 藏而勿害，治而善下：水运平气之年，冬气能正常地纳藏而无害于万物，德性平顺而下行。藏，蛰藏，为冬所主，与水相应。治，管理。

[2] 五化咸整：谓五化全部齐备。咸，全部，皆。整，齐。

[3] 其用沃衍：言水具有流溢灌溉作用。张介宾："沃，灌溉也；衍，溢满也。"

[4] 其化凝坚：姚止庵："水至冬则凝为坚冰，水之化也。"凝坚，凝结坚硬。

[5] 流演：张介宾："演，长流貌，井泉不竭，川流不息，皆流演之义。"演，水流长。

[6] 肾其畏湿：湿为土性，土克水，故肾畏湿。

[7] 其虫鳞：张志聪："鳞虫，水中之所生。"鳞，鱼类。

[9] 其病厥：肾属水，性寒，厥证的病机多由于肾。

【解读】

以上五节论五运平气年份的气候、物化、发病等特征。"静顺之纪"是对水运平气之年气运特点的表达，在水运平气之年的气运条件下，万物归藏，其生机相对平静和顺，以待来年的春生，水运应冬，冬主蛰藏，故水之平气曰"静顺"。"藏而勿害……其用沃衍""其候凝肃，其令寒"均指水运平气之年的气候、物化、物候等均为一般性的正常变化。人体的肾脏系统与之相应。植物中的豆类、板栗等生长良好。有鳞动物及猪生育旺盛。"肾气虚则厥"（《灵枢·本神》），故此年份易患厥病为其疾病流行特征。

【原文】

委和之纪，是谓胜生[1]，生气不政，化气乃扬[2]，长气自平[3]，收令乃早[4]，凉雨时降，风云并兴，草木晚荣，苍干凋落，物秀而实，肤肉内充，其气敛，其用聚，其动缓戾拘缓[5]，其发惊骇，其脏肝，其果枣李，其实核壳，其谷稷稻，其味酸辛，其色白苍，其畜犬鸡，其虫毛介，其主雾露凄沧[6]，其声角商，其病摇动注恐，从金化也，少角与判商同[7]，上角与正角同[8]，上商与正商同[9]，其病支废痈肿疮疡，其虫甘[10]，邪伤肝也，上宫与正宫同[11]，萧瑟肃杀[12]则炎赫沸腾[13]，眚于三[14]，所谓复也[15]，其主飞蠹蛆雉，乃为雷霆[16]。

【注释】

[1]胜生：谓木运不及，则金克木，或土反侮木。克、侮皆能胜过木生之气，致使木运的生发之气受阻，故称"胜生"。生，指木主春生之气。

[2]生气不政扬：张志聪："金气胜，则木之生气不能彰其政令矣。木政不彰，则土气无畏，而化气乃扬。"

[3]长气自平：木运不及，则木所生之火气亦不至过盛，乃趋于平定，故火的长气如常。

[4]收令乃早：金运所主的秋令，由于木衰金乘，故收令提早而至。

[5]其动缓（ruǎn 软）戾拘缓：筋脉为病后出现拘挛或松弛的病态。缓，缩短。拘，拘急。缓，弛缓。

[6]凄沧：寒冷。

[7]少角与判商同：角、徵、宫、商、羽五音代表五运（木、火、土、金、水）为五音建运；又用"正""太""少"分别代表运的正常（平气）、太过、不及。木运不及为少角；判商，判，同半，即少商。因木运不及，金来克木，木气半从金化，故云。

[8]上角与正角同：意即木运不及之年，若上临厥阴风木司天（如丁巳、丁亥年），不及之木运得到司天之气的扶助，则为平气年。上，指司天之气。上角，指厥阴风木司天。正角，木运之平气。

[9]上商与正商同：木运不及之岁，金气胜之，判角用事，若再上临卯酉阳明燥金司天，则木运更衰，金用事，其化如同金之平气年。

[10]其虫甘：甘为土味，因木运不及，土反侮之，甘味生虫。

[11]上宫与正宫同：谓木运不及，土反侮之，若又上临丑未太阴湿土司天，则土用事，其化如同土之平气年。

[12]萧瑟肃杀：形容木运不及，金气乘之而用事，肃杀之令大行，出现一派萧条冷落的景象。

[13]炎赫沸腾：由于金胜太过，致火气来复，用炎赫沸腾形容火气来复之势。炎赫，火势猛烈之象。

[14]眚（shěng 省）于三：木运不及，金气胜之，又导致火气来复，其

灾害应在东方。三，三宫，东方震位。

[15] 所谓复也：木运不及，金气乘之，木之子为火，火能胜金，前来报复。前文"萧瑟肃杀则炎赫沸腾"即复气之象。复，报复。

[16] 其主飞蠹（dù 度）蛆雉，乃为雷霆：马莳："乃物象有飞虫、蛆虫、雉鸟，天象有雷有霆，皆火之炎赫沸腾者然耳。"飞，飞虫。蠹，蛀虫。蛆，苍蝇的幼虫。雉，野鸡。

【解读】

以下五节论五运不及之候，分别研究了木、火、土、金、水五运不及年份的气候、物化、运气同化、复气特点。"委和之纪"是对木运不及年份气运特点的概括，缘于该年份阳和之气敷布不足之故而谓之"委和"。

该年份的气候特点：木运不及之年气候特点是木的生发之气受到金的抑制，从而表现木和金的两类气候，并以金气为主。"其实核壳，其谷稷稻，其味酸辛，其色白苍，其畜犬鸡，其虫毛介……其声角商"均说明此意，也就是原文所说的"从金化也"，习惯称为"从化"。"从化"是指在木运不及之年，与木有关的事物，既有木气之化，也有从金气之化的。所以上文七句都是木金兼有。如"其实核"是木，而"其实壳"则是金，核属木而壳属金。"委和之纪"的物化情况现象，除了木金兼有外，还可表现出土运之年的物化现象。如"其果枣李"的枣属土之果。

该年份的运气同化：木运不及之岁，可表现金运不及之岁的气候变化，即"少角与判商同"。如果在木运不及之岁，遇到厥阴风木司天，则其变化可与木运平气之岁的变化相同，即所谓"上角与正角同"。但木运不及，若再遇阳明燥金司天，则其变化还可以出现以金运平气之岁为主的气候变化，即"上商与正角同"。由于木运不及，不能制土，在遇到太阴湿土司天之时，则其变化又可出现土运平气之岁的气候变化，"上宫与正宫同"就是阐明此义的。

该年份发生的复气特点：木运不及之岁，金气偏盛，出现"萧瑟肃杀"的景象，则可有木之子火的复气出现，而生"炎赫沸腾"之变。

该年份的疾病流行特征："其动缓戾拘缓，其发惊骇，其脏肝"；"其病摇动注恐"；"其病支废痈肿疮疡……邪伤肝也"。显示流行病症特征及其罹病脏腑在肝、心，因为"诸风掉眩，皆属于肝"；"诸痛痒疮，皆属于心"（《素问·至真要大论》）之故。

【原文】

伏明之纪，是谓胜长[1]，长气不宣[2]，藏气反布[3]，收气自政[4]，化令乃衡[5]，寒清数举，暑令乃薄[6]，承化物生，生而不长，成实而稚，遇化已老[7]，阳气屈伏，蛰虫早藏，其气郁，其用暴，其动彰伏变易[8]，其发痛，其脏心，其果栗桃，其实络濡[9]，其谷豆稻，其味苦咸，其色玄丹，其畜马彘，其虫羽鳞，其主冰雪霜寒，其声徵羽，其病昏惑悲忘[10]，从水化也，少徵与少羽同[11]，上商与正商同[12]，邪伤心也，凝惨凛冽，则暴雨霖霪[13]，眚于九[14]，其主骤注雷霆震惊，沉阴淫雨[15]。

【注释】

[1]胜长：火主夏季之长气，火运不及，水来乘之，金来侮之，长气（火气）受制于金水二气，故云"胜长"。

[2]长气不宣：火运不及，夏长之气不得宣布。

[3]藏气反布：因火运不及，水来乘之，寒水之气布于火运所主之时，即下文"寒清数举，暑令乃薄"。藏气，指水运所主冬令之气。

[4]收气自政：因火运不及，金不畏火而擅行政令。收气，金运所主秋令之气。

[5]化令乃衡：火运不及，土无损害，故土主之化气如常。化令，土运所主长夏之令。

[6]寒清数举，暑令乃薄：谓由于火运不及，水来乘之，则寒冷之气经常流行，夏季暑热之气薄弱。寒清，寒冷之气。数，屡次、经常。举，举事、发生。薄，少，衰弱不足。

[7]成实而稚，遇化已老：谓由于生而不长，虽已结实，但却很小，待到长夏生化时令，已经衰老。稚，小，幼稚。

[8]彰伏变易：变化时隐时现。彰，明。伏，隐伏。

[9]络濡：其果实的特点是有液汁和丝络。络，支络。濡，液汁。

[10]其病昏惑悲忘：火气通于心，火运不及，心气不足，心神失养，故昏惑悲忘。

[11]少徵与少羽同：火运不及，水来乘之，从其水化，因此，火运不足之年与水运不及之年的气化相同。

[12]上商与正商同：火运不及，金来侮之，若上临阳明燥金司天（癸卯、癸酉岁），则其化如同金之平气年。

[13]凝惨凛冽，则暴雨霖霪：火运不足，则寒水气胜，故见阴寒惨淡、凛冽寂静的现象。水气胜则土气复，故见暴雨淋霪、湿气过盛的现象。凝惨，即阴寒冷甚。

[14]眚于九：灾害应于南方。九，九宫，南方离位。

[15] 沉黔淫雨：乌云不散，阴雨连绵。黔，古文"阴"字。

【解读】

"伏明之纪"即火运不及年份的称谓，此年的气候特点：火运不及之年，火的炎热之性受寒水的抑制，从而表现为夏天应热不热，全年以水寒之气为主。"长气不宣，藏气反布……寒清数举，暑令乃薄……生而不长，成实而稚，遇化已老，阳气屈伏"均是火运不足、阳热之令匮乏的征象。

该年份的运气同化：指出此年虽为火运不及，但气候特点与"少羽"，即水运不及之年的土来乘之、火来侮之的情况相同。夏天应热而不热，其化如同水运不及之年，气候严重反常，故曰"少徵与少羽同"。如果再遇到燥金司天之年，金气反侮，其化就会同金运平气之年，故曰"上商与正商同"。

该年份发生的复气特点：火运不及，水寒之气盛，出现"凝惨凛冽"的景象，但火之子土气来复，所以雨水多，"暴雨霖霑"。

该年份的疾病流行特征："其发痛，其脏心"；"其病昏惑悲忘""邪伤心"为其流行病症特征及其罹病脏腑。

【原文】

卑监之纪，是谓减化[1]，化气不令，生政独彰[2]，长气整[3]，雨乃愆[4]，收气平，风寒并兴，草木荣美，秀而不实，成而秕也[5]，其气散，其用静定[6]，其动疡涌分溃痈肿[7]，其发濡滞[8]，其脏脾，其果李栗，其实濡核，其谷豆麻，其味酸甘，其色苍黄，其畜牛犬，其虫倮毛[9]，其主飘怒振发[10]，其声宫角，其病留满否塞[11]，从木化也，少宫与少角同[12]，上宫与正宫同[13]，上角与正角同[14]，其病飧泄，邪伤脾也，振拉飘扬，则苍干散落，其眚四维[15]，其主败折虎狼[16]，清气乃用，生政乃辱[17]。

【注释】

[1] 减化：谓土运不及，木来克之，水来侮之，减弱了化气的作用。

[2] 化气不令，生政独彰：谓土运不及，化气减弱，不能正常司令，而木之生气独旺。

[3] 长气整：土运不及，火无损害，故火主之长气如常。

[4] 雨乃愆（qiān千）：土运不及，地气不能上升，不能及时下雨。愆，过时。

[5] 成而秕：因化令不行，生政独彰，长气如常，草木之类虽然华秀，但不能成熟内实，唯成空壳，多为瘪谷。秕，糠秕、瘪谷之类。

[6] 其用静定：土性本静，不及则不能发挥其"化"之用。静定，静止不动。

[7] 疡涌分溃痈肿：病发疮疡痈肿，破溃流脓。涌，涌泄。分溃，分裂溃烂。

[8] 其发濡滞：因土运不及，不能制水，水气留滞而不行，气机不畅。濡，湿润，指水气。滞，不畅。

[9] 倮毛：倮虫和毛虫。

[10] 飘怒振发：土运不及，从其木化，木胜则动风，狂风怒号，草木飘摇，其势如怒。

[11] 留满否塞：土运不及，木气乘之，在人体则为脾失运化，气机升降失常，饮食留滞而见脘腹胀满，痞塞不通的病证。

[12] 少宫与少角同：高世栻："土运不及，故曰少宫，木兼用事，故少宫与少角同。"

[13] 上宫与正宫同：高世栻："土气司天，谓之上宫，土运不及，上得司天之助，故上宫与正宫同。"

[14] 上角与正角同：高世栻："木气司天，谓之上角，木兼用事，又得司天之气，则木气敷和，故上角与正角同。"

[15] 眚四维：张介宾："胜复皆因于土，故灾眚见于四维。四维者，土位中宫而寄旺于四隅，辰戌丑未之位是也。"四维，四隅也，即东南、西南、东北、西北。也指二宫、四宫、六宫、八宫之位。

[16] 其主败折虎狼：高世栻："败折，金能断物也。虎狼，西方金兽也。"

[17] 生政乃辱：因土运不及，子气来复，金克木，故木之生气受到抑制。

【解读】

"卑监之纪"即土运不及年份的称谓，此年的运气同化特点：由于木乘之、水侮之，故此年份气候特点与水运不及之年（"少羽"）的情况相同。夏天应热而不热，气化如同水运不及之年（"少徵与少羽同"），气候严重反常。若再逢到燥金司天之年，金气反侮，其化就会同金运平气之年（"上商与正商同"）。

【原文】

从革之纪，是谓折收[1]，收气乃后，生气乃扬[2]，长化合德[3]，火政乃宣[4]，庶类以蕃[5]，其气扬，其用躁切，其动铿禁瞀厥[6]，其发咳喘，其脏肺，其果李杏，其实壳络，其谷麻麦，其味苦辛，其色白丹，其畜鸡羊，其虫介羽，其主明曜炎烁，其声商徵，其病嚏咳鼽[7]衄，从火化也，少商与少徵同[8]，上商与正商同[9]，上角与正角同[10]，邪伤肺也，炎光赫烈，则冰雪霜雹[11]，眚于七[12]，其主鳞伏彘鼠[13]，岁气早至，乃生大寒[14]。

【注释】

[1]折收：金主秋季收气，金运不及，火乘之，木侮之，因此，金之收气减折，故云。折，挫折。

[2]收气乃后，生气乃扬：金运不及，故收气晚至；木不畏金，独主其事，故生气得以发扬。

[3]长化合德：火气主长，土气主化，火能生土，二者协调发挥作用。

[4]火政乃宣：金运不及，火乘之，火气主事，宣发政令。

[5]庶类以蕃：谓因长化合德，火气当政，阳气布散，则万物因之而繁荣茂盛。庶类，泛指万物。

[6]铿禁瞀厥：张介宾："铿然有声，咳也；禁，声不出也；瞀，闷也；厥，气上逆也。金不足则肺应之，肺主气，故为是病。"铿，响亮，此指咳嗽。禁，声音不出，即失音。瞀，头目昏蒙不清，神志昏糊烦乱。

[7]鼽：鼻塞流涕。

[8]少商与少徵同：谓金运不及之岁，火气来乘，故其与少徵之岁气化特征相同。

[9]上商与正商同：谓金运不及之岁，若再上临阳明燥金司天，则不及之运得司天之气的资助，其化如金之平气。

[10]上角与正角同：谓金运不及，木行其事，若又上临厥阴风木司天，则木更得司天之助，其化如同木之平气。

[11]炎光赫烈，则冰雪霜雹：谓火胜之象为炎光赫烈，水复之象为冰雪霜雹。

[12]眚于七：即灾害应在西方。七，七宫，西方兑位。

[13]鳞伏彘（zhì志）鼠：用动物的活动来喻阴寒之气降临。伏，匿藏。彘，猪也，水畜。鼠，指鼠类昼伏夜出，皆属阴类。

[14]岁气早至，乃生大寒：冬藏之气早到，发生大寒。岁气，指冬藏之气。

【解读】

"从革之纪"为金运不及之年的称谓，该年份的气候特点：秋天应凉而不凉，天气好象春天一样温暖，或秋行夏令，烈日炎炎。这是由于金运不及，火气乘之，风木之气反侮的结果。

该年份的物化特点：由于有上述该凉不凉、反热反温的气候，万物虽然生长茂盛，但到秋季却不能成熟收获，金类的谷肉果菜的生长受影响，同时火类和木类的谷肉果菜也不正常。

该年份的发病特点：该年份，人体肺脏也为之不足，宣降失常而有满闷、气逆、咳嗽、气喘、喷嚏、鼽衄等病症。

该年份的运气同化：金运不及再遇阳明燥金司天之年，亦可构成金运平气之年，其气候和物化特点都与金运平气之年相同，故曰"上商与正商同"。如果遇到厥阴风木司天之年，这种火乘木侮现象更加严重，秋行春令，气候完全反常。

【原文】

涸流之纪，是谓反阳[1]，藏令不举，化气乃昌[2]，长气宣布，蛰虫不藏，土润水泉减，草木条茂，荣秀满盛，其气滞，其用渗泄，其动坚止[3]，其发燥槁[4]，其脏肾，其果枣杏，其实濡肉，其谷黍稷，其味甘咸，其色黅玄[5]，其畜彘牛，其虫鳞倮，其主埃郁昏翳[6]，其声羽宫，其病痿厥坚下，从土化也，少羽与少宫同[7]，上宫与正宫同[8]，其病癃闭，邪伤肾也，埃昏骤雨，则振拉摧拔[9]，眚于一[10]，其主毛显狐狢[11]，变化不藏。

故乘危而行[12]，不速而至，暴虐无德，灾反及之[13]，微者复微[14]，甚者复甚，气之常也。

【注释】

[1] 反阳：水主冬藏之气，水运不及，火不畏水，反见火之长气，故云。

[2] 藏令不举，化气乃昌：水运不及则冬藏之令不行，水运不及土气胜之，故化气昌盛。

[3] 其动坚止：指因水少不濡，大便燥坚不下。坚止，坚硬停止。后文"坚下"，与此同义。

[4] 其发燥槁：谓水运不及，阴精亏少，不能荣润，则发生干燥枯槁。燥槁，干燥枯槁。

[5] 黅（jīn今）玄：黄色，为土之色。玄，黑色，为水之色。

[6] 其主埃郁昏翳：形容湿土之气漫游，天色迷蒙昏暗。埃，尘埃。郁，作遮盖解。昏翳，昏蒙不清楚。

[7] 少羽与少宫同：水运不及为少羽，土来乘之，从土用事，故云。

[8] 上宫与正宫同：谓水运不及，土兼用事，若上临太阴湿土司天，则土令用事，其化如同土之平气。

[9] 埃昏骤雨，则振拉摧拔：埃昏骤雨为土胜之象，土胜则木复，故又有振拉摧拔的木胜之象。

[10] 眚于一：灾害应在北方、冬季。一，即一宫，北方坎位。

[11] 毛显狐狢：谓毛虫所显者为狐狢之类。毛，毛虫，古时称兽也叫

毛虫。

[12] 乘危而行：谓乘岁运不足而所胜、所不胜之气的乘侮现象。如前文所论"胜长""胜生""减化""折收""反阳"，皆是"乘危而行"。危，指岁运不及之年。

[13] 暴虐无德，灾反及之：运气不及之纪，胜气过甚，超过了一定的限度，则本气必虚，定将受到复气的惩罚。

[14] 复：指复气。

【解读】

"涸流之纪"为水运不及年份的称谓，该年份的气候特点：水运不及，寒气少，阳热反盛，因而冬天应寒不寒而反热，土地湿润而不冻结。这是由于土气乘之、火热侮之的缘故。

该年份的物化特征：由于冬天不冷、不雪、不结冰，反而雨湿流行，所以"蛰虫不藏"，在冬天反见"草木条茂，荣秀满盛"之景象。水类的谷肉果菜生长收成受影响，土类和火类的谷肉果菜也不正常。

该年份的疾病流行特点：水运不及之年，人体肾水相应不足，因而发生痿厥、大便干结、癃闭之病症。其中"邪伤肾"为其流行病症的病位特征。

该年份的运气同化：在水运不及之年，若遇太阴湿土司天，土乘水之势更剧，那么该年就和土运平气之年一样多雨湿，故曰"上宫与正宫同"。

以上五节所论五运不及年份的气运变化、气候、物候、流行病症谱等状况，基本遵循"其（气运）不及，则己所不胜侮而乘之，己所胜轻而侮之。侮反受邪，侮而受邪，寡于畏也"（《素问·五运行大论》）之规律。

【原文】

发生之纪，是谓启陈[1]，土疏泄，苍气达[2]，阳和布化，阴气乃随，生气淳化[3]，万物以荣，其化生，其气美，其政散[4]，其令条舒[5]，其动掉眩巅疾，其德鸣靡启坼[6]，其变振拉摧拔[7]，其谷麻稻，其畜鸡犬，其果李桃，其色青黄白，其味酸甘辛，其象春，其经足厥阴、少阳，其脏肝脾，其虫毛介，其物中坚外坚[8]，其病怒，太角与上商同[9]，上徵则其气逆[10]，其病吐利，不务其德，则收气复[11]，秋气劲切[12]，甚则肃杀，清气大至，草木凋零，邪乃伤肝。

【注释】

[1] 启陈：即阳气宣达布散，推陈出新。启，宣通开达。

[2] 土疏泄，苍气达：谓发生之纪，木运太过，使土气疏薄、发泄，而木气条达。苍气，指木气。

[3]生气淳化：由于木运太过，故生发之气旺盛，万物因之而繁荣。淳，厚。化，生化。生气，指木运所主的生发之气。

[4]其政散：谓木主春季生发之令，布散阳和之气。

[5]条舒：舒畅条达。

[6]鸣靡启坼：风声散乱，物体开裂的意思。

[7]振拉摧拔：谓风气太盛，使草木振摇毁折。

[8]中坚外坚：谓既有中坚之物，又有外坚之物。

[9]太角与上商同：张介宾："按六壬之年无卯酉，是太角本无上商也。故"新校正"云'太过五运，独太角言与上商同，余四运并不言者，疑此文为衍。'或非衍则误耳。"

[10]上徵则其气逆：木运太过之纪，又遇少阴君火、少阳相火司天，则气逆不顺。

[11]不务其德，则收气复：木运太过，不能发挥其正常的敷和之用，而暴虐横逆，加害于它运；木横克土，则土之子金必来报复，故收气复。务，从事。

[12]秋气劲切：秋气肃杀，清劲急切。劲，清劲。切，急切。

【解读】

以下五节论述五运太过年份的气运、气候、物化、疾病流行等状况的特征。"发生之纪"是对木运太过年份的表达，该年份的气候特点：木运太过之岁的气候特点为"苍气达"，即呈现木的生发之气。所以"生气淳化，万物以荣"。由于木运太过，可出现乘土侮金之化，"其谷麻稻，其畜鸡犬，其果桃李，其色青黄白，其味酸甘辛"等，也就是木、土、金兼有的物化现象。

该年份的物化特点：由于春温之气遍布，所以自然界呈现欣欣向荣的景象。"其化生，其气美，其政散，其令条舒"，均是对其物化特点的描述。该年份木类的谷肉果菜生长收成良好，土类和金类在生长收成方面反受影响。

该年份的疾病流行特点及其发病脏腑：木运太过，人体肝气应之而偏旺，故有肝气上逆之"掉眩巅疾"、易怒之病症；"其脏肝脾"，表达了流行病症的病位特点。

该年份的运气同化：太过的木运遇到阳明燥金司天，则可抑制木的太过之气，但此处没有阳明燥金，所以"新校正"疑"太角与上商同"为衍文是有道理的。从下段"赫曦之纪"中，提出"上羽与正徵同"，说明太过被抑而为平气的规律是存在的。但从司天之气抑其太过之运而为平气来说，在"发生之纪"是不存在的，不应该强求一致。本段又论"上徵则其气逆"，提示了在"发生之纪"遇到少阴君火或少阳相火司天时"则其气逆"，说明这是同化的另一种形式。因为木火同气，木本太过，再遇火气司天，更助长了木的偏胜，所以"其气逆"。

该年份发生复气的相关特征：木运太过之岁的复气与木运不及之岁复气的不同点，在于木太过表现为"克伐"之金气复，即木"不务其德，则收气复，秋气劲切，甚则肃杀，清气大至"。

【原文】

赫曦之纪，是谓蕃茂[1]，阴气内化，阳气外荣，炎暑施化，物得以昌，其化长，其气高，其政动，其令鸣显[2]，其动炎灼妄扰，其德暄暑郁蒸[3]，其变炎烈沸腾，其谷麦豆，其畜羊彘，其果杏栗，其色赤白玄，其味苦辛咸，其象夏，其经手少阴太阳、手厥阴少阳，其脏心肺，其虫羽鳞，其物脉濡，其病笑、疟、疮疡、血流、狂妄、目赤[4]，上羽与正徵同[5]，其收齐，其病痓[6]，上徵而收气后也[7]，暴烈其政，藏气乃复，时见凝惨，甚则雨水霜雹切寒，邪伤心也。

【注释】

[1] 蕃茂：繁荣茂盛。张介宾："阳盛则万物俱盛。"《素问·四气调神大论》："夏三月，此谓蕃秀。"

[2] 其令鸣显：夏长之气唤起万物繁茂。明·张介宾："火之声壮，火之光明也。"

[3] 暄（xuān 宣）暑郁蒸：即暑热郁蒸。暄，热。

[4] 其病笑、疟、疮疡、血流、狂妄、目赤：皆为火气太过所致的病证。

[5] 上羽与正徵同：高世栻："太阳寒水司天，谓之上羽，火运太过，上临寒水，则火气以平，故与升明之正徵同。"

[6] 痓：当为"痉"。痉病，以牙关紧闭，头项、四肢强直为特征。

[7] 上徵而收气后也：谓火运太过，又遇君火相火司天，则金气受抑而收气晚至。

【解读】

"赫曦之纪"是对火运太过年份的表达，该年份的气候特点：火运太过之年，天气异常炎热，全年平均气温偏高，所以说："其动炎灼妄扰，其德暄暑郁蒸，其变炎烈沸腾"。

该年份的物化特征：由于该年份夏季异常炎热，全年气温偏高，所以万物"阴气内化，阳气外荣，炎暑施化，物以得昌"，万物生长茂盛，欣欣向荣，故谓"蕃茂"。该年火类的谷肉果菜收成良好，而金类和水类的谷肉果菜生长受到影响。

该年份的疾病流行及罹患病症脏腑特点：火运太过之年，"其脏心肺"，指出了罹患病症的脏腑特征；由于心火过盛，所以有善笑、疟疾、疮疡、出血、狂妄、目赤、痉病等病症。

该年份的运气同化：火运太过，又逢太阳寒水司天之年，太过之火热受到司天的水寒之气平抑，可构成火运平气，故曰"上羽与正徵同"，如戊辰年，戊戌年即是。

该年份的复气特征：火盛乘金，金之子水气便为复气，所以在火运太过之年的冬季，寒气来复，气候异常寒冷，故曰"藏气乃复，时见凝惨，甚则雨水霜雹切寒"。

【原文】

敦阜之纪，是谓广化[1]，厚德清静，顺长以盈，至阴内实[2]，物化充成，烟埃朦郁，见于厚土[3]，大雨时行，湿气乃用，燥政乃辟[4]，其化圆[5]，其气丰，其政静，其令周备，其动濡积并稽[6]，其德柔润重淖[7]，其变震惊飘骤崩溃，其谷稷麻，其畜牛犬，其果枣李，其色黅玄苍，其味甘咸酸，其象长夏，其经足太阴、阳明，其脏脾肾，其虫倮毛，其物肌核，其病腹满、四肢不举，大风迅至，邪伤脾也。

【注释】

[1] 广化：张介宾："土之化气，广被万物，故曰广化。"

[2] 至阴内实：谓土为至阴之气，土气有余，故万物得以内部充实。

[3] 厚土：山陵。

[4] 燥政乃辟：张介宾："土之化湿，湿气行则燥气辟。"辟，通"避"。

[5] 其化圆：化气遍布于四方。圆，周遍。

[6] 濡积并稽：指湿气偏盛。濡，指湿气。稽，同"蓄"，聚积。

[7] 柔润重淖：柔和、润泽、重浊、黏稠，均为形容土湿之性。淖，在此指黏稠之意。

【解读】

"敦阜之纪"是对土运太过年份的表达，该年份的气候特点：土运太过，雨湿盛行，全年湿度大，故曰"烟埃朦郁""大雨时行，湿气乃用，燥政乃辟"。

该年份的物化特征：由于雨水充沛万物生长良好，变化完备。土类谷肉果菜生长良好，而水类和木类的谷肉果菜的生长受到影响。由于雨水多，所以地面泥泞，易有暴雨、大雨，土崩、水泛等灾害。

该年份的病症流行特征以及病症的脏腑定位：此年流行病症的脏腑定位

以脾胃和肾脏为主，由于阴湿内盛，故有腹满、四肢困重不举之病症。

"敦阜之纪"的复气：土气太盛而乘水，水之子气木便成为复气，故有"大风迅至"。木盛反而乘土，故应于人体则"邪伤脾"。

【原文】

坚成之纪，是谓收引[1]，天气洁，地气明，阳气随，阴治化，燥行其政，物以司成，收气繁布，化洽不终[2]，其化成，其气削，其政肃，其令锐切，其动暴折疡疰[3]，其德雾露萧瑟，其变肃杀凋零，其谷稻黍，其畜鸡马，其果桃杏，其色白青丹，其味辛酸苦，其象秋，其经手太阴、阳明，其脏肺肝，其虫介羽，其物壳络，其病喘喝胸凭仰息[4]，上徵与正商同[5]，其生齐[6]，其病咳，政暴变则名木不荣，柔脆焦首，长气斯救[7]，大火流，炎烁且至，蔓将槁，邪伤肺也。

【注释】

[1]收引：收敛引急。马莳："收引者，阳气收敛而阴气引用也。"

[2]化洽不终：谓金运太过，收气早布，以致土运之化气不能尽终其所主之时令。化，土运所主之化气。

[3]暴折疡疰：暴折，突然发生损折。疡，疮疡。疰，皮肤溃疡。

[4]胸凭仰息：形容因肺金邪实，呼吸困难状态。凭，倚托于物。胸凭，指胸部必须有所倚托。仰息，扬头、张口，抬肩呼吸。

[5]上徵与正商同：金运太过之岁，若遇君火、相火司天，则太过之金运转为平气。

[6]其生齐：因太过之金运上临火气司天而成平气之化，木不受金气之杀伐，生气能行其常令，故云。生，生气。

[7]长气斯救：金运太过，克伐木气，火气来复，以救木衰，火主长气，故云。

【解读】

"坚成之纪"为金运太过年份的表述，该年份的气候特点：金运太过之年，秋天秋高气爽，气候转凉，气候变化基本正常，但因燥气盛，所以全年平均湿度小。

该年份的物化特征：由于燥金偏盛，秋季西风劲烈，荒草枯物，叶落树凋，呈现一片萧瑟景象，故曰"其气削，其政肃，其令锐切""雾露萧瑟""其变肃杀凋零"。该年度金类的谷肉果菜生长受影响，而且木类和火类的谷肉果菜也不能正常生长。

该年份的病症流行特点以及罹患病症的脏腑定位：金气太旺，肺金易病，易患疡痤等皮肤疾患。肺气壅滞，宣降不利，故有气喘、胸部胀满、如有物支撑、端坐呼吸、咳嗽等病症。肺金太盛而乘肝木，故有筋受其伤之疾，肢体因筋不能动而有如同"暴折"的突然运动障碍症状。"其脏肺肝"，就是该年份罹患病症的定位特点。

该年份的运气同化：金运太过，又逢少阳相火司天（或少阴君火司天）之年，由于火的乘制作用，可以构成金运平气，所以说"上徵与正商同"。

该年份发生复气的特征：金盛乘木，火为木之子，所以金运太过之年，火气便为复气而会出现火气偏盛的过热气候。火盛乘金，应在人体则"邪伤肺也"。

【原文】

流衍之纪，是谓封藏[1]，寒司物化，天地严凝，藏政以布，长令不扬，其化凛，其气坚，其政谧[2]，其令流注，其动漂泄沃涌[3]，其德凝惨寒雰[4]，其变冰雪霜雹，其谷豆稷，其畜彘牛，其果栗枣，其色黑丹黅，其味咸苦甘，其象冬，其经足少阴、太阳，其脏肾心，其虫鳞倮，其物濡满，其病胀，上羽而长气不化也[5]。政过则化气大举，而埃昏气交，大雨时降，邪伤肾也。

故曰：不恒其德，则所胜来复[6]，政恒其理，则所胜同化[7]。此之谓也。

【注释】

[1] 封藏：张介宾："水盛则阴气大行，天地闭而万物藏，故曰封藏。"

[2] 谧：安谧，宁静。

[3] 漂泄沃涌：漂泄，形容肠鸣腹泄。沃涌，指涎沫上涌。

[4] 凝惨寒雰：阴寒凝结，寒冷霜雪。雰，雪霜盛状。

[5] 上羽而长气不化：水运太过之年，若再遇太阳寒水司天，则寒水之运更盛，致火之长气不能发挥其生化作用。

[6] 不恒其德，则所胜来复：谓五运之气不能正常地施予而生化万物。如运气太过，横施暴虐，则导致己所不胜者之复气出现。如木运太过收气来复，火运太过之藏（水）气复等。恒，常；不恒，即失去常度之义。

[7] 政恒其理，则所胜同化：指五运之气能够正常地施予而使万物得以生化。

【解读】

"流衍之纪"是对水运太过年份气运特点的表述，该年份的气候特点：水运太过，寒气流行，所以冬天异常寒冷，全年平均气温偏低，故曰"天地严凝，藏政以布""其德凝惨寒，其变冰雪霜雹"。

该年份的物化特征：在冬天寒冷，气温偏低的气候条件下，动物匿伏，植物生长受影响。所以不但水类谷肉果菜生长不良，而且火类和土类的谷肉果菜亦受其害。

该年份的病症流行特点及其罹患脏腑定位：水运太过，冬季气候严寒，人体经络病则应在足太阳膀胱经和足少阴肾经，主脏定位多在肾心两脏。心病是因水盛乘火之故，多生水饮潴留的肿胀病症，故曰"其脏肾心"。

该年份的运气同化：水运太过，再逢太阳寒水司天这年，其寒更甚，全年气温低，会严重影响植物的生长，故曰"上羽而长气不化"。

该年份发生复气的特征：水运太过，乘火侮土，土为火之子，所以土气便为复气。因而有"化气大举，而埃昏气交，大雨时降"。土气复则乘水，应在人则"邪伤肾也"。

【原文】

帝曰：天不足西北，左寒而右凉，地不满东南，右热而左温[1]，其故何也？

岐伯曰：阴阳之气，高下之理，太少之异[2]也。东南方，阳也，阳者其精降于下，故右热而左温。西北方，阴也，阴者其精奉于上，故左寒而右凉。是以地有高下，气有温凉，高者气寒，下者气热，故适寒凉者胀，之温热者疮[3]，下之则胀已，汗之则疮已，此腠理开闭之常，太少之异耳。

帝曰：其于寿夭何如？

岐伯曰：阴精所奉其人寿，阳精所降其人夭[4]。

【注释】

[1]天不足西北……右热而左温：高世栻："天为阳，阳气温热，地为阴，阴气寒凉。天不足西北，则西北方阳气少，故左右寒凉；地不满东南，则东南方之阴气少，故左右温热。"

[2]高下之理，太少之异：高下，言地势及海拔高低。太少，谓阴阳寒热之气的多少、盛衰之殊。

[3]适寒凉者胀，之温热者疮：马莳："寒凉之地，腠理开少而闭多，阴气凝滞，腹必成胀……温热之地，腠理开多而闭少，邪气易感，体必生疮。"适，往也。之，同"至"。又，"之"当作"适"。

[4]阴精所奉其人寿，阳精所降其人夭：气候寒冷，人应之则腠理致密，人体之精气内藏而不泄因而高寿。阳精所降之地，气候炎热，人应之则腠理开泄，体内之阴阳精气易于外泄，因而早亡。阴精，在此指阴气的精华，又指寒气阴精所奉之地。阳精，指阳气的精华，又指温热之气。

【解读】

此节论岁运之气与地域、物候、疾病关系。在论述"五运三纪"之后，提示人们对运气变化的认识，应结合不同地理环境而灵活对待。通过对不同地域人之寿夭原因的探讨，说明气运变化在不同地域有差异，指出"治病必明天道地理，阴阳更胜，气之先后，人之寿夭，生化之期"，从而做到因人、因时、因地制宜。此外，还论述了岁运受制于司天之气以及岁气与物候、疾病的关系等内容。

一论气运与地域关系。地域高下不同，所禀阴阳之气多寡各异，考察"五运三纪"应结合不同地域环境，如"天不足西北，左寒而右凉；地不满东南，右热而左温"即是其例。

二论地域与疾病关系。不同地区各有不同的流行疾病谱，寒凉地区多病胀，温热地区多病疮，所以治法和用药的寒凉也就随着地域环境的不同而有差异。

三论地域与寿夭关系。人与自然密切关联，人体的生命活动无不受着自然界各种因素的影响。"阴精""阳精"，分别指自然界气候变化中的寒气和热气。"所奉""所降"，体现自然界阴阳升降之理。自然界和人体的"阴精""阳气"充足，升降正常，故能健康长寿。显然，自然环境是重要的条件之一。地理环境对人体的影响是显而易见的，包括地理位置、经纬高低、气候、阳光、空气、土壤等，不仅是人类赖以生存的空间，同时还是塑造人类，影响人类生理、病理和生命的重要条件。故有"高者其气寿，下者其气夭，地之小大异也，小者小异，大者大异"之论。《素问·阴阳应象大论》指出："治不法天之纪，不用地之理，则灾害至矣。"就指出了环境对人类的重要性。基于《内经》"人类生存环境的寿夭观"而提出的"地域养生"理念，就是根据不同的地域环境特点制订适宜的养生保健和治疗原则，是利用地理环境对人体生理、病理的影响对人体健康状况进行干预，是中医学整体观念与辨证施治的基本特点在中医治疗学上因地制宜的应用。

【原文】

帝曰：善。其病也，治之奈何？

岐伯曰：西北之气散而寒之[1]，东南之气收而温之[2]，所谓同病异治也[3]。

故曰：气寒气凉，治以寒凉，行水渍之[4]。气温气热，治以温热，强其内守[5]。必同其气[6]，可使平也，假者反之[7]。

帝曰：善。一州之气，生化寿夭不同，其故何也？

岐伯曰：高下之理，地势使然也。崇高则阴气治之，污下则阳气治之，阳胜者先天，阴胜者后天[8]，此地理之常，生化之道也。

帝曰：其有寿夭乎？

岐伯曰：高者其气寿，下者其气夭，地之小大异也，小者小异，大者大异。故治病者，必明天道地理，阴阳更胜，气之先后，人之寿夭，生化之期，乃可以知人之形气矣。

【注释】

[1] 散而寒之：寒邪束表，腠理闭塞，阳气不得泄越而内郁。所以治宜用发散腠理以祛邪，用寒凉之剂以清热。散，发散。寒之，用寒凉清热之剂治疗。按：散、寒，是两种治法，可以单独使用，也可将二者结合起来组成发散表寒，清解里热之剂。

[2] 收而温之：温热地域，人体之阳气易于外泄耗散，寒从中生，治宜用收敛之剂以固其阳，用温补之剂以温散内寒。收，收敛。温之，用温热之剂治疗。

[3] 同病异治：因气候、地理因素引起的病证，由于病人所处的地域环境不同，故治疗原则、方法就不同。

[4] 行水渍之：用汤液浸渍取汗以散其外寒。行，用。渍，浸泡。

[5] 强其内守：防止内守之阳气外泄。

[6] 必同其气：治疗用药的寒热温凉之性与该地域气候的寒热温凉一致。

[7] 假者反之：假寒、假热证，当以相反之法治之。

[8] 阳胜者先天，阴胜者后天：意阳热亢盛之处，气候炎热，万物生化往往较早；而阴气盛、气候寒冷之地，万物生化较迟。阳胜者，温热之地，阳气旺盛之处。阴胜者，寒冷之地，阴气旺盛之处。先天、后天，先于天时之早至和后于天时而迟到。

【解读】

此节论岁运之气治疗与天道地理的关系。"天道地理"也就是运气对环境气候的影响，及其与人类的生理活动、病理变化都有密切的关系。医生治疗疾病时，不应就病论病，孤立地看待疾病，而应全面地考虑到与病人有关的气候环境的影响。有时局部的病变也可能反映全身整体的异常变化。从整体着眼，更能正确地认识局部的变化。"治病者必明天道地理"，强调医生应该懂得五运六气等天地变化之大道。

【原文】

帝曰：善。其岁有不病，而脏气不应不用者[1]，何也？

岐伯曰：天气制之[2]，气有所从[3]也。

【注释】

[1] 岁有不病，而脏气不应不用者：其运当主生某病，但五脏却不患与岁运相应的病证。不用，指岁运不用。

[2] 天气制之：天气，指司天之气。制，制约。

[3] 气有所从：即因司天之气的下临，岁气从化于司天之气。联系到人体脏气，也从于司天之气而化。气，指岁运之气。

【解读】

论岁运与司天之气的关系。大运虽主一年之运，但各年份的运气变化还受当年司天、在泉之气的制约，有从司天而化，有从在泉之化，以司天在泉之气为主，即所谓"天气制之，气有所从也"。

所谓"天气制之，气有所从也"中的"从"字，常称为"从化"。气怎样"从化"？其义有三：

其一，岁运不能自主，表现为己所不胜之气主时。如"委和之纪……从金化也"（余类推），即木运不及之年，金气旺盛而"生气不政"。这个从化关系实际上是没有表现出本运之气。

其二，在己所不胜之气主令时，呈现了本气特征。如"少阳司天，火气下临，肺气上从，白起金用"，是指"火气下临"之时，有燥金用事，在人则肺气受制而出现肺之疾患。这是金受火的克制起而用事。

其三，顺从与本气性质相同之气而化。如下篇《素问·至真要大论》："少阳太阴从本，少阴太阳从本从标，阳明厥阴不从标本，从乎中也。"就是此例。

【原文】

帝曰：愿卒闻之。

岐伯曰：少阳司天，火气下临，肺气上从，白起金用[1]，草木眚，火见燔焫，革金且耗[2]，大暑以行，咳嚏鼽衄鼻窒，曰疡[3]，寒热胕肿。风行于地，尘沙飞扬，心痛胃脘痛，厥逆鬲不通，其主暴速。

阳明司天，燥气下临，肝气上从，苍起木用而立，土乃眚，凄沧数至，木伐草萎，胁痛目赤，掉振鼓栗，筋痿不能久立。暴热至，土乃暑，阳气郁发，小便变，寒热如疟，甚则心痛，火行于槁[4]，流水不冰，蛰虫乃见。

太阳司天，寒气下临，心气上从，而火且明，丹起金乃眚，寒清时举，胜则水冰[5]，火气高明，心热烦，嗌干善渴，鼽嚏，喜悲数欠，热气妄行，寒乃复，霜不时降，善忘，甚则心痛。土乃润，水丰衍[6]，寒客至，沉阴化，湿气变物[7]，水饮内稸，中满不食，皮㿦肉苛[8]，筋脉不利，甚则胕肿,身后痛[9]。

厥阴司天,风气下临,脾气上从,而土且隆,黄起水乃眚,土用革[10],体重,肌肉萎,食减口爽[11],风行太虚,云物摇动[12],目转耳鸣。火纵其暴,地乃暑,大热消烁,赤沃下[13],蛰虫数见,流水不冰,其发机速。

少阴司天,热气下临,肺气上从,白起金用,草木眚,喘呕寒热,嚏鼽衄鼻窒,大暑流行,甚则疮疡燔灼,金烁石流[14]。地乃燥清[15],凄沧数至,胁痛善太息,肃杀行,草木变。

太阴司天,湿气下临,肾气上从,黑起水变[16],埃冒云雨,胸中不利,阴痿气大衰而不起不用。当其时反腰脽痛[17],动转不便也,厥逆。地乃藏阴,大寒且至,蛰虫早附[18],心下否痛,地裂冰坚,少腹痛,时害于食,乘金则止水增,味乃咸,行水减也[19]。

【注释】

[1]白起金用:谓因少阳相火司天,燥金之气受司天之气的影响而有所变化。白,为燥金的代称。

[2]革金且耗:谓燥金被火克,金气被耗,变革其性而从火化。革,变革。

[3]曰疡:林亿等"新校正":"详注云:'故曰生疮。疮,身病也;疡,头病也。'今经只言曰疡,疑经脱一疮字。别本作口。"

[4]火行于稿:火气行令于草木枯槁的冬季。稿,当作"槁",草木枯槁。

[5]胜则水冰:寒气胜则水凝结成冰。胜,指寒水之气战胜。

[6]土乃润,水丰衍:太阳司天则太阴湿土在泉,故土地湿润,水满外溢。丰衍,丰盛也。

[7]寒客至,沉阴化,湿气变物:太阳司天,则寒水之气加临于上半年三气。太阴在泉,湿土之气加临于下半年三气,水湿相合而从阴化,万物因寒湿而发生变化。

[8]皮瘅(qún群)肉苛:即皮肤麻木,肌肉不仁。瘅,麻木沉重。

[9]胕肿身后痛:胕肿,浮肿。身后痛,张介宾:"身后痛者,以肉苛胕肿不能移,则久着枕席而身后臀背为痛疮也。"似褥疮。

[10]土用革:由于木克土,脾土之用发生变革(改变)。

[11]食减口爽:饮食减少,胃口败坏,无味。因脾主运化,开窍于口,脾土的作用变革,则体重肌肉萎,食减而胃口败坏。爽,败坏。

[12]云物动摇:因风行于宇宙间,云彩万物皆因之而摇动。云物,即天空之云彩和地上之物类。

[13]赤沃下:赤痢。

［14］金烁石流：形容热势极盛，金石皆被熔化成流。高世栻："如焚如焰也。"

［15］地乃燥清：高世栻："少阴司天，则阳明在泉，阳明者，金也。其气燥而清，故地乃燥清。"

［16］黑起水变：寒水之气因太阴湿土加临，起而相应，变易其性质。黑，寒水之色。变，变易其性质。

［17］当其时反腰脽（suí 随）痛：土气旺盛季节，反见腰、臀疼痛。当其时，土旺之时。脽，臀部。

［18］蛰虫早附：蛰虫提前蛰伏潜藏。附，伏也。

［19］乘金则止水增，味乃咸，行水减也：张介宾："乘金者，如岁逢六乙，乘金运也。时遇燥金，乘金气也，水得金生，寒凝尤甚，故止蓄之水增，味乃咸，流行之水减，以阴胜阳，以静胜动，皆地气之所生也。"

【解读】

论岁气与物候、疾病的关系。此处六节分别对少阳相火（暑）、阳明燥金、太阳寒水、厥阴风木、少阴君火（热）、太阴湿土六气司天年份的气候、物候、疾病流行特点予以表述，探讨掌握六气司天规律的意义。

一论少阳相火司天，火热之气来临，表现为"火见燔焫……大暑以行"，加之有燥金用事，表现为燥热气候，有"草木眚"物候变化。应于则有咳嚏、衄衊、鼻窒、疮疡、寒热肿等心肺病变。正如《素问·至真要大论》所说："诸气膹郁，皆属于肺……诸痛痒疮，皆属于心……诸逆冲上，皆属于火……诸病胕肿，疼酸惊骇，皆属于火"。少阳司天则厥阴在泉，故下半年有"风行于地，尘沙飞扬"气候特点，病变就会涉及心、肝、肺三脏。

二论阳明燥金司天的气候特点：一则燥金用事，所以气候偏凉、偏燥。二则因金胜乘木，木气郁而后发，故会有暴温的气候特点。

阳明燥金司天的物候特征：气候寒凉干燥，春天应温不温，草木发芽分蘖欠佳，故曰"凄沧数至，木伐草萎"，又因少阴君火在泉，所以下半年气候偏热，水不结冰，蛰虫不藏，故有"流水不冰，蛰虫乃见"之象。

阳明燥金司天的发病规律：金胜乘木，人应之则肝受邪而生胁痛、抽搐颤抖、肢体萎弱等病症。

三论太阳寒水司天的气候特点：一则本气流行，寒气下临，全年气温偏冷。二则因水盛乘火，火受制而郁发，故有时会有暴热现象。

太阳寒水司天的物候特点：河水结冰是该年份最显著的特点。又因太阴湿土在泉，所以下半年气候潮湿，万物生长状况差，甚或腐烂。

太阳寒水司天的疾病流行特征：一是因气候寒冷，伤及心阳，故曰"心气上从"；二是因"火郁之发"，故有"心烦热，嗌干善渴，鼽嚏，喜悲数欠"之疾；三则下半年太阴湿土在泉，应在人体则脾受其害，可有运化失常，水湿停聚之"水饮内，中满不食，皮肉苛，筋脉不利，甚则肿身后痈"疾病。

四论厥阴风木司天的气候特点：厥阴风木司天，全年气候变化多端，影响因素较多。一是本气流行，风气偏胜，相对多风；二是木胜乘土，湿土之气为郁气，郁而后发，故有时会有土气偏胜的湿胜现象；三是下半年少阳相火在泉，因而冬季当冷而反热。

厥阴风木司天的物候特征：全年风气偏盛，故有"风行太虚，云物动摇"之景象；土郁之发，湿气盛，故"土且隆"；下半年少阳相火在泉，因而"火纵其暴，地乃暑，大热消烁""流水不冰"。

厥阴风木司天的疾病流行特征：木胜乘土，应之人体则肝气乘脾而生病，可见脾失健运之身体困重、肌肉萎缩、食欲不振、纳食减少之病症。脾虚则清阳不升，"上气不足，脑为之不满，耳为之苦鸣，头为之苦倾，目为之眩"（《灵枢·口问》）。下半年少阳相火盛，气温偏高，热犯大肠，故有"赤沃下"之痢疾病。

五论少阴君火司天的气候特点：少阴君火司天之年，"热气下临""大暑流行"，气候偏热；下半年阳明燥金在泉，所以气候转为寒凉干燥。

少阴君火司天的物候特征：由于气温偏高，又暴凉数至，因而草木生长受影响。下半年金气盛而"肃杀行"，草木仍受损。

少阴君火司天的发病规律：火盛乘金，人应之则肺受其病，肺失宣降，所以见气喘、呕吐、寒热病、嚏、鼽、鼻塞不通等病。下半年因金胜乘木，肝受伤伐，因而有"胁痛，善太息"之疾。

六论太阴湿土司天的气候特点：太阴湿土司天之年，"湿气下临"，所以气候潮湿，雨水偏多，"埃冒云雨"。下半年太阳寒水在泉，"大寒且至"，异常寒冷。

太阴湿土司天的物候特征：全年湿度大，所以"鳞虫静，倮虫育"。下半年气温偏低，因而"鳞虫耗，倮虫不育"。

太阴湿土司天的疾病流行特征：土胜乘水，应之人体则"肾气上从"，故有胸腹胀满不适和由于肾气大损而阴茎不能勃起之阳痿等病症。下半年则有胃脘痞满疼痛、食欲不振、饮食减少等病症。

【原文】

帝曰：岁有胎孕不育，治之不全[1]，何气使然？

岐伯曰：六气五类^[2]，有相胜制也，同者盛之，异者衰之^[3]，此天地之道，生化之常也。故厥阴司天，毛虫静^[4]，羽虫育^[5]，介虫不成^[6]；在泉，毛虫育，倮虫耗^[7]，羽虫不育^[8]。

少阴司天，羽虫静，介虫育，毛虫不成；在泉，羽虫育，介虫耗不育。

太阴司天，倮虫静，鳞虫育，羽虫不成；在泉，倮虫育，鳞虫不成。

少阳司天，羽虫静，毛虫育，倮虫不成；在泉，羽虫育，介虫耗，毛虫不育。

阳明司天，介虫静，羽虫育，介虫不成；在泉，介虫育，毛虫耗，羽虫不成。

太阳司天，鳞虫静，倮虫育；在泉，鳞虫耗，倮虫不育^[9]。

诸乘所不成之运，则甚也^[10]。故气主有所制^[11]，岁立有所生^[12]，地气制己胜^[13]，天气制胜己，天制色，地制形^[14]，五类衰盛，各随其气之所宜也。故有胎孕不育，治之不全，此气之常也。

【注释】

[1] 岁有胎孕不育，治之不全：在同一年份，有的动物能怀胎孕育，有些则不能，主岁之气不能使所有的动物都能繁育。岁，岁运。胎孕，怀胎孕育。

[2] 六气五类：六气，司天在泉之六气。五类，按五行归类的动物：毛（木类）、羽（火类）、倮（土类）、介（金类）、鳞（水类）。

[3] 同者盛之，异者衰之：相同者则繁育旺盛，不同者则其繁育衰减。同者，司天、在泉之气与动物的五行属性相同。异者，司天、在泉之气与动物的五行属性相异。

[4] 毛虫静：因厥阴风木司天，毛虫属木类，所以司天之气无损于毛虫，故云。静，安静而无损。下文诸虫"静"者皆类此。

[5] 羽虫育：风木司天，相火在泉，羽虫属火类，故促其繁育。育，生长繁育旺盛。下文诸虫"育"者类此。

[6] 介虫不成：介虫属金，受在泉之火气的克制，故不成。成，长成。

[7] 倮虫耗：厥阴风木在泉，木胜土，故属土类之倮类减少。耗，消耗，减少。

[8] 羽虫不育：指羽虫生而不长。

[9] 鳞虫耗，倮虫不育：张介宾："此当云鳞虫育，羽虫耗，今于鳞虫下缺'育，羽虫'三字，必脱简也。"

[10] 诸乘所不成之运，则甚也：谓上述五类动物遇其不成之气，又逢其不成之运，则孕育就更加困难了。

[11] 气主有所制：司天、在泉之气对五虫类的繁育有一定制约。气主，指六气所主之司天，在泉。制，制约。

[12] 岁立有所生：岁运对五虫类的发育也有一定影响。岁立，指岁运。

[13] 地气制己胜：即在泉之气制约己所胜的物类。地气，在泉之气。如上文"厥阴在泉，倮虫耗"等。

[14] 天气制胜己，天制色，地制形：谓司天之气下临，能制约其胜己的物类。但"天气胜制己"是指制约胜己之物的色，如厥阴司天，介虫不白之类。而"地气制己胜"则是指制类之形。天气，指司天之气。

【解读】

论六气与五类之间关系。岁气变化不仅与人体密切相关，而且对动物的胎孕和植物五味五色的生化也有着密切的关系。

"六气五类，有相胜制"，是指六气和五类生物之间关系，有制约，有资生，故谓"同者盛之，异者衰之"。"盛（使盛）之"是资生，"衰（使衰）之"是制约，此为"天地之道，生化之常也"。例如厥阴风木司天，木气盛则属火类的羽虫繁育旺盛，这就是资生关系。制约有司天、在泉之别，司天"制胜己"，如厥阴风木司天，则属金类的"介虫不成"；在泉"制己胜"，如厥阴风木在泉，则属土类的"倮虫耗"。但同是厥阴风木，为什么司天时"羽虫育"，而在泉时则"羽虫不育"呢？原因是司天在上半年，在泉是下半年，所以凡是司天"育"，在泉则"不育"。这是司天主春生夏长，而在泉则主秋收冬藏的缘故。文中的"不育""不成"，不是"不生不化"，如王冰所说的"凡称不育不成，皆谓少，非悉无也"。虽然所论均指六气对五类的影响，但与岁运也不无关系。如当年岁运与五类的五行属性相克时，也存在制约关系，即所谓"诸乘所不成之运则甚矣"。岁运与五类生物的五行属性为相生关系时，存在资生之义已在其中。

【原文】

所谓中根也[1]。根于外者亦五[2]，故生化之别，有五气、五味、五色、五类、五宜[3]也。

帝曰：何谓也？

岐伯曰：根于中者，命曰神机[4]，神去则机息。根于外者，命曰气立[230]，气止则化绝。故各有制，各有胜，各有生，各有成。故曰：不知年之所加，气之同异，不足以言生化。此之谓也。

【注释】

[1] 中根：动物类的生气之本藏于内（脏），故称中根。可引申泛指一

切事物，非指动物之一端。

［2］根于外：外，主要指岁运、岁气，也包括地理环境。按：此处亦当泛指一切事物而言，非植物之一端。

［3］五宜：指五类事物各有所宜。

［4］神机：针对五虫类而言，是对动物类生化形式的概括，指生物的生命活动原动力和表现形式。

［5］气立：针对植物类而言，是对植物类生化形式的概括，以及气化活动所生成的表现形式。

【解读】

此节论六气五类生物之间有根于中、根于外的区别。"所谓中根也"是对动物五类生物的概括，意谓动物是根于中的，"根于中者，命曰神机"。植物是根于外的，"根于外者，命曰气立"。动物、植物与六气之间均有制胜关系，所以又说："各有制，各有胜，各有生，各有成。"但对于"根于中""根于外"等命题，原文虽有动、植物之分，然其意义当适用于一切事物的运动变化过程。

所谓"阴精所奉"与"阳精所降"中的"阴精""阳精"，在此是寒气、热气的代称，体现了阴阳升降之理。《素问·气交变大论》指出："善言天者，必应于人。"所以包含了人体的"阴精""阳气"与人的寿夭关系。人体"阴精上奉"供机体所需，"阳气（精）"才能下降。阳气下降而不妄泄，阴精才能上奉，阴精、阳气充足，升降正常，故健康长寿。其中自然环境是重要条件之一，而人自身的养生则更为重要。《素问·四气调神大论》所提出的"春夏养阳，秋冬养阴，以从其根"也是这个道理。因此，必须从阴阳的关系上认识，才能全面地理解其精神实质。

【原文】

帝曰：气始而生化，气散而有形，气布而蕃育，气终而象变[1]，其致一也。然而五味所资，生化有薄厚，成熟有少多，终始不同，其故何也？

岐伯曰：地气制之也[2]，非天不生、地不长也。

帝曰：愿闻其道。

岐伯曰：寒热燥湿，不同其化也。故少阳在泉，寒毒[3]不生，其味辛[4]，其治苦酸，其谷苍丹[5]。

阳明在泉，湿毒不生，其味酸，其气湿，其治辛苦甘，其谷丹素[6]。

太阳在泉，热毒不生，其味苦，其治淡咸，其谷黅秬[7]。

厥阴在泉，清毒不生，其味甘，其治酸苦，其谷苍赤，其气专，其味正[8]。

少阴在泉，寒毒不生，其味辛，其治辛苦甘，其谷白丹。

太阴在泉，燥毒不生，其味咸，其气热，其治甘咸，其谷黅秬。化淳则咸守，气专则辛化而俱治[9]。

【注释】

[1]气始而生化……气终而象变：指万物之终始皆取决于气的变化。

[2]地气制之也：五味生化的薄厚，成熟的多少、早晚，受在泉之气的制约。地气，指在泉之六气。

[3]毒：这里泛指一切毒物及禀五味气偏之物。

[4]其味辛：辛属金，少阳在泉，火克金，故辛味之物受到制约。

[5]其治苦酸，其谷苍丹：高世栻："苦，火味也；酸，木味也；苍，木色也；丹，火色也，少阳火气在泉，上承厥阴之木气，故其治苦酸，其色苍丹。"

[6]其治辛苦甘，其谷丹素：张介宾："阳明之上，少阴主之，下金上火，故其治辛苦，其谷丹素。辛素属金，地气所化，苦丹属火，天气所生，然治兼甘者，火金之间味也。甘属土，为火之子，为金之母，故能调和于二者之间。"

[7]秬（qú 渠）：黑黍，属水。

[8]其气专，其味正：马莳："唯此厥阴在泉之岁，少阳司天，木火相合，气化专一，味亦纯正……余岁则有上下相克之气，皆有间气与间味矣。"

[9]化淳则咸守，气专则辛化而俱治：张介宾："六气唯太阴属土，太阴司地，土得位也，故其化淳。淳，厚也。五味唯咸属水，其性善泄，淳土制之，庶得其守也，土居土位，故曰气专，土盛生金，故与辛化而俱治。俱治者，谓辛与甘咸兼用为治也。"

【解读】

此节一论"气"是动、植物生化的决定因素。所谓"气始而生化，气散而有形，气布而繁育，气终而象变"，是对万物生化过程的概括。在自然界中可称为六气，而在万物自身之中就不可称为六气了。原文只提"气始而生化"，不提六气始而生化，意义就在于此。下文云："其致一也。然而五味所资，生化有薄厚……地气制之也"，显然又指六气对五味厚薄的影响。这是在概括"气"是万物生化的决定因素之前提下提出的。必须与《素问·六节藏象论》中"嗜欲不同，各有所通"的观点联系起来理解。"新校正"在这四句原文下注云"按《天元纪大论》云：'物生谓之化，物极谓之变'，又《六微旨大论》云'物之生从于化，物之极由乎变，变化之

312

相薄，成败之所由也'"。正体现了万物自身之气在生化过程中的内在因素。上文之"五类衰盛，各随其气之所宜也"，也是旨在说明根据"五类"物种各自的所宜之气而盛，各自的不宜之气而衰的，宜与不宜，都决定其内在因素。在这一思想指导下，再理解下文五味生化的厚薄问题，就可以避免误解。

二论岁气中在泉之气与五味生化厚薄的关系。气有始、散、布、终，万物有化、形、育、变的生化过程。而六气对于万物是一致的，寒则俱寒，热则俱热，为什么五味会有厚薄的不同？这是受在泉之气所制的缘故。一是因寒、热、燥、湿六气不同其化；二是因在泉之气主下半年，关系到事物的收成，所以说"地气制之也，非天不生，地不长也"。如少阳相火在泉，则"寒毒不生"，植物中属金的辛味就薄，而苦酸味则厚，苍丹色的谷物则成，这是由于厥阴司天，相火在泉，木火相生的缘故。

如少阳与厥阴互为司天在泉，阳明与少阴互为司天在泉，太阳与太阴互为司天在泉，二者所主之味与谷均皆相同；

如阳明、太阴在泉，"其气湿""其气热"与"其味酸""其味咸"之理相同，即阳明在泉，酸味与湿气受到制约；太阴在泉，咸味与热气受到制约；

如阳明与少阴在泉，均谓"其治辛苦甘"，是燥金与君火互为司天、在泉时，具有胜克关系，故兼治甘味，以缓其制。而太阳与太阴互为司天在泉时，本身各有甘（淡）味，所以不再提兼治之味；

如厥阴在泉"其气专，其味正"，是从风木在泉，木主生发的角度提出的。因太阴在泉，也有"化淳"和"气专"的问题，此乃从土主化物而论。

三论"化淳"与"气专"。对于"化淳则咸守，气专则辛化而俱治"句，注家意见不一：唐·王冰、明·马莳认为"化淳"指少阳在泉之气，"气专"指厥阴在泉之气。依据是"厥阴在泉"文中有"其气专，其味正"。清·张志聪谓："化淳者，谓阳明从中间湿土之化，燥湿相合，故其化淳⋯⋯气专者，厥阴从中见少阳之主气，故味之辛者，与甘酸苦味俱主之"。明·张介宾与明·吴崑等则皆从"太阴在泉"之本条作注。三者应以张介宾、吴崑之说为优。因本句是在"太阴在泉"之文中谈的，并不是在泉原文的总结，所以从太阴湿土的角度解释"化淳"与"气专"，则文理皆顺。且"化"是土之气，"化淳"与"淳化"不同，"化淳"是土之专用词，而"淳化"则非专指土气而言，如"发生之纪⋯⋯生气淳化"说明其他之气可以称为"淳化"，而不能称为"化淳"。所以张、吴二氏从太阴解释是正确的，观点虽然有别，但各有理据，应当参合比照学习和理解。

【原文】

故曰：补上下者从之[1]，治上下者逆之[2]，以所在寒热盛衰而调之。故曰：上取下取，内取外取[3]，以求其过。能毒者以厚药，不胜毒者以薄药[4]。此之谓也。气反者[5]，病在上，取之下；病在下，取之上；病在中，傍取之。治热以寒，温而行之[6]；治寒以热，凉而行之；治温以清，冷而行之；治清以温，热而行之。故消之削之，吐之下之，补之泻之，久新同法。

帝曰：病在中而不实不坚，且聚且散，奈何？

岐伯曰：悉乎哉问也！无积者求其脏[7]，虚则补之，药以祛之，食以随之，行水渍之，和其中外，可使毕已。

【注释】

[1]补上下者从之：因司天在泉之气不足而造成人体虚弱病证，当从其不足，选用与司天、在泉同气的药物调补。如厥阴司天、少阳在泉所引起的不足之病证，则用酸苦之味补之。余可类推。上下，指司天、在泉之气。

[2]治上下者逆之：因司天在泉之气太过造成人体患有余之实证，当选用与司天、在泉性质相逆的药味治其有余。如因火气司天，热淫太过所致之热证，则治以咸寒；风木司天太过所致之病，则治以辛凉等。余皆类推。逆之，用相逆的药味治疗。

[3]上取下取，内取外取：意即审查病位，因势而治之。

[4]能毒者以厚药，不胜毒者以薄药：药物耐受力强的，用气味纯厚的药物治疗；药物耐受力弱的，用气味淡薄的药物治疗。能，通"耐"。毒，泛指药物。厚、薄，指药力峻猛的程度。

[5]气反：病情本标不同，有反常态者。

[6]治热以寒，温而行之：意治疗热证用寒凉药，采用温服法。治热以寒，用药而言。温而行之，服药方法而言。

[7]无积者求其脏：如无此类胃肠积滞病证，则求其脏之胜衰所在。积，胃肠积滞。

【解读】

此节论述岁气与治疗关系中的辨证审时以立法遣方用药。运气学说认为，临证治病，务必要辨视气运变化之寒、热、盛、衰；也要分析影响人体患病以及所患病证之上、下、中、外不同部位；同时要审察司天在泉之气与寒、热、盛、衰之证的关系，然后再斟酌如何确立补泻之法，遣逆从之药。这里所讲得"治"是与"补"并提的，为什么不言"泻"？观下文"故消之、削之、吐之、下之、补之、泻之、久新同法"可知"治"概括了消、削、吐、下、泻五法，所以不言"泻"而"泻法"已在其中。"调"不仅是概括补与治之法，重点在于通过调治促使内外环境的协调。所谓"补上下者""治上下者"，并不是补、治司天在泉之气，其旨在于阐明结合司天在泉之气而施行补泻之法。

依据此处原文精神，所言具体方法有四：

一要寻求病位而调治："上取下取，内取外取，以求其过"，病位在上则上取，在下则下取，在内则内取，在外则外取。如果病症与病机所在部位相反（气反者），如症状在上病机在下则下取之，症状在下病机在上则上取之，症状在中，而病机在左或右，则左右取之。

二则用药轻重、药力大小要因人而异："能毒者以厚药，不胜毒者以薄药"。

三是要重视服药方法："补上下者从之，治上下者逆之"的"逆之""从之"，既指药性与司天在泉之气的逆从，也有服药方法的寒热逆从，即寒药温服、热药凉服为之"逆"，凉药冷服、温药热服为之"从"。适应消、削、吐、下、补、泻诸法，不论病之久新，皆为同法。

四要重视疾病后期调理：疾病大势已去，若有"且聚且散"之象者，是病邪尚未完全消除，正气尚未修复的缘故，应内用药食扶正祛邪，可配合水渍之法，使内外和调，以尽其病。

【原文】

帝曰：有毒无毒，服有约[1]乎？

岐伯曰：病有久新，方有大小，有毒无毒，固宜常制矣。大毒治病，十去其六，常毒治病，十去其七，小毒治病，十去其八，无毒治病，十去其九，谷肉果菜，食养尽之，无使过之，伤其正也。不尽，行复如法。必先岁气，无伐天和[2]，无盛盛，无虚虚[3]，而遗人夭殃[4]；无致邪，无失正[5]，绝人长命。

【注释】

［1］服有约：服用有毒无毒药物时要有一定的规则。约，规则。

［2］必先岁气，无伐天和：治疗疾病时必须首先了解当年岁气的盛衰变化，才能补泻得当，不致违背天时而伤害人体的平和之气。岁气，即当年司天在泉之气的变化情况。伐，伤害。

［3］无盛盛，无虚虚：不能犯实证用补法及虚证用泻法的错误。盛盛，岁气太过之年发生的有余之证（实证）而用滋补药。虚虚，岁气不及之年发生的不足之证（虚证）而用攻伐药。

［4］夭殃：夭，金刻本、道藏本、朝鲜本作"夭"，当是，即夭折。殃，

灾害。

[5] 无致邪，无失正：致邪，实证误补，助长邪气。失正，虚证误泻，损伤正气。

【解读】

论掌握服药法度。"能（nài耐）毒者以厚药，不胜毒者以薄药"，是《内经》中最具代表意义的体质用药原则。"毒药"，指药力峻猛、气味纯厚的药物，也包括毒副作用大的药物。"薄药"，指气味淡薄、药力缓和、毒副作用小的药物。经义指出，治疗用药时一定要注意患者的体质特点，以及对药物的耐受能力。凡对药物耐受性强，体质壮实者，可以投药力强，或毒性较大的药物，如此则取效迅速。反之，对药物耐受性差，体质弱者，则要投用药力缓和，或毒副作用小的药物。这就是因人制宜治则的具体内容，临证中，年迈体弱、平素体衰者，其对药力的耐受性差，治疗时不宜重剂峻剂。青壮年患者、新病者、体质壮实者，由于对药力耐受性强，投于药力轻、气味平和之药反不能奏效，就可以用重剂重药，药力峻猛之品。这就是本句原文的基本精神及其指导意义，也是中医治病的精髓所在。

【原文】

帝曰：其久病者，有气从不康[1]，病去而瘠[2]，奈何？

岐伯曰：昭乎哉圣人之问也！化不可代[3]，时不可违[4]。夫经络以通，血气以从，复其不足，与众齐同，养之和之，静以待时，谨守其气，无使倾移，其形乃彰，生气以长，命曰圣王。故《大要》曰：无代化，无违时，必养必和，待其来复。此之谓也。

帝曰：善。

【注释】

[1] 气从不康：正气已顺从，但身体尚未完全恢复康健。

[2] 瘠：瘦弱状。

[3] 化不可代：即运气之变化不能任意更改。化，五运六气之变化。代，代替，更代。

[4] 时不可违：顺应四时的交替变化而不能违背。

【解读】

一论重视病后调养。此节强调病已去而正气未复，即久病之后，"气从不康，病去而瘠"的调养方法。病除之后，"经络以通，血气以从"，就不能急于求成，要"养之和之，静以待时……待其来复。"

"化不可代，时不可违"中的"化"，指自然界的生化现象。"代"，代替。原文认为自然界的春生、夏长、长夏化、秋收、冬藏的生化现象，都有相应的季节时令及其规律，这是不以人们意志而改变的客观规律，人们只能顺应而不可违逆。以张介宾为代表的观点认为，故然有"化不可代，时不可失"，但在一定条件下，人能胜天。他说："化，造化也。凡造化之道，衰王各有不同，如木从春化，火从夏化，金从秋化，水从冬化，土从四季之化，以及五运六气各有所主，皆不可以相代也，故曰'化不可代'。人之脏气，亦必随时以为衰王，欲复脏气之亏，不因时气不可也，故曰'时不可违'。不违时者，如金水根于春夏，木火基于秋冬，脏气皆有化原。设不预为之地，则临时不易于复元，或邪气乘虚再至，虽有神手，无如之何矣。"又说："此节诸注皆谓天地有自然之化，人力不足以代之，故曰'化不可代'。然则当听之矣，而下文曰'养之和之'者，又将何所为乎? 谓非以人力而赞天工者乎? 其说不然也。"于是在《景岳全书·先天后天论》中突出了人的主观能动作用，认为"'人生于地，悬命于天'，此人之制命于天也。栽之培之，倾之覆之，此天之制命于人也。天本无二，而以此观之，则有天之天者，谓生我之天生于无而由乎天地。有人之天者，谓成我之天成于有而由乎我也""若以人之作用言，则先天之强者不可恃，恃则并失其强矣，后天之弱者当知慎，慎则能胜天矣。"当人们认识了自然规律，就可应用自然规律，即所谓"调之正味逆从""养之和之"之法皆属此意。

二论整体治疗的思想。本节从气化角度着眼，以整体观念为指导思想，阐述了治疗上的一些重要问题。从辨证到立法，从用药法度到服药方法，从治疗到调养，既注意药治，又重视食疗；既不忽视自然环境，又更强调内在因素，为中医学理、法、方、药的发展奠定了基础。尤其对病后调理提出了"必养必和，待其来复"的观点，充分显示了对人体正气的重视。从而更使我们体会到"无代化，无违时"的理论价值及其实践意义。所谓"无代化，无违时"既指自然界，又指人体本身。疾病之所以得以痊愈，并不能完全依赖于药物，治病要"三分治，七分养"，需"静以待时，谨守其气"，求得机体自身"化"的规律的恢复，否则就犯了"代化"与"违时"之戒。

所谓"补上下者从之，治上下者逆之"中的"上下"，指司天在泉，即泛指风、寒、暑、湿、燥、火六气。"补"即扶正，"治"即祛邪。"从"谓治法及用药应与岁气属性一致。"逆"谓治法及所用药物与岁气属性相反。"补上下者从之"，意指风、寒、暑、湿、燥、火六气偏衰，人体相应的脏腑之气不足，所以在治疗时要针对岁气不足所引起相关内脏之虚而补之，如何"从之"? 如应热不热的气候，要用辛温扶阳药物温其中；应寒不寒的气候，机体相对热盛，就要用寒凉药物清其里热；应燥不燥，就要用芳香化湿及温通之药除湿；应湿不湿而反燥，就要用滋润养阴药物生津润燥。

"治上下者逆之"，指风、寒、暑、湿、燥、火六气偏盛时，治疗上就要针对偏盛的岁气，和相应偏盛的内脏之气，采用清泻或平抑之法，例如热太盛之热证，就要用芩、连之属寒凉药物以泻其热；寒太盛之寒证，就要用姜、桂之类热药以温里散寒；燥甚之病，则要用沙参、麦冬、石斛、玉竹等生津滋润之品；湿甚之病，就要用苍术、藿香之属以燥其湿；风盛之证，可用防风、蝉蜕、钩藤之类祛风药。上述应时而治的思想，充分体现了"天人合一"的整体治疗思想。

所谓"以所在寒热盛衰而调之"中的"所在"指岁运、岁气主治的时间和空间区位。"寒热"，是风、寒、暑、湿、燥、火之简称。"盛衰"，指岁运、岁气的太过和不及。进一步强调在运用"补上下者从之，治上下者逆之"的时候，还要对岁运及各运主时及六气变化区位加以定位，在人体病证则要明确其病所在脏腑经脉，调治则能作到定位准确，有的放矢。六气盛衰为司天时，就重点调治司天之气有关时令及所病的相关脏腑，如厥阴风木司天，脾土受病，治疗时就在这一节令（即时间区位）以健脾利湿之法为主调治；太阳司天，肾受其病，就要补肾以治之。太阳司天"心气上从"，调治其心，等等，这都是"以所在寒热盛衰而调之"。东汉张仲景在《金匮要略》中指出："夫诸病在脏，欲攻之，当随其所得而攻之，如渴者与猪苓汤"即是对经文的发挥。

三论体质不同用药有别。"能毒者以厚药，不胜毒者以薄药"观点，是《内经》中最具代表意义的体质用药原则的体现。"毒药"，指药力峻猛、气味纯厚的药物，也包括毒副作用大的药物。"薄药"，指气味淡薄、药力缓和、毒副作用小的药物。经义指出，治疗用药时一定要注意患者的体质特点，以及对药物的耐受能力。凡对药物耐受性强，体质壮实者，可以投药力强，或毒性较大的药物，如此则取效迅速。反之，对药物耐受性差，体质弱者，则要投用药力缓和，或毒副作用小的药物。这就是因人制宜治则的具体内容，临证中，年迈体弱、平素体衰者，其对药力的耐受性差，治疗时不宜重剂峻剂。青壮年患者、新病者、体质壮实者，由于对药力耐受性强，投于药力轻、气味平和之药反不能奏效，就可以用重剂重药，药力峻猛之品。这就是本句原文的基本精神及其指导意义，也是中医治病的精髓所在。

四论依据气运特点，选择不同服药方法。所谓"治热以寒，温而行之；治寒以热，凉而行之；治温以清，冷而行之；治清以温，热而行之"原文，是针对属于寒热性质疾病在治疗时所采取的不同服药方法。四种不同服药方法的用药原则是一致的，均为"寒者热之，热者寒之"治则的具体体现。所不同的是，前两句原文和后两句原文所讲的服药方法有明显的差别。前两句是指用寒性药物治疗性质为热的病证，药液要趁热服下；热药治寒疾，要把药汤放凉后饮用。药液的温凉与疾病的寒热性质一致，即热病热饮，寒证凉服，此与《素问·至真要大论》所说的"热因热用，寒因寒用"，即"从者反治"的精神是一致的。后两句原文，是指寒凉药物治疗温热性质的病证，药液要放凉后服下；用温热性质的药物治疗寒疾，药液要趁热饮用。"清"者，寒凉之义。"治温以清"的"清"，是指寒凉性质的药物。"治清以温"的"清"，指寒性病证。显然，药液服用时的温度高低，与疾病寒热性质相反，与所用药物性质一致，这与《素问·至真要大论》中所说"逆者正治"精神相一致。

前两句和后两句原文同为服药方法，但前者是服药反佐法，是针对疾病的特殊情况所采用的特殊服药手段。后者是一般常规服药方法。为何同属"寒者热之，热者寒之"用药原则，却有如此显著的服药差别？这是根据具体情况而定，结合原文精神，其运用条件可归纳为：

一是病情的轻重有别。阴寒内盛的大寒之证，和邪热鸱张的大热之疾，病情较重，为避免服药发生格拒不受的不良反应，就需要采用改变服药时药液温度的权宜之计，因势利导，以克服服药后可能发生不受药而呕吐等弊端。后者则是病情较轻，病势较缓，所以就用一般常规服药方法，使药液的温度高低与药物的寒热性质一致，以奏相得益彰之效。

二是药物寒热温凉性质的强弱和攻邪力量的峻缓程度之别。一般说来，大寒大热之证，非大辛大热和大苦大寒之品不能除，这类药物不但气味浓厚，而且力量也相应地峻猛，这就是紧承此句上文所说的"能（音意通耐）毒者以厚药"。正因为其性味浓厚，力量峻猛，药与病势均力敌，旗鼓相当，服药后较易发生吐药等不良反应，因而就必须用特殊的服药方法，以缓冲这种拒而不受的矛盾。一般的寒热病证，应针对病情，选用气味较薄、力量缓弱的药物治疗，这就是原文所说的"不能（音意通"耐"）毒者以薄药"之义。由于病势缓慢，药力相应缓弱，用药后一般不会发生剧烈的反应，因此就无须采用特殊方法服药。这一涵义还可从"以寒"与"以清"，"以热"与"以温"的比较用词中得到佐证。所以王冰在注释时说："气性有刚柔，形证有轻重，方用有大小，调制有寒温。盛大则顺气性以取之，小则逆气性以伐之，气殊则主必不容，力倍则攻之必胜，是则谓汤饮调气之制也。"

此语对后世服药方法的发展有重要的影响，尤其是前两句原文更是如此，归纳其义有四：其一，指导临床对大辛大热的姜、桂、附子之类，和大苦大寒的芩、连、大黄之品的服用，所谓"承气热饮，姜桂凉服"之说，即宗于此；其二，成为后世治疗真寒假热、真热假寒等特殊证候的重要措施；其三，为后世方剂配伍中的反佐方法的发展给以启示，如人尿加猪胆汁等，其精神亦合于此；其四，自《伤寒论》以来，服药方法虽有了很大发展，诸如饭前餐后、睡前醒后，或加茶、加酒、加醋、伴饮稀粥服药等，种类繁多，不一而足，但都未脱于常规和特殊服药两法，足见这几句原文意义影响之深远。

五论"谷肉果菜，食养尽之，无使过之，伤其正也"。原文强调了用药治病，必须掌握分寸，中病即可，"无使过之"，否则就会损伤正气。俗语说，"凡药三分毒""药用其偏性""凡药则偏"等。当外邪伤害人体而导致疾病发生，人体之正气具有代偿和修复能力，所以在治疗用药时要立足于正气的恢复，把恢复和加强人体的生理调节代偿防御能力放在头等重要的地位。任何可以影响人体正气的措施都应慎用或不用，即使是具有针对病邪的措施，也只能在不损害人体正气的前提下进行。具有毒性的药物，由于其对病邪有一定的特异性的治疗作用，所以在治疗中是必需的，这就是《素问·脏气法时论》所说的"毒药攻邪"。而祛邪的药物对人体正气有不同程度的损伤，所以中医治病从来就不主张完全依赖药物，认为使用药物只是在病邪较盛时用以削减病势的手段，一旦邪衰，就要用"谷肉果菜"调养，这就是所谓"三分服药，七分调养"的治病思路。因此原文说："大毒治病，十去其六；常毒治病，十去其七；小毒治病，十去其八；无毒治病，十去其九；谷肉果菜，食养尽之。"

六论"化不可代，时不可违"。"化"，指自然界的生化现象。"代"，代替。原文认为，自然界的春生、夏长、长夏化、秋收、冬藏的生化现象，都有相应的季节时令及其规律，这是不以人们意志而改变的客观规律，人们只能顺应而不可违逆。对这一思想有两种不同看法，以唐代王冰为代表的注家认为，人力不能替代自然规律。他说："化，谓造化也。代大匠，犹伤其手，况造化之气，人能以力代之乎！夫生长收藏，各应四时之化，虽巧智者亦无能先时而致之，明非人力所及，由是观之，则物之生长收藏化，必待其时也。物之成败理乱亦待其时也。物既有之，人亦宜然。或全力必可致而能代造化违时四者，妄也。"以明代张介宾为代表的观点认为，固然有"化不可代，时不可失"，但在一定条件下，人能胜天。他说："化，造化也。凡造化之道，衰王各有不同，如木从春化，火从夏化，金从秋化，水从冬化，土从四季之化，以及五运六气各有所主，皆不可以相代也，故曰化不可代。人之藏气，亦必随时以为衰王，欲复藏气之亏，不因时气不可也，故曰时不可违。不违时者，如金水根于春夏，木火基于秋冬，藏气皆有化原。设不预为之地，则临时不易于复元，或邪气乘虚再至，虽有神手，无如之何矣。"张氏原则上同意王冰观点，但他又说："此节诸注皆谓天地有自然之化，人力不足以代之，故曰化不可代。然则当听之矣，而下文曰养之和之者，又将何所为乎？谓非以人力而赞天工者乎？其说不然也。"他在《景岳全书·先天后天论》中更突出了人的主观能动作用，说："人生于地，悬命于天，此人之制命于天也。裁之培之，倾之覆之，此天之制命于人也。天本无二，而以此观之，则有天之天者，谓生我之天生于无而由乎天地。有人之天者谓成我之天成于有而由乎我也"；"若以人之作用言，则先天之强者不可恃，恃则并失其强矣，后天之弱者当知慎，慎则能胜天矣。"当人们认识了自然规律，就可掌握自然规律，应用自然规律，经文所说的"调之正味逆从"，以及"养之和之"之法皆属此意。

第七章　素问·六元正纪大论篇第七十一解读

【题解】

六元指风、寒、暑、湿、燥、火六气。正纪即六气的演变规律。本篇论述了六十年的运气变化，故名。

【原文】

黄帝问曰：六化六变[1]，胜复淫治[2]，甘苦辛咸酸淡先后[3]，余知之矣。夫五运之化[4]，或从五气，或逆天气[5]，或从天气而逆地气，或从地气而逆天气，或相得，或不相得[6]，余未能明其事。欲通天之纪，从地之理[7]，和其运，调其化，使上下合德，无相夺伦，天地升降，不失其宜，五运宣行，勿乖其政，调之正味[8]，从逆奈何？

岐伯稽首再拜对曰：昭乎哉问也，此天地之纲纪，变化之渊源，非圣帝孰能穷其至理欤！臣虽不敏，请陈其道，令终不灭，久而不易。

【注释】

[1]六化六变：六化，指六气正常的生化作用。六变，指六气盛衰而致的异常变化。

[2]胜复淫治：胜气复气扰乱人体新致病证的治疗。胜，胜气。复，复气。淫，扰乱人体之病害。治，即平气，协调平衡谓之"治"。

[3]甘苦辛咸酸淡，先后：言药物归经的道理。

[4]五运之化：指五运的运动变化及其对自然界的生化作用。

[5]或从五气，或逆天气："从天气"指五运与司天之气一致。"逆天气"即五运与司天之气相违逆。下文的"从""逆"之义同此。"新校正"："详'五气'，疑作'天气'，则与下文相协。"

[6]或相得，或不相得：此处谓岁运与岁气相合为"相得"，反之，岁运与岁气相克为不相得。

[7]通天之纪，从地之理：即指要通晓司天在泉之气的变化规律。天地，指司天、在泉之气。纪、理，指六气变化的规律。

[8]调之正味：是根据运气胜复变化正确地应用药食五味调之以补偏救弊。

【解读】

此节首论五运与六气关系。考察五运和六气相互间的关系表现有六：

一是五运生化作用与司天之气相顺应，如丙戌岁运为水，又逢太阳寒水司天；己丑、己未年，即是土运之年又逢太阴湿土司天，如此年份便是"五运之化，或从天气"。当然，还应当包括或从地气，如甲辰、甲戌年，土运逢太阴湿土在泉。

二是五运生化作用违逆司天之气，指言岁运克制司天之气，如己巳、己亥年，土运之气被巳亥厥阴风木之气所克，即为"或逆天气"，"或逆地气"也在其中。

三是岁运与司天之气相应而与在泉之气违逆，如己丑、己未年，便是土运与司天的太阴湿土之气相应，而与在泉之太阳寒水违逆，故谓"或从天气而逆地气"。

四是岁运与在泉之气相应而与司天之气违逆，如甲辰、甲戌年，即为岁运土气与在泉的太阴土气顺从，而与司天的太阳寒水相违逆，即为"或从地气而逆天气"。

五是"相得"，指岁气和岁运的五行属性相同或属相生关系者，如年干是丁、壬、戊、癸，而年支是寅、申或巳、亥，即是运和气相得。戊寅年火运为中运，又为少阳相火司天，厥阴风木在泉。火运与司天火气，在泉的风气均处于同气相助和相生关系，故属"相得"。

六是"不相得"，指运气不和，或运被气克，或气被运克，皆然。如年干为甲为己，而岁支是辰是戌者，即是当年之运被司岁之气所克。

上述六点，都属运气合治现象，可用运气错综关系去认识自然界复杂多变的气候。

【原文】

帝曰：愿夫子推而次之，从其类序[1]，分其部主[2]，别其宗司[3]，昭其气数[4]，明其正化[5]，可得闻乎？

岐伯曰：先立其年，以明其气[6]，金木水火土，运行之数，寒暑燥湿风火，临御之化[7]，则天道可见，民气可调，阴阳卷舒[8]，近而无惑，数之可数者，请遂言之。

【注释】

[1]类序：即类属和次序。如甲乙类天干，子午属地支，甲为天干之始，子为地支之首，各有次序。

[2]分其部主：部，即步，每岁均等为六步，每步分别由三阴三阳之气中的一气所主，故曰部主。

[3]别其宗司：张介宾："宗司者，统者为宗，分者为司也。"指司岁之气为"宗"，主时之气为"司"。

[4]气数：指五运六气的变化规律。气，岁气。数，五行运行规律。

[5]正化：即六气当位主令所产生的正常生化的作用。

[6]先立其年，以明其气：年辰（年干支）先立，一岁之气就可知道。

［7］临御之化：司天在泉的气化作用。

［8］阴阳卷舒：即言阴阳正常的运动规律。卷，收敛闭藏，指阴气密固内守之性；舒，舒畅外达，指阳气有不断向体表发布的特征。卷舒，引申作"开合"解。

【解读】

论"先立其年，以明其气"。这是推算相关年份岁运与岁气的基本原则。年干纪运，岁支司气，年之干支既立，当年的岁运岁气即明，在此基础上，再据"木火土金水"五运，及"寒暑燥湿风火"六气的五行属性及相互生克制胜理论进行演绎，那么，当年的气运变化规律就能予以推算，故曰"天道可见矣。"

掌握运气变化规律的意义，是为了"通天之纪，从地之理，和其运，调其化"，使人体和调于五运六气的生化规律之中，适应于天地升降之宜，据此根据"甘苦辛咸酸淡先后"，调理机体的气化功能，如此才能达到阴阳和调，气机通畅，生机旺盛。只有做到"不失其宜，五运宣行，勿乖其政，调之正味"，才能达到"民气可调，阴阳卷舒"之目的。

【原文】

帝曰：太阳之政[1]奈何？

岐伯曰：辰戌之纪[2]也。

太阳　太角　太阴　壬辰　壬戌　其运风，其化鸣紊启拆[3]，其变振拉摧拔[4]，其病眩掉目瞑[5]。

太角[6]初正　少徵　太宫　少商　太羽终

太阳　太徵　太阴　戊辰　戊戌　同正徵[7]。其运热，其化暄暑郁燠[8]，其变炎烈沸腾，其病热郁[9]。

太徵　少宫　太商　少羽终　少角初

太阳　太宫　太阴　甲辰岁会同天符　甲戌岁会同天符　其运阴埃[10]，其化柔润重泽[11]，其变震惊飘骤[12]，其病湿下重[13]。

太宫　少商　太羽终　太角初　少徵

太阳　太商　太阴　庚辰　庚戌　其运凉，其化雾露萧瑟[14]，其变肃杀凋零，其病燥、背瞀、胸满[15]。

太商　少羽终　少角初　太徵　少宫

太阳　太羽　太阴　丙辰天符　丙戌天符。其运寒，其化凝惨凛列[16]，其变冰雪霜雹，其病大寒留于溪谷。

太羽终　太角初　少徵　太宫　少商

凡此太阳司天之政，气化运行先天[17]，天气肃，地气静，寒临太虚，阳气不令[18]，水土合德[19]，上应辰星镇星。其谷玄龄，其政肃，其令涂。寒政大举，泽无阳焰[20]，则火发待时。少阳中治，时雨乃涯，止极雨散，还于太阴，云朝北极，湿化乃布，泽流万物，寒敷于上，雷动于下，寒湿之气，持于气交。民病寒湿，发肌肉萎，足痿不收，濡泻血溢。

初之气，地气迁[21]，气乃大温[22]。草乃早荣，民乃厉[23]，温病乃作，身热头痛呕吐，肌腠疮疡。二之气，大凉反至，民乃惨[24]，草乃遇寒，火气遂抑，民病气郁中满，寒乃始。三之气，天政布，寒气行，雨乃降。民病寒，反热中，痈疽注下，心热瞀闷，不治者死。四之气，风湿交争，风化为雨。乃长乃化乃成。民病大热，少气，肌肉萎，足痿，注下赤白。五之气，阳复化，草乃长乃化乃成，民乃舒。终之气，地气正，湿令行，阴凝太虚，埃昏[25]郊野，民乃惨凄，寒风以至，反者孕乃死。

故岁宜苦以燥之温之，必折其郁气[26]，先资其化源，抑其运气，扶其不胜，无使暴过而生其疾，食岁谷以全其真，避虚邪以安其正。适气同异，多少制之，同寒湿者燥热化[27]，异寒湿者燥湿化，故同者多之[28]，异者少之，用寒远寒，用凉远凉，用温远温，用热远热，食宜同法。有假者反常[29]，反是者病，所谓时也。

【注释】

[1]太阳之政：太阳寒水之气司天的年份。

[2]辰戌之纪：以辰或戌标志的年份。余仿此。纪，通记，标记。戌，原本作"戍"，误，故改为"戌"。下文"壬戌""戊戌""甲戌""庚戌""丙戌"等中的"戌"原本均作"戍"，误，并改。

[3]鸣紊启坼：即是地气开始萌动的意思。

[4]振拉摧拔：形容风木之气太过，狂风振动摧折，树木拔倒。

[5]眩掉目瞑：头晕眼花，肢体震颤。

[6]角：角、徵、宫、商、羽，为古时五种音阶。此处代表木、火、土、金、水（阳干年为太，太即太过，阴干年为少，少即不及），用来说明一年中主客运的次序。因有主时之运，即主运，与轮转之运，即客运，与六气之主客加临相同。主运起于角而终于羽，年年相同；客运则逐年轮换。

[7]同正徵：张介宾："本年火运太过，得司天寒水制之，则火得其平，故云同正徵。"

[8]暄暑郁燠：气候温暖渐渐暑热熏蒸。

[9]其病热郁：热气郁遏而病。

[10]阴埃：形容湿土之气行令，天空阴晦不清，如尘埃弥漫。埃，尘埃。

［11］柔润重泽：风调雨顺，万物润泽之意。

［12］震惊飘骤：土运太过，则风气承之，故迅雷震惊，狂风骤雨。

［13］下重：湿气甚于下部而肢体重坠。

［14］萧瑟：指气候偏凉而干燥。

［15］燥、背瞀、胸满：即多干燥和胸背胀满等疾患。

［16］凝惨凛冽：形容寒水之气化，严寒凛冽之气候特征。

［17］先天：指气化运行先于天时而至。

［18］阳气不令：阳气不能行施政令。

［19］水土合德：此处指太阳寒水司天，逢太阴湿土之气在泉，协同主持一年的气候谓之合德。下文"金火合德""湿寒合德"等，义同。

［20］泽无阳焰：如沼泽之中，没有上腾的阳气。

［21］地气迁：指上年初之气，迁移为次年的在泉之气。

［22］气乃大温：张介宾："然上年终气，君火也，今之初气，相火也。二火之交，故气乃大温，草乃早荣。"

［23］厉：疫病。

［24］惨：指寒冷凄惨的意思。

［25］埃昏：灰沙飞扬，昏暗不清。

［26］折其郁气：言治疗方法。

［27］同寒湿者燥热化：指岁运和司天在泉的寒湿之气相同，用燥热之性的药物治疗。

［28］同者多之：气运相同的气势盛，所以应多用相宜的气味制之。

［29］假者反常：即若天气反常，邪气反胜，则不必泥于"用寒远寒"的用药规律。"假"字张介宾训为借，"谓气有假借而反乎常也，如夏当热而反寒，冬当寒而反热。"

【解读】

论"太阳之政"司天年份的气运变化规律。此节论述"太阳之政"司天年份的岁运、岁气变化关系，主运、客运的推算，客气六步气候、物候、人体疾病特征，与岁运所应的年度气象、物候特征、临证适宜的治则治法等。

第一，所谓"辰戌之纪"是指岁支逢壬、逢戌年份，有壬辰、壬戌、戊辰、戊戌、甲辰、甲戌、庚辰、庚戌、丙辰、丙戌十年，均为太阳寒水为岁气。

此十年均为阳干之年，其岁运太过，所以称为"太角、太徵、太宫、太商、太羽"。年干分阴阳，而五音别太少，都按五音建运的方法，用角、徵、宫、商、羽分别标记木、火、土、金、水五运。

五运，即运行不息的五季及其气候变化。是探索一年五季气候、物候变化运行规律的理论。其标记有五行属性的风、寒、湿、燥、热气候变化规律，用以探求时令、物化，以及与人类发病的关系。

　　五运有岁运、主运、客运三种。岁运统主一年的气运变化规律，因其所主时间范围大（365.25天），又称"大运"；因其介乎于"天气""地气"之间运行而居中，故命名为"中运"。五年为一小周期，十年为一大周期，始于木运（风气），终于水运（寒气），以五行相生为序排列，太过与不及相间，偶有平气之年发生。

　　主运，是研究标记有五行属性的五种气候分固定主持一年五个时段规律的理论。一年分为五步，每步各73.05天，从大寒节交时刻按下页算起。五步"气运"变化规律为始于木运，终于水运，五行相生为序。一年五步"气运"属性年年如此，固定不变（见图3-7）。

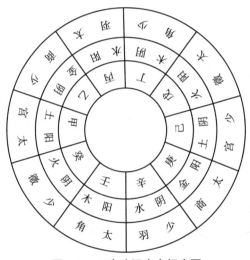

图3-7　五音建运太少相生图

　　其推算方法是在"先立其年，以明其气"的原则指导下，依据年干及"十干化运"原理，求出该年份的岁运，在以五音建运，太少相生，五步推运方法，就可分别推求初、二、三、四、终五步主运的太少属性。

　　客运是相对于主运而言的主时之运。"主"与"客"相对而言，"主"有相对固定之意，"客"有因时变迁，不固定之意。所以"主运"，即相对固定的主持一个时段之运，各个时段所主的气运特点，年年如此，固定不变。"客运"是随着年份不同而有区别的主时之运，各个时段所主的气运特点，随着年份的变迁而有所不同。一年分为五步，各步为73.05天，起于大寒节交司时刻；以五行为序，太少相生为序；每步客运随年份变化而迁移，五年为一个周期。"客运"的推演也是在"先立其年，以明其气"原则之下，先求当年的年干据十干化运，求出当年的大运，将当年的大运及其五音太少属性，放在当年五步客运的初运上，再以五行相生之序，太少相生之序，依次求出当年其他四步客运。

第二，"辰戌之纪"气象特点。"太阳、太角、太阴，壬辰壬戌，其运风，其化鸣紊启坼，其变振拉摧拔"，此类年份为太阳寒水司天，岁运属木，壬为阳干，故称太角，三阳司天则三阴在泉，故称太阴。木运主风，故风运正常则天地温和，微风吹拂树木的枝条，发出微鸣之声，植物的种芽也破土萌生，这是正常风运给自然所带来的正常物化特征。若风木之气无有制约而太过，则狂风大作，万物被振撼摧折，这是风运太过所带来的灾变特征。

第三，"辰戌之纪"病症特点。风运司岁，人体肝脏应之，"诸风掉眩，皆属于肝"（《素问·至真要大论》），故出现眩晕振掉，目闭不欲睁，视物不清等肝风之症。

第四，"辰戌之纪"客运五步。"太角₍初正₎ 少徵 太宫 少商 太羽₍终₎"是指而言的。客运与主运的不同点在于主运初运始于木，按五行相生顺序而终于水，客运之初运则随岁运起步。因壬辰、壬戌之岁为阳干木运，故其客运起止仍为起于木而终于水，它如戊辰、戊戌则初运起于太徵，甲辰、甲戌则起于太宫，庚辰、庚戌起于太商，丙辰、丙戌起于太羽。其五步运行规律从初运开始，仍按五行相生顺序，阳干年起于太而终于太，反之，若遇阴干之年的客运，则起于少而终于少。余者类推。

第五，客气不同，气象各异。六步客气的性质有别，气象、物化、民病特征也有差异。该年份客气六步特点为"初之气，地气迁，气乃大温。草乃早荣，民乃厉，温病乃作，身热头痛呕吐，肌腠疮疡……终之气，地气正，湿令行，阴凝太虚，埃昏郊野，民乃惨凄，寒风以至，反者孕乃死"。

第六，论运太过"先天"。凡阳干之年，岁运太过，故气候变化较节令到来得早，此所谓"先天"，即先天时而至之意。王冰："六步之气，生长化成收藏，皆先天时而应至也。余岁先天同之也。"

第七，司天在泉，同司岁气。司天和在泉之气，一阴一阳，同主一岁之气。原文所说的"水土合德""金水合德""火木合德"等，都是指司天在泉之气各主半年。司天主初、二、三气；在泉司四、五、终气。每年的气候特征，均由当年司天在泉之气的性质及其德化政令特征所决定。自然界也就会有相应的物化特征、五星应象及相应的谷物（称为岁谷）等，若司天在泉之气变化异常，就会给自然界带来相应的灾变，在人体就会发生相应的病证。

第八，六步不同，气候各异。六步主气固定不变，客气则逐年变更其六步，顺序是厥阴、少阴、太阴、少阳、阳明、太阳，往复循环。所以要测知当年各时气候变化状况，必先明白客气的迁移变化。司天在泉确定，左右四间气也便得以确立。从太阳司天之政十年的六步客气特征分析来看，各步气候和发病特征，主要取决于主气客气自身的性质，但也必须注意客气与主气的加临和相互制胜关系。

第九，论客主加临。甲辰、甲戌既是岁会之年，又是同天符之年。

所谓客主加临，是将每年轮值的客气六步，分别加于固定不变的主气六步之上，然后对其五行属性予以分析，用以探求相关气候变化的知识。由于主气只能概括一年气候的常规变化，而气候的具体变化则取决于客气，因此只有将客主二气结合起来分析，才能把握当年气候的实际变化情况。

客主关系表现有二：其一，如《素问·五运行大论》之"气相得则合，不相得则病"。客气与主气相生，或客主同气，便为相得，该年份太阳寒水司天的年份，初之气客主相生，此即"相得"。余气客主相克皆为"不相得"。其二，客主关系有顺逆之别。客气生主气为顺，太阳寒水司天的年份，初气的主气是厥阴风木，客气是少阳相火，就是主生克，此为逆。

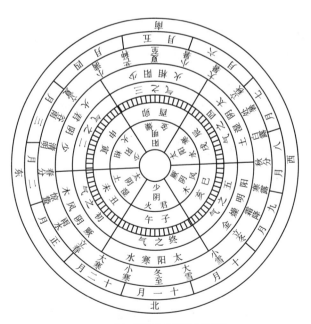

▨▨▨为可以转动的部分

图3-8 客主加临图

第十，运气同化。此节涉及运气同化关系有甲辰、甲戌之年，即是岁会又是同天符。因为这二年均为司岁的土运又逢太阴湿土在泉（同天符），而其岁支"辰戌"所在"土主四维"的东南、西北方位，故而司岁土运和岁支所表达方位的五行属性一致，故为"岁会"之年。

第十一，五味调治的目的和意义。调治的原则是"用寒远寒，用凉远凉，用温远温，用热远热，食宜同法"，即因时制宜。为了避免或治疗因运气盛衰变化所带来的病患，药食五味调治是很重要的。食物，要选择与当年岁气相应的谷物，在此太阳司天之岁，寒湿为司岁之气，要选择黑色和黄色的谷类，以保养真气。同时，还要防避虚邪贼风，以保正气。

药味的选择也同样如此，要和当年的运气相适应，才能从培补化源入手，减弱致郁的胜气，太过运气才能被抑制，不及的运气才得以扶植，不论是药物或饮食五味的选择，目的是调整机体与自然界的动态平衡，不要因运气偏盛偏衰的变化，而造成病害。所以在寒湿之气司岁，故"宜苦以燥之温之"。

【原文】

帝曰：善。阳明之政奈何？

岐伯曰：卯酉之纪也。

阳明　少角　少阴　清热胜复同[1]，同正商。丁卯岁会　丁酉，其运风清热[2]。

少角初正　太徵　少宫　太商　少羽终

阳明　少徵　少阴　寒雨胜复[3]同，同正商。癸卯同岁会　癸酉同岁会　其运热寒雨。

少徵　太宫　少商　太羽终　太角初

阳明　少宫　少阴　风凉胜复同[4]。己卯　己酉　其运雨风凉。

少宫　太商　少羽终　少角初　太徵

阳明　少商　少阴　热寒胜复同，同正商。乙卯天符　乙酉岁会，太一天符[5]。其运凉热寒。

少商　太羽终　太角初　少徵　太宫

阳明　少羽　少阴　雨风胜复同，同少宫[6]。辛卯　辛酉　其运寒雨风。

少羽终　少角初　太徵　少宫　太商

凡此阳明司天之政，气化运行后天[7]，天气急，地气明，阳专其令，炎暑大行，物燥以坚，淳风乃治[8]，风燥横运[9]，流于气交，多阳少阴[10]，云趋雨府[11]，湿化乃敷。燥极而泽，其谷白丹，间谷命太[12]者，其耗白甲品羽[13]，金火合德，上应太白荧惑。其政切，其令暴，蛰虫乃见，流水不冰，民病咳，嗌塞，寒热发，暴振栗癃闭，清先而劲[14]，毛虫乃死，热后而暴[15]，介虫乃殃，其发躁，胜复之作，扰而大乱，清热之气，持于气交。

初之气，地气迁，阴始凝[16]，气始肃，水乃冰，寒雨化。其病中热，胀，面目浮肿，善眠，鼽衄、嚏、欠、呕，小便黄赤，甚则淋。二之气，阳乃布，民乃舒，物乃生荣。历大至，民善暴死。三之气，天政布，凉乃行，燥热交合，燥极而泽，民病寒热。四之气，寒雨降。病暴仆，振栗谵妄，少气嗌干引饮，及为心痛、痈肿、疮疡、疟寒之疾，骨痿血便。五之气，春令反行，草乃生荣，民气和。终之气，阳气布，候反温，蛰虫来见，流水不冰，民乃康平，其病温。

故食岁谷以安其气，食间谷以去其邪，岁宜以咸以苦以辛，汗之、清之、散之，安其运气，无使受邪，折其郁气，资其化源。以寒热轻重少多其制，同热者多天化[17]，同清者多地化[18]，用凉远凉，用热远热，用寒远寒，用温远温，食宜同法。有假者反之，此其道也。反是者，乱天地之经，扰阴阳之纪也。

【注释】

[1] 清热胜复同：即金的清气和火的热气，胜复的程度是相同的。

[2] 其运风清热：运气是风，胜气为清，复气为热。

[3] 寒雨胜复：寒胜少徵（火），土来复之。下类此。寒，为太阳寒水之气。雨，此指太阴湿土之气。

[4] 风凉胜复同：张志聪："土运不及，风反胜之，清凉之金气来复。"

[5] 太一天符：中运之气与司天之气相符为天符。中运与岁支的五行属性相同是岁会。既为天符又逢岁会者称太一天符。

[6] 同少宫：逢辛之年，水运不及，土气来侮，故其气化同于少宫土运不及的年份。

[7] 后天：运气不及，应至未至，后于天时。

[8] 淳风乃治：和淳之风行令。

[9] 风燥横运：张志聪："阳明燥金司天，厥阴风木主气，故风燥横运，流于气交。横者，谓主客之气，交相纵横。"

[10] 多阳少阴：阳明司天之年，金运不足，火气乘之，火气胜则多阳少阴，炎暑大行。

[11] 雨府：雨湿聚积的季节或地域。张介宾："雨府，谓土厚湿聚之处。"

[12] 间谷命太：即承受太过之间气而化生的谷物。间谷，即间气所化之谷。命太，指间气的太过之气。

[13] 其耗白甲品羽：张介宾："耗，伤也。白与甲，金所化也。品羽，

火虫品类也。本年卯酉，金气不及而火胜之，则白甲当耗，火胜则水复，则羽虫亦耗。"

［14］清先而劲：阳明燥金司天，故清金之气主上半年在先，其气肃杀劲切。

［15］热后而暴：阳明燥金司天，则少阴君火在泉，火热之气主下半年而在后。

［16］阴始凝：张介宾："初气太阴用事，时寒气湿，故阴凝。"

［17］同热者多天化：张介宾："凡运与在泉少阴同热者，则当多用司天阳明清肃之化以治之。"天化是司天燥金清冷之气。

［18］同清者多地化：指岁运与司天之气同为清气，应多以火热之气调节。地化指在泉的火热之气。

【解读】

论"卯酉之纪"阳明司天年份的气运变化规律。此节论述"卯酉之纪"阳明司天年份的岁运、岁气变化关系，主运、客运的推算，客气六步气候、物候、人体疾病特征，与岁运所应的年度气象、物候特征、临证适宜的治则治法等。

其一，"卯酉之纪"，是指岁支逢卯、酉年份，有乙卯、乙酉、丁卯、丁酉、己卯、己酉、辛卯、辛酉、癸卯、癸酉十年，均为太阳寒水为岁气。

其二，"卯酉之纪"气象特点：阳明燥金司天，少阴君火在泉，同司岁气。全年的气候特征，由此决定，故有"炎暑大行""风燥横运"的气象特点。

其三，"卯酉之纪"病症流行特点：人体则易生咳，嗌塞，寒热发，暴振栗癃闭之类肺心病症。

其四，"卯酉之纪"客运主运五步。

其五，岁运不及，气化运行"后天"。凡阴干之年，如此类年份，岁运不足，气候较节令晚来，此所谓后天，为其气化特征。

其六，"卯酉之纪"，自然界也就会有相应的物化特征，金星、火星以应其象，相应的白色、丹色谷物（称为岁谷）受到影响等。

其七，六步不同，气候各异。各步气候和发病特征，主要取决于主气客气自身的性质，但也必须注意客气与主气的加临和相互制胜关系。

其八，客主加临。如该年份阳明燥金司天，二之气的主气是少阴君火，客气为少阳相火，此为同气，也属"相得"。其他各步分别求之。

其九，运气同化。癸卯、癸酉之年为同岁会，乙卯为天符之年，乙酉岁，既是天符又为岁会，故曰太乙天符。

其十，五味调治的目的和意义。调治的原则是"用寒远寒，用凉远凉，用温远温，用热远热，食宜同法"，即因时制宜。为了避免或治疗因运气盛衰变化所带来的病患，药食五味调治是很重要的。食物，要选择与当年岁气相应的谷物，在此年份，清热为司岁之气，要选择白色和红色谷物，以保养真气。还要防避虚邪贼风，以保正气。药味的选择也同样如此，清气热气司岁，故宜"以咸以苦以辛，汗之清之散之，安其运气，无使受邪"。要和当年的运气相适应，才能从培补化源入手，减弱致郁的胜气，太过运气才能被抑制，不及的运气才得以扶植，不论是药物或饮食五味的选择，目的是调整机体与自然界的动态平衡，不要因运气偏盛偏衰的变化，而造成病害。

【原文】

帝曰：善。少阳之政奈何？

岐伯曰：寅申之纪也。

少阳 太角 厥阴 壬寅同天符 壬申同天符 其运风鼓[1]，其化鸣紊启坼，其变振拉摧拔，其病掉眩支胁[2]惊骇。

太角初正 少徵 太宫 少商 太羽终

少阳 太徵 厥阴 戊寅天符 戊申天符 其运暑，其化暄嚣郁燠，其变炎烈沸腾，其病上热郁、血溢、血泄、心痛。

太徵 少宫 太商 少羽终 少角初

太阳 太宫 厥阴 甲寅 甲申 其运阴雨，其化柔润重泽，其变震惊飘骤，其病体重、胕肿、痞饮[3]。

太宫 少商 太羽终 太角初 少徵

少阳 太商 厥阴 庚寅 庚申 同正商 其运凉，其化雾露清切，其变肃杀凋零，其病肩背胸中。

太商 少羽终 少角初 太徵 少宫

少阳 太羽 厥阴 丙寅 丙申 其运寒肃，其化凝惨凛冽，其变冰雪霜雹，其病寒浮肿。

太羽终 太角初 少徵 太宫 少商

凡此少阳司天之政，气化运行先天，天气正，地气扰[4]，风乃暴举，木偃沙飞[5]，炎火乃流，阴行阳化，雨乃时应，火木同德，上应荧惑岁星。其谷丹苍[6]，其政严，其令扰。故风热参布[7]，云物沸腾，太阴横流[8]，寒乃时至，凉雨并起。民病寒中，外发疮疡，内为泄满。故圣人遇之，和而不争。注复之作，民病寒热疟泄，聋瞑呕吐，上怫肿色变[9]。

初之气，地气迁，风胜乃摇，寒乃去，候乃大温，草木早荣。寒来不杀[10]，温病乃起，其病气怫于上，血溢目赤，咳逆头痛，血崩、胁满、肤腠中疮[11]。二之气，火反郁，白埃[12]四起，云趋雨府，风不胜湿，雨乃零，民乃康。其病热郁于上，咳逆呕吐，疮发于中，胸嗌不利，头痛身热，昏愦脓疮。三之气，天政布，炎暑至，少阳临上，雨乃涯。民病热中，聋瞑血溢，脓疮咳呕，衄衊渴嚏欠，喉痹目赤，善暴死。四之气，凉乃至，炎暑间化[13]，白露降，民气和平，其病满身重。五之气，阳乃去，寒乃来，雨乃降，气门乃闭，刚木早凋，民避寒邪。君子周密，终之气，地气正，风乃至，万物反生，霿雾以行。其病关闭不禁，心痛，阳气不藏而咳。

抑其运气，赞所不胜，必折其郁气，先取化源，暴过不生[14]，苛疾不起。故岁宜咸，辛宜酸，渗之泄之，渍之发之，观气寒温，以调其过，同风热者多寒化，异风热者少寒化，用热远热，用温远温，用寒远寒，用凉远凉，食宜同法，此其道也。有假者反之，反是者病之阶也。

【注释】

[1]其运风鼓：相火司天，风木在泉，风火合势，故其运如风鼓动。

[2]掉眩支胁：掉眩，头目昏花，视物动摇不定。掉，动摇不定。支胁，胁下胀满，如有物支撑于内。

[3]胕肿、痞饮：胕肿就是皮肤浮肿；痞饮为水液停潴，发为心腹胀满的症状。

[4]天气正，地气扰：寅申之岁，少阳相火司天，阳得其位，故天气正；厥阴风木之气在泉，风气扰动，故曰地气扰。

[5]木偃沙飞：树木吹倒，尘沙飞起，形容风势之盛，此乃风木在泉的变化所致。

[6]丹苍：马莳："丹为火而苍为木也。"

[7]风热参布：少阳热气和厥阴风气互相参合散布。

[8]太阴横流：太阴湿土之气逆行横流。

[9]上怫肿色变：指因热胜寒复，机体上部出现怫郁不舒，肿胀等病。

[10]寒来不杀：因少阳相火司天，其气本热，初之气又值少阴君火加临，所以虽然寒气时来，并不能降低温热之气。

[11]肤腠中疮：皮肤生疮。

[12]白埃：白色之云气起自地面。

[13]炎暑间化：张介宾："燥金之客，加于湿土之主，故凉气至而炎暑间化。间者，时作时止之谓。"

[14]暴过不生：不会因运气太过而生急病的意思。

【解读】

论"寅申之纪"少阳相火司天年份的气运变化规律。此节论述"寅申之纪"少阳相火司天年份的岁运、岁气变化关系，主运、客运的推算，客气六步气候、物候、人体疾病特征，与岁运所应的年度气象、物候特征、临证适宜的治则治法等。

其一，"寅申之纪"，是指岁支逢寅、申年份，有甲寅、甲申、丙寅、丙申、戊寅、戊申、庚寅、庚申、壬寅、壬申十年，均为少阳相火司天为岁气。

其二，"寅申之纪"气象特点。"风乃暴举""炎火乃流""雨乃时应，火木同德"。

其三，"寅申之纪"发病特点。多以心肝受病，故"民病寒中，外发疮疡，内为泄满"之疾；"往复之作"，则有"民病寒热疟泄，聋瞑呕吐，上怫肿色变"之症。

其四，"寅申之纪"客运主运五步。

其五，客气不同，气象各异。六步客气的性质有别，气象、物化、民病特征也有差异。

其六，"寅申之纪"其运太过，气化运行"先天"，气候变化较节令到来的早，先天时而至。

其七，"寅申之纪"，少阳相火司天，厥阴风木在泉，同司岁气。全年的气候特征由此决定，故有"炎暑大行""风燥横运"的气象特点。自然界也就会有相应的物化特征，火星、木星以应其象，相应的丹色、青色谷物（称为岁谷）受到影响等，应在人体则易生心肝之疾。

其八，六步不同，气候各异。各步气候和发病特征，主要取决于主气客气自身的性质，但也必须注意客气与主气的加临和相互制胜关系。

其九，客主加临。该年份少阳相火司天，三之气的主气、客气均为少阳相火，此为同气，其他五步均为母子相生关系，均为"相得"。

其十，运气同化。壬寅、壬申年均为厥阴风木在泉，与木气太过之岁运相符，故二者为同天符；戊寅、戊申年，火运太过又与司天之相火属性相符，故为天符之年。

其十一，五味调治的目的和意义。调治原则是"用寒远寒，用凉远凉，用温远温，用热远热，食宜同法"，即因时制宜。为了避免或治疗因运气盛衰变化所带来的病患，药食五味调治是很重要的。食物，要选择与当年岁气相应的谷物，在此年份，清热为司岁之气，要选择赤色和青色谷物，以保养真气。还要防避虚邪贼风，以保正气。药味的选择也同样如此，清气热气司岁，故"宜咸，辛宜酸，渗之泄之，渍之发之"。要和当年的运气相适应，才能从培补化源入手，减弱致郁的胜气，太过运气才能被抑制，不及的运气才得以扶植，不论是药物或饮食五味的选择，目的是调整机体与自然界的动态平衡，不要因运气偏盛偏衰的变化，而造成病害。

【原文】

帝曰：善。太阴之政奈何？

岐伯曰：丑未之纪也。

太阴 少角 太阳 清热胜复同，同正宫[1]。丁丑 丁未 其运风清热。

少角初正 太徵 少宫 太商 少羽终

太阴 少徵 太阳 寒雨胜复同。癸丑 癸未 其运热寒雨。

少徵 太宫 少商 太羽终 太角初

太阴 少宫 太阳 风清胜复同，同正宫[2]。己丑太一天符，己未太一天符 其运雨风清。

少宫 太商 少羽终 少角初 太徵

太阴 少商 太阳 热寒胜复同。乙丑 乙未 其运凉热寒。

少商 太羽终 太角初 少徵 太宫

太阴 少羽 太阳 雨风胜复同，同正宫[3]。

辛丑同岁会 辛未同岁会 其运寒雨风。

少羽终 少角初 太徵 少宫 太商

凡此太阴司天之政，气化运行后天，阴专其政，阳气退辟，大风时起，天气下降，地气上腾，原野昏霿[4]，白埃四起，云奔南极[5]，寒雨数至，物成于差夏[6]。民病寒湿，腹满身䐜愤[7]胕肿，痞逆寒厥拘急。湿寒合德，黄黑埃昏，流行气交，上应镇星辰星。其政肃，其令寂，其谷黅玄。故阴凝于上，寒积于下，寒水胜火，则为冰雹，阳光不治，杀气乃行。故有余宜高，不及宜下，有余宜晚，不及宜早，土之利，气之化也，民气亦从之，间谷命其太也。

初之气，地气迁，寒乃去，春气正，风乃来，生布万物以荣，民气条舒，风湿相薄，雨乃后。民病血溢，筋络拘强，关节不利，身重筋痿。二之气，大火正，物承化[8]，民乃和，其病温厉大行，远近咸若，湿蒸相薄，雨乃时降。三之气，天政布，湿气降，地气腾，雨乃时降，寒乃随之。感于寒湿，则民病身重胕肿，胸腹满。四之气，畏火[9]临，溽蒸化[10]，地气腾，天气否隔，寒风晓暮，蒸热相薄，草木凝烟，湿化不流，则白露阴布，以成秋令。民病腠理热，血暴溢、疟，心腹满热，胪胀[11]，甚则胕肿。五之气，惨令已行^[12]，寒露下，霜乃早降，草木黄落，寒气及体，君子周密，民病皮腠。终之气，寒大举，湿大化，霜乃积，阴乃凝，水坚冰，阳光不治。感于寒，则病人关节禁固，腰脽痛，寒湿推于气交而为疾也。

必折其郁气，而取化源，益其岁气，无使邪胜，食岁谷以全其真，食间谷以保其精。故岁宜以苦燥之温之，甚者发之泄之。不发不泄，则湿气外溢，肉溃皮拆而水血交流。必替其阳火，令御甚寒，从气异同，少多其判也，同寒者以热化，同湿者以燥化，异者少之，同者多之，用凉远凉，用寒远寒，用温远温，用热远热，食宜同法。假者反之，此其道也，反是者病也。

【注释】

[1] 同正宫：少角木运不及，上临太阴湿土司天，则土气旺盛，所以少角同正宫，正宫为土运平气的年份。

[2] 同正宫：少宫土运不及，得司天湿土之助，所以少宫同正宫。

[3] 同正宫：少羽水运不及，上临湿土司天，则约同于土运平气之年的变化。

[4] 昏霿（méng 蒙）：即晦暗。

[5] 云奔南极：张介宾："司天主南，而太阴居之，故云奔南极，雨湿多见于南方。"

[6] 差夏：张志聪："长夏之时，秋之交也。"

[7] 膜愤：张介宾："膜愤，胀满也。"

[8] 物承化：指万物因此得到生长发育。

[9] 畏火：张介宾："少阳相火用事，故气龙烈故曰畏火。"

[10] 溽蒸化：作"湿润薰物"解。溽，即"湿"。

[11] 胪胀：腹部肿胀。

[12] 惨令已行：张琦："主气主客燥金，惨，疑作燥。肺主皮毛，燥反自伤也。"

【解读】

论"丑未之纪"太阴司天年份的气运变化规律。此节论述"丑未之纪"太阴司天年份的岁运、岁气变化关系，主运、客运的推算，客气六步气候、物候、人体疾病特征，与岁运所应的年度气象、物候特征、临证适宜的治则治法等。

其一，"丑未之纪"，是指岁支逢丑、未年份，有乙丑 乙未、丁丑 丁未、己丑（太一天符年）、己未（太一天符年）、辛丑（同岁会年）、辛未（同岁会）、癸丑、癸未十年，均为太阴湿土为岁气。

其二，"丑未之纪"气象特点。"大风时起""原野昏霿""云奔南极，寒雨数至"。

其三，"丑未之纪"发病特点。太阴湿土司天，太阳寒水在泉，人身应此则脾肾受病，故"民病寒湿，腹满身膜愤胕肿，痞逆寒厥拘急"之症。

其四，"丑未之纪"主运、客运五步。

其五，客气不同，气象各异。六步客气的性质有别，气象、物化、民病特征也有差异。

其六，岁运不及，气化运行"后天"。凡阴干之年，故此类年份，岁运不足，气候较节令晚来，此所谓后天，为其气化特征。

其七，"丑未之纪"，太阴湿土司天，太阳寒水在泉，同司岁气。全年的气候特征，由此决定，故有相应的气象特点。自然界也就会有相应的物化特征，土星、水星以应其象，相应的黄色、黑色谷物（称为岁谷）受到影响等，应在人体则易生脾肾之疾。

其八，六步不同，气候各异。各步气候和发病特征，主要取决于主气客气自身的性质，但也必须注意客气与主气的加临和相互制胜关系。

其九，客主加临。如该年份太阴湿土司天，二之气的主气是少阴君火，客气为少阳相火，此为同气，也属"相得"。其他四步分别求之。

其十，运气同化。己丑、己未太一天符既是天符又为岁会，故曰太乙天符；辛丑、辛未同岁会之年为同岁会。

其十一，五味调治的目的和意义。调治的原则是"用凉远凉，用寒远寒，用温远温，用热远热，食宜同法"，即因时制宜。为了避免或治疗因运气盛衰变化所带来的病患，药食五味调治是很重要的。食物，要选择与当年岁气相应的谷物，在此年份，寒湿为司岁之气，要选择黄色和黑色谷物，以保养真气。还要防避虚邪贼风，以保正气。药味的选择也同样如此，湿气寒气司岁，故"宜以苦燥之温之，甚者发之泄之"。要和当年的运气相适应，才能从培补化源入手，减弱致郁的胜气，太过运气才能被抑制，不及的运气才得以扶植，不论是药物或饮食五味的选择，目的是调整机体与自然界的动态平衡，不要因运气偏盛偏衰的变化，而造成病害。

【原文】

帝曰：善。少阴之政奈何？

岐伯曰：子午之纪也。

少阴 太角 阳明 壬子 壬午 其运风鼓，其化鸣紊启坼，其变振拉摧拔，其病支满。

太角初正 少徵 太宫 少商 太羽终

少阴 太徵 阳明 戊子天符 戊午太一天符 其运炎暑，其化暄曜郁燠，其变炎烈沸腾，其病上热血溢。

太徵 少宫 太商 少羽终 少角初

少阴 太宫 阳明 甲子 甲午 其运阴雨，其化柔润时雨，其变震惊飘骤，其病中满身重。

太宫 少商 太羽终 太角初 少徵

少阴 太商 阳明 庚子同天符 庚午同天符 同正商 其运凉劲[1]，其化雾露萧瑟，其变肃杀凋零，其病下清[2]。

太商 少羽终 少角初 太徵 少宫

少阴 太羽 阳明 丙子岁会 丙午 其运寒，其化凝惨凛冽，其变冰雪霜雹，其病寒下[3]。

太羽终 太角初 少徵 太宫 少商

凡此少阴司天之政，气化运行先天，地气肃，天气明，寒交暑[4]，热加燥[5]，云驰雨府，湿化乃行，时雨乃降[6]，金火合德，上应荧惑太白。其政明，其令切[7]，其谷丹白。水火寒热持于气交而为病始也，热病生于上，清病生于下，寒热凌犯而争于中，民病咳喘，血溢血泄鼽嚏，目赤眦疡[8]，寒厥入胃[9]，心痛、腰痛、腹大、嗌干肿上。

初之气，地气迁，暑[10]将去，寒乃始，蛰复藏，水乃冰，霜复降，风乃至，阳气郁，民反周密，关节禁固[11]，腰脽痛，炎暑将起，中外疮疡。二之气，阳气布，风乃行，春气以正，万物应荣，寒气时至，民乃和。其病淋，目瞑目赤，气郁于上而热。三之气，天政布，大火行，庶类蕃鲜[12]，寒气时至。民病气厥心痛，寒热更作，咳喘目赤。四之气，溽暑至[13]，大雨时行，寒热互至。民病寒热，嗌干黄瘅，鼽衄饮发。五之气，畏火临，暑反至，阳乃化，万物乃生乃长荣，民乃康，其病温。终之气，燥令行，余火内格[14]，肿于上，咳喘，甚则血溢。寒气数举，则霿雾翳，病生皮腠，内舍于胁，下连少腹而作寒中，地将易也。

必抑其运气，资其岁胜，折其郁发，先取化源，无使暴过而生其病也。食岁谷以全真气，食间谷以辟虚邪。岁宜咸以软之，而调其上，甚则以苦发之，以酸收之，而安其下。甚则以苦泄之。适气同异而多少之，同天气者以寒清化，同地气者以温热化，用热远热，用凉远凉，用温远温，用寒远寒，食宜同法。有假则反，此其道也，反是者病作矣。

【注释】

[1] 其运凉劲：金运与阳明燥金之气在泉相合，故曰凉劲。

[2] 下清：张介宾："二便清泄，及下体清冷。"

[3] 寒下：张介宾："中寒下利，腹足清冷。"

[4] 寒交暑：张志聪："岁前之终气，乃少阳相火，今岁之初气，乃太阳寒水，故为寒交暑。"

[5] 热加燥：张志聪："君火在上，燥金在下，故曰热加燥。"

[6] 云驰雨府，湿化乃行，时雨乃降：张琦："上热下燥，无湿化流行之理，'云驰雨府，湿化乃行，时雨乃降'十二字必误衍也。"

[7] 其政明，其令切：谓少阴君火司天，火性光明。阳明燥金在泉，金性急切，故此年上半年气候偏热，下半年气候偏于寒凉。

[8] 眦疡：眼角溃疡。

[9] 寒厥入胃：指寒邪入于胃，致使胃气不降，脾气不升，气机升降悖逆。厥，气逆。

[10] 暑：原作"燥"，据"新校正"改。

[11] 关节禁固：指关节因寒所伤而屈伸不利。

[12] 庶类蕃鲜：万物蕃盛美丽。

[13] 溽暑至：四之气为太阴湿土当令，所以湿热之气降临。

[14] 余火内格：火热之余邪未尽，郁滞在内，不得发泄。

【解读】

论"子午之纪"少阴君火司天年份的气运变化规律。此节论述"子午之纪"少阴君火司天年份的岁运、岁气变化关系，主运、客运的推算，客气六步气候、物候、人体疾病特征，与岁运所应的年度气象、物候特征、临证适宜的治则治法等。

其一，"子午之纪"，是指岁支逢子、午年份，有甲子、甲午、丙子（岁会）、丙午、戊子（天符）、戊午（太乙天符）、庚子（同天符）、庚午（同天符）、壬子、壬午十年，均为少阳相火司天为岁气。

其二，"子午之纪"气象特点。"寒交暑，热加燥""时雨乃降，金火合德"。

其三，"子午之纪"发病特点。由于"水火寒热持于气交而为病始也，热病生于上，清病生于下，寒热凌犯而争于中"，心肺受病，故"民病咳喘、血溢、血泄、鼽嚏、目赤眦疡、寒厥入胃、心痛、腰痛、腹大、嗌干、肿上"之疾。

其四，"子午之纪"客运主运五步。

其五，客气不同，气象各异。六步客气的性质有别，气象、物化、民病特征也有差异。

其六，"子午之纪"其运太过，气化运行"先天"，气候变化较节令到来的早，先天时而至。

其七，"子午之纪"，少阴君火司天，阳明燥金在泉，同司岁气。全年的气候特征由此决定，故有"寒交暑，热加燥""时雨乃降"的气象特点。自然界也就会有相应的物化特征，火星、金星以应其象，相应的丹色、白色谷物（称为岁谷）受到影响等，应在人体则易生心肺之疾。

其八，六步不同，气候各异。各步气候和发病特征，主要取决于主气客气自身的性质，但也必须注意客气与主气的加临和相互制胜关系。

其九，客主加临。该年份少阴君火司天，与主气的三之气少阳相火、四之气主客同为太阴湿土之气，均为同气，而初、二、终三步为母子相生关系，故为"相得"。仅五之气主气为阳明燥金，客气为少阳相火（著气），二者相克为"不相得"。

其十，运气同化。丙子年为岁会，戊子为天符，戊午年为太乙天符，庚子、庚午年为同天符。

其十一，五味调治的目的和意义。调治原则是"用热远热，用凉远凉，用温远温，用寒远寒，食宜同法"，即因时制宜。为了避免或治疗因运气盛衰变化所带来的病患，药食五味调治是很重要的。食物，要选择与当年岁气相应的谷物，在此年份，清热为司岁之气，要选择赤色和白色谷物，以保养真气。还要防避虚邪贼风，以保正气。药味的选择也同样如此，寒气、燥气司岁，故治"以苦发之，以酸收之"。要和当年的运气相适应，才能从培补化源入手，减弱致郁的胜气，太过运气才能被抑制，不及的运气才得以扶植，不论是药物或饮食五味的选择，目的是调整机体与自然界的动态平衡，不要因运气偏盛偏衰的变化，而造成病害。

【原文】

帝曰：善。厥阴之政奈何？

岐伯曰：巳亥之纪也。

厥阴　少角　少阳　清热胜复同，同正角[1]。丁巳天符　丁亥天符　其运风清热。

少角初正　太徵　少宫　太商　少羽终

厥阴　少徵　少阳　寒雨胜复同。

癸巳同岁会　癸亥同岁会　其运热寒雨。

少徵　太宫　少商　太羽终　太角初

厥阴 少宫 少阳 风清胜复同，同正角[2]。

己巳 己亥 其运雨风清。

少宫 太商 少羽_终 少角_初 太徵

厥阴 少商 少阳 热寒胜复同，同正角[3]。

乙巳 乙亥 其运凉热寒。

少商 太羽_终 太角_初 少徵 太宫

厥阴 少羽 少阳 雨风胜复同。

辛巳 辛亥 其运寒雨风。

少羽_终 少角_初 太徵 少宫 太商

凡此厥阴司天之政，气化运行后天，诸同正岁[4]，气化运行同天[5]，天气扰，地气正[6]，风生高远[7]，炎热从之，云趋雨府，湿化乃行，风火同德，上应岁星荧惑。其政挠，其令速，其谷苍丹，间谷言太者，其耗文角品羽。风燥火热，胜复更作，蛰虫来见，流水不冰，热病行于下，风病行于上，风燥胜复形于中。

初之气，寒始肃，杀气方至，民病寒于右之下[8]。二之气，寒不去，华雪水冰，杀气施化，霜乃降，名草上焦，寒雨数至，阳复化，民病热于中。三之气，天政布，风乃时举，民病泣出耳鸣掉眩。四之气，溽暑湿热相薄，争于左之上，民病黄瘅而为胕肿。五之气，燥湿更胜，沉阴乃布，寒气及体，风雨乃行。终之气，畏火[9]司令，阳乃大化，蛰虫出见，流水不冰，地气大发，草乃生，人乃舒，其病温厉。

必折其郁气，资其化源，赞其运气，无使邪胜。岁宜以辛调上，以咸调下，畏火之气，无妄犯之。用温远温，用热远热，用凉远凉，用寒远寒，食宜同法。有假反常，此之道也，反是者病。

【注释】

[1] 同正角：木运不及，得司天厥阴之助，而成为平气（正角）。

[2] 同正角：土运不及，司天厥阴之气专政，所以该年的运气，相当于木之平气（正角）。

[3] 同正角：金运不及，司天厥阴之气反胜，所以该年的运气，相当于木之平气（正角）。

[4] 正岁：平气之年。本篇下文曰："运非有余非不足，是谓正岁，其主当其时也。"

[5] 同天：时令与天气相应。

[6] 天气扰，地气正：高世栻："厥阴司天，故天气扰。扰，风动也，

少阳在泉，故地气正。正，阳和也"

[7]风生高远：为厥阴风木司天之互词。

[8]民病寒于右之下：张志聪："初之气乃阳明清金司令，故寒始肃，而杀气方至，民病寒于右之下，谓阳明之间气，在泉少阳之右也。"

[9]畏火：少阳相火。

【解读】

论"巳亥之纪"厥阴司天年份的气运变化规律。此节论述"巳亥之纪"厥阴司天年份的岁运、岁气变化关系，主运、客运的推算，客气六步气候、物候、人体疾病特征，与岁运所应的年度气象、物候特征、临证适宜的治则治法等。

第一，"巳亥之纪"，是指岁支逢巳、亥年份，有乙巳、乙亥、丁巳（天符之年）、丁亥（天符之年）、己巳、己亥、辛巳、辛亥、癸巳（同岁会之年）、癸亥（同岁会之年）十年，均为太阳寒水为岁气。

第二，"巳亥之纪"气象特点。"风生高远，炎热从之，云趋雨府，湿化乃行，风火同德"。

第三，"巳亥之纪"发病特点。厥阴风木司天，少阳相火在泉，人身应此则肝心受病，故民病"热病行于下，风病行于上"之证。

第四，"巳亥之纪"主运、客运五步。

第五，客气不同，气象各异。六步客气的性质有别，气象、物化、民病特征也有差异。

第六，岁运不及，气化运行"后天"。凡此阴干之年，故此类年份，岁运不足，气候较节令晚来，此所谓后天，为其气化特征。

第七，"巳亥之纪"，厥阴风木司天，少阳相火在泉，同司岁气，故有相应的气象特点。自然界也就会有相应的物化特征，木星、火星以应其象，相应的青色、赤色谷物（称为岁谷）受到影响等，应在人体则易生肝心之疾。

第八，六步不同，气候各异。各步气候和发病特征，主要取决于主气客气自身的性质，但也必须注意客气与主气的加临和相互制胜关系。

第九，客主加临。该年份三、四、五步之气为母子相生关系，属"相得"；初、二、终三步之气为相克关系，为"不相得"。

第十，运气同化。丁巳、丁亥为天符之年，故曰太乙天符；癸巳、癸亥为同岁会年。

第十一，五味调治的目的和意义。调治的原则是"用温远温，用热远热，用凉远凉，用寒远寒，食宜同法"，即因时制宜。为了避免或治疗因运气盛衰变化所带来的病患，药食五味调治是很重要的。药味的选择也同样如此，由于风气火气司岁，故"宜以辛调上，以咸调下"。

【原文】

帝曰：善。夫子之言可谓悉矣，然何以明其应乎？

岐伯曰：昭乎哉问也！夫六气者，行有次，止有位[1]，故常以正月朔日[2]平旦视之，观其位而知其所在矣。运有余，其至先，运不及，其至后，此天之道，气之常也。运非有余非不足，是谓正岁[3]，其至当其时也。

帝曰：胜复之气，其常在也，灾眚时至，候也奈何？

岐伯曰：非气化[4]者，是谓灾也。

帝曰：天地之数[5]，终始奈何？

岐伯曰：悉乎哉问也！是明道也。数之始，起于上而终于下[6]，岁半[7]之前，天气主之，岁半之后，地气主之，上下交互，气交主之，岁纪毕矣。故曰：位明气月[8]可知乎，所谓气也。

帝曰：余司其事，则而行之，不合其数何也？

岐伯曰：气用[9]有多少，化治[10]有盛衰，衰盛多少，同其化也。

【注释】

[1]行有次，止有位：指六气的运行主时各有一定的次序和方位。

[2]正月朔日：农历正月初一。

[3]正岁：张介宾："正岁者，和平之岁，时至气亦至也。"

[4]气化：张介宾："当其位则为正化，非其位则为邪化，邪则为灾。"

[5]天地之数：张介宾："司天在泉，各有所主之数。"

[6]起于上而终于下：张介宾："司天在前，在泉在后，司天主上，在泉主下，故起于上而终于下。"

[7]岁半：大寒节至小暑为岁半以前，大暑至小寒为岁半以后。

[8]位明气月：即是要明确六气所在的方位与相应的节气月份。气月，时令气候及每气所在的月份。

[9]气用：六气的作用。

[10]化治：六气与五运相合之化。

【解读】

论六气行止迟早的观测方法。主客六气的迁移，有一定的秩序和方位。都是按五行相生之序，将一岁等分为六步，每步为六十日又八十七刻半。主气固定主时，年年如此。客气每年迁移一气，"行有次，止有位"，有一定规律可循。观测的方法是"常以正月朔日平旦视之，睹其位而知其所在矣"。

正月建寅，为一岁之首，朔日即初一，为一月之初，平旦则天刚亮，为一旦之始。于是在此时观察气候变化，以判断当年六气所在的气位。

观测六气行至迟早及所在之位的标准有三：

其一，"运有余，其至先"。凡阳干之年，皆为中运太过，从大寒节前十三日交接，故正月初一寅时观察气候变化，则是先于节令而至。诸如"辰戌之纪""寅申之纪""子午之纪"皆如此。

其二，"运不及，其后至"。凡阴干之年，皆为中运不及，从大寒节后十三日交接，故正月初一寅时观察气候，则是晚于节令而至，诸如"卯酉之纪""丑未之纪""巳亥之纪"皆属之。

其三，"运非有余，非不足，是谓正岁"。凡运太过而被抑制，运不及而得助，就为平气，或曰正岁。如"辰戌之纪"中的戊辰年为火运太过，戊属阳火，辰是太阳寒水司天，火虽太过，却被司天之太阳寒水抑制，即由太过转为"正岁"。"卯酉之纪"中的辛卯、辛酉年，虽为水运不足，但得阳明燥金司天之气扶助，同样产生正岁，和平气（即正岁）合称"五运三气"，都是自然界的正常规律，也是六气胜复变化的正常规律所在。如果气化作用与运气之间的制胜关系不相符合，就要发生灾害，故曰"非气化者，是谓灾也。"张志聪注云："非气化者，谓非运气之化也。如丁卯丁酉岁，其运风清热，风乃少角之气化，其清热乃胜复之气，此邪化也，是谓灾眚。"基本精神是说，气化现象要和岁运相符合，不论是太过、不及或平气，皆如此，如果不相符合，就是"非气化"，就是生灾害。

每年的客气变化迁移，都是以司天之气开始，终止于在泉之气。因此，从大寒节至小暑之间为岁半之前，气候变化由司天之气主持，故曰"岁半之前，天气主之"；从大暑至小寒节为岁半之后，气候变化由在泉之气主持，故曰"岁半之后，地气主之"。岁运之气则在司天在泉之气的合德下，发挥基础作用。司天在泉之位已明，那么六步之气所分布的月份也便确定。这便是一年之中的气化规律。

【原文】

帝曰：愿闻同化何如？

岐伯曰：风温春化同，热曛昏火夏化同，胜与复同，燥清烟露秋化同，云雨昏暝埃长夏化同，寒气霜雪冰冬化同，此天地五运六气之化，更用盛衰之常也。

帝曰：五运行同天化者[1]，命曰天符，余知之矣。愿闻同地化[2]者何谓也？

岐伯曰：太过而同天化者三，不及而同天化者亦三，太过而同地化者三，不及而同地化者亦三，此凡二十四岁也。

帝曰：愿闻其所谓也。

岐伯曰：甲辰、甲戌、太宫下加[3]太阴，壬寅、壬申、太角下加厥阴，庚子、庚午、太商下加阳明，如是者三。癸巳、癸亥、少徵下加少阳，辛丑、辛未、少羽下加太阳，癸卯、癸酉、少徵下加少阴，如是者三。戊子、戊午、太徵上临[4]少阴，戊寅、戊申、太徵上临少阳，丙辰、丙戌、太羽上临太阳，如是者三。丁巳、丁亥、少角上临厥阴，乙卯、乙酉、少商上临阳明，己丑、己未、少宫上临太阴，如是者三。除此二十四岁，则不加不临[5]也。

帝曰：加者何谓？

岐伯曰：太过而加同天符，不及而加同岁会也。

帝曰：临者何谓？

岐伯曰：太过不及，皆曰天符，而变行有多少，病形有微甚，生死有早晏耳。

【注释】

［1］同天化：岁运与司天之气相同，即称天符。

［2］同地化：岁运与在泉之气相同，即为岁会。

［3］下加：运与在泉同化谓之"下加"。

［4］上临：运与司天之气同化谓之"上临"。

［5］不加不临：岁运与司天、在泉都不相同，则为"不加不临"。

【解读】

论运气同化规律。所谓同化，就是指岁运和岁气，在五行归类中，属于同类而有同化的作用，即"气用有多少，化治有盛衰，衰盛多少，同其化也"之意。同化的类别虽有不同，但其基本规律有五：木同风化，火同暑化，土同湿化，金同燥化，水同寒化。故有"风温春化同，热曛昏火夏化同，胜与复同，燥清烟露秋化同，云雨昏暝埃长夏化同，寒气霜雪冰冬化同，此天地五运六气之化，更用盛衰之常也"。但是，岁气又有司天在泉之别，故运气同化又有同天化、同地化之异。

其一，同天化。"五运行同天化者，命曰天符"。岁运之气与司天之气五行属性相符合的同化关系，故称"天符"，如火运之岁，上见少阳、少阴，即戊寅、戊申、戊子、戊午年，火与暑热同化。六十年中有12年属于天符之年。示意如图3-9、图3-10。

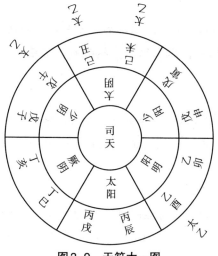

图3-9　天符太一图

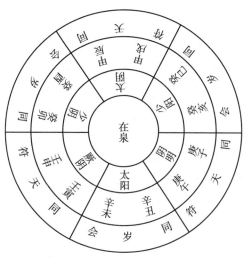

图3-10　同天符、同岁会图

其二，同地化。岁运与在泉之气同化时又有"太过而加同天符，不及而加同岁会也"之别。

所谓同天符，指凡逢阳干年，太过的中运与当年在泉之气相合，如甲辰、甲戌，岁土太宫，太阴湿土在泉，土湿同化。六十年中有6年为"同天符"。

所谓同岁会，指凡逢阴干年，不及的中运与在泉之气相合，如癸巳、癸亥、癸卯、癸酉为阴干火运不及之年，而客气在泉之气分别是少阴君火和少阳相火，属不及之火与在泉之君火、相火相合而同化。六十年中有6年为"同岁会"。

【原文】

帝曰：夫子言用寒远寒，用热远热。余未知其然也，愿闻何谓远[1]？

岐伯曰：热无犯热，寒无犯寒，从者和，逆者病，不可不敬畏而远之，所谓时兴六位也[2]。

帝曰：温凉何如？

岐伯曰：司气[3]以热，用热无犯，司气以寒，用寒无犯，司气以凉，用凉无犯，司气以温，用温无犯，间气同其主[4]无犯，异其主则小犯之，是谓四畏[5]，必谨察之。

帝曰：善。其犯者何如？

岐伯曰：天气反时，则可依时[6]，及胜其主[7]，则可犯，以平为期，而不可过，是谓邪气反胜者。故曰：无失天信[8]，无逆气宜[9]，无翼[10]其胜，无赞其复，是谓至治。

【注释】

[1]远：避，避开。

[2]时兴六位：一年之中，六气分时而兴，每一位（步）主时六十日八十七刻半。时有六位之异，气有寒热温凉之变。

[3]司气：张介宾："司气者，司天司地之气也。"

[4]间气同其主：张介宾："间气，左右四间之客气。主，主气也。同者，同热同寒，其气甚，故不可犯。"

[5]四畏：言用药时应当畏避寒热温凉四气。

[6]天气反时，则可依时：张介宾："天气即客气，时即主气，客不合主，是谓反时，反时者则可依时，以主气之循环有常，客气之显微无定，故姑从乎主也。"时，原本作"则"，误，故改。

[7]及胜其主：谓气太过而胜主气。主，指主气。

[8]无失天信：天气应时而至，信而有征，故谓天信。

[9]气宜：六气的宜忌。

[10]翼：即帮助、资助。下"赞"义同。

【解读】

论顺时用药，是谓至治。此节原文从用药禁忌，进一步阐述掌握运气理论，应时用药原则的重要性。

一般的用药原则是"司气以热，用热无犯，司天以寒，用寒无犯，司气以凉，用凉无犯，司气以温，用温无犯。"即气候温热者，温热之品不能用；气候寒凉，则不能用寒凉之品。所以，药物的寒热温凉，在运用时当与岁气的寒热温凉气候敬畏而避忌，故称此为"四畏"，用药无犯，这是针对主岁的司天在泉之气而言的。

对间气如何处理？原文说："间气同其主无犯，异其主则小犯之。"指出若间气的性质与主岁之气性质一致时，仍按"四畏"原则处理，而"无犯"寒热。若间气的性质与主气不同，在间气主时季节，可犯"四畏"。但应掌握一定尺度，不可太过，故曰"异其主则小犯之。"

但气候反常，也可采用特殊的用药方法，如炎夏气候反凉，感寒而致病，虽为火热之气主令，但仍可用辛温之品以发其汗，以去其寒邪。严冬反热，热郁于里，非寒凉之品不能除，虽是水寒之气当令，仍可用苦寒之剂以泻里热。但要严格掌握尺度，所以原文说："天气反时，则可依时，及胜其主则可犯，以平为期，而不可过也，是谓邪气反胜者。"

不论是"无犯""小犯"或"可犯"，其目的，都是在于协调和纠正人与自然环境的不平衡状况。其必须要掌握"四无"的用药原则，即"无失大信，无逆气宜，无翼其胜，无赞其复"，如此则能收到理想的效果，故曰"是谓至治"。

【原文】

帝曰：善。五运气行主岁之纪，其有常数[1]乎？

岐伯曰：臣请次之。

甲子 甲午岁

上少阴火，中太宫土运，下阳明金[2]，热化二[3]，雨化五[4]，燥化四[5]，所谓正化日[6]也。其化[7]上咸寒，中苦热，下酸热[8]，所谓药食宜也。

【注释】

[1] 常数：常，即正常。数，指河图中的五行生成数。如：天一生水，地六成之；地二生火，天七成之；天三生木，地八成之；地四生金，天九成之；天五生土，地十成之。

[2] 上少阴火，中太宫土运，下阳明金：指甲子、甲午年，上半年为少阴君火司天，气候偏热；中运为土运太过；全年气候偏湿；下半年为阳明燥金在泉，气候干燥而寒凉。

[3] 热化二：子午之年，少阴君火司天，二是火的生数，火气为热，故曰热化二。

[4] 雨化五：甲午土运太过，雨为湿土之气所成，五为土的生数，故雨化五。

[5] 燥化四：子午之年，少阴君火司天，阳明燥金在泉，燥为金气，四是金的生数，故曰燥化四。

　　[6]正化日：张介宾："正化即正气所化。度即日也，日即度也，指气令用事之时候也。"

　　[7]其化：此处指气化病的治法宜用的药食性味。

　　[8]上咸寒，中苦热，下酸热：指上半年少阴君火司天，气候偏于火热，故药食均宜选用味咸性寒之品；中属土运太过，故药食物宜选用味苦性热之品；下半年为阳明燥金在泉，气候偏于干燥而寒凉，故药食宜选用味酸性热之品。以下各年均仿此。

【解读】

　　简述年干支为甲子、甲午之岁的司天、在泉、中运之气的气候特点、正化时日，以及药食性味的选择。但凡阳干之年，中运太过，其气专胜，不易发生"胜气""复气"，气候变化多呈常态而"正化"。所谓"正化日"是体现岁气（司天之气、在泉之气）和中运所主正常气候的时日，其数的确定是依据"河图""五行生成数"中的"生数"，如"地二生火天七成之"，故"热化二"；"天五生土，地十成之"，故"雨化五"；"地四生金，天九成之"，故"燥化四"。药食性味的选择是依据岁气、岁运所主气候特点而定。以下阳干（中运太过）三十年皆仿此。

【原文】

　　乙丑　乙未岁

　　上太阴土，中少商金运，下太阳水[1]，热化寒化胜复同[2]，所谓邪气化[3]日也。灾七宫[4]。湿化五，清化四，寒化六，所谓正化日也。其化上苦热，中酸和，下甘热，所谓药食宜也。

【注释】

　　[1]上太阴土，中少商金运，下太阳水：谓乙丑、乙未年，上半年为太阴湿土司天，气候偏湿；中运之气为金运不及；下半年为太阳寒水在泉，气候寒冷。

　　[2]热化寒化胜复同：金运不及，则火气胜而热化，有胜必有复，热气胜金，所以有水气来复之寒化。同，指乙丑、乙未二年金运不及，都有胜复之气的发生。

　　[3]邪气化：非本身正气所化。皆谓邪化。

　　[4]灾七宫：指邪害发生于正西方。灾，邪气损害。七宫，在西方、秋季、兑位。有关九宫方位，详见《灵枢·九宫八风》。下仿此。

【解读】

　　简述年干支为乙丑、乙未之岁的司天、在泉、中运之气的气候特点、正化时日，以及药食性味的选择。但凡岁运不及，就会有"其所胜，轻而侮之，其所不胜，侮而乘之"复杂气候变化发生，出现"胜气"，"有胜则有复"，故亦会有"复气"，因而气候复杂多变而有"邪化日"，这是岁气或中运所主气候异常而成为致病邪气所发生的时日，其数有生数，如"湿化五，清化四"；也有成数，如"灾七宫""寒化六"。以下阴干（中运不及）三十年皆仿此。

【原文】

丙寅 丙申岁

上少阳相火，中太羽水运，下厥阴木[1]，火化二，寒化六，风化三，所谓正化日也。其化上咸寒，中咸温，下辛温，所谓药食宜也。

丁卯$_{岁会}$ 丁酉岁

上阳明金，中少角木运，下少阴火，清化热化胜复同，所谓邪气化日也。灾三宫。燥化九，风化三，热化七，所谓正化日也。其化上苦小温，中辛和，下咸寒，所谓药食宜也。

戊辰 戊戌岁

上太阳水，中太徵火运，下太阴土[2]，寒化六，热化七，湿化五，所谓正化日也。其化上苦温，中甘和，下甘温，所谓药食宜也。

己巳 己亥岁

上厥阴木，中少宫土运，下少阳相火，风化清化胜复同，所谓邪气化日也。灾五宫。风化三，湿化五，火化七，所谓正化日也。其化上辛凉，中甘和，下咸寒，所谓药食宜也。

庚午同$_{天符}$ 庚子岁$_{同天符}$

上少阴火，中太商金运，下阳明金[3]，热化七，清化九，燥化九，所谓正化日也。其化上咸寒，中辛温，下酸温，所谓药食宜也。

辛未$_{同岁会}$ 辛丑岁$_{同岁会}$

上太阴土，中少羽水运，下太阳水[4]，雨化风化胜复同，所谓邪气化日也。灾一宫。雨化五，寒化一[5]，所谓正化日也。其化上苦热，中苦和，下苦热，所谓药食宜也。

壬申$_{同天符}$ 壬寅岁$_{同天符}$

上少阳相火，中太角木运，下厥阴木[6]，火化二，风化八，所谓正化日也。其化上咸寒，中酸和，下辛凉，所谓药食宜也。

癸酉$_{同岁会}$ 癸卯岁$_{同岁会}$

上阳明金，中少徵火运，下少阴火[7]，寒化雨化胜复同，所谓邪气化日也。灾九宫，燥化九，热化二，所谓正化日也。其化上苦小温，中咸温，下咸寒，所谓药食宜也。

甲戌_{岁会 同天符} 甲辰岁_{岁会 同天符}

【注释】

［1］上少阳相火，中太羽水运，下厥阴木：谓丙寅、丙申年，上半年为少阳相火暑气司天，气候偏热；中运之气为水运太过；下半年为厥阴风木在泉而多风，气候也可能偏温。

［2］上太阳水，中太徵火运，下太阴土：谓戊辰、戊戌年，上半年太阳寒水司天，气候偏寒；中运之气为火运太过，全年气候可能偏高；下半年为太阴湿土在泉，气候偏湿。

［3］上少阴火，中太商金运，下阳明金：谓庚午、庚子年，上半年少阴君火司天，气候偏热；中运之气为金运太过，全年少雨而干燥；下半年为阳明燥金在泉，气候干燥少雨。

［4］上太阴土，中少羽水运，下太阳水：谓辛丑、辛未年，上半年为太阴湿土司天，气候偏湿；中运之气为水运不及；下半年为太阳寒水在泉，气候偏寒冷。

［5］寒化一：寒属水，一为水之生数，本年的中运与在泉均属水。故"寒化一"是中运寒化一，在泉亦寒化一。以下凡属岁会的年份仿此。

［6］上少阳相火，中太角木运，下厥阴木：谓壬申、壬寅年，上半年为少阳相火司天，气候偏于火热；中运之气为木运太过；下半年为厥阴风木在泉。此二年太过的中运之气与在泉之气的五行属性相符合，故曰"同天符"。

［7］上阳明金，中少徵火运，下少阴火：谓癸酉、癸卯年，上半年阳明燥金司天，气候偏于燥；中运之气为火运不及，全年气温可能偏低；下半年为少阴君火在泉，气候偏高。此二年不及的中运之气与在泉之气相符合，故为同岁会。

【解读】

论运气同化。运气同化，是指中运与岁气（司天之气、在泉之气）之间因某种因素的影响而发生相关性质的气象变化。其核心是考察中运之气与司天之气或在泉之气之间，或者岁支的关系。运气同化有天符、岁会、同天符、同岁会、太乙天符五种类型，凡甲辰、甲戌之年，既是岁会又是同天符之年。

所谓"岁会"，指中运之气与岁支的方位五行属性相同的同化关系。推演的方法：①依据"十干化运"原则，"甲己化土"，可知逢甲之年中运为土运太过（太宫）；②岁支辰、戌分布在天球五行属性为土的"四维"方位；③结论：土运之年又逢岁支标记的方位五行属性为土，二者的属性一致，故为"岁会"之年。见图3-11。

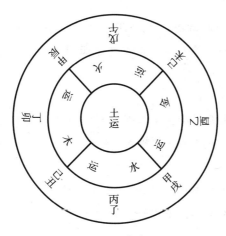

图3-11　岁会图

所谓"同天符"，是指岁运太过之气与客气在泉之气相合而化的关系。推演方法：①年干"甲"为阳干，依据"十干化运"原理中的"甲己化土"，可知该年的中运为"土运太过"（太宫）；②根据"十二支化气"规则，该年为"辰戌太阳寒水"司天；③依据"客气六步"运行规则，"三阳"（太阳寒水）司天之年一定是"三阴"（太阴湿土）在泉；④结论：中运太宫（土运太过）与太阴湿土在泉属性相同，故为"同天符"。见图3-12。

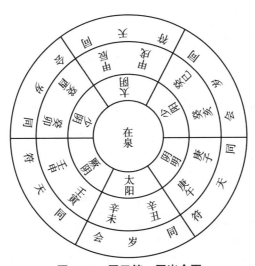

图3-12　同天符、同岁会图

【原文】

上太阳水，中太宫土运，下太阴土[1]。寒化六，湿化五，正化日也。其化上苦热，中苦温，下苦温，药食宜也。

乙亥 乙巳岁

上厥阴木，中少商金运，下少阳相火[2]，热化寒化胜复同，邪气化日也。灾七宫。风化八，清化四，火化二，正化度也。其化上辛凉，中酸和，下咸寒，药食宜也。

丙子岁会 丙午岁

上少阴火，中太羽水运，下阳明金[3]，热化二，寒化六，清化四，正化度也。其化上咸寒，中咸热，下酸温，药食宜也。

丁丑 丁未岁

上太阴土，中少角木运，下太阳水[4]，清化热化胜复同，邪气化度也。灾三宫。雨化五，风化三，寒化一，正化度也。其化上苦温，中辛温，下甘热，药食宜也。

戊寅 戊申岁天符

上少阳相火，中太徵火运，下厥阴木[5]，火化七，风化三，正化度也。其化上咸寒，中甘和[6]，下辛凉，药食宜也。

己卯 己酉岁

上阳明金，中少宫土运，下少阴火[7]，风化清化胜复同，邪气化度也。灾五宫。清化九，雨化五，热化七，正化度也。其化上苦小温，中甘和，下咸寒，药食宜也。

庚辰 庚戌岁

上太阳水，中太商金运，下太阴土[8]，寒化一，清化九，雨化五，正化度也。其化上苦热，中辛温，下甘热，药食宜也。

辛巳 辛亥岁

上厥阴木，中少羽水运，下少阳相火[9]，雨化风化胜复同，邪气化度也。灾一宫。风化三，寒化一，火化七，正化度也。其化上辛凉，中苦和，下咸寒，药食宜也。

壬午 壬子岁

上少阴火，中太角木运，下阳明金[10]，热化二，风化八，清化四，正化度也。其化上咸寒，中酸凉，下酸温，药食宜也。

癸未 癸丑岁

上太阴土，中少徵火运，下太阳水[11]，寒化雨化胜复同[12]，邪气化度也。灾九宫。雨化五，火化二，寒化一，正化度也。其化上苦温，中咸温，下甘热，药食宜也。

甲申 甲寅岁

上少阳相火，中太宫土运，下厥阴木[13]，火化二，雨化五，风化八，正化度也。其化上咸寒，中咸和，下辛凉，药食宜也。

乙酉_{太一天符} 乙卯岁_{天符}

上阳明金，中少商金运，下少阴火[14]，热化寒化胜复同[15]。邪气化度也。灾七宫。燥化四，清化四，热化二，正化度也。其化上苦小温，中苦和，下咸寒，药食宜也。

丙戌_{天符} 丙辰岁_{天符}

上太阳水，中太羽水运，下太阴土[16]，寒化六，雨化五，正化度也。其化上苦热，中咸温，下甘热，药食宜也。

丁亥_{天符} 丁巳岁_{天符}

上厥阴木，中少角木运，下少阳相火[17]，清化热化胜复同[18]，邪气化度也。灾三宫。风化三，火化七，正化度也。其化上辛凉，中辛和，下咸寒，药食宜也。

戊子_{天符} 戊午岁_{太一天符}

上少阴火，中太徵火运，下阳明金[19]，热化七，清化九，正化度也。其化上咸寒，中甘寒，下酸温，药食宜也。

己丑_{太一天符} 己未岁_{太一天符}

【注释】

[1]上太阳水，中太宫土运，下太阴土：谓甲辰、甲戌年，上半年为太阳寒水司天，气候偏寒；中运之气为土运太过，全年多湿，下半年为太阴湿土在泉，气候偏湿。此二年为太过的土运与在泉之气相符合，又恰逢辰戌土位，故为"同天符"之年，又是"岁会"之年。

[2]上厥阴木，中少商金运，下少阳相火：谓乙亥、乙巳年，上半年为厥阴风木司天，气候温和而多风；中运之气为金运不及；下半年为少阳相火在泉，故气候反温热。

[3]上少阴火，中太羽水运，下阳明金：谓丙子、丙午年，上半年为少阴君火司天，气候偏热；中运之气为水运太过，全年平均气温可能偏低；下半年为阳明燥金在泉，气候干燥而寒冷。故上半年用药要偏咸寒，中属水运太过而药食适宜味咸性热，下半年要用味酸性温之品。

[4]上太阴土，中少角木运，下太阳水：谓丁丑、丁未年，上半年为

太阴湿土司天，气候多雨而湿；中运之气为木运不及；下半年为太阳寒水在泉，气候严寒。故此年上半年宜用味苦性湿之药食；中运属木运不及，故当选用味辛性温之品；下半年则宜用味甘性热之品。

[5]上少阳相火，中太徵火运，下厥阴木：谓戊寅、戊申年，上半年为少阳相火司天，气候暑热；中运之气为火运太过，全年平均气温偏高；下半年为厥阴风木在泉，多风而气候反温。故此二年，上半年的药食宜选用味咸性寒之品；中属火运太过，当选味甘之品；下半年的药食宜用味辛性凉之品。

[6]中甘和：甘为中央之味，能和诸味，甘性平和，并称甘和。故此"中甘和"之义尤长，颇耐品评。其言外之意，谓药食之宜，当本中和之气之味而权变圆机，不得仅以"中太徵火运"而拘泥于"苦寒"。

[7]上阳明金，中少宫土运，下少阴火：谓己卯、己酉年，上半年为阳明燥金司天，气候偏于干燥；中运之气为土运不及，全年雨水偏少；下半年为少阴君火在泉，气候反温热。故此二年的药食选用，上半年宜用味苦微温之品，中属土运不及，宜用味甘之品，下半年宜用味咸性寒之品。

[8]上太阳水，中太商金运，下太阴土：谓庚辰、庚戌年，上半年为太阳寒水司天，气候偏寒；中运之气为金运太过，气候干燥；下半年为太阴湿土在泉，气温偏湿。故此二年对药食的选用，上半年宜用味苦性热之品，中属金运太过，宜用味辛性温之品，下半年宜用味甘性热之药食。

[9]上厥阴木，中少羽水运，下少阳相火：谓辛巳、辛亥年，上半年为厥阴风木司天，气候多风而偏温；中运之气为水运不及；下半年为少阳相火在泉。故此二年对药食的选用，上半年宜用味辛性凉之品，中属水运不及，故宜味苦之药以和之，下半年宜用味咸性寒之药食。

[10]上少阴火，中太角木运，下阳明金：谓壬午、壬子年，上半年为少阴君火司天，气温偏热；中运之气为木运太过；下半年为阳明燥金在泉，气候偏寒凉而干燥。此二年对药食的选用，上半年要偏于味咸而性寒之品，中属木运太过，故当选味酸性凉之品，下半年要选味酸性温之药食。

[11]上太阴土，中少徵火运，下太阳水：谓癸未、癸丑二年，上半年为太阴湿土司天，气候偏湿；中运之气为火运不及，全年气湿偏低；下半年为太阳寒水在泉，气候寒冷。故此二年对药食的选择，上半年所选药食要偏于味苦性温；中属火运不及，要选味咸性温之品，下半年则选味甘性热之品。

[12]寒化雨化胜复同：火运不及三年，太阳寒水之气偏盛多寒，此寒为胜气。又遇太阴湿土司天而多雨，湿土为火之子，子复母仇而为复气，故谓"寒化，雨化胜复同"。

［13］上少阳相火，中太宫土运，下厥阴木：谓甲申、甲寅二年，上半年为少阳相火司天，气温偏高，中运之气为土运太过，全年平均湿度偏大。下半年为厥阴风木在泉，气候多风而偏温。故此两年对药食的选择，上半年宜用味咸性寒之品；中属土运太过，当用咸味和之；下半年宜用味辛性凉之品。

［14］上阳明金，中少商金运，下少阴火：谓乙酉、乙卯二年，上半年为阳明燥金司天，气候偏于干燥；中运之气为金运不及；下半年为少阴君火在泉，气候偏热。故此二年对药食的选择，上半年宜用味苦微温之品，中属金运不及，当用苦味之品以和之；下半年宜用味咸偏寒之药食。乙酉之年，金运与司天燥金之气属性相符，又恰在西方酉金之位，故为"太一天符"之年。乙卯年则是岁运与燥金司天之气的属性相符，故为"天符"之年。

［15］热化寒化胜复同：金运不及之年，在泉的火热之气乘袭而为胜气；金生水，寒水之气为子复母仇而为复气，故曰"热化寒化胜复同"。

［16］上太阳水，中太羽水运，下太阴土：谓丙戌、丙辰二年，上半年为太阳寒水司天，气候偏寒；中运之气为水运太过，全年平均气温偏低；下半年为太阴湿土在泉，气候偏湿。故此二年对药食的选择，上半年要偏于味苦性热之品；中属水运太过，宜味咸性温之品；下半年当用味甘性热之药食。此二年均见中运水与司天之寒水属性一致，故为"天符"之年。

［17］上厥阴木，中少角木运，下少阳相火：谓丁亥、丁巳二年，上半年为厥阴风木司天，气候多风而偏于温和；中运之气为木运不及；下半年为少阳相火在泉，气候偏热。故此二年对药食性味的选择，上半年时多偏辛而性凉，中属木运不及；用味辛之品以和之；下半年偏于味咸性寒之品。此二年中见木运与风木司天之气的属性相符，故均为"天符"年。

［18］清化热化胜复同：木运不及，金气来胜为"清化"。同时又招致逢木之子气火热来复，故为"热化"。所以说"清化热化胜复同"。

［19］上少阴火，中太徵火运，下阳明金：谓戊子、戊午年，上半年为少阴君火司天，气候偏热；中运之气火运太过，全年气温可能偏高；下半年为阳明燥金在泉，气候干燥。故此二年对药食的选择，上半年要偏于味咸性寒；中属土运，故当味甘性寒之品；下半年宜用味酸性温者。戊子之年，火运与司天火气相符，故为"天符"年。戊午年，火运与司天火气相符，又恰与南方午火之位相符，故为"太一天符"年。

【解读】

论太一天符。太乙天符，既是天符，又是岁会的年份，是指岁运之气与司天之气、岁支之气三气相合而主令。其推演方法参照"天符""岁会"，60

年中，戊午、乙酉、己丑、己未4年属于太乙天符。如己丑、己未年，既是"土运之岁，上见少宫"的天符年，又是"土运临四季"（即四维土位）的岁会年，故为"太乙天符"。运气同化之年，往往气象单一，表现为一气独胜，容易给生物和人体造成较大的危害。见图3-13。

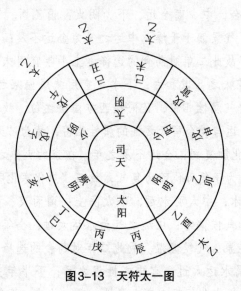

图3-13　天符太一图

【原文】

上太阴土，中少宫土运，下太阳水[1]，风化清化胜复同[2]，邪气化度也。灾五宫，雨化五，寒化一，正化度也。其化上苦热，中甘和，下甘热，药食宜也。

庚寅　庚申岁

上少阳相火，中太商金运，下厥阴木[3]，火化七，清化九，风化三，正化度也。其化上咸寒，中辛温，下辛凉，药食宜也。

辛卯　辛酉岁

上阳明金，中少羽水运，下少阴火[4]，雨化风化胜复同[5]，邪气化度也。灾一宫。清化九，寒化一，热化七，正化度也。其化上苦小温，中苦和，下咸寒，药食宜也。

壬辰　壬戌岁

上太阳水，中太角木运，下太阴土[6]，寒化六，风化八，雨化五，正化度也。其化上苦温，中酸和，下甘温，药食宜也。

癸巳同岁会　癸亥同岁会

【注释】

[1]上太阴土，中少宫土运，下太阳水：谓己丑、己未年，上半年为太

阴湿土司天，气候偏湿；中运之气为土运不及；下半年为太阳寒水在泉，气候偏寒。故此二年对药食的选择，上半年当用味苦性热之品；中属土运不及，故宜用以甘味和之；下半年宜用味甘性热之品。此二年均是土运与司天湿土之气及丑未四隅土位的属性一致，故均为"太一天符"年。

[2]风化清化胜复同：土运不及之年，木气来，胜而为风化。有风化，必然招致寒水之气的报复而成寒化，故谓"风化寒化胜复同"。

[3]上少阳相火，中太商金运，下厥阴木：谓庚寅、庚申年，上半年为少阳相火司天，气候偏热；中运之气为金运太过，全年偏于干燥；下半年为厥阴风木在泉，气候多风而偏温。故此二年对药食的选择，上半年当用味苦微温之品；中属金运太过，当以苦味和之；下半年宜用味咸性寒之品。

[4]上阳明金，中少羽水运，下少阴火：谓辛卯、辛酉年，上半年为阳明燥金司天，气候偏燥；中运之气为水运不及；下半年为少阴君火在泉，气候偏热。故此二年对药食的选择，上半年宜用味苦微温之品；中属水运不及，当用苦味药食以和之；下半年宜用味咸性寒之品。

[5]雨化风化胜复同：水运不及之年，故有土气来胜之雨化。有雨化，必然招致水之子气木气来复而有风化，故曰"雨化风化胜复同"。

[6]上太阳水，中太角木运，下太阴土：谓壬辰、壬戌年，上半年为太阳寒水司天，气候偏寒；中运之气为木运太过；下半年为太阴湿土在泉，气候偏湿。此二年对药食的选择，上半年宜用味苦性温之品；中属风运太过，宜选用味酸之品和之；下半年宜用味甘性温之药食。

【解读】

论同岁会。同岁会，是指岁运不及之气与客气在泉之气相合而同化的关系。推演方法：①年干"癸"为阴干，主岁运不及。依据"十干化运"中的"戊癸化火"规定，该年份的中运为火运不及（少徵）；②再据"十二支化气"原理，凡岁支为"巳、亥"之年，其司天之气为厥阴风木（一阴），在泉之气一定是少阳（一阳）相火在泉；③结论：在泉之气少阳相火与司岁的不及火运属性一致，故为"同岁会"。在六十年中，"同岁会"共有6年。见图3-12。

【原文】

上厥阴木，中少徵火运，下少阳相火[1]，寒化雨化胜复同[2]，邪气化度也。灾九宫。风化八，火化二，正化度也。其化上辛凉，中咸和，下咸寒，药食宜也。

凡此定期之纪[3]，胜复[4]正化，皆有常数，不可不察。故知其要者，一言而终，不知其要，流散无穷，此之谓也。

【注释】

[1]上厥阴木，中少徵火运，下少阳相火：谓癸巳、癸亥年，上半年为厥阴风木司天，多风而气候偏于温和；中运之气为火运不及；下半年为少阳相火在泉，气候偏热。故此二年对药食的选择，上半年宜用味辛性凉之品；中属火运不及，故当用咸味和之；下半年宜用味咸性寒之药食。此二年均为不及之火运与在泉之少阳相火的属性相符，故为"同岁会"年。

[2]寒化雨化胜复同：火运不及，故有水寒之气来胜而为"寒化"。有寒化必然招致火之子土气来复而为"雨化"。故曰"寒化雨化胜复同"。

[3]定期之纪：张志聪："谓天干始于甲，地支始于子，子甲相合，三岁而为一纪，六十岁而成一周。"

[4]胜复：复，报也。先有生制，则后必复也。

【解读】

论五运主岁与司天在泉的关系。此节从运气胜复正化的规律入手，阐述司天、在泉、中运所化生的气数，药食所宜及灾变方位，故以"五运气行主岁之纪"起论，依次论述了六十年的运气胜复正化的模式。

一是太过，运气同化。凡逢阳干之年，中运皆为太过。如甲子甲午年，少阴君火司天，故火同热化，中运太宫土运，故土同湿化，阳明之气在泉，故金同燥化。余皆仿此。

二是气化有其常数。据"河图"五行生成数："天一生水，地六成之；地二生火，天七成之；天三生木，地八成之；地四生金，天九成之；天五生土，地十成之。"此处言运气生化之数，皆合于五行生成数。故有"热化二，雨化五，燥化四""寒化六""寒化一""火化七"等。

三是运太过"正化"，运不及"邪化"。所谓"正化"，即正常气候所发生的变化。所化之"数"，是根据五生成之数确定的，如火热化为二、七；水之正化数为一、六；土的正化数为五、十；木的正化数为三、八；金的正化数为四、九。无论太过、不及均如此。司天、在泉、中运皆同然。

所谓"邪化"，均非本气所化。是指运不及所发生的胜复之气，才会有"邪化日"。如乙丑、乙未岁，由于中运少商，金运不及，火气过胜，但又因水气来复母仇，于是就有热化、寒化的胜复之气发生，于是就有"邪气化日"。"邪化"发生有其固定的方位，据不足之岁运而定，如金运不及，灾变发生在西方（七宫）；木运不及，灾变发生在东方（三宫）；土运不及，灾变发生在中央（五宫）；水运不及，灾变发生于北方（一宫）；火运不及，灾变发生在南方（九宫）。

四是六气正化的用药规律。饮食药味的选择，要依据六气正化之常数而定。少阴君火司岁，用寒药；太阴湿土司岁，用"苦热"；阳明燥金司岁，其性清凉，用温药；厥阴风木司岁，用辛凉之剂；少阳相火司岁，所用药物同少阴。总之，根据岁气的正化规律用药，仍当遵照"热无犯热，寒无犯寒"的一般原则，食亦同法。

五是五运正化的用药规律。五运之气的正化规律不同，对药食的选择亦有区别，与六气正化的用药规律也不同。这是五运主岁有太过不及之别的缘故。岁运不及之年，皆用相应之味以"和"之，如金运不及以"酸和"之，土运不及，用"甘和"之，水运不及用"苦和"之，木运不及用"辛和"之，火运不及，用"咸温"和之。岁运太过其用药规律与六气相仿，如金运太过，药用"辛温"，土运太过药用"苦温"等，食亦同法。

可见，六十年的甲子周期中，运气的胜复正化，有规律可循，掌握规律是认识和研究运气学说的关键，否则就只能感到茫然无措。故曰"凡此定期之纪，胜复正化，皆有常数，不可不察。故知其要者，一言而终，不知其要，流散无穷，此之谓也"。

【原文】

帝曰：善。五运之气，亦复岁[1]乎？

岐伯曰：郁极乃发，待时而作也。

帝曰：请问其所谓也？

岐伯曰：五常之气，太过不及，其发异也。

帝曰：愿卒闻之。

岐伯曰：太过者暴，不及者徐，暴者为病甚，徐者为病持[2]。

帝曰：太过不及，其数何如？

岐伯曰：太过者其数成，不及者其数生[3]，土常以生[4]也。

帝曰：其发也何如？

岐伯曰：土郁之发，岩谷震惊，雷殷气交[5]，埃昏黄黑，化为白气，飘骤高深，击石飞空，洪水乃从[6]，川流漫衍，田牧土驹[7]。化气乃敷，善为时雨，始生始长，始化始成。故民病心腹胀，肠鸣而为数后，甚则心痛胁䐜，呕吐霍乱，饮发注下，胕肿身重。云奔雨府，霞拥朝阳，山泽埃昏，其乃发也，以其四气。云横天山，浮游[8]生灭，怫之先兆。

金郁之发，天洁地明，风清气切，大凉乃举，草树浮烟[9]，燥气以行，霜雾数起，杀气来至，草木苍干，金乃有声。故民病咳逆，心胁满引少腹，善暴痛，不可反侧，嗌干面尘色恶。山泽焦枯，土凝霜卤，怫乃发也，其气五。夜零白露[10]，林莽声悽，怫之兆也。

水郁之发，阳气乃辟[11]，阴气暴举，大寒乃至，川泽严凝，寒雾[12]结为霜雪，甚则黄黑昏翳，流行气交，乃为霜杀，水乃见祥。故民病寒客心痛，腰脽痛，大关节不利，屈伸不便，善厥逆，痞坚腹满。阳光不治，空积沉阴，白埃昏暝，而乃发也，其气二火前后[13]。太虚深玄[14]，气犹麻散[15]，微见而隐，色黑微黄，怫之先兆也。

木郁之发，太虚埃昏，云物以扰，大风乃至，屋发折木，木有变。故民病胃脘当心而痛，上支两胁，膈咽不通，食饮不下，甚则耳鸣眩转，目不识人，善暴僵仆。太虚苍埃，天山一色，或气浊色，黄黑郁若[16]，横云不起，雨而乃发也，其气无常。长川草偃[17]，柔叶呈阴[18]，松吟高山，虎啸岩岫[19]，怫之先兆也。

火郁之发，太虚肿[20]翳，大明不彰，炎火行，大暑至，山泽燔燎，材木流津，广厦腾烟，土浮霜卤，止水[21]乃减，蔓草焦黄，风行惑言[22]，湿化乃后。故民病少气，疮疡痈肿，胁腹胸背，面首四支，膜愤胪胀，疡痱，呕逆，瘈疭骨痛，节乃有动，注下温疟，腹中暴痛，血溢流注，精液乃少，目赤心热，甚则瞀闷懊憹，善暴死。刻终大温[23]，汗濡玄府，其乃发也，其气四。动复则静，阳极反阴，湿令乃化乃成。华发水凝，山川冰雪，焰阳午泽[24]，怫之先兆也。有怫之应而后报也，皆观其极而乃发也，木发无时，水随火也。谨候其时，病可与期，失时反岁，五气不行，生化收藏，政无恒也。

帝曰：水发而雹雪，土发而飘骤，木发而毁折，金发而清明，火发而曛昧，何气使然？

岐伯曰：气有多少[25]，发有微甚，微者当其气，甚者兼其下[26]，证[27]其下气而见可知也。

帝曰：善。五气之发，不当位者何也？

岐伯曰：命其差。

帝曰：差有数乎？

岐伯曰：后皆三十度而有奇[28]也。

【注释】

[1]复岁：张介宾："复，报复也。此问五运之气，亦如六气之胜复而岁见否。"

[2]持：张介宾："持者，进退缠绵，相持日久也。"

[3]太过者其数成，不及者其数生：数成、数生，分别指五行的生数和成

数。太过取其成数，岁不及是为生数。故曰"太过者其数成，不及者其数生"。

[4] 土常以生：土不用成数，唯用生数。

[5] 雷殷气交：张介宾："殷，盛也。气交者，升降之中，亦三气、四气之间。盖火湿合气，发而为雷，故盛于火湿之令。"

[6] 击石飞空，洪水乃从：形容大雨骤降，山洪暴发，水流湍急，岩崩石走。

[7] 田牧土驹：形容洪水退去之后，田野之间，土石巍然，有如群驹牧于田野。

[8] 浮游：通蜉蝣，昆虫名，寿命短，其生死与阴雨有关。

[9] 草树浮烟：草丛树木之上飘浮着白色的烟雾。

[10] 夜零白露：夜间有露水降落。零，作"降"解。见《大戴·夏小正》传。

[11] 辟：通"避"。

[12] 寒雾：寒冷的潮湿空气。

[13] 二火前后：马莳："二月中气春分日交君火之二气，四月中气小满日交相火之三气，君火之后，相火之前，大约六十日之内，乃水郁之所发也。"

[14] 深玄：言高远而黯黑的样子。

[15] 麻散：张介宾："如麻散乱可见。"

[16] 若：有作"语末助辞"为解。

[17] 长川草偃：野草被风吹而偃伏，犹如长长的流水。

[18] 柔叶呈阴：形容植物叶子被大风吹得叶背反转。

[19] 松吟山高，虎啸岩岫：形容高山岩岫之间的风声，有如松吟虎啸。

[20] 肿：张介宾："'肿'字误，当作'曛'。盖火郁而发，热化大行，故太虚曛翳昏昧，大明反不彰也。"可从。

[21] 止水：谓不流动的水，如井水、池水等。

[22] 风行惑言：热盛风行，气候多变，混乱不清，难以说明。

[23] 刻终大温：张介宾："刻终者，百刻之终也。日之刻数，始于寅初，终于丑末，此阴极之时也，故一日之气，惟此最凉。刻终大温而汗濡玄府，他热可知矣。"刻终，丑时与寅时之交，相当于凌晨三时。大温，天气炎热。

[24] 焰阳午泽：张介宾："午泽，南面之泽也。于华发之时而水凝冰雪，见火气之郁也。于南面之泽而焰阳气见，则火郁将发之先兆也。"

[25] 气有多少：张志聪："五运之气有太过不及也。"

［26］下：六气各自的下承之气。如水位之下，土气承之。

［27］征：张介宾："征，证也，取证于下承之气，而郁发之微甚可知矣。"

［28］后皆三十度而有奇：张介宾："后者，自始及终也。度，日也，三十度而有奇，一月之数也。奇，谓四十三刻七分半也。"按：即八十七刻半的二分之一。

【解读】

论五郁之发及其特征。此节论述六十甲子周期六气胜复关系，以"五运之气，亦复岁乎"为问，展开了运气郁极而发的讨论。

其一，"郁极乃发，待时而作"。这是对五运之气，有无"复岁"的肯定回答。因为五运之间也有制胜关系，有胜必有复，所以也有郁发之时。由于五运之气有太过不及的区别，所以其郁发的时间有迟早的不同。岁运太过，其气较盛，郁发急暴，与其成数相应，如太角之运，郁发应数在八，太羽之运，郁发应数为六等，给人体所造成的病患也较严重。而岁运不及，其气轻微，其郁发较为徐缓，由此而引起的病证缠绵持久，因而与其生数相应，如少角之运，郁发应数为三，少商之运，郁发所应之数为四等。正因为有上述区别，故曰"五常之气，太过不及，其发异也"。

应当指出，土运郁发虽然也有太过不及之别，发作时也有徐暴之异，致病有"甚""持"之别，无论太过不及，所应之数，皆为生数，"土常以生也"即是指此，故倪仲宣注云："土位中央，其数五，合天之生数，五得五而成干，天地之数在五之中。"

其二，五郁之发的表现。本文在肯定五运之气也有胜复变化后，逐一地论述了土、金、水、木、火五运的郁发表现。分别从自然界的变化及病证特征，郁发所应之数，郁发前的征兆，气象特征等方面，论述五郁之发的表现。

一是自然界的变化：运气学说是用来解释自然界变化规律的学说，五运郁久，复气发作，自然界就有相应的变化特征。这些变化与所郁之发的运的性质相一致，土从湿化为湿为雨，所以"土郁之发"就有"善为时雨""川流漫行"等雨湿太盛表现，雨水充沛有利于植物生长。再如木从风化，风性主动，故"木郁之发"，就有尘埃飞扬，"太虚埃昏""云物以扰"，甚则"大风乃至，屋发折木"。火性热，燔灼，所以"火郁之发"则见"太虚肿翳，大明不彰，炎火行，大暑至，山泽燔燎，材木流津，广厦腾烟""止水乃减，蔓草焦黄"等变化。

二是发病特征：根据五行归类的内容看，五运变化与人身内脏有相互对应关系。五运郁发，就会引起相对应的内脏发病，病症性质与五运的性质一致。如"土郁之发"，就会引起脾胃功能失调，升清降浊障碍，就会有"心腹胀，肠鸣而为数后，甚则心痛胁，呕吐霍乱，饮发注下，肿身重"等病证。再如"金郁之发"，就会引起肺失宣降，呼吸障碍，气机壅滞，津液不布等病理，故见"民病咳逆，心胁满引少腹，善暴病，不可反侧，嗌干面尘色恶"之病状。余皆仿此。

三是郁发时数："五郁之发"有一定时数，但不泥于上文所言的生数和成数。归纳其郁发时数有三种情况：①发于本气主时的节令，如土气被郁时，在太阴湿土所主之气，便应时而发；金气被郁，在阳明燥气主事的五之气应时而发。此有同气相助之义。②在其所不胜之气主时的节令发作，火为水之所胜，二之气、三之气分别为少阴君火、少阳相火主事，故"水郁之发"在"二火前后"，即二之气或三之气。③木郁之发，发无定时，张介宾说："木动风生，四时皆有，故其气无常。"故木郁之发，可见于一年之中的任何一个气数，此处所言郁发之时数是就一般情况而言，有时也有"不当位"而发作，叫"令差"，相差的日数约30天。

四是郁发的特征：五郁发作有一定气象特征可辨，各运的郁发特征，主要取决于其属太过或不及。凡为运不及而郁发，发作轻微，只表现本运的变化特征。凡为太过之运的郁发，发作较重，其表现不但有本运特征，还兼其下承之气（所不胜之气）的变化。所以观察下承之气变化的有无与轻重，就可知道郁发的微甚。所以原文说："气有多少，发有微甚，微者当其气，甚者兼其下，征其下气而见可知也。"概括的说，五郁之发的特点是："水发而雹雪，土发而飘骤，木发而毁折，金发而清明，火发而曛昧。"

五是郁发的先兆：五郁之发，是由于相互制胜"郁极乃发"所造成的，因而有其一定的先兆表现。纵观其先兆，与本运郁发之气的性质及所不胜一方性质有关。如土郁之发的先兆有"云横天山，浮游生灭"等土受压抑的先兆。再如水郁之发的先兆有"太虚深玄，气犹麻散，微见而隐，色黑微黄"，等郁积将发的先兆。余仿此。

在论述五郁之发的各种表现特征后，原文又对此作了总结，认为：其一，"有怫之应而后报"，指出有胜必有复，有郁必然发，这是物极必反的必然结果，故曰"皆观其极而乃发也。"其二，原文列举"木发无时，水随火发"为例，说明五郁之发，在一般情况下，皆有定数的道理。有时也会有"令差"，但前后相差不过约30日。

【原文】

帝曰：气至而先后者何？

岐伯曰：运太过则其至先，运不及则其至后，此候之常也。

帝曰：当时而至者何也？

岐伯曰：非太过，非不及，则至当时，非是者眚也。

帝曰：善。气有非时而化[1]者何也？

岐伯曰：太过者，当其时，不及者归其己胜也[2]。

帝曰：四时之气，至有早晏高下左右，其候何如？

岐伯曰：行有逆顺，至有迟速，故太过者化先天，不及者化后天。

【注释】

[1] 非时而化：张介宾："谓气不应时。"

[2] 不及者归其己胜也：张志聪："己胜者，谓归于胜己之气，即非时之化也。"

【解读】

论五运制化。五运之气有太过不及之别，所以其所主的气候及制化作用的到来就有先后的差异。

一是"运太过则其至先"。岁运太过，其所主的气候来的早，对自然界所带来的变化也就早，"故太过者化先天"，但运太过也可在其所主时间行使制化，此即"太过者当其时"之意。

二是"运不及则其至后"。岁运不及，所主的气候到来也迟，给自然界所带来的变化也较时令晚，故曰"不及者化后天"，但也可在本气主时的时候出现制己之气行制化，此即"不及者归其己胜也。"

三是"非太过非不及，则至当时"。若运气既不是太过，也不是不及，则其所主的气候按时到来，否则就要产生灾害。

【原文】

帝曰：愿闻其行，何谓也？

岐伯曰：春气西行，夏气北行，秋气东行，冬气南行。故春气始于下，秋气始于上，夏气始于中，冬气始于标[1]。春气始于左，秋气始于右，冬气始于后，夏气始于前。此四时正化之常。故至高之地，冬气常在，至下之地，春气常在，必谨察之。

【注释】

[1] 标：就是外表、标记、标象。

【解读】

论四时气候变化的判断。

其一，岁运太过不及，判断气候变化到来的迟早。运太过者，所主气候一般地说提前到来。运不及，所主气候一般说来晚到，故"太过者化先天，不及者化后天"即是据岁运的太过不及判断四时气候变化。无太过不及，所主气候就应时而至。

其二，四时方位不同，气候迁移方向有别。春气生于东方，故春气由东向西行；夏气生于南方，故"夏气北行"；秋气生于西方，故"秋气东行"；冬气生于北方，故"冬气南行"。

其三，四时之气的制化作用各异。春气主生主长，故"春气始于下"，自下而上，有利万物萌生。秋气有肃杀之性，故"秋气始于上"，使万物自上而下凋零；夏气主盛长，故"夏气始于中"，有利于万物自内向外盛长；冬气主收藏，故"冬气始于标（表也）"，以利于万物之阳气自外潜藏于内。

其四，面南而立，以明四时之气所生方位。"春气生于左，秋气生于右，冬气生于后，夏气生于前"，即是言此。

其五，地势高下不同，四时之气变迁有别。地势高拔者，气候多寒冷，故曰"至高之地冬气常在"。地势低平的地区，气候多炎热，故曰"至下之地，春气常在"，指出春温、夏热、秋凉、冬寒四时气候变化是一般规律，因其地势高低之别而有不同，所以在运用运气学说时，一定要与当地的地理环境相结合。

【原文】

帝曰：善。

黄帝问曰：五运六气之应见[1]，六化之正，六变之纪何如？

岐伯对曰：夫六气正纪，有化有变，有胜有复，有用有病，不同其候，帝欲何乎？

帝曰：愿尽闻之。

岐伯曰：请遂言之。夫气之所至也，厥阴所至为和平，少阴所至为暄，太阴所至为埃溽，少阳所至为炎暑，阳明所至为清劲，太阳所至为寒雾。时化之常[2]也。

厥阴所至为风府[3]，为璺启[4]；少阴所至为火府，为舒荣[5]；太阴所至为雨府，为员盈[6]；少阳所至为热府，为行出[7]；阳明所至为司杀府，为庚苍[8]；太阳所至为寒府，为归藏。司化之常[9]也。

厥阴所至为生，为风摇[10]；少阴所至为荣，为形见[11]；太阴所至为化，为云雨；少阳所至为长，为蕃鲜；阳明所至为收，为雾露；太阳所至为藏，为周密。气化之常[12]也。

厥阴所至为风生，终为肃[13]；少阴所至为热生，中为寒[14]；太阴所至为湿生，终为注雨；少阳所至为火生，终为蒸溽；阳明所至为燥生，终为凉；太阳所至为寒生，中为温。德化之常也。

厥阴所至为毛化，少阴所至为羽化[15]，太阴所至为倮化，少阳所至为羽[16]化，阳明所致为介化，太阳所至为鳞化，德化之常[17]也。

厥阴所至为生化，少阴所至为荣化，太阴所至为濡化，少阳所至为茂化，阳明所至为坚化，太阳所至为藏化，布政之常[18]也。

厥阴所至为飘怒大凉[19]，少阴所至为大暄、寒[20]，太阴所至为雷霆骤注烈风[21]，少阳所至为飘风燔燎霜凝[22]，阳明所至为散落温[23]，太阳所至为寒雪冰雹白埃，气变之常[24]也。

厥阴所至为挠动，为迎随[25]；少阴所至为高明焰，为曛；太阴所至为沉阴，为白埃，为晦暝；少阳所至为光显，为彤云[26]，为曛；阳明所至为烟埃，为霜，为劲切，为凄鸣；太阳所至为刚固，为坚芒[27]，为立。令行之常[28]也。

厥阴所至为里急[29]，少阴所至为疡胗身热，太阴所至为积饮否隔[30]，少阳所至为嚏呕，为疮疡，阳明所至为浮虚[31]，太阳所至为屈伸不利，病之常也。

厥阴所至为支痛，少阴所至为惊惑、恶寒、战栗谵妄；太阴所至为稸满[32]，少阳所至为惊躁、瞀昧[33]、暴病，阳明所至为鼽尻阴股膝髀腨胻足病，太阳所至为腰痛，病之常也。

厥阴所至为缜戾[34]，少阴所至为悲妄衄蔑[35]，太阴所至为中满、霍乱吐下，少阳所至为喉痹、耳鸣、呕涌，阳明所至为皴揭，太阳所至为寝汗、痉。病之常也。

厥阴所至为胁痛、呕泄，少阴所至为语笑，太阴所至为重胕肿，少阳所至为暴注瞤瘛、暴死，阳明所至为鼽嚏，太阳所至为流泄[36]禁止[37]，病之常也。

凡此十二变者，报德以德[38]，报化以化，报政以政，报令以令，气高则高，气下则下，气后则后，气前则前，气中则中，气外则外，位之常也。

故风胜则动，热胜则肿，燥胜则干，寒胜则浮，湿胜则濡泄，甚则水闭胕肿，随气所在，以言其变耳。

【注释】

[1] 应见：气至所应当表现的自然界物象，人体之脉象等皆谓之"应见"。

[2] 时化之常：指四时应当见到的正常气候特征。

[3] 风府：风气所聚之处或季节。张介宾："府者，言气化之所司也。"

下"火府""雨府"等义皆仿此。

　　［4］璺（wèn问）启：指器物因风吹而起裂纹，此处有植物破土萌生之义。

　　［5］舒荣：舒展荣美，言夏季欣欣向荣之象。

　　［6］员盈：长夏之时，万物华实丰盛之景象。

　　［7］行出：阳气旺盛，尽达于外。

　　［8］庚苍：阳明燥金肃杀之气，使草木改变其青翠之色而干枯凋落景象。

　　［9］司化之常：指上述"舒荣""员盈"等六者为六气中的主气变化的常规。

　　［10］风摇：厥阴风木所产生的正常物化。

　　［11］形见：少阴君火之气产生的正常物化特征。

　　［12］气化之常：上述"风摇""形见"等六者，是六气主时所引起的正常生化作用。

　　［13］终为肃：厥阴风木之化，其下必有金气所承，金气清肃，故曰"终为肃"。下仿此。

　　［14］中为寒：少阴君火之化为热气，中见太阳寒水，故《素问·六微旨大论》："少阴之上，热气治之，中见太阳。"中，即中见之气。下仿此。

　　［15］羽化：张介宾："羽虫之类，得火化也。"

　　［16］羽：此指蝉、蜜蜂、蝇之透明薄羽，非鸟类羽毛之羽。

　　［17］德化之常：六气的正常特性及生化作用。德者，善也。化，生化作用。

　　［18］布政之常：六气敷布，万物顺从六气而生化的常规。

　　［19］飘怒大凉：张介宾："飘怒，木亢之变也。大凉，金之承制也。"

　　［20］大暄、寒：张介宾："大暄，火亢之变也。寒，阴精之承制也。"

　　［21］雷霆骤注烈风：太阴湿土之气太过则雷雨倾盆，土亢而风木之气承制，故发烈风。

　　［22］飘风燔燎霜凝：相火太亢而燔燎，热极而生风，火亢而寒水之气承制，故霜凝。

　　［23］散落温：马莳："金气为散落，火气为温也。"

　　［24］气变之常：六气变异后相互承制的常规。

　　［25］迎随：风性流动善变。

　　［26］彤云：赤色的云。

　　［27］坚芒：坚硬锋利。

［28］令行之常：时令气候随六气而变化的常规。

［29］里急：高世栻："里急，厥阴肝气内逆也。"

［30］积饮否隔：水饮停积，胸脘胀满，膈塞不通。否，通痞。

［31］浮虚：水肿但在皮腠之间，按之复起。

［32］稸满：太阴主中，病在腹中之故。稸，即蓄，积留，即消化不良，腹中胀满。

［33］眛：原本作"味"，误，故改。

［34］缓（ruǎn 戾）戾：张介宾："厥阴木病在筋，故令支体蜷缩，乖戾不支。"缓，是拘急紧缩。戾，身体屈曲。

［35］衃：张介宾："污血为衃。"

［36］流泄：即二便失禁。

［37］禁止：指二便不通。

［38］报德以德：德化政令，是六气给予万物化生的一种作用。万物因之发生的各种相应的变化，就是所谓"报德以德"之意。"报化以化""报政以政"皆仿此。

【解读】

此节一论六气十二变的一般状态。

一是六气所至的时令特征。"时化之常"是言六气所主时令的特征。厥阴所在初之气，阳气初生，气象平和，故曰"和平"；少阴所在二之气，气温回升，天气转暖，故曰"为暄"；太阴所在三之气，雨水集中，空气湿度较大，故曰"为埃溽"，此皆言其时令特征，故曰"时化之常"。余皆仿此。

二是六气所至的性质和作用。"德化之常"言自身性质。"司化之常"指六气作用表现。如厥阴之德为"风生"，故其所至的节令为刮风较为集中的季节，风性主动，故厥阴所至，就会对自然界产生"璺启"之作用。少阴所至为"热生"，故其所主节令气温较高，故为"火府"，温热气候利于万物生长荣茂，故曰其至"为火府为舒荣"。余类此。

三是六气所至的气候变化特征。六气自身特征必然对所临时令的气候带来相应的影响，其中"司化之常"中的"风府""火府""雨府""热府""司杀府""寒府"，皆是本气对气候所产生的影响。"令行之常"则是由此而产生的气象特征，如"挠动迎随""为高明焰、为曛""为沉阴、为白埃、为晦暝""为光显、为彤云、为曛""为烟埃、为霜、为劲切、为凄鸣"等，皆属在相应气候中，所表现出的气象特征。

四是六气所至的物化特征。在一定的节令和气候环境中会有相应的物化表现，六气的"气化之常""布政之常""德化之常"中的动物育化，皆属于物化表现。如厥阴气化"为生为风摇"，可有"生化"的布政作用，万物随风飘摇晃动，有毛的动物因此而育化正常。再如，少阴布政为"荣化"，故少阴气至，有"为荣为形见"的气化常规，有羽之虫化育正常。余皆仿此。

五是六气胜复承制引起的气候变化特征。六气有太过不及的区分，有相互承制胜复的变化。所以六气的相互作用就会产生复杂的气候变化，"气变之常"就是言此。如太过的厥阴之气所临，则狂风怒吼，木亢金来承制，故气候变得大凉；太过的少阴之气加临，则为大热，火亢水来承制，故气候或又转寒；太过的太阴之气所临，则为雷霆暴雨，土亢木来承制，故伴狂风大作。余皆仿此。

六是六气所至的发病特征。六气所至引起的气候变化不同，因而也就会产生不同性质的致病因素，加之人体内脏分别与不同节令相适应，所以六气所临的节令不同，就会引起肌体不同部位，发生与六气性质相一致的病证。如厥阴之气为风，其至易发风病，因肝与之相应，故以肝和足厥阴肝经的病变为主，可见"里急""支痛""戾""胁痛呕泄"症状。少阴之气为火，易发热病，因心与小肠与之相应，故病为"疡胗身热""惊惑、恶寒战栗、谵妄""悲妄衄"，为"语笑"等病状。此与病机十九条中"诸痛痒疮，皆属于心""诸病胕肿，痛酸惊骇，皆属于火""诸禁鼓栗，如丧神守，皆属于火"的精神一致。余皆仿此。

此节二论十二变的发生机制。

其一，总的机制：六气所赋予万物的德、化、政、令，都能在万物的生长过程中产生相应的反应。六气的性质不同，所产生的"德化政令"互有区别，加之万物种类繁杂，不同的物种，对六气各有报应，因而就会有上述种种的变化。不论这种变化是多么复杂，然而总不外乎"报德以德，报化以化，报政以政，报令以令"的总的规律。

其二，六气与病位的关系：六气所至的病位与六气所至位置相应，其所至有高下、前后、中外的不同，由此带来的病变部位也就有区别，而且是相互对应的。

其三，六气与病变性质的关系：六气所至可以产生不同性质的气候特征，同样，也会产生不同性质的致病因素，于是就会引起人体发生性质各异的病理变化。原文所说的"风胜则动，热胜则肿，燥胜则干，寒胜则浮，湿胜则濡泄，甚则水闭肿"，即是此意。

【原文】

帝曰：愿闻其用[1]也。

岐伯曰：夫六气之用，各归不胜而为化[2]，故太阴雨化，施于太阳；太阳寒化，施于少阴；少阴热化，施于阳明；阴明燥化，施于厥阴；厥阴风化，施于太阴。各命其所在以徵之也。

帝曰：自得其位何如？

岐伯曰：自得其位，常化也。

帝曰：愿闻所在也。

岐伯曰：命其位而方月[3]可知也。

帝曰：六位之气盈虚何如？

岐伯曰：太少异也，太者之至涂而常，少者暴而亡[4]。

帝曰：天地之气，盈虚何如？

岐伯曰：天气不足，地气随之，地气不足，天气从之，运居其中而常先也。恶所不胜[5]，归所同和[6]，随运归从[7]，而生其病也。

故上胜则天气降而下，下胜则地气迁而上[8]，多少而差其分[9]，微者小差，甚者大差，甚则位易，气交易，则大变生而病作矣。《大要》曰：甚纪五分，微纪七分，其差可见。此之谓也。

【注释】

[1]用：张介宾："此言施化之用也。"

[2]归不胜而为化：张介宾："各归不胜，谓必从可克者而施其化也。"

[3]方月：古人将一年十二月平均分配于四方，故称"方月"。方，指方隅。月，指月份。

[4]暴而亡：六部之气中，凡不足者，气至时急暴而作用短暂。

[5]恶所不胜：憎恶自己所不胜之气的司天在泉之气。

[6]归所同和：岁运与司天在泉之气相同。

[7]随运归从：张介宾："不胜者其制，同和者助其胜，皆能为病，故曰随运归从而生其病也。"

[8]上胜则天气降而下，下胜则地气迁而上：张介宾："上胜者，司天之气有余也，上有余则气降而下；下胜者，在泉之气有余也，下有余则气迁而上。此即上文天气不足，地气随之，地气不足，天气从之之谓。"

[9]多少而差其分：上升与下降的差分，决定于胜气的微甚。多少，指胜气的微甚。微甚，指上升与下降。

【解读】

论六气上下盈虚。一是总的规律。六气的"盈虚"取决于六气本身的太过与不及。气太过则作用缓和持久，气不及作用暴急而短暂。这是六气"盈虚"总的规律。二是司天在泉的盈虚升降规律。六气主岁的司天和在泉皆有盈虚变化。

其一，司天或在泉不足：司天之气不足，在泉之气虽无过胜，但此时亦相对胜于司天，于是在泉之气就随之上升，故曰："天气不足，地气随之。"反之，在泉之气不足，则司天之气随之而下降。

其二，司天或在泉偏胜：在泉之气虽无不及，司天之气亦会因其自身太过而下降。反之，在泉之气自身太过也会上升，"故上胜则天气降而下，下胜则地气迁而上"。

其三，太过与不及间的升降区别：一是司天在泉之气盈虚不同，虽都可产生上升和下降迁移变化，但有程度的区别，这主要取决于胜气的微甚。胜气微的差别小，胜气甚则差别大。气候的变化也有强弱的不同。

二是气之升降引起运的变化。岁运迁移是在司天在泉之升降相交中进行。司天之气偏胜而下降，其岁运必先降，若在泉之气胜而上升，则岁运必先升。但所不胜的司天在泉之气不利于运气迁移，故"恶所不胜"，而与岁运性质一致的岁气，有利于岁运的迁移，故"归所同和"。

三是运气迁移变化与发病。司天在泉的盈虚升降，引起了处于气交之分的中运之气也随之升移，运气的移易，就会引起气候变化，于是就随之而发生相应的病证，故曰"随运归从而生病。"

【原文】

帝曰：善。论言热无犯热，寒无犯寒。余欲不远寒，不远热[1]奈何？

岐伯曰：悉乎哉问也！发表不远热，攻里不远寒[2]。

帝曰：不发不攻而犯寒犯热何如？

岐伯曰：寒热内贼，其病益甚。

帝曰：愿闻无病者何如？

岐伯曰：无者生之，有者甚之。

帝曰：生者何如？

岐伯曰：不远热则热至，不远寒则寒至，寒至则坚否腹满，痛急下利之病生矣，热至则身热，吐下霍乱，痈疽疮疡，瞀郁注下，瞤瘛肿胀，呕，鼽衄头痛，骨节变，肉痛，血溢血泄，淋闷之病生矣。

帝曰：治之奈何？

岐伯曰：时必顺之[3]，犯者治以胜[4]也。

【注释】

[1]不远寒，不远热：张介宾：此"谓有不可远寒、不可远热者，其治

当何如也"。远，避，避开。《广韵·原韵》："远，离也。"

[2]发表不远热，攻里不远寒：王冰："汗泄，故用热不远热；下利，故用寒不远寒，皆以其不住于中也。如是则夏可用热，冬可用寒。"

[3]时必顺之：即用药治病必须遵守四时规律。

[4]犯者治以胜：张介宾："如犯热者胜以咸寒，犯寒者胜以甘热，犯凉者胜以苦温，犯温者胜以辛凉，治以所胜则可解也。"

【解读】

此节论用药与主时之气关系。"热无犯热，寒无犯寒"这是依照主时之气用药的一般原则，在通常情况下，必须遵从，若犯此禁令，无病的人也会因此而生病，病轻者，会因而加重病情，或发生他病，如"不远热而热至""热至则身热，吐下霍乱，痈疽疮疡，瞀郁注下，瞤瘛肿胀，呕鼽衄头痛，骨节变，肉痛，血溢血泄，淋之病生矣"。"犯寒"亦然。

特殊情况可不必泥守禁令，应当是具体问题具体对待，如炎夏冒雨受凉，寒邪束表，非辛温之剂不能解除在表之寒邪，于是辛温之品照用无妨。隆冬若因热邪郁里，苦寒清里之品亦可用之，故曰"发表不远热，攻里不远寒"。气候反常，如应热反寒，应寒反热等，也不必禁忌。

下文之"有假其气，则无禁也。主气不足，客气胜也"，是指万一在非发表攻里及"有假其气"等特殊情况而违背"热无犯热，寒无犯寒"禁令，就要及时选用相胜的药物治疗，如张介宾所说："若有所误犯，则当治之以胜，如犯热胜以咸寒，犯寒者胜之以甘热，犯凉者胜以苦温，犯温者胜以辛凉，治以所胜则可解也。"

张介宾于此有深切的临床体会，故而对此有较为深刻地论述，认为"中于表者，多寒邪，故发表之治不能远热，夏月亦然；郁于里者，多热邪，故攻里之治不能远寒，冬月亦然。愚按：此二句大意，全在'发''攻'二字：发者，逐之于外也；攻者，逐之于内也。寒邪在表，非温热之气不能散，故发表者不远热；热郁在内，非沉寒之物不能除，故攻里者不远寒，此必然之理也。然亦有用小柴、白虎、益元、冷水之类而取汗愈病者何也？此因阴寒滞留，故当温中，非攻之之谓也。所谓发者，开其外之固也。攻者，伐其内之实也。今之昧者，但见外感发热等病，不能察人伤于寒而传为热者，有本寒标热之义，辄用芩、连等药以清其标；亦焉知邪寒在表，药寒在里，以寒得寒，气求声应，致使内外合邪，虽不可解，此发表用寒之害也。其于春、秋、冬三季，及土、金、水三气治令，阴胜阳微之时为尤甚。故凡寒邪在表未散，外虽炽热而内无热证者，正以火不在里，最忌寒凉，此而误人，是不知当发者不可远热也。又如内伤喘痛胀满等证，多有三阴亏损者，今人但见此类，不辨虚寒，便用消、黄之属，且云先去其邪，然后固本，若近乎理；亦焉知有假实真虚之病而复伐之，则病未去而元气不能支矣。此而误人，是不知当攻者方不远寒也。二者之害，余见之多矣，不得不特表出之，以为当事者戒之。"

【原文】

黄帝问曰：妇人重身[1]，毒之[2]何如？

岐伯曰：有故无殒[3]，亦无殒也。

帝曰：愿闻其故何谓也？

岐伯曰：大积大聚，其可犯也，衰其大半而止，过者死。

【注释】

[1] 重（chóng 虫）身：怀孕。

[2] 毒之：张介宾："毒之，谓峻利药也。"

[3] 无殒（yǔn 允）：孕妇有病而服用峻利之药，当其病则无失，即于胎儿亦无失。

【解读】

论孕妇用药法度。原文以"妇人重身"为例，提出临床用药，在认清病情后，应当果断用药，即或是攻伐之品，若有确实的用药依据，不必过分顾忌，此所谓"有故无殒，亦无殒也"之意。但是，凡药皆偏，过用非但无益，反会损伤正气，于是以大积大聚为例，说明虽可犯，但中病即止，衰其大半可矣。如《素问·五常政大论》所云："大毒治病，十去其六；常毒治病，十去其七；小毒治病，十去其八；无毒治病，十去其九"，与此精神一致。

【原文】

帝曰：善。郁[1]之甚者治之奈何？

岐伯曰：木郁达之[2]，火郁发之[3]，土郁夺之，金郁泄之[4]，水郁折之[5]，然调其气，过者折之，以其畏[6]也，所谓泻之。

帝曰：假者何如？

岐伯曰：有假其气[7]，则无禁[8]也。所谓主气不足，客气胜也。

【注释】

[1] 郁：指五气之抑郁。此言天地五运六气，人体五脏六腑的气机升降出入发生异常，郁结不行，则造成郁病。

[2] 木郁达之：肝气郁结之证，治以疏泄畅达。

[3] 火郁发之：火气郁闭于内，治宜发散。

[4] 金郁泄之：肺气不宣或失降，以宣泄之法通郁。即宣泄肺气。

[5] 水郁折之：降其冲逆之势，驱逐水邪。

[6] 以其畏：用相制之药泻之。畏，指相制之药。

[7] 假其气：张介宾："假，假借也，气有假借者，应热反寒，应寒反热也，则亦当假以治之，故可以热犯热，以寒犯寒，而无禁也。"

[8] 无禁：就是不必禁忌。

【解读】

论郁病治疗。五运所郁，会引起体内相对应的内脏气机郁滞而发病，治疗时要针对时令特征及具体病情，采用相应的治疗方法以去郁，泻其有余之郁气。所以高世栻说："虽曰达之发之夺之泄之折之，然必调其正气，若郁之过者，则逆其气而折之。折，折抑也。折之以其所畏也。折之以畏，所谓实则泻之也。"治疗过程中，仍当遵守"热无犯热，寒无犯寒"的原则。若因客主加临，发生气候反常，如夏本炎热而反寒凉，冬本严寒而反见温热之时，可不必拘于此禁，要依据具体情况而定，故曰"可假其气，则无禁也。所谓主气不足，客气胜也。"

"五郁"给人体带来伤害的具体治疗方法有：

其一，"木郁达之"。木气被郁，人体就会发生相应的肝病。肝主疏泄，其性条达，就要用疏散之法使其顺畅通达。五行配属归类中，肝属木，所以后世多以此作为肝病的重要治法，临证所用的柴胡疏肝散、四逆散之类，皆属木郁达之的应用范例。

其二，"火郁发之"。火气被郁，人体就容易发心病。心属阳又主君火，有病时多见火热之症，治疗时则宜发散泻热。所以张介宾注："发，发越也。凡火郁之病，为阳为热之属也。其脏应心主、小肠、三焦，其主在经脉，其伤在阴分，凡火所居，其有结聚敛伏者，不宜蔽遏，故当因其势而解之，散之，外之，扬之，如开其窗，如揭其被，皆谓之发，非独止汗也。"

其三，"金郁泄之"。燥金被郁，人体肺金受伤而病，治疗时就要用宣泄肺气的方法治疗，临证常见肺失宣降的气滞喘息，痰饮水肿病证所采用的发汗、宣肺、降气、利水之法治疗，皆属"金郁泄之"之法。

其四，"土郁夺之"。湿气被郁，可引起脾胃病证。脾主化，恶于壅滞，所以就要用健运之法以"夺之"，临床对于脾运失常，胃失纳降之证的所用催吐法，攻下法，健脾利湿法，均为"土郁夺之"之法。

其五，"水郁折之"。寒气被郁，可引起水湿内停和肾病。治疗时就要用调节制约之法以"折之"。临床所见的肾失封藏，主水失常的水饮潴留之证，常根据肾病的病机采用敦土利水，壮火消阴，滋水制阳，利水消肿等种种治疗方法都是"水郁折之"的扩大运用。

应用"五郁所发"治疗思想时应注意：①木、火、土、金、水是指五运，可以主岁，称岁运，如金运之年，木运之年等。也可主时，固定主于一年之中的一个时间阶级（每运各主七十三日零五刻），称为主运。如果五运循环运转，以次进行者称为客运，所以五运所主的年或时的气候发生变异都会发生相应病证，因此，木火土金水五者之"郁"是指某年或某时的异常气候；②达、发、夺、泄、折是指相应脏腑在不同气候时发病后的相应治法；③由于人与自然界密切相关，人体脏腑与五运有其一定对应关系，所以五运主时气候异常，就会引起相应的脏腑发病，这样理解治法时就要把气候特点和相应脏腑的生理病理特点相结合。

【原文】

帝曰：至哉圣人之道！天地大化，运行之节，临御之纪，阴阳之政，寒暑之令[1]，非夫子孰能通之！请藏之灵兰之室，著曰《六元正纪》，非斋戒不敢示，慎传也。

【注释】

[1] 令：原本作"今"，误，故改。

【解读】

学习本篇要重视以下几个问题：

一是先立其年，以明其气。原文开篇即言，"先立其年，以明其气，金、木、水、火、土运行之数，寒、暑、燥、湿、风、火临御之化，则天道可见，民气可调"。提出"先立其年，以明其气"，这是进行运气演绎时一条重要原则。所谓"先立其年"，是指进行任何一年的运气推算，必须首先确立当年的干支甲子。当年的干支已定，其岁运的太过不及，岁气的司天在泉，以及运气合治规律，客主之气的加临变化等，都可由此推论，当年的气候变化、物化特征、疾病发生状况，以及顺应节令和气候变化以调治民病等，都可据此而明。否则，就无法结合时令气候变化，判断疾病，以及防治用药。《素问·六节藏象论》："不知年之所加，气之盛衰，虚实之起，不可以为工矣。"就是对这一思想的具体运用和说明。

二是"至高之地，冬气常在，至下之地，春气常在"。这是原文在阐述运气迁移胜复，太过不及所形成气候变化的一般规律后提出的，并且告之曰"必谨察之"。这段原文的意义在于，提示人们运用运气学说的时候，必须结合当地的地理环境，因为运气学说和任何一个自然科学原理一样，是就一般的规律而言的。因此，在特殊的环境和条件下运用运气学说，就要考虑到这些干扰因素，在按一般方法演绎的基础上，也还要参考当地特殊的附加条件并作以校正。因此，该语的意义不仅在于提示我们在特殊环境中如何运用运气学说，而且还能纠正人们对运气学说的某些偏见。不能不顾客观条件的影响和特殊环境，一味地死搬硬套，或者因硬套而有不相符合便轻易否定，都是不对的。就此精神讲，该语有其广泛指导意义。

三是"五郁"与治疗。原文在回答"郁之甚者，治之奈何？"时说："木郁达之，火郁发之，土郁夺之，金郁泄之，水郁折之"。后世在此精神指导下，发展为五种重要的治疗方法。就其本意来说，此处之五郁，则是指五运的迁移过程中，由于五运之间的胜复变化以及运与气间的制胜作用，导致五运的迁移障碍，形成气候变化过程中的郁发异常状况。本篇上文所言的"五郁之发"的物化特征和发病，均与此有关。这里所言"五郁"治疗，则是指在五运迁移，发生郁发之时，人们所生病患的治疗，据天人相应观点，五运迁移时，木运有郁发异常变化，那么人身便有肝之病证，各运郁发，皆有相对应之脏发病。但运用或理解时一定要明白，所谓的达、发、夺、泄、折等方法，都是根据不同岁运变化所制定的治疗方法。通俗来讲，就是因时制宜，因为岁运的郁发不同，其所在的年份节令及气候特征皆异。决不可认为"木就是肝，土就是脾"。如此理解则有悖经旨。

四是运气复化与用药关系。根据运气变化选用适宜的药食，这是本篇重要观点。"热无犯热，寒无犯寒"这是一般原则。在通常情况下，不同的气候特征，可以发生不同病证，治疗时就要依据不同气候条件下所生的不同性质的病证，采用不同的治法和不同性质的药食。这是常规用药原则，充分地体现了因时制宜的治则。但是有以下四种情况时可犯此用药禁令：①"有假者反，此其道也。"所谓"有假者反"虽然有不同的注释，但比较一致的看法是指气候反常情况下，可犯此禁。如夏本热而气候反寒，此时就不必泥于"热无反热"，热药照用无妨。其他季节亦然。②间气"异其主则小犯"。指出初之气、二之气、四之气、五之气的气候与主岁的司天在泉主气性质不一致时，可以"小犯"此禁。③"天气反时，则可依时，及胜其主则可犯"。指出客气胜主气时，同样可犯此禁。④"发表不远热，攻里不远寒"，指出寒邪束表，即或在炎夏，辛温解表之剂仍可用之。虽在严冬，郁热在里，寒凉清热之剂照当投用。还必须注意，在犯禁用药时，要把握一定尺度，"以平为期，而不可过"，要做到"无失天信，无逆气宜，无翼其胜，无赞其复"。所以，不论是按一般"无犯热，无犯寒"的因时用药原则，或者根据具体情况突破禁令也罢，此处"四无"则是基本要求，只有按此要求去做，才能做到准确无误的治疗，故曰"是谓至治"。

五是"有故无殒，亦无殒也"。本篇以"妇人重身"为例，提出用毒性药物治疗疾病的原则为"有故无殒，亦无殒也"。即孕妇患了重病，必须治疗，大胆用药，即是毒药也不必过虑，只要运用得当，对大人无害，对胎儿也不会损伤。并进一步指出孕妇此时之病，必是重病大疾，才能运用毒药，而且用到一定阶段就要停止使用，否则会引起恶果，即"大积大聚，其可犯也，衰其大半而止，过者死。"以上说明古代医家特别重视临证时果断用药，恰当地运用攻伐之品。我们在临床上也可见到部分孕妇患有瘀血癥瘕等症，保胎则不利祛瘀血，进而可以影响胎儿的发育，活血化瘀则虑其影响胎儿，攻补两难。这时必须权衡全局，往往要以临床经验为基础，来决定祛邪的先后与速缓。若不祛邪，会影响大人或胎儿的发育，就应及时去邪，可以用一些在一般孕妇不能用的毒药，即"有故无殒，亦无殒也。"用毒药治病，去其大半邪气就要停止使用，改用攻补兼施，不可过用伤其胎儿的药物。同时，在用毒药治病时，应注意有些药物对胎儿的生长发育有一定影响，但往往会引起流产，或分娩以后有畸形或先天性疾病等，所以对每一味药物必须详细研究。古代人们观察多以宏观的、近期的作用为标准，我们现在应逐渐转向微观的、远期的作用观察，逐步研究出一些孕妇禁忌药，防止胎儿因药物引起异常发育，提高人口素质。

王冰在"有故无殒，亦无殒也"句下，注谓"上无殒，言母必全；亦无殒，言子亦不死也"。历代医家都是以这样的理解，作为指导临床实践的理论依据。

王冰之解虽通，但其义较狭。故，缘故。殒（yǔn允），本义指死亡，在此可引申为毒药对人体的伤害。"有故无殒"，意谓用药要有一定的缘故，也就是有什么病才能用什么药，因此针对病情投的药物对人体不会有所伤害。而"亦无殒也"句，则是指"妇人重身"而言。这样解释才符合原文的本义。

因为，其一，"毒"字的涵义古今不同。常言道："凡药三分毒"。《内经》中把寒热温凉不同性质和补虚泻实不同功效的药，统称"毒"，不是现在对毒的认识，这里的"毒之"，就是"药之""治之"的意思。因为本文的上段有"不远热则热至，不远寒则寒至……时必顺之，犯者治以胜也"的用药原则，所以黄帝又问孕妇应该怎样用药？岐伯回答说："有故无殒，亦无殒也"，意谓孕妇有病，就可以"毒之"，不必拘泥于"远热""远寒"，所谓"药有病当"，故曰"无殒"。另一方面，从下文的"衰其大半而止"句的精神看，也包括了对孕妇用峻烈药物的一面，因对"大积大聚"来说，显然要用攻伐的药物，但只能"衰其大半而止"。其二，"有故无殒"是中医学中指导用药的一条重要原则，有普遍的指导意义。正所谓"有是证必用是药"。一般而论，如上段原文所说的"热无犯热，寒无犯寒"。但又可以"不远热""不远寒"，即"发表不远热，攻里不远寒"。为什么发表可以不远热，攻里可以不远寒呢？因为"有故"。夏季得了需要用辛温发表药治疗的病，冬天患了需要用苦寒攻下药治疗之疾，就可以"不远热""不远寒"了。这就是"有故无殒"的本义。但原文又告诫治疗"大积大聚"的病证，也只能是"衰其大半而止"。言外之意，治疗孕妇的疾患，用药时就更要适当地控制了。同时，对任何疾病的治疗，都不能药过其量，必须谷肉果菜，食养尽之。

总之，"有故无殒"不是专为孕妇用药立论的，"亦无殒也"，才是指孕妇和胎儿的。因为母体和胎儿是一致的，益则俱益，损则俱损，所以不应该把"有故无殒"释为无殒于母体，而是在"有故无殒"这一理论指导下，才有"亦无殒也"的结论。

六是热无犯热，寒无犯寒。热和寒，是指所用的药物的寒热性质。热指热性药物，寒指寒凉之品。"无犯热""无犯寒"的热和寒是指气候特点。热，指炎热的夏季。寒，指严寒的冬天。无犯，即不要违犯，不要触犯之意。是说用药必须注意自然界的气候情况，用热药不要触犯主时的热气，用寒药不要触犯主时的寒气，该语是对上文应时用药原则的反复强调。是对"用热远热，用寒远寒"原则的进一步阐发，是临床用药的又一个原则。

为何要"无犯热""无犯寒"呢？如果没有风寒束表的证候，那么到夏季，就不要随便用热药，以免津伤化燥，发生变证，但是如果有表寒证，在炎夏也可用辛温之品以发其汗，如下文所说的"发表不远热"，即是指此。如果没有里热证候，那么在严冬就不要随便用苦寒之品，以免损伤阳气，变生他病。但是如果邪热蕴积于里，在严寒的冬季仍可用苦寒泻下之品，以清里热。可见，"热无犯热，寒无犯寒"是讲一般的用药原则。而"发表不远热，攻里不远寒"则是属于特殊情况，应当注意二者的区别和联系。

七是再论五郁之发之治疗。原文说："郁之甚者，治之奈何？岐伯曰：木郁达之，火郁发之，土郁夺之，金郁泄之，水郁折之。然调其气，过者折之，以其畏也，所谓泻之。"

"木、火、土、金、水"，在此是指五运所主之年，"郁"，王冰注云："郁之甚者，天地五行应运，有郁抑不伸之甚者也"，张志聪解为"四时之郁"，亦通，总之是指气候的变异。"达之""发之""夺之""泻之""折之"

则是指治疗方法。是指在时令的气候变异影响下，相应脏腑就会发病，于是就采用相应的治疗措施，因此，王冰说："达谓吐之，令其条达。发谓汗之，令其疏散。夺谓下之，令无壅碍。泻谓渗泻之，解表利小便也。折谓折之，制其冲逆，通是五法。"

其一，"木郁达之"木气抑郁之时，人体就会发生相应的肝病。由于肝主疏泄，其性条达，所以就要用疏散之法以"达之"。高世栻："五行之气，贵得其平，故木郁则达之。"张介宾说："凡木郁之病，风之属也，其脏应肝胆，其经在胁肋，其主在筋爪，其伤在脾胃，在血分。然木喜畅达，故在表者当疏其经，在里者当疏其脏，但使气得通行，皆谓达之。"由于五行配属归类中，肝属木，所以后世多以此作为肝病的重要治法，认为"木郁"就是肝郁，此解虽可，但非原旨。临证所用的柴胡疏肝散、四逆散之类，皆属木郁达之的应用凡例。

其二，"火郁发之"火气抑郁之年，人体就容易发心病。由于心属阳又主君火，有病时多见火热之症，治疗时则宜发散泻热。所以张介宾注："发，发越也。凡火郁之病，为阳为热之属也。其脏应心主、小肠、三焦，其主在经脉，其伤在阴分，凡火所居，其有结聚敛伏者，不宜蔽遏，故当因其势而解之，散之，外之，扬之，如开其窗，如揭其被，皆谓之发，非独止汗也。"《素问·生气通天论》之"体若燔炭，汗出而散"热郁于里之证，临床多用发汗之法退热，均为这一治法的具体运用。

其三，"金郁泄之"。金运之年（或所主之时），所候变异，人体的就会发生肺病，治疗时就要用宣泄肺气的方法治疗。张介宾注云："凡金郁之病，为敛为闭，为燥为塞之属也。其脏应肺与大肠，其主在皮毛声息，其伤在气分，故或解其表，或破其气，或通其便，凡在表在里，在上在下，皆可谓之泄也。"临证常见肺失宣降的气滞喘息，痰饮水肿病证所采用的发汗、宣肺、降气、利水之法治疗，皆属"金郁泄之"之法。

其四，"土郁夺之"。土运之年（或土运所主之时），气候变异可以引起脾胃病证。脾主化，恶于壅滞，所以就要用健运之法以"夺之"。如张介宾所注："夺，直取之也。凡土郁之病，湿滞之属也。其脏应脾胃，其主在肌肉四肢，其伤在胸腹，土（即脾胃）畏壅滞，凡滞在上者夺其上，吐之可也；滞在中者夺其中，伐之可也；滞在下者夺其下，泻之可也。凡此皆谓之夺，非独止下也。"临床对于脾运失常，胃失纳降之证的所用催吐法，攻下法，健脾利湿法，均为"土郁夺之"之法。

其五，"水郁折之"。指水运之年（或水运所主之时），气候异常时可以引起水湿内停和肾病。治疗时就要用调节制约之法以"折之"。张介宾说："折，调制也。凡水郁之病，为塞为水之属也。水之本在肾，水之标在肺，其伤在阳分，其反克在脾胃，水性善流，宜防泛滥。凡折之之法，如养气可以化水，治在肺也；实土可制水，治在脾也；壮火可以胜水，治在命门也；自强可以帅水，治在肾也；分利可以治水，治在膀胱也。凡此皆谓之折，岂独折之而已哉。"临床所见的肾失封藏，主水失常的水饮潴留之证，常根据肾病的病机采用敦土利水，壮火消阴，滋水制阳，利水消肿等种种治疗方法都是"水郁折之"的扩大运用。

应用这一治疗思想时应注意：①木、火、土、金、水是指五运，可以主岁，称岁运，如金运之年，木运之年等。也可主时，固定主于一年之中的一个时间阶级（每运各主七十三日零五刻），称为主运。如果五运循环运转，以次进行者称为客运，所以五运所主的年或时的气候发生变异都会发生相应病证，因此，木火土金水五者之"郁"是指某年或某时的异常气候；②达、发、夺、泄、折是指相应脏腑在不同气候时发病后的相应治法；③由于人与自然界密切相关，人体脏腑与五运有其一定对应关系，所以五运主时气候异常，就会引起相应的脏腑发病，这样理解治法时就要把气候特点和相应脏腑的生理病理特点相结合。

八论《内经》用药规律及其意义。

其一，《内经》用药规律的内涵。《内经》的用药规律，是指本书对药（食）气味理论的认识，以及根据不同地域、不同气候、不同脏腑病证，以及不同体质的药（食）选择和宜忌规律。书中虽然载方13首，涉及的药物也仅20余种，然而其中有关药物气味的理论以及药（食）五味的临床运用的内容却十分丰富，这部分内容不但是中医药学的宝贵财富，而且是后世药物学发展和临床用药的典祖。

其二，药食气味的属性及其功用。何谓气？何谓味？《内经》所言药食的"气"即后世药物学中的"性"，即"运气七篇大论"所说的"寒热温凉"。味，即酸、苦、甘、辛、咸。《内经》根据临床运用的需要，将药食的气味又分别划分其阴阳属性和五行属性。

其三，《内经》对药食气味阴阳五行属性的研究。《素问·至真要大论》："五味阴阳之用何如？岐伯曰：辛甘发散为阳，酸苦涌泄为阴；咸味涌泄为阴，淡味渗泄为阳。"其他篇也有类似论述。这就十分明确地看出，《内经》是根据药食气味及其药理作用划分其阴阳属性的。辛甘之味的药物具有向上向外发散作用，肌表和头面上身为药力所及，故属性为阳，而酸苦咸味有向里向下的通泄作用，因其药力所及在身之里身之下，故属性为阴。由于药食气味的厚薄对药食效用影响较大，故将其气味阴阳属性作了更深层次的划分。气无形是通过其药理效应而间接察知，故为阳；味有质可直觉品尝而得，故属阴。气厚者力猛，气薄者功缓；味厚力宏，味薄功弱，故《素问·阴阳应象大论》："味厚者为阴，薄为阴之阳；气厚者为阳，薄为阳之阴。味厚则泄，薄则通；气薄则发泄，厚则发热。"故张介宾说："气无形而繁荣昌盛，故为阳；味有质而降，故为阴。此以药食气味言也。"可见，药食气味的阴阳属性，是依据其在人体内作用的趋向和功用划分的。认为酸味属木，苦味属火，甜味属土，辛味属金，咸味属水，这是《内经》的一贯认识。药食五味五行属性划分对制定五脏系统病证的药物选择、食物调养、四时气候宜忌有重要意义，如麻黄、桂枝、荆芥、羌活等味辛入肺宣肺，黄连、莲子心等味苦可清心火，党参、白术、山药味甘入脾补脾，要使药物入肝治肝而用醋炒，入肾治肾者可加盐炮制等，其义皆在于此。

其四，四时五脏，病随五味所宜。《素问·脏气法时论》在谈到四时五脏用药规律时，要求医生做到"合人形以法四时五行而治。"这是《内经》用基本原则和规律。

一为"合人形"用药规律。所谓"合人形"而治是指治病用药时，要结合病人的体质、个体差异、不同体质对药物耐受性和用药效应。《素问·五常政大论》："能（音义同耐）毒者以厚药，不胜毒者以薄药。"这是针对病人对药峻缓的不同耐受性来选择药物。人体对药物耐受能力的大小，取决于病人体质的强弱，如《灵枢·论痛》："人之胜毒，何以知之？少俞曰：胃厚色黑大骨及肥者，皆胜毒；故其瘦而薄胃者，皆不胜毒也。"因此"合人形"用药就是针对患者身体的具体情况用药，体质强壮者，可投以气味厚、药力猛的药物；体质弱，不胜药力者，则要投以气味薄、药力缓和之品。

此外，还要结合患者在特殊身体状态的用药，如本篇说："妇人重身，毒之何如？岐伯曰：有故无殒，亦无殒也。"怀孕是妇女特殊的生理状态，此时机体各系统的活动状态与非孕期有很大区别，这里所讲的孕妇用药原则，自当在"合人形"而治的用药规律之中。

二为"法四时"用药规律。所谓"法四时"用药规律则指结合四时阴阳寒暑变更，气候的寒热温凉变化而用药的规律。中医治病十分注重节令气候变化，反复强调"必先岁气，无伐天和"（《素问·五常政大论》），"无先天信，无逆气宜，无翼其胜，无赞其复，是谓至治。"（《素问·六元正纪大论》），所以"凡治病不明岁气盛衰，人气虚实，而释邪攻正，实实虚虚，医之罪也；凡治病而逆四时生长化收藏之气，所谓违天者不祥，医之罪也"（《医门法律》）。

如根据主气、客气、司天、在泉变化的用药规律。主气，即主时的六气。指风（木）、热（君火）、湿（土）、暑（相火）、燥（金）、寒（水）六气分别主持春、夏、秋、冬四时的二十四节气的气候。

客气，则指"六气"随年份变化而轮转主持二十四节气的气候，如客之往来不定，故谓之"客气"。在客气中，主持上半年气候变化的称作"司天之气"，主持下半年气候变化的客气被称作"在泉之气"。不论六气作为主气或客气，是司天或在泉，均会产生相应气候变化而影响人体健康，选择药物时就必须法四时气候。因为四时气候不同，发病有别，故尔就要选择相应适宜的药食气味。《素问·至真要大论》内容，即充分体现了不同时令的用药规律。

如根据寒热无犯的用药规律（"必先岁气，无伐天和"）。一般规律：本篇指出结合运气变化的一般用药规律是："用凉远凉，用寒远寒，用温远温，用热远热，食宜同法。"这是因时制宜原则在药用规律中的运用，也是根据运气变化复杂情况下的严格规定。无论气候变化多么复杂，只要出现寒凉气候，在一般情况下，寒凉之药当慎用。当出现温热的气候特点时，温热之品当要慎用，否则，"不远热则热至，不远寒则寒至，寒至则坚否（音义同痞）腹满，痛急下利之病生矣。热至则身热，吐下霍乱，痈疽疮疡，瞀郁注下，瞤瘛肿胀，呕鼽衄头痛，骨节变，肉痛，血溢血泄，淋之病生矣。"这也是原文不厌其烦的反复强调寒热无犯的理由。

特殊情况下的用药原则：寒热无犯只是一般情形下的规律，但是在特殊情况下，此禁可破，要具体问题具体对待，可以不必拘执一定之规。如同在原文中说："论言热无犯热，寒无犯寒，余欲不远寒，不远热奈何？岐伯曰：悉乎哉问也。发表不远热，攻里不远寒。"明确指出在诸如寒邪束表，非辛温之品不能发散在表之寒邪者，即或在炎夏酷暑之季，辛温之品仍当用之。若邪热蕴里，非苦寒之品攻下而不能除时，纵然是隆冬严寒之时，苦寒之药照用无虞。足见《内经》在"法四时"用药时，既有原则性，又有具体问题具体对待的灵活性。

如"法五行"用药规律。上文"法四时"用药也包涵了有关"法五行"的一些内容。此处所论则是遵循五行生克制化规律的用药原则。

五味所入：《素问·宣明五气》说："五味所入，酸入肝，辛入肺，苦入心，咸入肾，甘入脾，是谓五入。"《内经》的其他篇章也有类似记载，都是按照五行归类的理论，叙述了药食五味的一般运用原则。

五味所禁：在《灵枢·五味》中说："肝病禁辛，心病禁咸，脾病禁酸，肾病禁甘，肺病禁苦。"如肝属木，辛属金，金本克木，若肝有病，其气已经受损，若再用肝木所不胜之辛味时，就会助金伐肝，于肝病不利，故曰"肝病禁辛"。余类此，这是五行相克理论用药规律的体现。

病随五味所宜：《素问·脏气法时论》："五行者，金木水火土也，更贵更贱，以知死生，以决成败……肝主春，足厥阴少阳主治，其日甲乙，肝苦急，急食甘以缓之……肝欲散，急食辛以散之，用辛补之，酸泻之"，"心苦缓，急食酸以收之……心欲软，急食咸以软之，用咸补之，甘泻之"，"脾苦湿，急食苦以燥之……脾欲缓，急食甘以缓之，用苦泻之，甘补之"，"肺苦气上逆，急食苦以泄之……肺欲收，急食酸以收之，用酸补之，辛泻之"，"肾苦燥，急食辛以润之，开腠理，致津液，通气也……肾欲坚，急食苦以坚之，用苦补之，咸泻之。"此处之"补"，是指药食气味作用顺其脏腑之性者，如果药逆脏腑之性则为"泻"。例如肾主蛰藏，坚敛闭封，而苦味者能使阴坚敛，故顺应了肾的封藏之性，所以，"苦"味药能入肾补肾，反之，咸味能软坚，违逆了肾的坚敛封藏之性，故为泻。另外，大凡有利于五脏所欲之味者，其药对该脏则具补性，有悖于五脏所欲之味者为泻。

此外，从上述还可看出，同一药味，入于不同的脏，所产生的补泻药理效应也不同，如辛味，入肝为补，此用其发散效用有助于肝气之升发，入肺则为泻，是因其易致肺气耗散。同理，咸味入心为补，入肾为泻，余皆类此。

还有如"寒者热之""热者寒之""劳者温之"，"形不足者，温之以气；精不足者，补之于味"等，均属"病随五味所宜"的用药原则。

其五，毒药攻邪，五谷为养。《素问·脏气法时论》说："毒药攻邪，五谷为养，五果为助，五畜为益，五菜为充，气味合而服之，以补精益气。"此处既指出了毒药、饮食物各具不同的功用，驱邪扶正，二者结合运用，相得益彰，也指出要五味和调，不可偏嗜。只有五味和调，则能"补精益气"，匡扶正气，此正如《素问·生气通天论》中所说的那样，"是故谨合五味，骨正筋柔，气血以流，腠理以密，如是则骨气以精，谨道如法，长有天命"之意。

毒药又有"大毒""常毒""小毒"之分，临床上如何掌握毒药运用标准呢？《素问·五常政大论》对此作了明确的规定，说："有毒无毒，服之有约乎？岐伯曰：病有久新，方有大小，有毒无毒，固宜常制矣。大毒治病，十去其六，常毒治病，十去其七，小毒治病，十去其六，常毒治病，十去其七，小毒治病，十去其八，无毒治病，十去其九，谷肉果菜，食养尽之。无使过之，伤其正也。"俗话说，凡药都有三分毒。此处之"毒"是指药物之偏性，用之不当，于人体有害而无益，故谓之毒。临床用药，就是运用药物之"毒"以纠正邪气所致机体失调之偏，从而达到"以平为期"之效果。

一要根据病人体质用药。如前所述，体质强壮者对药物的耐受力强，而体质差者对药物的耐受力弱，因此临床治病对药物的选择，除考虑病情因素外，还必须要结合患者平素的体质。

二要根据病情变化选择药物。病有虚实、新久的不同，因而对药物毒力大小的治疗效应也有区别，一般的说，新病、实证者，当授以毒力强、药力峻猛的药物；久病、虚证则应投以毒力小、药力和缓的药物。

《内经》中涉及药食气味的内容是很丰富的。其中对药食气味的阴阳属性，五行属性也作了明确规定。有关药食气味的运用问题，《内经》指出，也要"合人形法四时五行而治""四时五脏，病随五味所宜"，这便是对药食五味运用规律的高度概括。本文以这一思想为主线，对《内经》有关药物运用规律作了归纳。

第八章 素问·遗篇·刺法论篇第七十二解读

【题解】

刺法，即针刺治疗方法。篇中主要讨论运气失常、疫疠之气流行的道理，同时提出了诸多预防方法，其中犹以刺法为主。本篇主要论述了六气不向前移动而致郁发之病的针刺方法，六气不能迁正也不能退位所发生病证的刺法，六气司天在泉刚柔失守而发生疫疠之病的治法，预防治疗五疫之病的方法，以及外邪干犯内脏十二官发病的治法。由于全篇所论以针刺方法为主要内容，所以用"刺法"作为其篇名。

【原文】

黄帝问曰：升降不前[1]，气交有变，即成暴[2]郁，余已知之。如何预救生灵[3]，可得却[4]乎？

岐伯稽首再拜对曰：昭乎哉问！臣闻夫子[5]言，既明天元，须穷法刺[6]，可以折郁扶运，补弱全真，泻盛蠲[7]余，令除斯苦。

岐伯曰：升之不前，即有甚凶[8]也。

木欲升而天柱[9]窒抑之，木欲发郁，亦须待时[10]，当刺足厥阴之井[11]；

火欲升而天蓬窒抑之，火欲发郁，亦须待时，君火相火同刺包络之荥；

土欲升而天冲窒抑之，土欲发郁，亦须待时，当刺足太阴之腧；

金欲升而天英窒抑之，金欲发郁，亦须待时，当刺手太阴之经；

水欲升而天芮窒抑之，水欲发郁，亦须待时，当刺足少阴之合。

【注释】

[1] 升降不前：岁气的左右四间气，随着岁支的变动而变动，旧岁在泉的右间气升为新岁的司天之左间，故为升；旧岁司天的右间，降为新岁在泉的左间，故为降。不前，即是指时令已经向前移行，而与节令相应的气候未能同步向前移行。

[2] 暴：剧烈。

[3] 生灵：人类。

[4] 却：退却、免去之意。张介宾："却，言预却其气，以免病也。"

[5] 夫子：指僦贷季。

[6] 既明天元，须穷法刺：谓已懂得天地六元之气的变化规律，还必须精通穷究针刺治疗方法。天元，指天地六元之气，即风、寒、暑、湿、燥、

火六气。详见《素问·六元正纪大论》。法刺：当作"刺法"。

[7] 蠲（juān 捐）：祛除。

[8] 升之不前，即有甚凶：张介宾："六元主岁，周流互迁，则有天星中运抑之不前，则升不得升，降不得降，气交有变，故主甚凶。"

[9] 天柱：天柱、天蓬、天冲、天英、天芮（ruì 瑞）分别为金星、水星、木星、火星、土星的别称。金星又称天柱，水星又称天蓬，木星又称天冲，火星又称天英，土星又称天芮或"天内"。此处五星之名，指木、火、土、金、水五星，及其所居天地间不同方位的别名，有时则分别指代木、火、土、金、水五运之气。

[10] 木欲发郁，亦须待时：木气的郁发，一定是在木气得位之时发作。

[11] 井：井、荥、输、经、合指经穴中的五输穴。如足厥阴之"井"即大敦穴，"荥"即行间穴，"输"即太冲穴，"经"即中封穴，"合"即曲泉穴。合穴属水，经穴属金，输穴属土，荥穴属火，井穴属木（详见《灵枢·本输》）。

【解读】

开篇首论六气升之不前，抑之郁发，须待时而刺治。

其一，六气升降迁移规律：客气六步的秩序是，先三阴（厥阴风木为一阴在前，少阴君火为二阴居中，太阴湿土为三阴在后），后三阳（少阳相火为一阳在前，阳明燥金为二阳居中，太阳寒水为三阳在后），按一（一阴、一阳）、二（二阴、二阳）、三（三阴、三阳）为序分布：一厥阴、二少阴、三太阴、四少阳、五阳明、六太阳。客气六步包括司天之气，位当三之气，其右间为二之气，左间为四之气；在泉之气位当终之气，其左间为初之气，右间为五之气。客气六步随年支不同而递迁，各步的客气均要沿着逆时针方向推移一步，一年推移一步，六年六步为一周期。

所谓"升"，是指每年的在泉右间（即五之气）随中运的变动而上升为司天的左间（即四之气），因为在泉位于下方，司天位于上方，所以从在泉右间迁移到司天左间就为升，年年如此。所谓"降"，就是指司天之右间（即二之气）随着中运之气的变动而沿递时针方向移动到在泉的左间（即初之气），因为在泉位于下方，司天位于上方，所以从司天右间下移到在泉左间就称为"降"，也是年年如此。其他各步都会随着年份变化而递次迁移。同样道理，随着年份的变动，在泉的左间之气（即初之气）向前移动成为在泉之气（即终之气），而司天的左间气（即四之气）也同时向前移动到司天的气位（即三之气）。

其二，升之不前，抑之郁发的机理：六气之所以能发生郁阻不升，都是由于司天岁气太过，于是阻遏上一年在泉的右间气（即五之气）不能按时升迁至来年的司天左间（即四之气），于是就使这一不能迁升之气受抑而成郁气，必须等到该气当位的时候，该气郁发暴作，就成为灾害性气候，对人体也会产生伤害。例如从卯酉年过度到辰戌年，如果这年的司天的金气太过，金克木，金是木的所不胜，所以卯酉年在泉右间（五之气）厥阴风木就不能在辰戌年上升为司天左间（四之气），风木就被太过的金运抑阻为郁气，当风木之郁气在木气主位时就会郁发暴作。其余各气皆仿此。

其三，六气升之不前的星象反应：天地间的变化是一个整体，岁气发生阻抑，不但可以产生相应的气候特点，而且太空中的星辰也为之相应，例如司天金气太过，风木之气受抑而不能上升，所以天柱金星就应之。同样的道理，司天水气太过，火气受抑不能上升之时，天蓬水星应之，君火热气、相火暑气相同。司天木气太过，湿土之气受抑不能上升之时，天冲木星应之；司天火气太过，燥金之气受抑不能上升之时，天英火星应之；司天土气太过，寒水之气受抑不能上升，天芮土星应之。

其四，六气升之不前的发病及刺治规律：六气受到抑阻而成为郁气，待其当位时就会郁发暴作，就会产生伤人致病的邪气。六气郁发致病有一定的规律，往往是与郁气的五行属性一致的内脏受邪发病，如厥阴风木郁发则肝脏受邪发病；少阴君火、少阳相火郁发，则心、心包受邪发病；太阴湿土郁发则脾脏受邪发病；阳明燥金郁发，则肺脏受邪发病；太阳寒水郁发则肾脏受邪发病。

其五，五脏受邪发病的刺治取穴，肝木受邪发病刺取足厥阴肝经的井穴（木）大敦穴；心火受邪发病刺取手厥阴心包经之荥穴（火）劳宫；脾土受邪发病刺取足太阴脾经输穴（土）太白；肺金受邪发病刺取手太阴肺经的经穴（金）经渠；肾水受邪发病时刺取足少阴肾经的合穴（水）阴谷。所取的经脉是受病之脏的经脉，所取之穴为五输穴中与受邪而病的脏之五行属性一致者。不同的是心病取手厥阴心包经刺治，这就是《灵枢·邪客》中所说："手少阴之脉独无腧，何也？岐伯曰：少阴，心脉也。心者，五脏六腑之大主也，精神之所舍也，其藏坚固，邪弗能容也。容之则心伤，心伤则神去，神去则死矣。故诸邪之在于心者，皆在于心之包络，包络者，心主之脉也，故独无腧焉。黄帝曰：少阴独无腧者，不病乎？岐伯曰：其外经病而藏不病，故独取其经于掌后锐骨之端。甚余脉出入屈折，其行之徐疾，皆如手少阴心主之脉行也。"

【原文】

帝曰：升之不前，可以预备，愿闻其降，可以先防。

岐伯曰：既明其升，必达其降也。升降之道，皆可先治也。

木欲降而地晶[1]窒抑之，降而不入，抑之郁发，散而可得位[2]，降而郁发，暴如天间之待时[3]也，降而不下，郁可速矣[4]，降可折其所胜也[5]，当刺手太阴之所出[6]，刺手阳明之所入[7]。

火欲降而地玄窒抑之，降而不入，抑之郁发，散而可矣，当折其所胜，可散其郁[8]，当刺足少阴之所出，刺足太阳之所入。

土欲降而地苍窒抑之，降而不下，抑之郁发，散而可入[9]，当折其胜，可散其郁，当刺足厥阴之所出，刺足少阳之所入。

金欲降而地彤窒抑之，降而不下，抑之郁发，散而可入[10]，当折其胜，可散其郁，当刺心包络所出，刺手少阳所入也。

水欲降而地阜窒抑之，降而不下，抑之郁发，散而可入[11]，当折其土，可散其郁，当刺足太阴之所出，刺足阳明之所入。

【注释】

[1] 地晶（hǎo 好）、地玄、地苍、地彤、地阜：也是金、水、木、火、土五星的别名。即金星为地晶，水星为地玄，木星为地苍，火星为地彤，土星为地阜。

[2] 降而不入，抑之郁发，散而可得位：欲降而不得入，抑而成郁，待郁气散才能得位。

[3] 暴如天间之待时：此言气郁发作，其暴烈的程度如同司天间气应升不升时的郁气待时发作的情况一样。

[4] 降而不下，郁可速矣：应降而不能降，则郁滞可急速形成。

[5] 降可折其所胜也：欲使其降，可折减其所胜之气。与上文升之不前，治其本经者异。余仿此。

[6] 所出：即井穴，指脉气所发出之处。

[7] 所入：即合穴。指脉气所入而内行之处。

[8] 当折其所胜，可散其郁：张介宾："火郁不降，则心主受病，当治水之胜也。"

[9] 土欲降而地苍窒抑之……散而可入：张介宾："地苍，木星也。卯酉岁，太阴当降为地之左间，而木胜窒之，欲其郁发，当速刺也。"入，指司天右间降为在泉左间而得其位。

[10] 金欲降而地彤窒抑之……散而可入：张介宾："地彤，火星也。巳

亥岁，阳明当降为地之左间，而火胜窒之，则郁发为变也。"

[11] 水欲降而地阜窒抑之……散而可入：张介宾："地阜，土星也。子午岁，太阳当降为地之左间，而土胜窒之为郁，必散之而后降也。"

【解读】

论六气降而不入，抑之郁发的机理、星象特征、发病以及刺治。

其一，六气降而不入，抑之郁发的机理：六气之所以能发生郁阻不降，都是由于岁运太过，于是阻遏上一年的司天右间（即二之气）不能降入在泉的左间（即初之气），于是就使这一不能下降之气受抑而成为郁气。郁气的发作时间都在该气当位的季节，其发作时就会产生灾害性气候，也会因此而产生致人于病的邪气。例如从子午年到丑未年，厥阴风木应当从子午年司天的右间（二之气）下降到丑未年在泉的左间（初之气），如果在泉的金气太过，就会阻抑厥阴风木之气的下移，不能降至在泉的左间（初之气）而成为郁气。其余各气均类此。

其二，六气降而不入的星象反应：天地间的一切事物是相互关联的，岁气发生阻抑，不但会产生相应的气候变化，而且太空中的星辰也为之产生相应的反应，例如在泉的金气太过，风木之气受抑而不能降入，所以地晶金星应之；同样道理，在泉水气太过，君火相火之气受抑不能降入之时，地玄水星应之；在泉木气太过，湿土之气受抑而不能降入之时，地苍木星应之；在泉的君火相火之气太过，燥金之气受抑而不能降入之时，地彤火星应之；在泉土气太过，寒水之气受抑而不能降入之时，地阜土星应之。

其三，六气降之不入的发病及刺治规律：六气受到太过的在泉之气抑阻而成为郁气，须待其当位之时就会郁发暴作，就会产生伤人致病的邪气。六气郁发致病有一定的规律，都是与郁气五行属性一致的内脏受邪而发病，如厥阴风木受郁则肝脏受邪发病，少阴君火、少阳相火郁发，则心、心包受邪发病，太阴湿土受郁则脾脏受邪发病，阳明燥金郁发则肺脏受邪发病，太阳寒水郁发则肾脏受邪发病。

【原文】

帝曰：五运之至，有前后与升降注来，有所承抑之[1]，可得闻乎刺法？

岐伯曰：当取其化源[2]也。是故太过取之，不及资之[3]。太过取之，次抑其郁[4]，取其运之化源，令折郁气；不及扶资，以扶运气，以避虚邪也。资取之法，令出《密语》[5]。

【注释】

[1] 五运之至……有所承抑之：五运有太过不及的不同，运太过者气候

提前到来，运不及者气候推迟到来。五运与六气值年时，运和气互相影响，所以五运的太过不及与六气的升降往来，存在着相承相抑的关系，文中所说的升降不前，就是对此的具体说明。

[2]取其化源：治其六气生化之本源。

[3]太过取之，不及资之：岁运太过者，所致的病证应采取泻法；岁运不及所致病证的治法应予以资助扶植。

[4]次抑其郁：按照升降的次序，抑制其郁滞的发作。

[5]《密语》：即《玄珠密语》，又谓《素问六气玄珠密语》，是王冰在进行《素问》次注时，尤其是注解"七篇大论"的过程中，对六气五运变化规律的详细解说。也可认为是其"七篇大论"的工作笔记整理而成。只要细读"七篇大论"及《玄珠密语》，就会有此结论，二者一脉相承。正应其次注序文"别撰《玄珠》"之所言。

【解读】

论六气升降失常致郁而发病的治疗原则就是"取其化源"。源者，引起气郁而致病证之原由。因岁气的升降迁移失常，导致郁气发生，当郁气发作时，就会产生致病邪气，伤害人体相应的脏腑，使其气机失常而发病，所以治疗时应当认真审察岁气变化规律，以确立相应刺治取穴规律，这就是"取其化源"之意。具体方法仍应遵照"有余者泻之，不足者补之"的刺治原则，正所谓原文所说的"太过者取之，不及者资之"，这也就是明张介宾所注："治化源之法，亦盛者当写，虚者当补也。"

【原文】

黄帝问曰：升降之刺，以知其要[1]，愿闻司天未得迁正[2]，使司化之失其常政，即万化之或其皆妄，然与民为病，可得先除，欲济群生[3]，愿闻其说。

岐伯稽首再拜曰：悉乎哉问！言其至理，圣念慈悯，欲济群生，臣乃尽陈斯道，可申洞微[4]。

太阳复布[5]，即厥阴不迁正，不迁正气塞于上，当泻足厥阴之所流[6]；

厥阴复布，少阴不迁正，不迁正即气塞于上，当刺心包络脉之所流；

少阴复布，太阴不迁正，不迁正即气留于上，当刺足太阴之所流；

太阴复布，少阳不迁正，不迁正则气塞未通，当刺手少阳之所流；

少阳复布，则阳明不迁正，不迁正则气未通上，当刺手太阴之所流；

阳明复布，太阳不迁正，不迁正则复塞其气，当刺足少阴之所流。

【注释】

[1]以知其要：已经知其大要。以，通"已"。

[2]迁正：上年司天左间迁为次年司天行令，或上年在泉左间，迁为次年在泉行令。

[3]群生：即众生，指人类。

[4]可申洞微：可以把深奥微妙的理论阐发明白。申，阐发明白。洞，幽深，指奥理精深。张介宾："申，明也；洞，幽也。"

[5]太阳复布：指上一年的太阳寒水司天之气继续布施，行使其权力。复布，在此指上一年的司天之气继续施布，发挥作用。

[6]所流：即荥穴。

【解读】

此节论岁气不迁正的刺治方法。

其一，岁气不迁正的机理：所谓岁气不能迁正，是指上一年的司天左间（四之气）不能迁入本年度的司天（三之气）之位，因而不能发挥其岁气的作用，就叫"不迁正"。何以能产生"不迁正"的现象呢？这是由于上一年的司天之气（三之气）太过，到新的一年（尤其是上半年）仍行使其主时的作用，这样就阻止了位于其下方，也即左间（四之气）不能升迁其应当主管的司天之位（三之气）。例如辰戌年，太阳寒水司天，如果这年的寒水之气太过，到了巳亥之年，太阳寒水仍然行令，就是不退位，那么在其左间的厥阴风木之气就无法升迁于司天（三之气）的正位，这就是原文所说的"太阳复布，即厥阴不迁正"之意。"厥阴复布，少阴不迁正"，指巳亥年司天的厥阴风木太盛，到了子午之年，仍然行令，其左间的少阴君火无法升迁于司天之正位；"少阴复布，太阴不迁正"，指子午之年司天的少阴君火太盛，到了丑未之年仍然行令，其左间的太阴湿土无法升迁于司天之正位；"太阴复布，少阳不迁正"，指丑未之年司天的太阴湿土太盛，到了寅申之年仍然行令，其左间的少阳相火无法升迁于司天之正位；"少阳复布，则阳明不迁正"，指寅申之年司天的少阳相火太盛，到了卯酉之年仍然行令，其左间的阳明燥金不能升迁于司天之正位；"阳明复布，太阳不迁正"，指卯酉之年的阳明燥金太盛，到了辰戌之年仍然行令，其左间的太阳寒水不能升迁于司天之正位。

其二，岁气不迁正的刺治方法：凡是不能迁正的岁气便成为郁气，也就是该年的致病邪气，其致病的一般规律是先伤害与之五行属性相同的内脏而发病，因而就刺治该脏经脉的荥穴，以扶正固本，以泻其郁气。如"厥阴不迁正"，取足厥阴经之荥穴行间，用泻法刺治；"少阴不迁正"，取手厥阴经心包络之荥穴劳宫刺治。该年份取心包络经刺治的道理已如上文所引《灵枢·邪客》之论，此处不赘。其余各年皆类此。

【原文】

帝曰：迁正不前，以通其要。愿闻不退，欲折其余，无令过失[1]，可得明乎？

岐伯曰：气过有余，复作布正，是名不退位[2]也。使地气不得后化，新司天未可迁正[3]，故复布化令如故也。

巳亥之岁，天数有余[4]，故厥阴不退位也，风行于上，木化布天，当刺足厥阴之所入[5]；

子午之岁，天数有余，故少阴不退位也，热行于上，火余化布天，当刺手厥阴之所入；

丑未之岁，天数有余，故太阴不退位也，湿行于上，雨化布天，当刺足太阴之所入；

寅申之岁，天数有余，故少阳不退位也，热行于上，火化布天，当刺手少阳之所入；

卯酉之岁，天数有余，故阳明不退位也，金行于上，燥化布天。当刺手太阴之所入；

辰戌之岁，天数有余，故太阳不退位也，寒行于上，凛，水化布天[6]，当刺足少阴之所入。故天地气逆，化成民病，以法刺之，预可平疴[7]。

【注释】

[1] 欲折其余，无令过失：折服有余之气，不使其太过而形成疾病。

[2] 不退位：指上一年的岁气有余太过，到新的一年还不能退居到司天或在泉的间气之位，继续布施政令，新岁的岁气不能迁居于正位，就称为不退位。

[3] 使地气不得后化，新司天未可迁正：由于上一年的岁气有余不退位，所以旧岁的在泉之气也不能退后以行间气之化，因而新一年的司天之气也就不能迁居正位。

[4] 天数有余：指司天的气数有余太过，不能按时退位。

[5] 当刺足厥阴之所入：指司天之气退位后又施布化，此时应当针刺与新一年的司天之气相应的经脉之穴，所以太阳复布，厥阴风木不迁正位，就针刺足厥阴经脉的合穴。凡司天之气不退位就刺与之相应的经脉。退位而复布者，就刺与新一年司天之气相应的经脉，不迁正者，刺与旧岁司天之气相应之经，这有明显的不同。

[6] 凛，水化布天：天气凛冽寒冷，缘于寒水之气布化之故。

[7] 预可平疴（kē科）：预先可以治疗将要发生的疾病。平，治疗。疴，

疾病。

【解读】

论岁气不退位的刺治方法。

其一，岁气不退位的机理：所谓"不退位"，是指上一年的司天之气太过有余，继续行使其岁气的作用，气候、物化等仍然表现为上一年岁气的特点，就叫"不退位"。司天之气不退位，就会使在泉之气也不能退居其右间（五之气），于是新的司天之气（即上一年的司天左间，四之气）应迁正而不能迁正，在这种情况下，左右四间气都会因此而应升不升，应降不降，使整个六步客气的运行失序。如巳亥年风木之气司天有余，到了子午年仍不退位，继续发挥作用，风气行于上，布散生化之气，而少阴君火不能迁正。子午年少阴君火司天有余，到了丑未年仍不退位，继续发挥作用，热气行于上，布散长化之气，而太阴湿土不能迁正。其他年份类此。

其二，岁气不退位的刺治方法：由于"不退位"的岁气继续行令，就成为不当其位的异常气候，也是致人于病的邪气，其发病规律是，何气太过而不退位，就会使人体与之五行属性相同的脏气偏盛有余，于是就取该脏之经的"所入"之合穴刺治，以散其盛气。如子午年厥阴风木不退位，肝气有余，刺取足厥阴肝经之合曲泉穴；丑未年少阴君火不退位，心气有余，刺取手厥阴心包经之合曲泽穴。其他年份仿此。

【原文】

黄帝问曰：刚柔二干[1]，失守其位，使天运之气皆虚[2]乎？与民为病，可得平乎？

岐伯曰：深乎哉问！明其奥旨，天地迁移，三年化疫，是谓根之可见[3]，必有逃门[4]。

假令甲子，刚柔失守[5]，刚未正，柔孤而有亏[6]，时序不令，即音律非从[7]，如此三年，变大疫也。详其微甚，察其浅深，欲至而可刺，刺之，当先补肾腧，次三日，可刺足太阴之所注。又有下位己卯不至，而甲子孤立者[8]，次三年作土疠[9]，其法补泻，一如甲子同法也。

其刺以毕，又不须夜行及远行，令七日洁，清净斋戒，所有自来。

肾有久病者，可以寅时面向南，净神不乱思，闭气不息七遍，以引颈咽气顺之，如咽甚硬物，如此七遍后，饵舌下津令无数。

【注释】

[1] 刚柔二干：指十天干。天干中单数为阳干，其气刚强为刚干，即甲、丙、戊、庚、壬；天干中双数为阴干，其气柔弱为柔干，即乙、丁、

己、辛、癸。

［2］天运之气皆虚：指司天、在泉与中运之气皆不足。

［3］天地迭移，三年化疫，是谓根之可见：司天在泉之气的不断更替变换，发生刚柔失守的情况，经三年左右，造成时疫流行，这是因司天在泉之气的更换而失守，是导致疾病发生的根源。明·张介宾："根，致病之本也。"

［4］逃门：有避免时疫所伤的门路、办法，即治病方法。明·张介宾："逃门，即治之之法。"

［5］假令甲子，刚柔失守：在甲子年，甲与己都属土运，甲为刚干，己为柔干。子与午都属少阴司天，子、午为刚支。凡少阴司天，必阳明在泉，阳明属卯酉而与土运相配，卯酉为柔支，而己卯为甲子年的在泉之化，这样上甲则下己，上子则下卯，上刚而下柔，上下不相协调，不能呼应，故称刚柔失守。以下丙寅与辛巳，庚辰与乙未，壬午与丁酉，戊申与癸亥照此类推。

［6］刚未正，柔孤而有亏：刚柔失守，司天之气未能迁正，则在泉之柔气便孤立而空虚。

［7］时序不令，即音律非从：四时次序失于常令的寒温，则对应的律吕不能相从。此言刚柔失调，阳律与阴吕不能相从。

［8］下位己卯不至，而甲子孤立者：下位指在泉，甲子年己卯在泉，己卯不能迁正，而使司天的甲子阳刚之气孤立无配。

［9］土疠：土运之年，因在泉不迁正而酿成的流行疠病。后文水疠、金疠、木疠、火疠义同。

【解读】

论刚柔失守化疫及其防治。经文用大篇幅对于刚柔失守所化疫气的机理和刺治避疫方法作了十分详尽地论述。所谓刚干，即指阳干，甲、丙、戊、庚、壬五干为刚干；柔干，即阴干，指乙、丁、己、辛、癸五干为柔干。所以张介宾说："十干五运，分属阴阳，阳干气刚，甲、丙、戊、庚、壬也；阴干气柔，乙、丁、己、辛、癸也。故曰刚柔二干。"原文论述了上位司天、下位在泉之气的变换，发生刚柔失守的机理。例如甲子年，假设甲子司天之年刚柔失守，则甲主土运，甲与己合，甲为阳为刚，己为阴为柔。子午少阴君火司天，卯酉阳明燥金在泉，与土运相配。子午刚支，卯酉为柔支，岁甲土运与子午、卯酉刚柔失守，上刚之司天未能迁正，则下柔之在泉孤立无援而亏虚，上下不相协调，四时寒温次递失序。同时又论述己卯年刚柔失守气运变化规律。所不同的是甲子年中运太过，气化运行提前出现；己卯年土运不及，气化运行推迟到来。

假令丙寅，刚柔失守[1]，上刚干失守，下柔不可独主之，中水运非太过[2]，不可执法而定之，布天有余，而失守上正，天地不合，即津吕音异[3]，如此即天运失序，后三年变疫。详其微甚，差有大小，淫至即后三年，至甚即首三年，当先补心腧，次五日，可刺肾之所入。

又有下位地甲子[4]，辛巳柔不附刚，亦名失守，即地运皆虚，后三年变水疠，即刺法皆如此矣。其刺如毕，慎其大喜欲情于中，如不忌，即其气复散也，令静七日，心欲实，令少思。

【注释】

[1]假令丙寅，刚柔失守：指丙寅年，若司天之气不得迁正，则上配司天之刚干丙，不能与下配在泉之阴干辛配合，就是刚柔失守。

[2]中水运非太过：丙年本为水运太过，但由于司天不得迁正，丙之水运不能得到应有的气化，所以就不属于太过。

[3]律吕音异：阳律阴吕之音不相协调。音律分阴阳，阴者为律，阳者为吕。

[4]下位地甲子：指在泉的年干支。下位地，即在泉。甲子，在此泛指干支。以下诸"甲子"皆属此意。

【解读】

论丙寅司天之年刚柔失守。丙主水运，丙与辛合，丙为阳为刚，辛为阴为柔，水运有余太过。寅申少阳相火司天，巳亥厥阴风木在泉，与太过水运相配。寅申阳支为刚，巳亥阴支为柔，岁丙水运与寅申巳亥刚柔失守，上刚之司天之气未能迁正，下柔之在泉孤立而亏虚，上下不协调，四时的寒温失序。同时又论述了辛巳年刚柔失守气化运行规律，所不同的是丙寅年水运太过，气化运行提前出现；辛巳年水运不及，气化运行推迟到来。

【原文】

假令庚辰，刚柔失守[1]，上位失守，下位无合，乙庚金运，故非相招[2]，布天未退，中运胜来[3]，上下相错，谓之失守，姑洗林钟[4]，商音不应也，如此则天运化易，三年变大疫。

详其天数，差有微甚，微即微，三年至，甚即甚，三年至。

当先补肝腧，次三日，可刺肺之所行。刺毕，可静神七日，慎勿大怒，怒必真气却散之。

又或在下地甲子、乙未失守者，即乙柔干，即上庚独治之，亦名失守者，即天运孤主之，三年变疠，名曰金疠，其至待时也。

详其地数之等差，亦推其微甚，可知迟速尔。诸位乙庚失守，刺法同，肝欲平，即勿怒。

【注释】

[1] 假令庚辰，刚柔失守：指庚辰年，如果司天之气不得迁正，则上配司天之刚干庚，不能与下配的在泉之阴干乙配合，就是刚柔失守。

[2] 乙庚金运，故非相招：指太阳司天不迁正，司天之刚干庚不守于上。上位刚干失守，则下位之柔干亦不能相合，刚柔失守，上下不能相互呼应招引。

[3] 布天未退，中运胜来：上一年己卯为阳明燥金司天，少阴君火在泉，本年庚辰中运属金，如果上一年司天的燥金之气未退位，则在泉的少阴君火就会在本年制胜中运之金。

[4] 姑洗林钟：庚辰属金运太过，为太商，应于阳律姑洗，配司天；乙未属金运不及，应于阴吕林钟，即在泉。

【解读】

论庚辰年刚柔失守。庚为金运，庚与乙合，乙为阴为柔，庚为阳为刚，庚主金运太过。辰戌太阳寒水司天，丑未太阴湿土在泉，与金运相配。辰戌阳支为刚，丑未阴支为柔，岁庚金运与辰戌丑未刚柔失守，上刚司天未能迁正，下柔的在泉孤立而亏虚，上下不协调，四时的寒热失序。同时又论述了乙未年的刚柔失守气化规律，所不同的是庚辰年金运太过，气化运行提前到来，乙未年金运不及，气化运行推迟出现。其余的壬午、戊申年情况类此。

壬午、戊戌年刚柔失守内容仿此。

【原文】

假令壬午，刚柔失守[1]，上壬未迁正，下丁独然，即虽阳年，亏及不同[2]，上下失守，相招其有期，差之微甚，各有其数也[3]，津吕二角，失而不和，同音有日[4]，微甚如见，三年大疫。当刺脾之腧，次三日，可刺肝之所出也。刺毕，静神七日，勿大醉歌乐，其气复散，又勿饱食，勿食生物，欲令脾实，气无滞饱，无久坐，食无太酸，无食一切生物，宜甘宜淡。又或地下甲子，丁酉失守其位，未得中司，即气不当位，下不与壬奉合者，亦名失守，非名合德[5]，故柔不附刚，即地运不合，三年变疠，其刺法一如木疫之法。

假令戊申，刚柔失守[6]，戊癸虽火运，阳年不太过也[7]，上失其刚，柔地独主[8]，其气不正，故有邪干，迭移其位，差有浅深，欲至将合，音津先同[9]，如此天运失时，三年之中，火疫至矣，当刺肺之腧。刺毕，静神七日，勿大悲伤也，悲伤即肺动，而真气复散也，人欲实肺者，要在息气[10]也。

又或地下甲子，癸亥失守者，即柔失守位也，即上失其刚也，即亦名戊癸不相合德者也，即运与地虚，后三年变疠，即名火疠。

是故立地五年，以明失守，以穷法刺，于是疫之与疠，即是上下刚柔之名也，穷归一体也，即刺疫法，只有五法，即总其诸位失守，故只归五行而统之也。

【注释】

[1] 假令壬午，刚柔失守：指壬午年，如果司天之气不得迁正，则上配司天刚干壬，不能与下配的在泉之阴干丁配合，就是刚柔失守。

[2] 即虽阳年，亏及不同：壬属木运太过，因壬年的司天不能迁正，属丁之年的在泉单独迁正，木运不能气化，必见亏虚。所以虽是阳年，却不同于阳年为太过的规律。

[3] 上下失守……各有其数也：司天不得迁正，上刚与下柔各守其位，虽有相合之期的远近迟速之数，应根据差异的大小不同而定。

[4] 律吕二角，失而不和，同音有日：阳律太角，阴吕少角，如果壬丁失守，司天在泉不能同时迁正，则律吕二角不能相合，待到上下同时迁正之日，律吕二角就协调同音。

[5] 合德：指司天之干支与在泉的干支，能按时就位，阴阳相会，刚柔相配，上下相合，共同发挥应有的作用。德，得也。此指司天、在泉之气所产生的作用得到体现。

[6] 假令戊申，刚柔失守：指戊申年，如果司天之气不得迁正，则上配司天的刚干戊，不能与下配的在泉之阴干癸配合，就是刚柔失守。

[7] 戊癸虽火运，阳年不太过也：戊癸化火，戊年为火运太过之年，但由于司天不得迁正，配司天之刚干戊失于上守，火运不能得到应有的气化，那也就不是太过之运了。

[8] 上失其刚，柔地独主：如果上一年丁未司天之气太过有余，太阴湿土不得退位，则本年戊申不得守于上，则上失其刚，而癸亥阴柔之干独主于下，所以说柔地独主。

[9] 音律先同：戊申年如果不发生司天不迁正时，刚柔相会，那么上戊申阳律太徵与下癸亥阴吕少徵首先表现出气和音协而和同。

[10] 息气：即深吸气后进行闭气。息，止也。

【解读】

论甲子、丙寅、庚辰、壬午、戊申五年刚柔失守化疫及其防治。

其一，五年刚柔失守的疫病流行规律。五年刚柔失守，司天在泉之气的变换失常，经过三年左右的时间，就会发生疫病流行。疫病流行的规律是：甲子、己卯岁的司天在泉刚柔失守，经过三年，中运土气被在泉之气抑制，将要发生土疫；丙寅、辛巳岁的司天在泉刚柔失守，经过三年，中运水气被在泉之气抑制，将要发生水疫；庚辰、乙未岁司天在泉刚柔失守，经过三年，中运金气被在泉之气抑制，将发生金疫；壬午、丁酉岁司天在泉刚柔失守，经过三年，中运木气被在泉之气抑制，将发生木疫；戊申、癸亥岁司天在泉刚柔失守，经过三年，中运火气被在泉之气抑制，将发生火疫。

其二，五年刚柔失守为疫的发病规律。五年刚柔失守为疫，多伤其所胜之脏而发病。如甲子、己卯岁所致的土疫易伤肾脏；丙寅、辛巳岁所致的水疫易伤心脏；庚辰、乙未岁所致金疫易伤肝脏；壬午、丁酉岁所致木疫易伤脾脏；戊申、癸亥岁所致火疫易伤肺脏等。

其三，五年刚柔失守的刺治方法。防治五年刚柔失守致疫，应先审察郁气的微甚，病邪的深浅，在疫病发生之前进行针刺预防。由于疫气易伤其所胜之脏。所以均先取该脏的背俞穴用补法刺治，先固其本，再隔三日或五日对与疫气五行属性一致的脏进行刺治，刺治时选用与该脏经脉五输穴中的五行属性相同的穴，以泻其郁气。如甲子、己卯岁的土疫流行前，先取肾俞穴用补法刺治，隔三天再刺本经足太阴脾经的输穴（土）太白穴，以泻土郁之气。其他诸年类此。

【原文】

黄帝曰：余闻五疫之至，皆相染易，无问大小，病状相似，不施救疗，如何可得不相移易者？

岐伯曰：不相染者，正气存内，邪不可干，避其毒气，天牝[1]从来，复得其注，气出于脑，即不邪干。气出于脑，即室先想心如日[2]。

欲将入于疫室，先想青气自肝而出，左行于东，化作林木；次想白气自肺而出，右行于西，化作戈甲[3]；次想赤气自心而出，南行于上，化作焰明；次想黑气自肾而出，北行于下，化作水；次想黄气自脾而出，存于中央，化作土。五气护身之毕，以想头上如北斗[4]之煌煌[5]，然后可入于疫室。

【注释】

[1] 天牝：鼻。张介宾："天牝，鼻也。鼻受天之气，故曰'天牝'。"

[2] 即室先想心如日：指入病室之前，振作精神，如像阳气很充足一样，没有恐惧的心理。即，到也。即室，同后文"入于疫室"。日，太阳。这里代表阳气如太阳光一样充足。

［3］戈甲：皆以金属制成，应于金。戈，古时兵器。甲，古时作战时所穿的用金属制作的防护衣。

［4］北斗：即北斗星，属于大熊星座的一部分，由天枢、天璇、天玑、天权、玉衡、开阳、摇光七颗亮星组成，常被作为指示方向和认识星座的重要标志。

［5］煌煌：星光明亮貌。张介宾："煌煌，辉耀貌。"

【解读】

论五疫刺治后的养护方法。

其一，吐纳护养法。原文在对五疫的防治论述之后，为了增强预防效果，还提出了配合导引吐纳的养护方法。例如对预防土疫而用针刺治疗之后，在七天内不能远行和夜行，还要静居密室，宁神静气，神情安静地休养。如果原来有肾气素虚之人，可在早晨寅时，面向南方，集中思想，排除杂念，屏住气连续吸气七口，伸着颈项如同咽很硬的东西一样用力咽下，如此七遍之后，再把舌下的津液吞下，有多少就吞咽多少。余者类此。

其二，精神护养法。疫疠虽是一种传染性较强的致病因素，但只要人体正气充实于内，能防御外邪的侵袭，就不会感染。故曰："不相染者，正气存内，邪不可干。"在接触患者时，可配合精神因素以避免疫毒，其机理是根据五行归类，振作精神，无所恐惧，使五脏之气壮实，正气出于脑，像北斗一样煌煌有光，阳气充足以护卫身体，抗御外邪。

其三，"正气存内，邪不可干，避其毒气"。既强调人体正气的重要作用，认为疫病流行之时，多数人是不会感染的，这是源于其机体的正气充足，能够抵御疫疠之气的侵袭，说明人体正气是具有抗御邪气的机能。同时告诫人们，不要自恃正气充足而无所顾忌，在疫情流行之时，还是要重视采取必要的防护措施以"避其毒气"。

【原文】

又一法，于春分之日，日未出而吐之[1]。

又一法，于雨水日后，三浴以药泄汗。

又一法，小金丹方：辰砂二两，水磨雄黄一两，叶子雌黄[2]一两，紫金半两，同入合中，外固，了地一尺筑地实[3]，不用炉，不须药制，用火[4]二十斤煅之也，七日终，候冷七日取，次日出合子[5]，埋药地中，七日取出，顺日研之[6]三日，炼白沙蜜为丸，如梧桐子大，每日望东吸日华气[7]一口，冰水下一丸，和气咽之，服十粒，无疫干也。

【注释】

[1] 日未出而吐之：古代避疫的一种方法。在日出之前，将远志去心后所煎的药液，漱口吐出，可以达到预防疫气感染的作用。

[2] 叶子雌黄：即上好的雌黄。因其纹理层叠如叶，故名。

[3] 了地一尺筑地实：入地一尺筑一坚实的地穴。

[4] 火：此指木炭之类的燃火。

[5] 合子：盛药料的磁类器皿。张介宾："合子，即瓷罐之属。"

[6] 顺日研之：顺着太阳运行方向研磨，即顺时针方向研磨。张介宾："顺日研之，谓左旋也。"

[7] 日华气：指日出时的精华之气。

【解读】

论药物护养法。此节所论药物护养法，即服小金丹法。小金丹是《内经》十三方之一，此节介绍了药物组成、剂量、加工过程、服用方法的等。方中四味药物，特别是辰砂、雄黄，是辟瘟防疫常用的药物。后世也有一同名"小金丹"（《外科全生集》），其方剂组成、加工方法、主治病症均不同，不可混淆。

【原文】

黄帝问曰：人虚即神游失守位，使鬼神外干，是致夭亡，何以全真？愿闻刺法。

岐伯稽首再拜曰：昭乎哉问！谓神移失守，虽在其体，然不致死，或有邪干，故令夭寿。

只如厥阴失守，天以虚，人气肝虚，感天重虚[1]。即魂游于上，邪干厥大气[2]，身温犹可刺之，刺其足少阳之所过[3]，复次刺肝之腧。

人病心虚，又遇君相二火司天失守，感而三虚[4]，遇火不及，黑尸鬼[5]犯之，令人暴亡，可刺手少阳之所过，复刺心腧。

人脾病，又遇太阴司天失守，感而三虚[6]，又遇土不及，青尸鬼邪犯之于人，令人暴亡，可刺足阳明之所过，复刺脾之腧。

人肺病，遇阳明司天失守，感而三虚[7]，又遇金不及，有赤尸鬼干人，令人暴亡，可刺手阳明之所过，复刺肺腧。

人肾病，又遇太阳司天失守，感而三虚[8]，又遇水运不及之年，有黄尸鬼干犯人正气，吸[9]人神魂，致暴亡，可刺足太阳之所过，复刺肾腧。

【注释】

[1] 重虚：指脏气已虚，又感受天之虚邪，谓之重虚。

〔2〕邪干厥大气：因外邪侵入致大气厥逆。

〔3〕刺其足少阳之所过：即刺取足少阳胆经的原穴。缘肝胆相表里，肝病亦可刺其相表里之脉的经穴。以下诸脏有病的刺治，义同于此。

〔4〕人病心虚……感而三虚：张介宾："人心之虚，而与司天二火失守，又或惊而夺精，汗出于心，是为三虚，则神光不聚，邪必犯之。"

〔5〕黑尸鬼：即感水疫邪气而死亡的人。因疫邪所致的死亡者，其死尸仍有传染性，他人接触后亦可感而发病，所以称尸鬼，因接触患传染病而亡的死尸之后所感染的病叫尸传。以下青尸鬼、黄尸鬼等义皆同此。

〔6〕人脾病……感而三虚：张介宾："土气重虚，又或汗出于脾胃，是为三虚，则智意二神失守其位。"

〔7〕人肺病……感而三虚：人体内伤而虚，司天在泉失守所造成的天虚，复感虚邪贼风伤肺，致使肺气又虚而为三虚。张介宾："肺与阳明皆属金，人虚天虚，又或汗出于肺，是谓三虚，而火犯之。"

〔8〕人肾病……感而三虚：张介宾："人之水脏，天之水气既皆不足，又逢汗出伤肾，是为三虚而肾神失守，土邪必相犯也。"

〔9〕吸：此有消耗、损伤之意。

【解读】

论诸虚刺法。此节提出了五脏之虚、重虚和三虚。所谓重虚，就是人体脏气已虚，复感天之虚邪。所谓三虚，是指人体本虚，司天在泉失守造成的天虚，又加之汗出后加重脏气的损害。无论是重虚和三虚，都以内脏之虚为虚之根本，对此救治的针刺方法是：可刺与本脏相表里之经的原穴，再刺各脏的背俞穴。例如厥阴风木司天失守，天运空虚，如果肝脏内虚，神魂失守，二者并至为重虚，此时所不胜之金疫乘虚侵犯（白尸鬼干人），于是发生肝气厥逆、突然昏倒不省人事的病变。当取足少阳胆经的原穴丘墟用泻法针刺，再取肝俞补肝。又如心气素虚之人，又遇少阴君火或少阳相火司天之气不得迁正而失守，如果脏气复伤，感受外邪，为三虚，若再逢火气不及，水疫之邪就会干犯，会使人突然昏死，可先刺手少阳三焦经的原穴阳池，再刺心俞穴以补心。余者皆同于此。

此处"三虚"不同于《灵枢·岁露论》"乘年之衰，逢月之空，失时之和，因为贼风所伤，是谓三虚"，要注意加以区别。

【原文】

黄帝问曰：十二脏之相使，神失位，使神彩[1]之不圆[2]，恐邪干犯，治之可刺，愿闻其要。

岐伯稽首再拜曰：悉乎哉！问：至理道真宗，此非圣帝，焉究斯源，是谓气神合道[3]，契符上天[4]。

心者，君主之官，神明出焉，可刺手少阴之源[5]。

肺者，相傅之官，治节出焉，可刺手太阴之源。

肝者，将军之官，谋虑出焉，可刺足厥阴之源。

胆者，中正之官，决断出焉，可刺足少阳之源。

膻中者，臣使之官，喜乐出焉，可刺心包络所流[6]。

脾为谏议之官，知周出焉[7]，可刺脾之源。

胃为仓廪之官，五味出焉，可刺胃之源。

大肠者，传道之官，变化出焉，可刺大肠之源。

小肠者，受盛之官，化物出焉，可刺小肠之源。

肾者，作强之官，伎巧出焉，刺其肾之源。

三焦者，决渎之官，水道出焉，刺三焦之源。

膀胱者，州都之官，精液藏焉[8]，气化则能出矣，刺膀胱之源。

凡此十二官者，不得相失也。是故刺法有全神养真之旨，亦法有修真之道，非治疾也。故要修养和神也。道贵常存，补神固根，精气不散，神守不分，然即神守而虽[9]不去，亦能全真。人神不守，非达至真，至真之要，在乎天玄[10]，神守天息[11]，复入本元，命曰归宗[12]。

【注释】

[1] 神彩：显现于外表的精神、神气、光彩。

[2] 不圆：失去丰满充实的状态。张介宾："神光缺损，是谓不圆。"

[3] 气神合道：人身精气神要合乎正常规律。

[4] 契符上天：符合司天之气。契，合也。又，张介宾："天地之道，气与神耳。人生之道，亦为此也，故曰'契符上天'。"

[5] 可刺手少阴之源：通过刺治手少阴心经的原穴，达到补益心气的作用。源，在此同原，即原穴。

[6] 可刺心包络所流：取手厥阴心包经的荥穴。流，在此义同"溜"，即荥穴。

[7] 脾为谏议之官，知周出焉：脾主思虑，有协助心主意志的作用，且志意周于万物。

[8] 精液藏焉：膀胱有贮藏津液的功能。因津液亦为人身之精微，生命赖以生存的物质，故亦曰"精液"。

[9] 虽：通唯。

［10］天玄：肾之精气。张介宾："玄者，水之色。天玄者，天一之义。已至真之要，重在精也。"

［11］神守天息：即胎息。

［12］归宗：返其本来的元气。张介宾："天息者，鼻息通乎天也。守息则气存，气存则神存，故曰'神守天息'。以上三节，首言神，次言精，此言气。夫人始生，先成精，精其本也。儿在母腹，先通胎息，气其元也。既宝其精，又养其气，复其本，返其元矣。精气充而神自全，谓之内三宝。三者合一，即全真之道也，故曰'归宗'。"

【解读】

论刺十二脏全神养真法。篇末所论人体十二官的功能及其相使为用的内容，与《素问·灵兰秘典论》基本相同。人是一个有机的整体，十二脏器各有其神，活动规律及相互联系，任何一脏神亏，都会影响整体而容易受病邪的侵犯。因此最重要的养生防病之道，是内环境的精、气、神要合乎生命规律，要树立补神固本观念，重视修养真气，调和精神，使精、气、神不失其守。十二脏协调配合，能适应自然，就能健康长寿，不受疫疠的侵袭。对于内脏失常，可用刺法补本经的原穴加以调整。不仅治病，还能全神养真。

论本篇有以下几点启示：

其一，疫疠的发生与气候变化有关。五运六气理论是古人研究自然界气候变化及其与人体发病等方面知识的总结，运气的失常，就代表所在年份的气候变异状况。所以认为运气的"升降不前""不迁正""不退位""刚柔失守"就是疫病发生的气候条件。当年运气变化异常，就会有反常的气候，就可能会发生相应的疫情。

其二，疫疠的发生，有一渐变过程。原文明确指出，疫疠之气不是在所有气候失常情况下都能发生，而是有一个渐变过程，是在特定的条件下才能在个体身上发生疫疠病患。这为后世进一步研究疫疠之气致病的原因及机制，作了有意义的提示。

其三，疫病的传染途径和病变特征。认为疫疠之气传播的根源是"毒气"，是"尸鬼"，是传染性强、伤人毒烈的病邪，并能通过尸体传播。其传播途径是"天牝从来"（自口鼻而入）。明确了疫病的传播途径，并明确指出，"五疫之至，皆相染易，无问大小，病状相似"，而且认为死亡率高。

其四，"肾气久虚"吐纳法。"肾有久病者，可以寅时面向南，净神不乱思，闭气不息七遍，以引颈咽气顺之，如咽甚硬物，如此七遍后，饵舌下津令无数。"这种咽气法属养生方法之一，当属于气功吐纳之术。要求患者在清晨寅时（3～5时）面向南方站立，精神集中，排除一切杂念，闭住气息，吸而不呼，连作七次，当气吸入后要伸长脖子用力咽气，就好像吞咽很硬的食物一样，如此这般，连作七次，然后把舌下的津液全部吞下。其在于强调精、气、神的保养，精、气、神谓之人身三宝，是生命活动的重要物质，三者互相联系，相互影响，是养生家所当珍贵之事。实践证明，气功吐纳养生法，不仅可以养生长寿，而且可以祛病健身，消除某些慢性疾病，颇有其他方法不能替代的效果。

第九章　素问·遗篇·本病论篇第七十三解读

【题解】

本病，即病本。本篇论述了六气升降不前的气候变化与发病；六气不迁正、不退位的气候变化与发病；五运失守的气候变化与化疫致病规律，以及五脏虚实与气运失常而发病的关系。由于六气五运失常是疾病发生的自然界之本源，故名篇。明·张介宾："此篇承前篇而详言左右间气之升降不前也。《天元玉册》云：六气常有三气在天，三气在地。每一气升天作左间气，一气入地作左间气，一气迁正作司天，一气迁正作在泉，一气退位作天右间气，一气退位作地右间气。气交有合，常得位所在，至当其时，即天地交，乃变而泰；天地不交，乃作病也。"

【原文】

黄帝问曰：天元九窒[1]，余已知之，愿闻气交，何名失守[2]？

岐伯曰：谓其上下升降，迁正退位[3]，各有经论[4]，上下各有不前[5]，故名失守也。是故气交失易位[6]，气交乃变[7]，变易非常[8]，即四时失序，万化不安[9]，变民病也。

帝曰：升降不前，愿闻其故，气交有变，何以明知？

岐伯曰：昭乎问哉！明乎道矣。气交有变，是为天地机[10]，但欲降而不得降者，地窒刑之[11]。

又有五运太过，而先天而至者，即交不前，但欲升而不得其升，中运抑之；但欲降而不得其降，中运抑之[12]。于是有升之不前，降之不下者，有降之不下，升而至天者，有升降俱不前，作如此之分别，即气交之变。变之有异，常各各不同，灾有微甚者也[13]。

【注释】

[1]九窒：指九星运行阻滞不畅。即《素问·刺法论》所指五星在天之五窒与在地之五窒合为十窒，此言九窒，乃应九官九星之数。窒，阻抑。

[2]何名失守：此指客气六步的迁正退位失常。名，名称、概念。失守，六步之气升降运动失常。

[3]上下升降，迁正退位：此二句是对客气中司天、在泉、左右间气各种正常运动的概括。上下升降，指客气的司天、在泉、左右四间气的正常运动。上，指司天。下，指在泉。升，指旧岁在泉之右间气升为新岁的司天之

左间气。降，指旧岁司天之右间气下降为新岁的在泉之左间气。由于司天主前半年，气位在上，在泉之气主后半年，气位在下，所以客气运行中从在泉右间迁移到司天左间的过程称为"升"；而客气运行从司天右间迁移到在泉左间的过程谓之"降"。迁正退位，则专指司天、在泉而言。旧岁的司天左间（四之气）在新岁能顺利行至司天（三之气）的正位，旧岁在泉之左间（初之气）在新岁能顺利行至在泉（终之气）就叫"迁正"。退位是指旧岁的司天（三之气）、在泉（终之气）在新岁中能顺利移至司天右间（二之气）、在泉右间（五之气）。

[4] 经论：常论，常理。经，常理，规范。

[5] 上下各有不前：一年六步气位中，必有一气升天，作为司天之左间气；一气入地，作为在泉的左间气；有一气迁正为司天，一气迁正为在泉。有一气退位为司天之右间，一气退位为在泉之右间。这些情况统称为"上下"。但因升降迁退都有可能不到位而失其守位，此即"上下各有不前"。

[6] 气交失易位：天地之气的升降运行失常，客气六步气位发生变异。

[7] 气交乃变：天地之气的上下运动规律紊乱。

[8] 非常：超越常规。

[9] 万化不安：万物的生长化收藏的运动规律受到干扰。

[10] 天地机：指气交之变是天地运动变化的关键。机，机要，关键。

[11] 地窒刑之：即《素问·刺法论》所谓木欲降而地晶窒抑之，火欲降而地玄窒抑之，土欲降而地苍窒抑之，金欲降而地彤窒抑之，水欲降而地阜窒抑之。刑，指胜气不退，对被抑窒的气产生制约作用，犹如刑罚。

[12] 但欲升而不得其升……中运抑之：指阳干之年，中运太过，抑制了客气。如甲岁土运太过，可抑太阳寒水气的升降。

[13] 灾有微甚者也：天星窒于上则升之不前，地星窒于下则降之不下，中运又有太过阻抑，因气的交变情况不同，所造成的灾害必有轻重之别。

【解读】

论六气升、降、迁、退概念的含义。客气六步的司天、在泉、左右四间气，每年都有升、降、迁、退的变化。如果客气六步不能按时互为司天，互为在泉，互为间气，就称作"气交有变"，也就是不能按其六步所主的节气时令表现其气候变化的特点。

"气交有变"的原因：一是由于受五运之气窒抑相胜所致（"地窒刑之"）；二是五运太过的影响形成的。

"气交有变"有四种类型："升之不前""降之不下""不迁正""不退位"

等情况。自在泉之右间升为司天之左间称为"升"，如果未表现出司天之左间气的气象特点，就叫作"升之不前"；自司天之左间升居司天之气（三之气）称"迁正"；如果未表现出司天之气的气象特点，就叫"不迁正"；自司天之右间气降至在泉之左间称为"降"，如果未表现出在泉之左间气的气象特点，就叫"降之不下"；自司天之气降至司天之右间称"退位"，如果未表现出司天之气的气象特点，就叫作"不退位"。所谓"气交有变"即指此四种情况而言。但由于升、降、迁、退的原因不同，所以"变之有异……灾有微甚者也"。

【原文】

帝曰：愿闻气交遇会胜抑[1]之由，变成民病，轻重何如？

岐伯曰：胜相会，抑伏使然[2]。是故辰戌之岁，木气升之，主逢天柱，胜而不前[3]。又遇庚戌，金运先天，中运胜之，忽然不前。木运升天[4]，金乃抑之，升而不前，即清生风少，肃杀丁春，露霜复降，草木乃萎。民病温疫早发，咽嗌乃干，四肢满[5]，肢节皆痛。久而化郁，即大风摧拉，折陨鸣紊。民病卒中偏痹，手足不仁。

【注释】

[1] 遇会胜抑：张介宾："六气有遇、有会、有胜、有抑，则抑伏者为变。"

[2] 抑伏使然：胜气相会，必致抑窒而伏，这是造成气交有变的原因。

[3] 辰戌之岁……胜而不前：辰戌年为太阳寒水司天，厥阴风木之气应从旧年的在泉右间（五之气），上升为司天的左间（四之气），如果遇到天柱金气偏胜的窒抑，则木气升之不前。

[4] 木运升天：运，当作"欲"。因此节论木气升之不前的问题，与木运无关，且无"木运升天"之说，故以后文律之，当为"木欲升天"。

[5] 四肢满：此症与木气升之不前发病规律不合，当为"两胁满"。

【解读】

论升而不前年份之胜气、复气、发病机理。辰戌年厥阴风木之气"升之不前"原因有二：一是上一年司天的金气过胜，金胜木，所以木气升之不前；二是又逢庚戌年金运太过，岁运居于司天、在泉的中位，中运金气太胜，也会使木气升之不前。在此年份厥阴风木升之不前，木气郁发，风气盛，燥金之气为胜气，温疫早发，咽嗌乃干，四肢满，肢节皆痛，肝气虚，卒中偏痹，手足不仁。

【原文】

是故巳亥之岁，君火升天，主窒天蓬[1]，胜之不前。又厥阴木迁正，则少阴未得升天，水运以至其中者^[2]。君火欲升，而中水运抑之^[3]。升之不前，即清寒复作，冷生旦暮。民病伏阳，而内生烦热，心神惊悸，寒热间作。日久成郁，即暴热乃至，赤风肿翳^[4]，化疫，温疠暖作^[5]，赤气彰而化火疫，皆烦而躁渴，渴甚，治之以泄之可止。

【注释】

[1] 天蓬：水星之别称。水星在天称天蓬，在地为地玄。

[2] 又厥阴木迁正……水运以至其中者：凡辛巳、辛亥年，水运不及，厥阴风木司天，少阴君火应从旧岁的在泉右间，升为新岁的司天左间，如果逢水运之气先时而至，也可以使少阴君火升之不前。

[3] 中水运抑之：指辛巳、辛亥年，虽为水运不及之年，但不及的水运亦可阻抑四之气（司天左间）少阴君火，使其不能升迁司天之正位。

[4] 赤风肿翳：热风聚集掩盖。肿，《释名》："肿，钟也。寒热气所钟聚也。"又，一作瞳。翳，《扬子方言》："翳，掩也。"有遮蔽之义。

[5] 温疠暖作：指温疠病在气候温暖时发作。

【解读】

论巳亥年少阴君火"升之不前"的原因。此类年份少阴君火"升之不前"的原因有三：一是上一年司天的水气过胜，水胜火，所以使本年火气升之不前；二是本年的厥阴风木未能迁居司天的正位，也会阻抑少阴君火的上升；三是逢乙巳、乙亥水运之年，居于司天、在泉中位的水运也会阻抑。故此年份，火气郁发，热气盛，水气胜火，故伏阳而内生烦热，心神惊悸，寒热间作，心气虚，温疠暖作，化火疫，皆烦而躁渴。

【原文】

是故子午之岁，太阴升天，主窒天冲，胜之不前^[1]；又或遇壬子，木运先天而至者，中木运抑之也^[2]。升天不前，即风埃四起，时举埃昏，雨湿不化。民病风厥涎潮^[3]，偏痹不随，胀满。久而伏郁，即黄埃化疫也，民病夭亡，脸肢府黄疸满闭^[4]，湿令弗布，雨化乃微^[5]。

【注释】

[1] 子午之岁……胜之不前：子午年为少阴君火司天，太阴湿土之气应从旧岁的在泉右间，升为新岁的司天左间，若遇天冲木气太过，土气受抑而升之不前。天冲，木星别称。木星在天名天冲，在地曰地苍。

[2] 又或遇壬子……中木运抑之也：壬子年木运太过，少阴君火司天，太阴湿土之气应从旧岁的在泉右间，上升为新岁司天左间，木运太过，先天时而至，木胜抑土，太阴湿土之气升之不前。运，原作"遇"，据马注本改。

[3]涎潮：涎液上涌如潮。

[4]脸肢府黄疸满闭：张介宾："脸为阳明之经，四肢皆主于脾，府言大肠小肠皆属于胃，故为黄疸满闭等。"

[5]湿令弗布，雨化乃微：太阴湿土受抑，湿气不能布化行令，雨水减少。

【解读】

论子午年太阴湿土"升之不前"的原因。此类年份太阴湿土"升之不前"的原因有二：一是上一年司天的风木之气过胜，木克土，所以使本年的湿土之气升之不前；二是若遇丁壬岁，居于司天在泉中位的木运阻抑，太阴湿土也就不能上升。故此年份，木气胜，故病风厥，偏痹不随，胀满；木胜土衰，故脾气虚；土气复则病黄疸，满闭。

【原文】

是故丑未之年，少阳升天，主室天蓬，胜之不前[1]。又或遇太阴未迁正者，即少阳未升天也，水运以至者[2]。升天不前，即寒雾反布，凛冽如冬，水复涸，冰再结，暄暖乍作，冷复布之，寒暄不时[3]。民病伏阳在内，烦热生中，心神惊骇，寒热间争。以成久郁，即暴热乃生，赤风气瞳翳，化成郁疬，乃化作伏热内烦，痹而生厥，甚则血溢。

【注释】

[1]丑未之年……胜之不前：丑未年太阴湿土司天，少阳相火之气应从旧岁的在泉右间，上升为新岁的司天左间，如果遇到天蓬水气太过，水胜制火，则少阳相火之气升之不前。天蓬，水星别号，在天为天蓬，在地为地玄。

[2]又或遇太阴未迁正者……水运以至：凡辛丑、辛未年，水运不及，太阴湿土司天，少阳相火之气应从旧岁的在泉右间，上升为新岁的司天左间，如果太阴湿土尚未迁正，不足的水运也可制火，则少阳相火也必然出现升之不前。

[3]寒暄（xuān宣）不时：忽冷忽热，发作不时。

【解读】

论丑未年少阳相火"升之不前"的原因。此类年份少阳相火"升之不前"的原因有二：一是上一年司天的太阴湿土未能迁居正位，就会阻抑紧随其后的少阳相火升迁；二是在乙丑、乙未年，岁运为水运，水运居于司天在泉的中位，也会阻抑少阳相火的升迁。故此年份水气胜，火气郁发，故伏阳在内，烦热生中，心神惊骇，寒热间争；水胜火衰，故心气虚；火气复，郁疬发，伏热内烦，痹而生厥，甚则血溢。

【原文】

是故寅申之年，阳明升天，主窒天英，胜之不前[1]。又或遇戊申戊寅，火运先天而至[2]。金欲升天，火运抑之，升之不前，即时雨不降，西风数举，咸卤燥生[3]。民病上热，喘嗽血溢。久而化郁，即白埃翳雾[4]，清生杀气，民病胁满悲伤，寒鼽嚏嗌干，手拆[5]皮肤燥。

【注释】

[1] 寅申之年……胜之不前：寅申年少阳相火司天，阳明燥金之气应从旧岁的在泉右间，上升为新岁的司天左间，如果遇到天英火气太过，火胜制金，则燥金之气升之不前。

[2] 又或遇戊申戊寅，火运先天而至：戊申、戊寅年为火运太过，寅申少阳相火司天，阳明燥金之气应从旧岁的在泉右间，上升为新岁的司天左间，在此二年，火运太过，先天时而至，火胜制金，阳明燥金之气必然升天受阻。

[3] 咸卤燥生：因阳明燥金之气不升而成郁气发作，气候干燥，使卤硝生于地面。张介宾："燥金气郁于地，故时雨不降，硝碱白见而燥生。"

[4] 白埃翳雾：言尘雾之气障目。白埃，尘埃。翳，遮掩。

[5] 手拆：因肃杀之气大行，气候干燥，手的皮肤皲裂脱皮。

【解读】

论寅申年阳明燥金"升之不前"的原因。此类年份阳明燥金"升之不前"的原因有二：一是本年司天的少阳相火过胜，火克金，所以使本年的燥金之气升之不前；二是在戊申戊寅年，火运太过，阻抑阳明燥金的升迁。故此年份火气胜，金气郁发，燥气盛，故病喘嗽，血溢；火胜灼金，肺受伤，胁满悲伤，鼽嚏嗌干，皮肤燥。

【原文】

是故卯酉之年，太阳升天，主窒天芮，胜之不前[1]。又遇阳明未迁正者，即太阳未升天也，土运以至[2]。水欲升天，土运抑之，升之不前，即湿而热蒸，寒生两间[3]。民病注下，食不及化。久而成郁，冷来客热，冰雹卒至。民病厥逆而哕，热生于内，气痹于外，足胫酸疼，反生心悸懊热[4]，暴烦而复厥。

【注释】

[1] 卯酉之年……胜之不前：卯酉年阳明燥金司天，太阳寒水之气应从旧岁的在泉右间，上升为新岁的司天左间，如果逢天芮土气太过，土胜制水，则太阳寒水之气升之不前。天芮，土星别名。土星在天为天芮，在地为

地阜。

[2] 又遇阳明未迁正者……土运以至：凡己卯、己酉年，土运不及，卯酉阳明燥金司天，太阳寒水之气应从旧岁的在泉右间，上升为司天的左间，如果在太阳寒水之气还未升天之时，不及的土运已至，土能制水，此种情况下，太阳寒水之气也会升之不前。

[3] 两间：指天地之间。

[4] 懊热：心中烦热。懊，烦闷。

【解读】

论卯酉年太阳寒水"升之不前"的原因。此类年份太阳寒水"升之不前"的原因有三：一是上一年司天右间的太阴湿土太胜不能入地，土克水，阻抑了在泉的右间太阳寒水的升迁；二是本年阳明燥金司天未能迁居正位；三是在己卯己酉年中运土气太胜。故此年份，土气胜，水气郁发，寒气迁升而胜，故病注下，食不及化；土胜制水，肾阳不足，厥逆而哕，热生于内，气痹于外，足胫疼，反生心悸，懊热，暴烦而复厥。

【原文】

黄帝曰：升之不前，余已尽知其旨。愿闻降之不下，可得明乎？

岐伯曰：悉乎哉问！是之谓天地微旨，可以尽陈斯道，所谓升已必降[1]也。至天三年，次岁必降，降而入地，始为左间也[2]。如此升降注来，命之六纪[3]者矣。

是故丑未之岁，厥阴降地，主窒地晶，胜而不前[4]；又或遇少阴未退位，即厥阴未降下，金运以至中[5]。金运承之[6]，降之未下，抑之变郁，木欲降下，金承之，降而不下，苍埃远见，白气承之，风举埃昏，清躁[7]行杀，霜露复下，肃杀布令。久而不降，抑之化郁，即作风躁相伏，暄而反清，草木萌动，杀霜乃下，蛰虫未见，惧清伤藏。

【注释】

[1] 升已必降：六气中任何一气必先由在泉上升至司天，然后逐年下降至在泉，所以说："升已必降。"

[2] 至天三年……始为左间也：张介宾："每气在天各三年，凡左间一年，司天一年，右间一年，三年周尽，至次岁乃降而入地，为在泉之间，亦周三年而复升于天也。"

[3] 六纪：每年六步，每一气一年向前移动一步，六年一周期有规律地迁移。在天三年（司天左间一年，司天一年，司天右间一年），在地三年（在泉左间一年，在泉一年，在泉右间一年）。

[4]丑未之岁……胜而不前：丑未之年，太阴湿土司天，厥阴风木应从旧年的司天右间，下降为新岁的在泉左间，如果遇到地晶金气太过，金胜制木，则厥阴风木之气降之不前。地晶，此指五行属性为金的气候。

[5]又或遇少阴未退位……金运以至中：凡乙丑、乙未年，金运不及，丑未太阴湿土司天，厥阴风木应从旧岁的右间下降至新岁的在泉左间，如果上岁少阴司天之气不退位，厥阴风木就不能在新岁降为在泉左间，金运之气居气交之中，厥阴风木降之不前。

[6]承之：在此指阻抑。司天之右间在上，岁运居中，所以司天右间气下降时，如果逢到岁运太过就会阻抑下降之气。下文"承之"均有此义。

[7]清躁：诸本均作"清燥"，似是。下"风躁"之"躁"，亦同。

【解读】

论六气"降而不下"的机理、气候、物化、发病特点。岁气值年，六气六步，每一年都有下降为在泉左间的，有迁居在泉、司天正位的，有上升为司天左间的。每一年从在泉左间以次移位六步，共须六年，所以岁气循环以六年为一周期。

丑未年厥阴风木不降的机理：丑未年是太阴湿土司天，太阳寒水在泉，厥阴风木应从上一年（子午）司天右间降为本年在泉的左间，如果发生了"降而不下"，其原因有三：一是上一年在泉的阳明燥金太胜；二是上一年少阴君火司天太过不能退位；三是乙丑乙未年中运金气阻抑。任何一种原因出现，都会导致厥阴风木"降而不下"，故该年份的气运特点为金胜木，其发病多表现"惧清伤脏"，金之清气犯肝而病。

【原文】

是故寅申之岁，少阴降地，主窒地玄[1]，胜之不入。又或遇丙申丙寅，水运太过，先天而至。君火欲降，水运承之，降而不下，即彤云才见，黑气反生[2]，暄暖如舒，寒常布雪，凛冽复作，天云惨凄。久而不降，伏之化郁，寒胜复热，赤风化疫，民病面赤心烦，头痛目眩也，赤气彰而温病欲作也。

【注释】

[1]地玄：此指五行属性为水之气。

[2]彤云才见，黑气反生：红色的云才出现，黑色云气反生。

【解读】

论寅申年少阴君火不降的机理。寅申年是少阳相火司天，厥阴风木在泉，少阴君火应从上一年（丑未）司天右间降为本年在泉的左间，如果发生于"降而不下"，其原因有二：一是上一年在泉的太阳寒水太胜而未退位；

二是丙申丙寅年中运水气太过而窒抑之。上述两种原因，出现任何一种情况，都会导致少阴君火"降而不下"，故该年份的气运特点为水胜火，其发病多表现为面赤心烦，头痛目眩，温病欲作，热郁于上。

【原文】

是故卯酉之岁，太阴降地，主窒地苍，胜之不入[1]。又或少阳未退位者，即太阴未得降也，或木运以至[2]。木运承之，降而不下，即黄云见青霞彰，郁蒸作而大风，雾翳埃胜，折损乃作。久而不降也，伏之化郁，天埃黄气，地布湿蒸，民病四肢不举，昏眩肢节痛，腹满填臆[3]。

【注释】

[1]卯酉之岁……胜之不入：卯酉年，阳明燥金司天，太阴湿土之气应从旧岁的司天右间，下降为新岁的在泉左间，如果逢地苍木气太过，木胜制土，则太阴湿土之气降之不前。

[2]又或少阳未退位者……或木运以至：凡丁卯、丁酉年，木运不及，卯酉阳明燥金司天，太阴湿土之气应从旧岁的司天右间下降为新岁的在泉左间，如果旧岁的少阳相火司天之气不退位，中运木气先至，木胜制土，则太阴湿土之气降之不前。

[3]臆：指胸部。

【解读】

论卯酉年太阴湿土不降的机理。卯酉年是阳明燥金司天，少阴君火在泉，太阴湿土应从上一年（寅申）司天右间降为本年在泉左间，如果发生了"降而不下"，其原因有三：一是上一年厥阴风木在泉太胜；二是上一年少阳相火司天之气太胜不得退位；三是丁卯丁酉年中运木气应时而至，木克土。以上三种情况都会导致太阴湿土"降而不下"。故该年份的气运特点为木胜土，其发病多表现为四肢不举，昏眩，肢节痛，腹满填臆，湿气犯脾。

【原文】

是故辰戌之岁，少阳降地，主窒地玄，胜之不入[1]。又或遇水运太过，先天而至也[2]。水运承之，水降不下，即彤云才见，黑气反生，暄暖欲生，冷气卒至，甚即冰雹也。久而不降，伏之化郁，冷气复热，赤风化疫，民病面赤心烦，头痛目眩也，赤气彰[3]而热病欲作[4]也。

【注释】

[1]辰戌之岁……胜之不入：辰戌年，太阳寒水司天，少阳相火应从旧岁的司天右间，下降为新岁的在泉左间，如果逢地玄水气太过，水胜制火，则少阳相火之气降之不前。

［2］又或遇水运太过，先天而至也：凡丙辰、丙戌年，水运太过，辰戌太阳寒水司天，少阳相火之气应从旧岁的司天右间，下降为新岁的在泉左间，在此二年水运太过，先天时而至，水胜制火，则少阳相火之气降之不前。

［3］赤气彰：指少阳相火不降而成为郁气，待其郁发，火热之气显露。彰，显明也。

［4］热病欲作：寅申之岁云"温病欲作"，是少阴君火不降之故。此言"热病欲作"，是少阳相火不降之故。

【解读】

论辰戌年少阳相火不降的机理。辰戌年是太阳寒水司天，太阴湿土在泉，少阳相火应从上一年（卯酉）的司天右间降为本年在泉左间，如果发生了"降而不下"，其原因有二：一是上一年司天左间太阳寒水过胜，会影响同为司天之间气（右）少阳相火的下降；二是丙戌丙辰年中运水气太过，水克火，都会导致少阳相火"降而不下"。故该年份的气运特点为水胜火，其发病多表现为面赤心烦，头痛目眩，热病欲作，火郁于上。

【原文】

是故巳亥之岁，阳明降地，主窒地彤，胜而不入[1]。又或遇太阴未退位，即少阳未淂降，即火运以至之[2]。火运承之不下，即天清[3]而肃，赤气乃彰，暄热反作。民皆昏倦，夜卧不安，咽干引饮，懊热内烦，天清朝暮，暄还复作。久而不降，伏之化郁，天清薄寒，远生白气。民病掉眩，手足直而不仁，两胁作痛，满目晚晚。

【注释】

［1］巳亥之岁……胜而不入：巳亥之年，厥阴风木司天，阳明燥金之气应从旧岁的司天右间，下降为新岁在泉左间，如果逢到地彤火气太过，火胜制金，阳明燥金之气降之不前。

［2］又或遇太阴未退位……即火运以至之：凡癸巳、癸亥年，火运不及，巳亥厥阴风木司天，阳明燥金之气应从旧岁的司天右间，下降为新岁的在泉左间，如果逢上一年太阳寒水未退位，中运火气已至，火胜制金，阳明燥金之气降之不前。太阴，当作"太阳"。《类经·卷二十八》作"太阳"。

［3］天清：《素问注证发微》《类经》卷二十八均作"大清"。下文"天清"同此。作"大清"义胜。

【解读】

论巳亥年阳明燥金不降的机理。巳亥年是厥阴风木司天，少阳相火在泉，阳明燥金应从上一年（辰戌）司天右间降为本年的在泉左间，如是发生了"降而不下"，其原因有三：一是上一年在泉右间少阴君火之气太胜不上升；二是上一年太阳寒水司天过胜不退位；三是癸巳癸亥年中运火气应时而至，火克金，都会导致阳明燥金"降而不下"。故该年份的气运特点为火胜金，其发病多表现为昏倦，夜卧不安，咽干引饮，懊热内烦，掉眩，手足直而不仁，两胁作痛，满目睄睄，热伤肺气，肝木受邪。

【原文】

是故子午之年，太阳降地，主室地阜胜之，降而不入[1]。又或遇土运太过，先天而至[2]。土运承之，降而不入，即天彰黑气，瞑暗凄惨，才施黄埃而布湿，寒化令气，蒸湿复令。久而不降，伏之化郁，民病大厥，四肢重怠，阴萎少力，天布沉阴，蒸湿间作。

【注释】

[1]子午之年……降而不入：子午年，少阴君火司天，太阳寒水之气应从旧岁的司天右间，下降为新岁的在泉左间，如果逢地阜土运之气太过，土胜制水，所以太阳寒水之气降之不前。

[2]又或遇土运太过，先天而至：凡甲子、甲午年，土运太过，子午少阴君火司天，太阳寒水之气应从旧年司天之右间，下降为新岁的在泉之左间，此二年土运太过，先天时而至，土胜制水，所以寒水之气降之不前。

【解读】

论子午年太阳寒水不降的机理。子午年是少阴君火司天，阳明燥金在泉，上一年（巳亥）位于司天右间的太阳寒水之气应降为本年的在泉左间，如果发生了"降而不下"，其原因有二：一是上一年位于在泉右间的太阴湿土太胜；二是甲子甲午年中运土气太过，土克水，都会导致太阳寒水"降而不下"。故该年份的气运特点为土胜水，其发病多表现为大厥，四肢重怠，阴痿少力，寒郁湿土，脾肾受邪。

【原文】

帝曰：升降不前，晰[1]知其宗，愿闻迁正，可得明乎？

岐伯曰：正司中位，是谓迁正位，司天不得其迁正者，即前司天以过交司之日[2]。即遇司天太过有余日也，即仍旧治天数，新司天未得迁正也[3]。

【注释】

[1]晰：明，明晰。

[2]交司之日：每年的大寒节这一天，是新旧岁中运及岁气交接之日。

[3]即遇司天太过有余日也……新司天未得迁正也：张介宾："新旧相遇，而旧者有余未退，仍治天数，则新者未得迁正。"

【解读】

论六气"不迁正"的机理。所谓"不迁正"是指六气不能迁居于司天正位（三之气）的现象。产生的原因主要是上一年的司天之气太过，值时有余日所以就影响本年应当迁位的司天之气。

【原文】

厥阴不迁正，即风暄不时，花卉萎瘁，民病淋溲，目系转，转筋喜怒，小便赤。风欲令而寒由不去，温暄不正，春正失时[1]。

【注释】

[1]风欲令而寒由不去，温暄不正，春正失时：由于太阳寒水之气不退位，厥阴风木之气就不能按时迁正，寒气不去，风令不行，温暖之气不能按时而至，春季的政令就失去正常之序。

【解读】

论厥阴风木"不迁正"的机理、气候、物化、发病特点。巳亥之年，本应厥阴风木司天迁正，但若上一年（辰戌）太阳寒水司天不退位，本年的厥阴风木受阻就不得按时迁正，气候、物化特点为"风暄不时，花卉萎瘁"；由于木失其正，故肝经受病而有"淋溲，目系转，转筋，喜怒，小便赤"之疾。

【原文】

少阴不迁正，即冷气不退[1]，春冷后寒，暄暖不时。民病寒热，四肢烦痛，腰脊强直。木气虽有余，位不过于君火也[2]。

【注释】

[1]少阴不迁正，即冷气不退：由于旧岁司天的厥阴风木不退位，新岁的君火不能居于司天正位，所以寒冷之气不消退，春寒持久，春暖之气迟迟不来，故曰"暄暖不时"。

[2]木气虽有余，位不过于君火也：木气虽然太过不退位，但其作用的时间不会超过二之气君火当令之时。

【解读】

子午年本应少阴君火迁居司天正位，但若上一年（巳亥）厥阴风木司天太过不退位，本年少阴君火受阻就不能按时迁正；气候、物化特点为"冷气不退，春冷后寒，暄暖不时"；由于阳气不正，时多寒冷之气，故有"四肢烦痛，腰脊强直"病症发生。

【原文】

太阴不迁正，即云雨失令，万物枯焦，当生不发[1]。民病手足肢节肿满，大腹水肿，填臆不食[2]，飧泄胁满，四肢不举。雨化欲令，热犹治之，温煦于气，亢而不泽。

【注释】

[1] 太阴不迁正……当生不发：太阴不能迁正的原因是由于少阴君火不退位的缘故，所以湿气不行，云雨失去正令，君火之热气过盛反而使万物焦枯，得不到滋润而不能生发。

[2] 填臆不食：脾胃不和，胸膺胀满，不思饮食。填臆，胸膺填塞胀满。臆，《广雅》："臆，胸也。"

【解读】

丑未年，本应太阴湿土迁居司天正位，但若上一年（子午）少阴君火司天太过不退位，本年的太阴湿土受阻就不能按时迁正；气候、物化特点为"云雨失令，万物枯焦，当生不发"；由于土气失和，脾经为病，故"手足肢节肿满，大腹水肿，填臆不食，飧泄胁满，四肢不举"。

【原义】

少阳不迁正，即炎灼弗令，苗莠不荣，酷暑于秋，肃杀晚至，霜露不时[1]。民病瘄疟骨热，心悸惊骇；甚时血溢。

【注释】

[1] 酷暑于秋，肃杀晚至，霜露不时：谓寅申之纪，司天之少阳相火暑气太过，秋后仍然暑热炽盛，所以秋后的霜露推迟出现。

【解读】

寅申年，本应少阳相火迁居司天正位，但若上一年（丑未）太阴湿土司天太过不退位，本年的少阳相火受阻就不能按时迁正；气候、物化特点为"炎灼弗令，苗莠不荣，酷暑于秋，肃杀晚至，霜露不时"；由于相火郁热，心肾受病，故有"瘄疟骨热，心悸惊骇，甚时血溢"病症。

【原文】

阳明不迁正，则暑化于前，肃杀于后[1]，草木反荣。民病寒热鼽嚏，皮毛折，爪甲枯焦，甚则喘嗽息高，悲伤不乐。热化乃布，燥化未令，即清劲未行，肺金复病。

【注释】

[1] 暑化于前，肃杀于后：卯酉年，如果旧岁的少阳相火不退位，则新岁的阳明燥金不迁正，少阳为相火暑气，不退位则暑气施化于前。阳明燥金主肃杀，迁正推迟，所以肃杀之气布于后。

【解读】

卯酉年，本应阳明燥金迁居司天正位，但若上一年（寅申）少阳相火司天天太过不退位，本年的阳明燥金就不能按时迁正；气候、物化特点为"暑化于前，肃杀于后，草木反荣"；由于相火灼金，肺经受病，易生"寒热鼽嚏，皮毛折，爪甲枯焦，甚则喘嗽息高，悲伤不乐"诸病。

【原文】

太阳不迁正，即冬清反寒，易令于春，杀霜在前，寒冰于后[1]，阳光复治，凛冽不作，雾云待时。民病温疠至，喉闭嗌干，烦躁而渴，喘息而有音也。寒化待燥，犹治天气，过失序，与民作灾[2]。

【注释】

[1]杀霜在前，寒冰于后：辰戌年，如果旧岁阳明燥金不退位，新岁的太阳寒水不迁正。燥金不退位则肃杀霜冻在前；太阳寒水推迟迁正，所以严寒冰雪发生在后。

[2]寒化待燥……与民作灾：由于阳明燥金不退位，所以太阳寒水施于寒化之令，必须在阳明燥金施化之后才能主司天之气，由于寒化失于时序，于是就成为致人于病的灾害性气候。

【解读】

辰戌年，本应太阳寒水迁居司天正位，但若上一年（卯酉）阳明燥金司天太过不退位，本年的太阳寒水就不能按时迁正；气候、物化特点为"冬清反寒，易令于春，杀霜在前，寒冰于后，阳光复治，凛冽不作，雾云待时"；由于水亏金燥，肺肾同病，故生"温疠至，喉闭嗌干，烦躁而渴，喘息而有音"诸疾。

【原文】

帝曰：迁正早晚，以命[1]其旨，愿闻退位，可得明哉？

岐伯曰：所谓不退者，即天数未终，即天数有余，名曰复布政，故名曰再治天也，即天令如故，而不退位也。

【注释】

[1]命：告也。

【解读】

论六气"不退位"的机理。"所谓不退者……即天数有余，名曰复布政"。不迁正指司天之左间不能升居司天三之气，而不退位则指前一年的司天之气，不能退于司天之右间，所以叫做"复布政"。

【原文】

厥阴不退位，即大风早举，时雨不降，湿令不化，民病温疫，疵废[1]风生，民病皆肢节痛，头目痛，伏热内烦，咽喉干引饮。

【注释】

[1] 疵（cī 刺）废：张介宾："疵，黑斑也；废，肢体偏废也。风气有余，故为此瘟疫、疼痛、伏热诸病。"

【解读】

子午岁，前一年厥阴风木不退位继续施化的气候、物化特征为"大风早举，时雨不降，湿令不化"；因风气有余，热伏于内，而生"温疫，疵废风生，皆肢节痛，头目痛，伏热内烦，咽喉干引饮"诸疾。

【原文】

少阴不退位，即温生春冬，蛰虫早至，草木发生，民病膈热咽干，血溢惊骇，小便赤涩，丹瘤疹疮疡留毒。

【解读】

丑未岁，前一年少阴君火热气不退位继续施化的气候、物化特征为"温生春冬，蛰虫早至，草木发生"；因而火热内盛，故有"膈热咽干，血溢惊骇，小便赤涩，丹瘤疹疮疡留毒"主症。

【原文】

太阴不退位，而取寒暑不时，埃昏布作，湿令不去。民病四肢少力，食饮不下，泄注淋满，足胫寒，阴痿闭塞，失溺，小便数。

【解读】

寅申岁，太阴湿土不退位继续施化的气候、物化特征为"寒暑不时，埃昏布作，湿令不去"；因湿滞在脾，土气伤肾，故有"四肢少力，食饮不下，泄注淋满，足胫寒，阴痿闭塞，失溺，小便数"病症发生。

【原文】

少阳不退位，即热生于春，暑乃后化，冬温不冻，流水不冰，蛰虫出见。民病少气，寒热更作，便血上热，小腹坚满，小便赤沃[1]，甚则血溢。

【注释】

[1] 赤沃：指小便短赤，排尿灼疼。

【解读】

卯酉岁，少阳相火暑气不退位继续施化的气候、物化特征为"热生于春，暑乃后化，冬温不冻，流水不冰，蛰虫出见"；因火热内盛，"炅则气泄"，故"民病少气，寒热更作，便血上热，小腹坚满，小便赤沃，甚则血溢"之疾。

【原文】

阳明不退位，即春生清冷，草木晚荣，寒热间作，民病呕吐暴注，食饮不下，大便干燥，四肢不举，目瞑掉眩。

【解读】

辰戌岁，阳明燥金之气不退位继续施化的气候、物化特征为"春生清冷，草木晚荣，寒热间作"，因为木受金邪，肝经为病，故"民病呕吐暴注，食饮不下，大便干燥，四肢不举，目瞑掉眩"诸症。

【原文】

太阳不退位，即春寒复作，冰雹乃降，沉阴昏翳，二之气寒犹不去，民病痹厥，阴痿失溺，腰膝皆痛，温疠晚发[1]。

【注释】

[1] 太阳不退位……温疠晚发：此41字原脱，据金刻本补。

【解读】

巳亥岁，太阳寒水之气不退位继续施化的气候、物化特征为"春寒复作，冰雹乃降，沉阴昏翳，二之气寒犹不去"；由于阴寒内盛，肾经受病，故可有"痹厥，阴痿，失溺，腰膝皆痛，温疠晚发"的病症特点。

【原文】

帝曰：天岁早晚，余以知之，愿闻地数[1]，可得闻乎？

岐伯曰：地下迁正升天及退位不前之法，即地土产化，万物失时之化也[2]。

【注释】

[1] 地数：指在泉的有关理论。

[2] 地下迁正升天及退位不前之法……万物失时之化也：张介宾："天气三，地气亦三。地之三者，左间当迁正，右间当升天，在泉当退位也，若地数不前而失其正，即应于地土之产化。"

【解读】

此处提出在泉之气及其左间气、右间气三者的升降、迁正、退位的机理、气候、物化、发病特点等相关事宜。

【原文】

帝曰：余闻天地二甲子[1]，十干十二支，上下经纬天地[2]，数有迭移[3]，失守其位，可得昭乎？

岐伯曰：失之迭位者，谓虽得岁正，未得正位之司[4]，即四时不节，即生大疫。注《玄珠密语》云[5]：阳年三十年，除六年天刑，计有太过二十四年，除此六年，皆作太过之用，令不然之旨。今言迭支迭位，皆可作其不及也。

【注释】

[1] 天地二甲子：张介宾："天地二甲子，言刚正于上，则柔合于下，

柔正于上，则刚合于下。如上甲则下己，上己则下甲，故曰二甲子。"甲子，泛指干十、支十二。

[2]上下经纬天地：指天干地支所主的五运六气，应于司天在泉，主治天地间的气候变化。上下，指干支甲子。经纬，治理，主治。

[3]数有迭移：指十天干和十二地支相合，交错变化。数，指干支。迭移，所主的岁气更移其位。

[4]虽得岁正，未得正位之司：指六气按节气虽已得一年中应值之时，但时至而气不至，没有出现当司之气。

[5]《玄珠密语》：《内经评文》云："此数语上，明有注字以冠之，即前篇资取之法，今出《密语》，亦注文也。《玄珠密语》乃王冰所撰，二篇固伪托，亦何至以此语入黄帝口中，是可知注者之陋极矣。"此后46字与原文不相谐，疑注文衍入。此文说明三十阳年之中可以去庚子、庚午、庚寅、庚申、戊辰、戊戌六个大卅之年，只剩二十四个阳刚太过之年，此与"虽得岁正，未得正位之司"文并无关系，当删去。

【解读】

此节继论客气六步的升、降、退之后，运用干支甲子所代表五运六气的变化，并从干支顺序的阴阳配属，以推测气候变化及其与疾病的关系，也是对上篇《刺法论》的进一步讨论。

干支甲子标志运气之位。天干、地支二者合为甲子，标志着运与气的推移。天干以纪运，地支以推气。天干十，地支十二，二者交错配合，"数有迭移"，以观测司天、在泉之守位与失位的变化。如甲子年，甲为土运，子为少阴君火司天，但并未表现出少阴司天之气，故曰"虽得岁正，未得正位之司"就叫做"失守其位"。

阳干为太过，阴干为不及。甲子一周，阳干三十，阴干三十。阳干三十虽然均为太过，但时令变化不一定表现为太过（"令不然之旨"），下面所举的五个年甲子，属于"迭支迭位，皆可作其不及也"。

【原文】

假令甲子阳年，土运太窒[1]，如癸亥天数有余者，年虽交得甲子，厥阴犹尚治天，地已迁正，阳明在泉，去岁少阳以作右间，即厥阴之地阳明，故不相和奉[2]者也。

癸己相会[3]，土运太过，虚反受木胜，故非太过也[4]，何以言土运太过？况黄钟不应太窒[5]，木既胜而金还复，金既复而少阴如[6]至，即木胜如火而金复微，如此则甲己失守，后三年化成土疫，晚至丁卯，早至丙寅，土疫至也。

大小善恶，推其天地，详乎太一[7]。

又只如甲子年，如甲至子而合，应交司而治天，即下己卯未迁正，而戊寅少阳未退位者，亦甲己下有合也，即土运非太过，而木乃乘虚而胜土也，金次又行复胜之，即反邪化也。阴阳天地殊异尔，故其大小善恶，一如天地之法旨也。

【注释】

[1]土运太窒：张介宾："窒，抑塞也。此下皆重明前章刚柔失守之义。"

[2]不相和奉：以癸亥年之司天，临甲子年之在泉，上癸下己，不相和合。

[3]癸己相会：甲子年，上甲为刚干，下己为柔干，甲己相合，刚柔相配，为正常之会。今上年癸亥天数有余而不退位，则上为癸为柔干，而地气已经迁正，己卯当其位，就是癸己相会，则土运失其正常之化。以下丙寅、庚辰等年同此之义。

[4]虚反受木胜，故非太过也：张介宾："癸己相会，则甲失其位，虽曰阳土，其气已虚，土虚则受木胜，尚何太过之有？"

[5]况黄钟不应太窒：黄钟是五音十二律之一。五音即宫、商、角、徵、羽。十二律即黄钟、大吕、太簇、夹钟、姑洗、仲吕、蕤宾、林钟、夷则、南吕、无射、应钟。十二律又分阴阳各六，黄钟、太簇、姑洗、蕤宾、夷则、无射为阳，称为六律；林钟、南吕、应钟、大吕、夹钟、仲吕为阴，称为六吕。五音和十二律相互对应，都应于五行。此外，《礼记·月令》还将十二律应十二月。此处黄钟应太宫，主土运太过。阳土被窒，木气胜土，木胜之后金气必复，由于少阴同至，使木得火助而胜金，所以金气之复微小，故曰甲己之土皆失守。

[6]如：有顺从的意思。

[7]大小善恶，推其天地，详乎太一：即详察北极星的运行情况，测知司天在泉的盛衰，土疫致病的轻重及预后吉凶。太一，即北极星，此与下文丙寅年太一游宫义同。太一游宫内容详见《灵枢·九宫八风》篇。

【解读】

论甲子年干支失位，即生土疫。就其发生条件而言：

一受癸亥年的影响：癸亥是甲子的前一年，亥为厥阴风木司天，如果厥阴风木司天没有退位，则甲子年的少阴君火不能迁正。所以"年虽交得甲子"而"厥阴犹尚治天"（司天），于是甲子阳年土运之太过，被司天的厥阴风木之气所抑，形成了厥阴风木司天、阳明燥金在泉的失位变化，致金与木"不相奉和者也"。

二受"癸己相会"的影响：甲子年本来是土运太过，由于癸亥年的影响，则土运不是太过，反而成为不及。甲己均为土运，甲为太过，己为不及，如遇到甲子年受到癸亥年的影响，其运的变化则相当于土运不及之"己"年了，所以说"癸己相会"。这里的"癸"代表前一年的癸亥年，"己"代表不及之土运，实际并不是"癸"和"己"遇会在一起，二者都是天干，怎么能相遇呢？即是"癸己相会"之所以土运太过的甲子年，反虚而受木胜的原因。说明遇到这样的甲子年就不是土运太过之年了。因为表现的是厥阴风木司天之气，而其实际的气候变化并非土运太过，所以又说"况黄钟不应太室"，"何以言土运太过"呢？由于"木既胜而金还复，金既复而少阴如至，即木胜如火而金复微"，形成甲年出现己年的运气变化，致"甲己失守，后三年化成土疫"之变。当然并不是绝对的三年，也可以"早至丙寅"。至其"大小善恶"，则还须"推其天地，详乎太一"的实际情况而定。从"假令甲子阳年"的"假令"二字，也可以看出作者并不是认为每个甲子年都是如此的，关键视其是否受到癸亥年的影响而定。

三是甲己有合的变化：上面谈的是"癸己相会"。"癸己相会"是指癸亥年司天不退位，产生了上述的变化。而甲己有合则指甲子年"应交司而治天"，即甲子年少阴君火应时而司天，但到了下一个己卯年（即甲子纪年的第二年"己"年），由于己卯的前一年"戊寅少阳未退位者"，则在泉之厥阴风木"乃乘虚而胜土也"，致己卯年的阳明燥金司天之气"又行复胜之"引起气候变化的"邪化"。

【原文】

假令丙寅阳年太过，如乙丑天数有余者，虽交得丙寅，太阴尚治天也，地已迁正，厥阴司地，去岁太阳以作右间，即天太阴而地厥阴，故地不奉天化也。

乙辛相会，水运太虚，反受土胜，故非太过。即太簇之管[1]，太羽不应[2]，土胜而雨化，水复即风。此者丙辛失守，其会后三年，化成水疫，晚至己巳，早至戊辰，甚即速，微即徐，水疫至也。

大小善恶，推其天地数，乃太乙游宫。

又只如丙寅年，丙至寅且合，应交司而治天，即辛巳未得迁正，而庚辰太阳未退位者，亦丙辛不合德也，即水运亦小虚而小胜，或有复，后三年化疠，名曰水疠，其状如水疫，治法如前[3]。

【注释】

[1] 管：指律管。阴六吕和阳六律，合称十二律，分别指长度不一的管乐。

[2] 太羽不应：张介宾："太簇之管，羽音阳律也。丙运失守，故太羽不应。"

[3] 治法如前：指前篇《素问·刺法论》中所举诸种刺治方法。下文同。

【解读】

论丙寅年干支失位，即生水疫。就其发生背景：

一是乙丑年的影响：乙丑年是丙寅的前一年，太阴湿土司天之气太过有余，在时间上虽然已交丙寅年，但上年的太阴湿土仍居司天之位，使本年少阳相火不能迁居司天正位。

二是本年的厥阴风木已迁移至在泉之位，这样上年司天之太阴与本年在泉之厥阴风木不能奉和气化。

三是上乙下辛相合，使太过的水运变为不及。

四是水运不及，土胜湿化，水之子气木为复气。

五是丙寅相合，辛巳不迁正，庚辰太阳寒水不退位，也可导至丙辛不和，其后三年化为水疠（寒性疫病）。

【原文】

假令庚辰阳年太过，如己卯天数有余者，虽交得庚辰年也，阳明犹尚治天，地已迁正，太阴司地，去岁少阴以作右间，即天阳明而地太阴也，故地下奉天也。

乙巳相会，金运太虚，反受火胜，故非太过也。即姑洗之管，太商不应[1]，火胜热化，水复寒刑。此乙庚失守，其后三年化成金疫也，速至壬午，涂至癸未，金疫至也。

大小善恶，推本年天数及太一也。

又只如庚辰，如庚至辰，且应交司而治天，即下乙未未得迁正者，即地甲午少阴未退位者，且乙庚不合德也，即下乙未干失刚[2]，亦金运小虚也，有小胜，或无复，后三年化疠，名曰金疠，其状如金疫也，治法如前。

【注释】

［1］姑洗之管，太商不应：张介宾："庚金失守，则太商不应，姑洗之管，乃其律也。"姑洗为太商阳律。

［2］下乙未干失刚："干"前当加一"柔"字，方与文例合。即庚辰年，庚辰刚干在上，乙未柔干在下，为刚柔相济，今下乙未不得迁正，则上刚干孤而无配，故曰"柔干失刚"。

【解读】

论庚辰年干支失位，即生金疫。导致庚辰干支失位的原因是：一为上一年（己卯）阳明燥金司天不退位；二为本年太阴湿土已迁在泉正位，因此在泉的太阴不能奉和司天的气化；三为上乙下辛相会，本为金运太过，但因火胜克金，使金运太过反为不及；四为火是胜气，金之子水为复气，胜复之气交作；五为上庚下辰相会，应该交司治天，但在下的乙未不迁正，可导致后三年化为金疠。

【原文】

假令壬午阳年太过，如辛巳天数有余者，当交后壬午年也，厥阴犹尚治天，地已迁正，阳明在泉，去岁丙申少阳以作右间，即天厥阴而地阳明，故地不奉天者也。

丁辛相合会，木运太虚，反受金胜，故非太过也。即蕤宾之管，太角不应[1]，金行燥胜，火化热复。甚即速，微即涂，疫至大小善恶，推疫至之年天数及太一。

又只如壬至午，且应交司而治之，即下丁酉未得迁正者，即地下丙申少阳未得退位者，见丁壬不合德也，即丁柔干失刚，亦木运小虚也，有小胜小复。后三年化疠，名曰木疠，其状如风疫，法治如前。

【注释】

[1] 蕤宾之管，太角不应：张介宾："蕤宾之管，太角之律也，阳木不正，故蕤宾失音。"

【解读】

论壬午年干支失位，即生木疫。导致壬午干支失位的原因是：一为上一年（辛巳）厥阴风木司天太过不退位；二为本年阳明燥金已迁在泉正位，因此在泉的阳明与厥阴不能奉和气化；三为上辛下丁相会，本应为木运太过，却因金气胜而克木，使木运反为不及；四为燥金为胜气，木之子火为复气，胜复之气交作；五为壬午相会，应该交司治天，但在下的丁酉不迁正，所以其后三年化为木疠，症状与风疫相同。

【原文】

假令戊申阳年太过，如丁未天数太过者，当交得戊申年也，太阴犹尚治天，地已迁正，厥阴在泉，去岁壬戌太阳以退位作右间，即天丁未，地癸亥，故地不奉天化也。

丁癸相会，火运太虚，反受水胜，故非太过也。即夷则之管，上太徵不应[1]。此戊癸失守，其会后三年化疫也，速至庚戌。

大小善恶，推疫至之年天数及太一。

又只如戊申，如戊至申，且应交司而治天，即下癸亥未得迁正者，即地下壬戌太阳未退位者，见戊癸未合德也，即下癸柔干失刚，见火运小虚也，有小胜，或无复也，后三年化疠，名曰火疠也，治法如前。治之法可寒之泄之。

【注释】

[1] 夷则之管，上太徵不应：张介宾："夷则之管，火之律也，上管属

阳，太徵也，下管属阴，少徵也。戊不得正，故上之太徵不应。"

【解读】

论戊申年干支失位，即生火疫。导致戊申年干支失位的原因有：一是受上一年（丁未）太阴湿土司天太过，不退司天之位的影响；二是因本年厥阴风木已迁在泉正位，因此在泉的厥阴风木与未退位的太阴湿土不相奉和气化；三是上丁下癸相会，本应火运太过，却因水气胜而克火，使火运反为不及；四是火运小虚，只有胜气而无复气；五是戊申相会，应该交司治天，但在下的癸亥不迁正。所以其后三年化为火疬。

【原文】

黄帝曰：人气不足，天气如虚，人神失守，神光[1]不聚，邪鬼[2]干人，致有夭亡，可得闻乎？

岐伯曰：人之五脏，一脏不足，又会[3]天虚，感邪之至也。人忧愁思虑即伤心，又或遇少阴司天，天数不及，太阴作接间至[4]，即谓天虚也，此即人气天气同虚也。又遇惊而夺精，汗出于心，因而三虚[5]，神明失守，心为君主之官，神明出焉，神失守位，即神游上丹田[6]，在帝太一帝君泥丸宫[7]下，神既失守，神光不聚，却遇火不及之岁，有黑尸鬼[8]见之，令人暴亡。

【注释】

[1]神光：张介宾："神光，神明也。人气与天气皆失守，则阳神不聚，阴鬼干人，致死之兆也。"《黄帝内经素问校注》："或为气功者所见之光。"

[2]邪鬼：即病邪。后文"五鬼"，即五种病邪。

[3]会：遇、逢的意思，指"人有不足之脏，与天虚之气相会"（张介宾）。

[4]太阴作接间至：明·张介宾："少阴司天之年，太阴尚在左间，若少阴不足，则太阴作接者，未当至而至矣。"

[5]三虚：张介宾："先有忧愁之伤，又有少阴不及，再遇惊而夺精，三虚相会，神明失守矣。"

[6]上丹田：道家谓人身脐下三寸为丹田。张介宾："人之脑为髓海，是上丹田……心之神明失守其位，则浮游于此。"

[7]帝太一帝君泥丸宫：张介宾："太乙帝君所居，亦曰泥丸宫，总众神者也。"《黄庭内景经》："脑神精根字泥丸。"可见经义在于强调脑在一身之主宰功能。

[8]黑尸鬼：张介宾："尸鬼者，魄之阴气，阳脱阴孤，其人必死，故尸鬼见也。"可知尸鬼是人体阴阳离决的危状。

论"三虚"致病。在专论运气变化关系着疫疠发生的基础上，提出在"三虚"之下才能致病的观点，强调了内因的重要性。"人气不足，天气如虚，人神失守"是谓"三虚"。以心为例：忧愁思虑伤心为一虚，少阴司天不及为二虚，再"惊而夺精"是为三虚。三虚和"两虚"致病的精神是一致的，因三虚之中有两虚是人体内在的因素，实际就是天气与人气两个方面。其所以提出"三虚"，重点在于说明"神失守位"的重要性。也可以说"神失守位"是由于"两虚"致病后的严重阶段，而两虚则仅指发病而言。本篇原文的结语"得神者昌，失神者亡"正是这个意思。

《内经》四次论及"三虚"发病观，《素问·刺法论》之所谓三虚，是指人体正气之虚，司天在泉失守造成的天时之虚，加之汗出脏气受损而虚三者；此节所谓"三虚"是指"人气不足，天气如虚，人神失守"三者；而《灵枢·岁露论》认为"乘年之衰，逢月之空，失时之和，因为贼风所伤，是谓三虚"，《素问·至真要大论》对此作了明确解释。虽同为"三虚"，前二者强调人身正气与气运变化同是导致发病的重要因素，不过前者又有出汗脏腑受损因素，本篇提出"人神"（神也属正气）作用，均与《灵枢经》的观点有别，不可混淆。

【原文】

人饮食劳倦即伤脾，又或遇太阴司天，天数不及，即少阳作接间至，即谓之虚也，此即人气虚而天气虚也。又遇饮食饱甚，汗出于胃，醉饱行房，汗出于脾，因而三虚，脾神失守。脾为谏议之官，智周出焉[1]，神既失守，神光失位而不聚也，却遇土不及之年，或己年或甲年失守，或太阴天虚，青尸鬼见之，令人卒亡。

【注释】

[1] 脾为谏议之官，智周出焉：此说与《素问·灵兰秘典论》不同，将脾与胃功能分而论之，又是一家之言。智周，谓智能周全，考虑全面。

【解读】

论脾脏发病。饮食不节、劳倦太过伤脾，又遇太阴湿土司天不及、少阳相火间气接之而至，又因饮食过饱、汗出损伤胃之液，或醉饱之后行房、汗出伤脾之液，脾之神志失守、神光不聚，又遇土运不及之年风疫发病，可致突然死亡。

【原文】

人久坐湿地，强力入水即伤肾，肾为作强之官，伎巧出焉，因而三虚，肾神失守。神志失位，神光不聚，却遇水不及之年，或辛不会符，或丙年失守，或太阳司天虚，有黄尸鬼至，见之，令人暴亡。

【解读】

论肾脏发病。久居湿地或强力劳作伤肾，又遇水运不及之年，或逢太阳寒水司天不及，肾的神志失守、神光不聚，在水运不及之年必有土疫发病，可致突然死亡。

【原文】

人或恚怒，气逆上而不下，即伤肝也，又遇厥阴司天，天数不及，即少阴作接间至，是谓天虚也，此谓天虚人虚也。又遇疾走恐惧，汗出于肝。肝为将军之官，谋虑出焉，神位失守，神光不聚，又遇木不及年，或丁年不符，或壬年失守，或厥阴司天虚也，有白尸鬼见之，令人暴亡也。

【解读】

论肝脏发病。恚怒气逆伤肝，又遇厥阴风木司天之气不及、少阴君火间气接之而至，又因急走恐惧、汗出损伤肝之液，肝的神志失守、神光不聚，在厥阴风木司天不及之年发生金疫，可使人突然死亡。

原文脱肺脏发病一节。

【原文】

已上五失守者，天虚而人虚也，神游[1]失守其位，即有五尸鬼干人，令人暴亡也，谓之曰尸厥。人犯五神易位，即神光不圆[2]也，非但尸鬼，即一切邪犯者，皆是神失守位故也。此谓浔守者生，失守者死[3]，浔神者昌，失神者亡[4]。

【注释】

[1]神游：张介宾："神游者，神气虽游，未离于身，尚不即死，若脉绝身冷，口中涎塞，舌短卵缩，则无及矣，否则速救可苏也。"

[2]神光不圆：指五脏神明运转不达。与上文"神光不聚"义近，亦可从气功师所见的光解之。

[3]得守者生，失守者死：张介宾："得守则神全，失守则神散。神全则灵明圆聚，故生。神散则魂魄分离，故死。"

[4]得神者昌，失神者亡：张介宾："阳气为神，阳盛则神全，阴气为鬼，阳衰则鬼见。阴阳合气，命之曰人。其生在阳，其死在阴，故曰得神者昌，得其阳也。失神者亡，失其阳也。"

【解读】

论"五尸鬼"。"五尸鬼"是强烈疫疠的代称。《刺法论》认为，"谓神移失守，虽在其体，然不致死，或有邪干，故令夭寿"，说明疫疠之气是致人暴亡的重要原因，所以说"五尸鬼干人，令人暴亡也"。

本篇首先论述了"四时失序，万化不安，变民病也"的问题。强调了气候异常与疫疠发生的关系，这是实践经验的总结。气候与发病的关系，以"化"为中心环节。由于气候异常，必将引起"万化不安"，而"化"失其常，才是疫疠发生的直接原因。五运六气不仅作用于人体，而且作用于万物。"四时失序"，必引起六气异常，若超过了一定限度，即将造成灾变。张仲景在《金匮要略》卷首曾指出："风气虽能生万物，亦能害万物，如水能浮舟，亦能覆舟。"四时失序的实质是天地阴阳失序，而天人相应，天地包容万物，于是四时阴阳的失序，必将破坏万物及人体的阴阳动态平衡，这本身就会发生病变。

再论神明失守与发病。本篇结合运气学说，强调神明的重要作用。文中把五神易位做为内因来认识，在内因的基础上，再逢运气不及，两虚相得，于是发生疾病。这一原理是《内经》发病学说的基本观念，也不忽视疫气的重要条件，"五尸鬼干人，令人暴亡"即是例证。

三论"上丹田"与"泥丸宫"。经文提到的"上丹田""泥丸宫"均指脑，突出神与脑的关系。"神位失守"是言神不守于心，可知神之位在心。五神总统于心分属于五脏，"神位失守"当然也就必然影响了心。而具体表现在脑的失常，所以说"神失守位，即神游上丹田"，"丹田""泥丸"均系道家语。并称其谓"太一帝君"，可见对脑的重视，篇中对脑主神有一定认识，认为神志的异常变化是"神游于上丹田"的表现。

四论得神者昌，失神者亡。这一观点还见于《素问·移精变气论》。此处所论之"神"有广义之神和狭义之神的内涵，但以后者为主。"神"是以人体内的精气作为物质基础的，是人体内脏气血盛衰的外在征象，通过人的形态动静、面部表情、眼神变化、语言气息，甚至脉搏、舌象等方面表现出来。医生诊断疾病，可通过上述表现，观察神的存亡，即可判断正气的盛衰、疾病的轻重、预后之吉凶，故《灵枢·天年》有"失神者死，得神则生"之论。

关于《刺法论》《本病论》两遗篇。此二篇在王冰之前已亡，故王冰次注时只存篇目并"遗篇"二字标注。现存两篇内容，在宋朝林亿等校正医书之前已经发现，林亿等曾谓之"详此二篇，亡在王注之前。按《病能论》篇末王冰注云：世本既缺第七二篇，谓此二篇也。而今世有《素问》亡篇及《昭明隐旨论》，以谓此三篇，仍托名王冰为注，辞理鄙陋，无足取者"，对此前人多予持否定。但由于二篇所涉内容均与运气理论有关，从某种意义言之，是对"运气七篇"的补充，是讲论运气理论时不可或缺的重要文献，这就是此次收录本书的理由。

第十章　素问·至真要大论篇第七十四解读

【题解】

至，极的意思。真，精深、精微。要，为切要、重要、纲要之意。"至真要"言其所论内容极为精微而重要。本篇详细地阐述了五运六气之司天、在泉、胜复、主客为病的临床表现，以及治疗原则，用药规律，制方大法等，将运气理论落实到了临床诊治之中，具有重要的指导意义，诚如张志聪所说："此篇论六气司天，六气在泉，有正化，有胜复，有主客，有邪胜。至真者，谓司天在泉之精气，乃天一之真元。要者，谓司岁备物以平治其民病，无伤无地之至真，乃养生之至要也。"故名。

【原文】

黄帝问曰：五气[1]交合，盈虚更作[2]，余知之矣。六气分治，司天地者[3]，其至何如？

岐伯再拜对曰：明乎哉问也！天地之大纪[4]，人神之通应[5]也。

【注释】

[1] 五气：五运之气。

[2] 盈虚更作：五运之太过、不及相互交替发生。

[3] 六气分治，司天地者：指风寒湿热燥火六气，分期主治，司天在泉各当其位。

[4] 天地之大纪：天地运动变化的基本规律。即司天、在泉之气的变化规律。

[5] 人神之通应：是说人体生命活动与天地变化规律相适应。人神，指人的生命活动。

【解读】

论"神"。"神"是用阴阳概念所表达的自然界客观事物固有规律，此即"阴阳者，天地之道也……神明之府也"（《素问·阴阳应象大论》）以及"阴阳莫测谓之神"（《素问·天元纪大论》）的现代表达，"人神之通应"是《内经》"天人相应"在本篇的体现，意谓人与自然的阴阳变化规律相通相应，是人体生命发生、存在的必须条件，"人以天地之气生，四时之法成"（《素问·宝命全形论》），"天食人以五气，地食人以五味"（《素问·六节藏象论》）即是最明确的讲述。仔细推究，人与天地间存在着天人同源（同源于气）、天人同道（规律、节律同步）、天人同构（表现在一元结构—气结构、二元结构—阴阳结构、三元结构—三阴三阳结构、四元结构—四象结构、五元结构—五行结构）、天人同化（人身气化出自于天地气运变化之中并受其影响）。所以，人体各组织器官的生命活动，都不能离开自然，因此必须适应自然（运气）的变化。无论是生理状态下的气血循行、津液代谢、脏腑阴阳之气的消长变化，还是病理状态下的脉象、气色、相关症状，无不受到自然界气运活动的影响。因而在临证诊治疾病必须以整体观念为指导，谨候气宜，无失病机，并且要强调进行锻形炼神的养生之道，以增强人体对自然的适应能力。本篇所论述的整体观念全部内容就是"人神之通应"的具体体现。

【原文】

帝曰：愿闻上合昭昭、下合冥冥[1]奈何？

岐伯曰：此道之所主、工之所疑[2]也。

【注释】

[1]上合昭昭、下合冥冥：指人类的生存与天地变化相通应。合，相应。昭，明亮。天高而悬日月星辰，故曰昭昭。冥，幽暗。地深而变化不测，故谓冥冥。

[2]道之所主、工之所疑：张志聪："道之所生，其生唯一，工不知其要，则流散无穷，故多疑也。"

【解读】

论"天地之大纪，人神之通应"。各个年份，由于气运相合，岁运总是太过不及交替（"盈虚更作"）出现，加之与岁气的同化关系，就会有各种气候的变异状态，即所谓"有余而往，不足随之。不足而往，有余从之"（《素问·天元纪大论》）之意。点出本篇论述运气相合之主旨。

"天地之大纪，人神之通应"强调了人与天地相应的道理，这是古人在长期生产、生活，以及与疾病作斗争的实践体验中总结和升华而来的，务必在临床实践中要完全理解和娴熟地应用，这就突出了学习运气理论是为了服务于医药学实践。

【原文】

帝曰：愿闻其道也。

岐伯曰：厥阴司天，其化以风；少阴司天，其化以热；太阴司天，其化以湿；少阳司天，其化以火；阳明司天，其化以燥；太阳司天，其化以寒。

【解读】

论六气标本关系。风寒暑湿燥火六气为本（事物的本质、本体），三阴三阳为标记气候变化的标象、标记，分别是：厥阴—风气，少阴—火气

（热），太阴—湿气，少阳—相火（暑气），阳明—燥气，太阳—寒气。

【原文】

以所临脏位，命其病者也[1]。

【注释】

[1]以所临脏位，命其病者也：谓根据六气下临所应之脏器，确定疾病之所在。临，来临、降临。脏位，乃主运所配属的五脏部位。

【解读】

论六气变化对人体脏腑的影响。自然界六气变化影响着人体相对应的脏腑活动，六气异常就会引起相关内脏发生与气候变化相应的病证，据此可以进行脏腑病证定位。这是《内经》认知病证的重要思维方法之一，在辨证论治中的定位、定性以及疾病的命名依据，遵循季节气候变化及其特点是重要依据之一，因为人体病证表现与季节气候特征关系密切，尤其是外感疾病更是如此，只要认真把握六气变化特点，就不难对外感病证特点的分析和定性。

【原文】

帝曰：地化[1]奈何？

岐伯曰：司天同候，间气皆然。

帝曰：间气何谓？

岐伯曰：司左右者，是谓间气也。

帝曰：何以异之？

岐伯曰：主岁者纪岁，间气者纪步也[2]。

【注释】

[1]地化：指在泉之气所产生的变化。

[2]主岁者纪岁，间气者纪步也：张介宾："主岁者岁纪，司天主岁半之前，在泉主岁半之后也。间气者纪步，岁有六步，每步各主六十日八十七刻半也。"司天、在泉都是主岁之气，司天、在泉的左右间气分别各主一步。

【解读】

所谓"主岁者纪岁，间气者纪步"，是解释每年主岁之气（即司天、在泉之气）左右四间气主一年的气化。其中，司天之气主上半年气化，在泉之气主下半年气化，岁气就指这二者，影响全年气候，故称为"主岁者纪岁"。四步间气分别只主一步之气化（每步六十日又八十七刻半），故曰"间气者纪步"。

【原文】

帝曰：善。岁主奈何？

岐伯曰：厥阴司天为风化[1]，在泉为酸化，司气[2]为苍化，间气为动化。

少阴司天为热化，在泉为苦化，不司气化，居气为灼化[3]。

太阴司天为湿化，在泉为甘化，司气为黔化，间气为柔化。

少阳司天为火化，在泉为苦化，司气为丹化，间气为明化。

阳明司天为燥化，在泉为辛化，司气为素化，间气为清化。

太阳司天为寒化，在泉为咸化，司气为玄化，间气为藏化。

故治病者，必明六化分治，五味五色所生，五脏所宜，乃可以言盈虚病生之绪[4]也。

【注释】

[1] 风化：指厥阴司天之气，气候从风而生化。

[2] 司气：每一运分别主管一年的气候。张介宾：“司气，言五运之气也。”

[3] 不司气化，居气为灼化：六气中有君火、相火两者，在五运中则只有一火。六气分主五运，尚多一火，即王冰所谓：“若不主运”，故曰“不司气化”“居气为灼化”。

[4] 盈虚病生之绪：张介宾：“凡治病者必求其本，六化是也；必察其形，五色是也；必分其主治，五味是也；必辨其宜否，五脏是也。明此数者，而后孰为气之盛，孰为气之衰，乃可以言盈虚病生之端绪，而治之无失矣。”

【解读】

“六化分治”是在论述六气主时及其特点基础上，为了服务于生命科学知识，就从“六化分治，五味五色所生，五脏所宜，乃可以言盈虚病生之绪”的角度，论述六气所主气候变化化对药食的五味、五色的影响，便于后文所说的“司岁备物”，调理五脏的偏颇以及治疗五脏的相关病证。所以张介宾总结说：“凡治病者，必求其本，六化是也；必察其形，五色是也；必分其主治，五味是也；必辨其宜否，五脏是也。明此数者，而后知孰为气之盛，孰为气之衰，乃可以言盈虚病生之端绪，而治之无失矣”（《类经·运气类》）。

【原文】

帝曰：厥阴在泉而酸化先，余知之矣。风化之行也何如？

岐伯曰：风行于地，所谓本也[1]，余气同法。本乎天者，天之气也；本乎地者，地之气也[2]。天地合气，六节分而万物化生矣[3]。

【注释】

[1] 风行于地，所谓本也：指厥阴风木司天之气，风气流行于大地，这是该年气化、物候变化及疾病发生的本源。本，本源。

　　[2] 本乎天者，天之气也；本乎地者，地之气也：指六气司天时，气候、物候变化以司天之气为本源。六气在泉时，气候及物候变化就以在泉之气为本源。

　　[3] 天地合气，六节分而万物化生矣：谓司天之气和在泉之气相互作用，影响一年六步气候变化，一年六步之气分别主司各时节的气候，万物也就因此而产生相应变化。六节分，指六步六气的分化。

【解读】

　　继续论述六气的标本关系。六气为本即"所谓本也，是谓六元"（《素问·六元正纪大论》）。无论是司天之气及其统管的初、二、三之气，还是在泉之气及其统管的四、五、终之气，其标本关系皆如是。全年万物的化生过程无不受到岁气六步影响，故曰"六节分而万物化生矣"。

【原文】

　　故曰，谨候气宜，无失病机[1]。此之谓也。

【注释】

　　[1] 谨候气宜，无失病机：马莳："故本乎天而化者，由于司天之气，本乎地而化者，由于司地之气，此在天地为气宜，而在人身为病机，必谨候之而可以治病矣。"

【解读】

　　强调临床医生在分析病机时务必认真对待自然气候变化及其对疾病，包括发病、病理过程、临床表现、疾病传变、预后转归、治法的选择、药物性味选择配伍、刺灸的手法、腧穴、针刺深浅等都要认真给予联系。这既是"谨候气宜，无失病机"的重点意涵，也是本篇的核心理念。

【原文】

　　帝曰：其主病[1]何如？

　　岐伯曰：司岁备物，则无遗主矣[2]。

　　帝曰：先岁物[3]何也？

　　岐伯曰：天地之专精[4]也。

　　帝曰：司气者何如？

　　岐伯曰：司气者主岁同，然有余不足也[5]。

　　帝曰：非司岁物何谓也？

　　岐伯曰：散也，故质同而异等也。气味有薄厚，性用有躁静，治保[6]有多少，力化[7]有浅深，此之谓也。

　　帝曰：岁主脏害[8]何谓？

岐伯曰：以所不胜命之[9]，则其要也。

帝曰：治之奈何？

岐伯曰：上淫于下[10]，所胜平之[11]，外淫于内[12]，所胜治之。

【注释】

[1]主病：张志聪："谓主治病之药物。"

[2]司岁备物，则无遗主矣：是说按照司岁之气，收备药物，就不会有遗漏了。张介宾："天地之气，每岁各有所司，因司气以备药物，则主病者无遗矣。"

[3]先岁物：谓医生为了有效地治疗疾病，必须预先准备高效优质的药物以备急需。岁物，即当年应时产生的有效药物。

[4]天地之专精：谓按照岁气所采备的药物，其气味纯厚。

[5]司气者主岁同，然有余不足也：谓岁运与岁气属性相同时，对药物所产生的作用相同，但岁运太过与不及对药物性用产生的影响不同。主岁，即岁气，指司天、在泉之气。

[6]治保：指药物对人体调养的作用。

[7]力化：药力在体内所产生的药理作用。

[8]岁主脏害：谓气候的异常变化，可引起相应脏腑的病理改变。

[9]所不胜命之：金、木、土、水、火，相为胜制，受制则不胜，不胜则病，故以所不胜之脏的病证命名。

[10]上淫于下：司天之气淫胜伤人的发病情况。

[11]所胜平之：根据司天之气淫胜进行治疗。

[12]外淫于内：在泉之气淫胜的发病情况。

【解读】

此节一论"主病"。"主病，谓治主病之药物"（《素问集注》）。此节讨论了季节气候、药物与疾病治疗的关系，也是对"谨候气宜，无失病机"观点的展开论述。

二论"司岁备物"。王冰认为是"言采药之岁"，药物的质量与采择的年份、季节关系十分密切，也强调了药物的生长以及其有效成分的蓄积深受地域、年份、季节气候变化的影响，因此要根据不同年份气候变化特点采集应时的药物，治疗相关脏腑不同性质的病证，才能收到应有的临床疗效，即所谓"天地之气，每岁各有所司，因司气以备药物，则主病者无遗矣。如厥阴司岁则备酸物……太阳司岁则备咸物，所谓岁物也，岁物备则五味之用全矣"（《类经·运气类》）。认为气候因素影响药物品质，因而强调"司岁备物"。

三论"天地之专精"。这是回答为何要"司岁备物"。因为"岁物"是当年应时而生的药物（或食物），秉受了当年的岁运、岁气所给予的完备之精华，因而其品质最优、药理效应最佳，故要"司岁备物"。

四论"质同异等"。司岁所备之物为"天地之精专"，而"非司岁物"，品质较差，药理作用弱，因此，所用药物的品名随同，由于品质的差异而治疗效能却不同。司岁之物，气味厚，性能佳，治保良，力化专，药效优；"非司岁物"，气味淡，效能差，治保弱，力化散，药效低。"此即质同异等之谓，盖司气者与不司气者，其有不同如此"（《类经·运气类》）。

五论"岁主脏害"。所谓"岁主脏害"，是指当年岁气（司天之气、在泉之气）如果偏盛，就会对与之相应的脏腑造成相应的伤害，专论岁气发病规律。如果五脏与六气的五行属性不相合而属于"所不胜"者，则相关脏腑就会受到伤害而发病，如岁气为风木偏盛则易生脾胃病证，"木为土之所不胜"，木胜乘土为其原理。强调气候变化与脏腑疾病的关系，总结出了"岁主脏害"规律，提出了治以"所胜"的用药原则。

【原文】

帝曰：善。平气[1]何如？

岐伯曰：谨察阴阳所在而调之，以平为期，正者正治，反者反治[2]。

【注释】

[1]平气：气候变化既非太过，亦非不及，完全正常。

[2]正者正治，反者反治：谓疾病的症状与病机的性质一致时用正治方法治疗，疾病症状与病机性质相反时用反治法治疗。

【解读】

论运有太过、不及与平气。太过之运，治当抑其胜气，以扶其不胜；不及之运，治当制所不胜之气，以扶其不及。总宜调和阴阳，使其平也。若岁气不平，治之之法，则"上淫于下，所胜平之；外淫于内，所胜治之"。就是说，司天之气，淫胜其在下之运气，当以所胜平之。如少商金运，而火热上临，宜平以咸寒，佐以苦甘。在泉之气，淫胜其在内之五运，当以所胜治之。如少宫土运，而风木外淫，宜治以辛凉，佐以苦甘。

平气之运，治当谨察阴阳所在而调之，便是"正者正治，反者反治"，达到"以平为期"，使人体阴阳恢复新的平衡协调状态。故凡发生病变，总为阴阳失调。治之补泻，无不在调和阴阳，使"阴平阳秘"，才可"精神乃治"。

【原文】

帝曰：夫子言察阴阳所在而调之，论言人迎与寸口相应，若引绳小大齐等，命曰平。阴之所在寸口何如？

岐伯曰：视岁南北^[1]，可知之矣。

帝曰：愿卒闻之。

岐伯曰：北政之岁，少阴在泉，则寸口不应；厥阴在泉，则右不应；太阴在泉，则左不应。南政之岁，少阴司天，则寸口不应；厥阴司天，则右不应；太阴司天，则左不应。诸不应者，反其诊^[2]则见矣。

帝曰：尺候何如？

岐伯曰：北政之岁，三阴在下，则寸不应；三阴在上，则尺不应。南政之岁，三阴在下，则寸不应；三阴在泉，则尺不应。左右同。故曰，知其要者，一言而终；不知其要，流散无穷，此之谓也。

【注释】

[1] 视岁南北：要根据南政、北政的不同，判断岁运、岁气。南北，即下文之南政、北政。

[2] 反其诊：就是尺寸倒候。一说：谓复其手而诊。

【解读】

论南北政之年人迎与寸口脉象的变化，以及据此辨阴阳盛衰病机与证候。

其一，论南北政之年人体人迎、寸口脉象变化关系。由于不同年份有不同当然岁气及其表现的不同气候，从而影响着人体生理、病理变化，这些变化可以从人迎、寸口脉象表现于外，临床可依据此分析相关病证。此即《内经》运用广泛的"人迎寸口二部合参诊脉方法"，《灵枢·四时气》说："人迎以候阳，寸口以候阴。"人迎脉主阳经病证，寸口脉主阴经病证，正常之人，上部的人迎阳脉，下部的寸口阴脉，阴阳平衡，则二脉齐等。正如《灵枢·禁服》所述："寸口主中，人迎主外。两者相应，俱往俱来，若引绳大小齐等。春夏人迎微大，秋冬寸口微大，如是者，名曰平人。"如果阴阳失调，偏盛偏衰，亦必然反映于人迎、寸口之脉。阳盛则人迎独大，阴盛则寸口独大，再结合二脉四时之常变，就可诊得阴阳盛衰之所在。《灵枢·经脉》中记载："大肠手阳明经盛者，人迎大三倍于寸口。虚者，人迎反小于寸口也"；"脾足太阴经盛者，寸口大三倍于人迎，虚者，寸口反小于人迎也。"这些理论和经验对临床诊断颇有参考价值。

此处落实"谨察阴阳所在而调之"，是指疾病的发生与气候变化无明显关系时，就要依据人迎、寸口脉象变化予以判断。正常状态下"人迎与寸口相应，若引绳小大齐等"，如若人迎脉盛于寸口，就属于腑病，寸口脉盛于人迎脉，则是脏病。既体现脉象诊法的意义，也提示临床诊病不必完全拘泥于凭借气候。

其二，论南政、北政。何谓南政、何谓北政，《内经》未有明言，后世众说不一，考诸众言，观点有四：一是任应秋认为"所谓'政'即指司天、在泉居于南纬或居于北纬的主令。子、丑、寅、卯等为天体的十二宫，所谓'移光定位'，即由日光移易所在，南北位次便随之而定。如日光在亥、子、丑、寅、卯、辰任何一宫均为南政；在巳、午、未、申、酉、戌任何一宫为北政。"二是张介宾认为"五运以土为尊，故唯甲己土运为南政，其他皆北政也"。三是张志聪以为"五运之中，戊癸化火，以戊癸年为南政"，其他年份为北政。四是以太过之年为南政，以不及之年为北政。似以第一说为得。

【原文】

帝曰：善。天地之气，内淫而病何如？

【解读】

论司天、在泉之气偏盛可以有不同的气化特点，从而引起人体发生与此性质一致的各种外感病证及其不同方法、不同药物组方的治疗。

【原文】

岐伯曰：岁厥阴在泉，风淫所胜，则地气不明，平野昧[1]，草乃早秀。民病洒洒振寒，善伸数欠，心痛支满，两胁里急，饮食不下，鬲咽不通，食则呕，腹胀善噫，得后与气，则快然如衰，身体皆重。岁少阴在泉，热淫所胜，则焰浮川泽，阴处反明。民病腹中常鸣，气上冲胸，喘不能久立，寒热皮肤痛，目瞑齿痛頔[2]肿，恶寒发热如虐，少腹中痛腹大，蛰虫不藏[3]。

岁太阴在泉，草乃早荣，湿淫所胜，则埃昏岩谷，黄反见黑[4]，至阴之交[5]。民病饮积，心痛，耳聋浑浑焞焞[6]，嗌肿喉痹，阴病血见，少腹痛肿，不得小便，病冲头痛，目似脱，项似拔，腰似折，髀不可以回[7]，腘如结，腨如别。

岁少阳在泉，火淫所胜，则焰明郊野，寒热更至。民病注泄赤白，少腹痛，溺赤，甚则血便。少阴同候[8]。

岁阳明在泉，燥淫所胜，则霜雾清暝[9]。民病喜呕，呕有苦，善太息，心胁痛不能反侧，甚则嗌干面尘，身无膏泽，足外反热。

岁太阳在泉，寒淫所胜，则凝肃惨栗[10]。民病少腹控睾[11]，引腰脊，上冲心痛，血见，嗌痛颔肿。

【注释】

[1]平野昧：四野昏暗不清。

［2］顀（zhuō 拙）：颧骨。

［3］蛰虫不藏：冬眠的虫当藏而不藏。《类经》将此句移于"阴处反明"句下，义胜可取。

［4］黄反见黑：谓土色反见于北方水色之处。

［5］至阴之交：湿土之气交合的现象，即指土色见于水位，为与至阴之气色交合。

［6］浑浑焞焞（tūn 吞）：形容耳中嗡嗡作响、听力不清。浑，浊貌。浑浑，不清貌。焞焞，声音洪大貌。这里形容耳中嗡嗡作响。

［7］髀不可以回：髀骨疼痛不能环转。

［8］少阴同候：所见的其余病候相同于少阴在泉的年岁。

［9］霿（méng 蒙）雾清暝：阳明在泉之年，下半年气候偏凉，天气阴暗。《尔雅·释天》："天气下，地不应曰霿，地气发，天不应曰雾。"

［10］凝肃惨栗：寒气凝结，万物静肃。惨栗，寒意很盛。

［11］控睾：疼痛牵引睾丸。

【解读】

论六气在泉淫胜所致物候变化及病变规律。原文中列举了三阴三阳六气在泉淫胜所致的自然物候变化现象，以及内淫人体所产生的病变情况，其总的规律是：厥阴在泉，风淫所胜；少阴在泉，热淫所胜；太阴在泉，湿淫所胜；少阳在泉，火淫所胜；阳明在泉，燥淫所胜；太阳在泉，寒淫所胜。其自然变化现象，以及病变情况，均以此为准。见表3-3。

表3-3　在泉六气淫胜致病表

在泉之气淫胜	厥阴	君火	太阴	相火	阳明	寒水
淫胜邪气	风邪	热邪	湿邪	暑邪	燥邪	寒邪
损伤所胜之脏	脾胃	肺	肾	肺	肝胆	心

【原文】

帝曰：善。治之奈何？

岐伯曰：诸气在泉，风淫于内，治以辛凉，佐以苦，以甘缓之，以辛散之；

热淫于内，治以咸寒，佐以甘苦，以酸收之，以苦发之；

湿淫于内，治以苦热，佐以酸淡，以苦燥之，以淡泄之；

火淫于内，治以咸冷，佐以苦辛，以酸收之，以苦发之；

燥淫于内，治以苦温，佐以甘辛，以苦下之；

寒淫于内，治以甘热，佐以苦辛，以咸泻之，以辛润之，以苦坚之。

【解读】

此节论六气在泉内淫而病的治法。

一是厥阴风木在泉之时,下半年风邪淫盛,临证多见有震颤、抽搐、麻木、瘙痒、游走性疼痛等症。治疗时宜用辛凉疏风之品,佐以苦甘之药治疗。过于辛,恐反伤其气,故佐以苦甘,苦胜辛,甘益气也(《类经》校勘"佐以苦甘")。木性急,故以甘缓之,风邪胜,故以辛散之。此即"肝苦急,急食甘以缓之。肝欲散,急食辛以散之,此之谓也"(《素问·脏气法时论》)之意,后世治疗温热病初起常用的著名方剂银翘散据此意立方。

二是少阴君火在泉之时,邪热淫胜体内,多见发热面赤、目红肿、躁狂、疮疡、口渴饮冷、尿短赤、大便干、出血等病,用咸寒之品治之,味咸的药物可以降火,性寒之品可清热。外感火热病者,宜用咸寒药物清热降火。热邪有升散之性,感之则有汗出,出汗即会伤津,又能耗气,故用酸味之药以收敛之。同时,酸甘之味能化阴津。可见,"热淫于内"的病证治用咸、寒、甘、苦、酸诸药是最佳的配伍,能迅速清除体内之热,即"热为火气,水能制之,故宜治以咸寒,佐以甘苦,甘胜咸,所以防咸之过也。苦能泄,所以去热之实也。热盛于经而不敛者,以酸收之,热郁于内而不解者,以苦发之"(《类经·运气类》)。

三是太阴湿土在泉之时,湿气淫胜,伤犯人体,临证多表现为浮肿、痰饮、泻泄、痢疾、带下病、黄疸、头身困重等病症。治疗时用味苦性热的药物以燥其湿,如苍术、蛇床子及藿香、砂仁、草蔻等药,用酸淡的药物以收敛、缓肝、泻肝,如临床对里急后重、腹痛下痢病的治疗,除了用黄连、黄芩、苦参等味苦燥湿药以外,多配伍芍药等味酸药治疗即是其例。"淡",淡渗利湿之品均可利尿,使湿有去路。湿证的治疗,一则"燥"之,一则"渗"泄之,是谓至治。故有"湿为土气,燥能除之,故治以苦热。酸从木化,制土者也,故佐以酸淡。以苦燥之者,苦从火化也;以淡泄之者,淡能利窍也。《素问·脏气法时论》曰:脾苦湿,急食苦以燥之,即此之谓"(《类经·运气类》)。

四是当少阳相火在泉之时,下半年气温偏高,常易发生火热淫胜于内的病证。火胜之病,多见身热、面赤、目红肿、耳肿痛流脓、口干口苦、咽喉肿痛、心烦躁扰、谵语狂妄、小便短赤、尿血、疮疡痈疽等。可用黄芩、黄连、大黄、二花、地丁、公英、鱼腥草等寒凉之药以泻其热,直折火势。咸味之品亦可泻热,同时咸味之药,五行属性为水,水可制火。火为阳邪,其性升散,感之则多有汗出而耗气伤阴,故用味酸之物,一则收敛气机、汗孔，防此津泄气耗，二则亦可生津以补充已损之津液。苦味药物能清泻里热，直折火势，故曰"以苦发之"。当"火淫于内"，人体内火热炽盛，为了使热邪得以迅速制止，特别是热郁肌表，出汗较少的情况下，必须在咸寒清热，苦寒泄火的同时，用辛味之药发汗解表，以求表里双解，这就是《素问·生气通天论》所谓的"体若燔炭，汗出而散"之义，也是此处"佐以苦辛"中所用"辛"味的经旨所在。故曰"相火，畏火也，故宜治以咸冷，苦能泄火，辛能散火，故用以为佐；以酸收之，以苦发之，义与上文热淫治同"（《类经·运气类》）。

五是阳明燥金在泉之时，燥气流行，空气中相对湿度小，"燥胜则干"，"诸涩枯涸，干劲皴揭，皆属于燥"。燥之为病，有口干咽燥、皮肤干燥皴裂、大便干结、尿少等，加之燥邪极易伤肺，而有干咳少痰无痰、鼻腔干燥等症。燥邪致病中的凉燥伤人，其气偏于寒凉，故用温药治之。若为温燥伤人，则用味苦泄热药治之。甘味中的甘寒甘润之品生津以缓其燥所致的津伤；"辛"品中的辛温以治凉燥，辛凉以治温燥。"以苦下之"者，谓用苦寒泻热之品以除其燥热所致之肠中燥结。

六是太阳寒水在泉之时，寒乃大行，气温低下，异常严寒，人体极易感寒而发病。寒性凝滞，澄澈清冷，伤人阳气，所以"寒淫于内"，可见肢体冷痛，恶寒，口淡不渴，肌肤手足逆冷，小便清长，大便溏薄或泻泄等。治疗用药时，首先选用味甘性热之药，如肉桂、干姜、附子等。"佐以苦辛"，苦能燥湿，辛能散寒。由于"诸寒收引，皆属于肾"，寒邪伤肾，水湿泛滥，故用"甘热"的同时，用苦味药物燥湿，"咸"味能入肾，与"甘热"之品配合，加强温肾利水之功。"以辛润之"的"润"，非滋润之"润"，实乃通过"辛"散其寒，达到"温"肾之用，与《素问·脏气法时论》的"肾苦燥，急食辛以润之，开腠理，致津液，通气也"义同，通过"辛"散，达到疏通卫气运行之道，有利于肾精的敛藏和布散。"以苦坚之"，"坚"指坚固肾脏的闭藏作用，湿邪去则肾功能恢复，自然能完成正常的坚敛闭藏功能。故有"寒为水气，土能制水，热能胜寒，故治以甘热，甘从土化，热从火化也。佐以苦辛等义，如《素问·脏气法时论》曰：肾苦燥，急食辛以润之；肾欲坚，急食苦以坚之，用苦补之，咸写之也"（《类经·运气类》）之注。

【原文】

帝曰：善。天气之变[1]何如？

岐伯曰：厥阴司天，风淫所胜，则太虚埃昏，云物以扰，寒生春气，流水不冰[2]。民病胃脘当心而痛，上支两胁，鬲咽不通，饮食不下，舌本强，食则呕，冷泄腹胀，溏泄瘕水闭，蛰虫不去，病本于脾。冲阳绝，死不治[3]。

少阴司天，热淫所胜，则佛热至，火行其政。民病胸中烦热，嗌干，右胠满，皮肤痛，寒热咳喘，大雨且至[4]，唾血血泄，鼽衄嚏呕，溺色变，甚则疮疡胕肿，肩背臂臑及缺盆中痛，心痛肺䐜，腹大满，膨膨而喘咳，病本于肺。尺泽绝，死不治[5]。

太阴司天，湿淫所胜，则沉阴且布，雨变枯槁。胕肿骨痛阴痹，阴痹者按之不得，腰脊头项痛，时眩，大便难，阴气不用，饥不欲食，咳唾则有血，心如悬，病本于肾。太溪绝，死不治[6]。

少阳司天，火淫所胜，则温气流行，金政不平。民病头痛，发热恶寒而疟，热上皮肤痛，色变黄赤，传而为水，身面胕肿，腹满仰息，泄注赤白，疮疡咳唾血，烦心胸中热，甚则鼽衄，病本于肺。天府绝，死不治[7]。

阳明司天，燥淫所胜，则木乃晚荣，草乃晚生，筋骨内变，民病左胠胁痛，寒清于中，感而疟，大凉革候，咳，腹中鸣，注泄鹜溏，名木敛，生菀于下，草焦上首[8]，心胁暴痛，不可反侧，嗌干面尘，腰痛，丈夫㿗疝，妇人少腹痛，目昧眦，疡疮痤痈，蛰虫来见[9]，病本于肝。太冲绝，死不治[10]。

太阳司天，寒淫所胜，则寒气反至，水且冰，血变于中，发为痈疡，民病厥心痛，呕血、血泄、鼽衄，善悲，时眩仆。运火炎烈，雨暴乃雹[11]，胸腹满，手热肘挛掖肿[12]，心澹澹大动[13]，胸胁胃脘不安，面赤目黄，善噫嗌干，甚则色炲，渴而欲饮，病本于心。神门绝，死不治[14]。所谓动气，知其脏也[15]。

【注释】

[1] 天气之变：司天之气淫胜所致的病变。

[2] 流水不冰：冬天气候反而温热，流动的水不结冰。《类经》将"蛰虫不去"移于句下，义胜。

[3] 冲阳绝，死不治：冲阳，穴名。张介宾："冲阳，足阳明胃脉也，在足跗上动脉应手。土不胜木，则脾胃气竭而冲阳绝，故死不治。"

[4] 大雨且至：少阴司天之年，土气当令时有大雨降下。此句《类经》移至"火行其政"句下，义胜。

[5] 尺泽绝，死不治：尺泽，穴名。张介宾："尺泽，手太阴肺脉也，在肘内廉大文中动脉应手。金不胜火，则脉气竭而尺泽绝，死不治。"

[6] 太溪绝，死不治：太溪，穴名。张介宾："太溪，足少阴肾脉也。在足内踝后跟上动脉应手。水不胜土，故肾气竭而太溪绝，故死不治。"

[7] 天府绝，死不治：张介宾："天府，手太阴肺脉也，在臂内廉，腋

下三寸动脉应手。金不胜火，则肺气竭而天府绝，故死不治。"

[8] 名木敛，生菀于下，草焦上首：谓（大凉革候——大凉之气，变更其湿润生育的气候）树木生发之气被抑制而郁伏于下，草梢出现焦枯。《类经》将"大凉革候……蛰虫来见"等句移至"筋骨内变"句下，义胜，从之。

[9] 蛰虫来见：这四字与本节文义不属，疑为衍文。但张介宾曰："然阳明金气在上，则少阴火气在下，故蛰虫来见也。"可参。

[10] 太冲绝，死不治：太冲，穴名。张介宾："太冲，足厥阴肝脉也，在足大指本节后二寸，动脉应手。木不胜金，则肝气竭而太冲绝，故死不治。"

[11] 运火炎烈，雨暴乃雹：谓太阳司天之年，适逢火运太过，水火相争，就会有暴雨或冰雹等反常气候。《类经》将此二句移于"水且冰"句下，义胜，从之。

[12] 掖冲：掖，即"腋"。冲，别本作"肿"，王冰注语并作"肿"。掖冲，即腋肿。

[13] 心澹澹大动：心悸怔忡，悸动不安貌。

[14] 神门绝，死不治：神门，穴名。张介宾："神门，手少阴心脉也，在手掌后锐骨之端，动脉应手。水不胜火，则心气竭而神门绝，故死不治。"

[15] 所谓动气，知其脏也：谓临证时要根据五脏经脉的动脉搏动状况，来判断相关脏腑的生理、病理及预后。

【解读】

论六气司天淫胜所致物候变化及病变。六气司天与六气在泉，具体变化各有差异，然其淫胜所致物候变化及病变规律则基本一致。临床表现从略。见表3-4。

表3-4　司天六气淫胜致病表

司天之气淫胜	厥阴	少阴（君火）	太阴	少阳（相火）	阳明	太阳
司天所致六淫邪气	风	热	湿	暑	燥	寒
六淫所伤五脏	脾	肺	肾	肺	肝	心

【原文】

帝曰：善。治之奈何？

岐伯曰：司天之气，风淫所胜，平[1]以辛凉，佐以苦甘，以甘缓之，以酸泻之；

热淫所胜，平以咸寒，佐以苦甘，以酸收之；

湿淫所胜，平以苦热，佐以酸辛，以苦燥之，以淡泄之；

湿上甚而热[2]，治以苦温，佐以甘辛，以汗为故而止；

火淫所胜，平以酸冷，佐以苦甘，以酸收之，以苦发之，以酸复之；热淫同。

燥淫所胜，平以苦湿[3]，佐以酸辛，以苦下之；

寒淫所胜，平以辛热，佐以甘苦，以咸泻之。

【注释】

[1] 平：与上文六气在泉病变治疗用药规律中的"治"义同，即治疗。为了区别六气司天与六气在泉的治疗用药之殊，故"新校正"释之曰："在泉曰治，司天曰平。"则其义也。

[2] 湿上甚而热：张介宾："谓湿郁于上而成热也。"

[3] 湿："新校正"："按上文'燥淫于内，治以苦温'。此云'苦湿'者，'湿'当为'温'。"

【解读】

论六气司天淫胜而病的治法。六气司天淫胜而病的治法与六气在泉内淫而病的治法基本相似，间或略有不同处。

其一，厥阴风木司天，风气流行，风邪淫胜伤人致病的治疗方法与"厥阴风木在泉"义同。"平以辛凉"，指用味辛性寒凉之药，疏风清热，使风热外袭之疾，一从表解，一从内清。"佐以苦甘"，苦味能增强泻热作用。风木太盛，肝气偏旺而乘脾土，故以甘味和其中，益其脾，"无令得受肝之邪"。"以甘缓之"，甘多缓中补虚，一则缓和风木对脾胃之乘袭，二则缓和风药，防止疏散太过。至于"以酸泻之"者，指对风邪偏盛之证，多因风性升散，易损肌表之卫阳，故用酸味药配合。由于辛味药有疏肝作用，如果疏泄太过，易使肝气偏亢，亦为异常，故此时用酸味收敛之用，收敛肝气，防止疏泄太过。对肝脏来说，疏泄为顺，收敛则逆其特性，故曰"以酸泻之"。《素问·脏气法时论》之论与此相同。故临床上对风病、肝病之属于风热者，在治疗上不论是司天之气或在泉之风气偏盛，都应治以辛凉。如果风气过胜，肝气过亢时，则又当配以酸味药物，如白芍、五味子等以收敛其偏亢之肝气，使肝的作用得以恢复。

其二，少阴君火司天，热气流行，"热淫所胜"，伤人致病的治法与"少阴君火在泉"相同。"平以咸寒"者，主要指温热之邪伤人肌表而有表热证者，运用辛凉解除表热的桑菊饮、银翘散之类以除之。对里热炽盛者，用黄芩、黄连、大黄等性寒泻火之品以清里热；味咸者属于水，水克火，故用咸味助水除热。"佐以苦甘"，药中之甘寒者，能滋阴生津，缘火热邪气为阳邪，最易伤人阴津，故用甘寒之味生津养阴。对于温热之病，"存得一分津液，便保得一分生机"，所用味甘者，义在于此。药中之甘温者能益人正气，热性升散，既能伤津，又可耗气，所以在热病伴有短气之力者，可佐用甘温之味。酸能收敛，对热病患者发热汗出伤阴耗气时，自当用酸味药物收敛之，同时，可借"酸甘化阴"之力，救其伤阴之虞。

其三，太阴湿土司天，湿乃大行，湿气淫胜伤人致病的治疗用药，法同"太阴湿土在泉"。"平以苦热"者，用苦味温性之药以燥其湿，如苍术者是，若为湿热者，可用黄连、黄柏、白头翁等以燥湿清热。"佐以酸辛"者，酸味属木，入肝，木胜土，故酸味能胜湿邪，此亦木克土在五味相胜理论中的体现。辛能发散，尤其对于表湿者，防风、羌活等可用之，以发汗排泄。"以苦燥之"，苦味能燥湿，湿热者用苦寒之品；寒湿者，用苦温燥之。"以淡泄之"，淡味药能利尿除湿，如茯苓、猪苓、扁豆、薏苡仁、车前草、冬瓜皮等皆属之。

原文又说："湿上甚而热，治以苦温，佐以甘辛，以汗为故而止。"是指人体上半身感受湿邪的用药法度，可用"苦温"治之，佐以辛甘发散之品以发其汗，到浮肿消退为止，《金匮要略》所说的"诸有水者，腰以下肿，当利小便；腰以上肿，当发汗乃愈"的治疗大法即据此旨。为何六气皆不言此而唯"湿淫于内"作此补充之论呢？因为《内经》认为湿为阴邪，易袭阴位，如"伤于湿者，下先受之"（《素问·太阴阳明论》），"身半以下者，湿中之也"（《灵枢·邪气脏腑病形》）"清湿则伤下""清湿袭虚，则病起于下"（《灵枢·百病始生》），可见，湿邪伤下是一般规律，而"湿上甚"者虽非绝无仅有之例，但不属邪气伤人的常例，故此处独言而特示之。

其四，少阳相火司天，暑乃大行，上半年气温偏高，夏季天气炎热暑酷，火邪淫胜伤人的治疗用药，其法与"少阴君火司天"基本相同，故此处曰"热淫同"。用酸冷之品清热泻火，以清里热。味酸者既可收敛大暑炎热之势，又可酸甘化阴，滋补热盛所伤之阴津，同时又能敛汗敛气。"因于暑，汗"（《素问·生气通天论》）"炅则气泄"（《素问·举痛论》），说明暑热所伤，其人汗多，既可伤津，又能耗气，故当用酸可收之。苦能泻火，可治火邪内郁之疾。故有"此与在泉热淫治同。盖水能胜火，故平以咸冷，苦能泻火之实，甘能缓火之急，故佐以苦甘。火盛而散越者，以酸收之，火郁而伏留者，以苦发之。然以发去火，未免伤气，故又当以酸复之。而火热二气同治也"（《类经·运气类》）之注。

其五，阳明燥金司天，燥气大行，燥气淫胜伤人致病的治疗用药，法同"阳明燥金在泉"。燥性干涩，易伤津液，易伤肺致病。所谓"平以苦温"者，是针对凉燥而设，燥为次寒，虽然有温燥致病，但凉燥者为多，故用苦温以散其凉燥。"佐以酸辛"者，辛味能发散，有利于燥邪所致肺之宣发失常的恢复。辛能宣散肺气，用味酸之品，一则敛收之以防辛散太过，二则酸甘化阴，以助燥胜所伤之阴津。"苦"寒能清泻，可除温燥；"苦"温以除凉燥。可结合"阳明燥金在泉"之"燥淫于内"的用药法度。

其六，太阳寒水司天，寒乃大行，上半年气温偏低，"寒淫所胜"，伤人致病的治疗用药，法同"太阳寒水在泉"。"平以辛热"者，寒邪袭表，症见恶寒、发热、无汗、头身疼痛、脉浮紧之表寒证者，方用麻黄汤辛温解表，以发汗解表；若寒邪直犯于胃而致恶寒、脘腹冷痛剧痛、得温减轻、呕吐清水、脉沉紧之胃寒证者，可用良附丸辛热之品，温胃散寒止痛；寒滞肝脉之少腹冷痛，抽引外阴者，用暖肝煎的辛热之品治之。"佐以甘苦"当为"甘热"，以温中散寒。"以咸泻之"者，咸入于肾，以助肾阳驱除寒邪之力，故曰"泻"。理解此处组方法度当与在泉之法相参。

经过比较分析，六气司天、在泉淫胜致病的治法及其临床组方药物的性味基本一致。

【原文】

帝曰：善。邪气反胜[1]，治之奈何？

岐伯曰：风司于地[2]，清反胜之[3]，治以酸温，佐以苦甘，以辛平之；

热司于地，寒反胜之，治以甘热，佐以苦辛，以咸平之；

湿司于地，热反胜之，治以苦冷，佐以咸甘，以苦平之；

火司于地，寒反胜之，治以甘热，佐以苦辛，以咸平之；

燥司于地，热反胜之，治以平寒，佐以苦甘，以酸平之，以和为利；

寒司于地，热反胜之，治以咸冷，佐以甘辛，以苦平之。

【注释】

[1] 邪气反胜：谓司天、在泉之气被其所不胜之气侵害而为病。如厥阴司天，反被其所不胜之金气（清气）所淫胜，发生病变。

[2] 风司于地：谓厥阴风木在泉，下半年风气偏盛。余类此。

[3] 清反胜之：谓厥阴在泉之年，有时金之清凉之气反胜，所以会有干燥偏凉的反常气候。

【解读】

论邪气反胜而病的治法。"邪气反胜"是指司天、在泉之气，受所不胜之气的侵犯。如风司于地，即厥阴在泉，或风化于天，即厥阴司天，清反胜之，为金克木。如张介宾所释："反胜者，以天地气有不足，则间气乘虚为邪，而反胜之也。"

邪气反胜而病，与本气淫胜而病的治法不同。本气淫胜而病，治之重在克制（平治）本气；而邪气反胜为病，既要制其反胜之气，又要防止本气偏亢。如"风司于地，清反胜之，治以酸温（酸以入肝，温以胜清），佐以苦甘，以辛平之（用辛防止风木之本气偏亢）。"六气反胜气候所致病证的组方用药参照六气司天、六气在泉淫胜所致病证的组方治法。

【原文】

帝曰：其司天邪胜[1]何如？

岐伯曰：风化于天[2]，清反胜之，治以酸温，佐以甘苦；

热化于天，寒反胜之，治以甘温，佐以苦酸辛；

湿化于天，热反胜之，治以苦寒，佐以苦酸；

火化于天，寒反胜之，治以甘热，佐以苦辛；

燥化于天，热反胜之，治以辛寒，佐以苦甘；

寒化于天，热反胜之，治以咸冷，佐以苦辛。

【注释】

[1] 其司天邪胜：谓与司天之气的性质相反的气候成为致病邪气。

[2] 风化于天：即风气（厥气）司天。以下"热化于天"等仿此。

【解读】

论邪气反胜而病的治疗药物配组方法。邪气反胜而病，与本气淫胜而病的治法不同。本气淫胜而病，治之重在克制（平治）本气；而邪气反胜为病，既要制其反胜之气，又要防止本气偏亢。如"风司于地，清反胜之，治以酸温（酸以入肝，温以胜清），佐以苦甘，以辛平之（用辛防止风木之本气偏亢）。"

【原文】

帝曰：六气相胜[1]奈何？

岐伯曰：厥阴之胜，耳鸣头眩，愦愦[2]欲吐，胃鬲如寒，大风数举，倮虫不滋，胠胁气并，化而为热，小便黄赤，胃脘当心而痛，上支两胁，肠鸣飧泄，少腹痛，注下赤白，甚则呕吐，鬲咽不通。

少阴之胜，心下热善饥，脐下反动，气游三焦，炎暑至，木乃津，草乃萎，呕逆，躁烦，腹满痛，溏泄，传为赤沃[3]。

太阴之胜，火气内郁，疮疡于中，流散于外，病在胠胁，甚则心痛热格[4]，头痛，喉痹，项强，独胜则湿气内郁，寒迫下焦，痛留顶[5]，互引眉间，胃满。雨数至，燥化乃见[6]，少腹满，腰脽重强，内不便，善注泄，足下温，头重，足胫胕肿，饮发于中，胕肿于上。

少阳之胜，热客于胃，烦心、心痛，目赤，欲呕，呕酸、善饥，耳痛，溺赤，善惊谵妄，暴热消烁，草萎水涸，介虫乃屈，少腹痛，下沃赤白。

阳明之胜，清发于中，左胠胁痛，溏泄，内为嗌塞，外发癫疝，大凉肃杀，华英改容，毛虫乃殃，胸中不便，嗌塞而咳。

太阳之胜，凝溧且至，非时水冰，羽乃后化。痔疟发，寒厥入胃，则内生心痛，阴中乃疡，隐曲不利[7]，互引阴股，筋肉拘苛，血脉凝泣，络满色变，或为血泄，皮肤否肿，腹满食减，热反上行，头项囟顶脑户中痛，目如脱，寒入下焦，传为濡泻。

【注释】

[1]相胜：六气互有强弱，相互乘虚而为病也，如曰相胜。

[2]愦愦（kuì溃）：烦乱貌。

[3]传为赤沃：腹部胀满，溏泄之病日久，转化为下血赤痢之类病症。传，音义同"转"。

[4]热格：指热邪格阻于上。

[5]痛留顶：于鬯："按留字于义可疑，或当囟字之形误。痛囟顶，犹下文言头项囟顶脑户中痛也。"

[6]雨数至，燥化乃见：频繁地下雨过后，又连续少雨干燥。

[7]阴中乃疡，隐曲不利：太阳经络肾属膀胱，故为阴部因患疮疡而小便不利。

【解读】

论六气之胜的发病规律及其表现。胜气，就是偏胜的气候，各个年度的司天、在泉之气都是胜气，但在特殊情况下也会不受上述规定的约束而出现与岁气不相应的偏胜之气。胜气的发生可以根据司天、在泉的规律进行预测，但必须依据当年、当时具体的气象变化而不可拘执。

就其致病规律而言，一是直接伤害与之五行属性一致的脏腑，如"厥阴之胜"，风邪为患，伤及肝木而有"耳鸣头眩"等症；二是遵循"制其所胜"之脏腑，脾胃为肝木之所胜，故有"胃鬲如寒……胃脘当心而痛"之症。其余者类此。

此处"寒厥"是指厥逆之寒邪，非《素问·厥论》之"寒厥"证。"阴中乃疡"指阴部生疮、溃烂。

【原文】

帝曰：治之奈何？

岐伯曰：厥阴之胜，治以甘清，佐以苦辛，以酸泻之；

少阴之胜，治以辛寒，佐以苦咸，以甘泻之；

太阴之胜，治以咸热，佐以辛甘，以苦泻之；

少阳之胜，治以辛寒，佐以甘咸，以甘泻之；

阳明之胜，治以酸温，佐以辛甘，以苦泄之；

太阳之胜，治以甘热[1]，佐以辛酸，以咸泻之。

【注释】

[1]治以甘热："新校正"："详此为治，皆先泻其不胜，而后泻其来胜。独太阳之胜，治以甘热为异。疑'甘'字，'苦'之误也。若云治以苦热，则六胜之治皆一贯也。"

【解读】

论"六气相胜"而病的治疗药物配组方法。"六气相胜"而病的治疗药物配组方法与六气司天、在泉淫胜致病是的药物组配稍有区别。

【原文】

帝曰：六气之复何如？

岐伯曰：悉乎哉问也！厥阴之复，少腹坚满，里急暴痛[1]，偃木飞沙，倮虫不荣。厥心痛，汗发呕吐，饮食不入，入而复出，筋骨掉眩清厥，甚则入脾，食痹而吐。冲阳绝，死不治。

少阴之复，燠热[2]内作，烦躁，鼽嚏，少腹绞痛。火见燔爇，嗌燥，分注时止[3]，气动于左，上行于右，咳，皮肤痛，暴喑，心痛，郁冒不知人，乃洒淅恶寒，振栗谵妄，寒已而热，渴而欲饮，少气，骨痿，隔肠不便，外为浮肿，哕噫，赤气后化[4]，流水不冰，热气大行，介虫不复，病痱胗[5]疮疡，痈疽痤痔，甚则入肺，咳而鼻渊。天府绝，死不治。

太阴之复，湿变乃举，体重中满，食饮不化，阴气上厥，胸中不便，饮发于中，咳喘有声。大雨时行，鳞见于陆[6]，头顶痛重，而掉瘛尤甚，呕而密默[7]，唾吐清液，甚则入肾，窍泻无度[8]。太溪绝，死不治。

少阳之复，大热将至，枯燥燔爇，介虫乃耗。惊瘛咳衄，心热烦躁，便数憎风，厥气上行，面如浮埃，目乃眴瘛，火气内发，上为口糜呕逆，血溢血泄，发而为疟，恶寒鼓栗，寒极反热，嗌络焦槁，渴引水浆，色变黄赤，少气脉萎，化而为水，传为胕肿，甚则入肺，咳而血泄。尺泽绝，死不治。

阳明之复，清气大举，森木苍干，毛虫乃厉。病生胠胁，气归于左，善太息，甚则心痛否满，腹胀而泄，呕苦，咳，哕，烦心，病在鬲中，头痛，甚则入肝，惊骇，筋挛。太冲绝，死不治。

太阳之复，厥气上行，水凝雨冰，羽虫乃死，心胃生寒，胸膈不利，心痛否满，头痛善悲，时眩仆，食减，腰脽反痛，屈伸不便，地裂冰坚，阳光不治，少腹控睾，引腰脊，上冲心，唾出清水，及为哕噫，甚则入心，善忘善悲。神门绝，死不治。

【注释】

[1] 里急暴痛：小腹拘急疼痛。

[2] 燠热：即郁热。

[3] 分注时止：二便失调之状。

[4] 赤气后化：火气之行令推迟。

[5] 胗：通"疹"。

[6] 鳞见于陆：雨水暴发，鱼类出现于陆地。鳞，借指鱼类。

[7] 密默：张志聪："密默者，欲闭户牖独居。"

[8] 窍泻无度：张介宾："窍泻无度，以肾开窍于二便，而门户不要也。"

【解读】

论六气之复。复气，即报复之气。复气是自然界自身矫正偏胜之气而形成的另一种不同性质的偏胜之气，所以复气也是一种胜气。无论是胜气还是复气，只要其属性相同，其所表现的气象、气候、物候、物化、致病规律（即所病脏腑、临床表现），乃至调治所用药物性味的组配均基本相似。

复气的发生因素复杂，其致病时即会有与之属性相同的脏腑受病，也会因"制其所胜"而致相关脏腑发病，如"太阳之复"寒气偏胜，除有肾系疾病（如"腰脽反痛，屈伸不便……少腹控睾，引腰脊"），还有所胜之脏心系病症（如"心痛否满……上冲心，唾出清水，及为哕噫，甚则入心，善忘善悲"），也会"侮所不胜"之脏腑脾胃的病症（如"心胃生寒，胸膈不利……食减"）等。

此处六论复气"死不治"，皆为复气所致脏腑病证出现"其所不胜"之脏的动脉已绝即为死症，如"厥阴之复"，肝气偏胜，肝木乘脾，足阳明胃经的冲阳脉动绝，预后不良；再如"太阳之复"，寒气盛，肾脏受病，累及其"所胜之脏"心系，故见手少阴心经的神门脉动绝，也是死症。

【原文】

帝曰：善。治之奈何？

岐伯曰：厥阴之复，治以酸寒，佐以甘辛，以酸泻之，以甘缓之；

少阴之复，治以咸寒，佐以苦辛，以甘泻之，以酸收之，辛苦发之，以咸软之；

太阴之复，治以苦热，佐以酸辛，以苦泻之、燥之、泄之；

少阳之复，治以咸冷，佐以苦辛，以咸耎之，以酸收之，辛苦发之。

发不远热[1]，无犯温凉；少阴同法；

阳明之复，治以辛温，佐以苦甘，以苦泄之，以苦下之，以酸补之；

太阳之复，治以咸热，佐以甘辛，以苦坚之。

治诸胜复，寒者热之，热者寒之，温者清之，清者温之，散者收之，抑者散之，燥者润之，急者缓之，坚者耎之，脆者坚之，衰者补之，强者泻之，各安其气，必清必静，则病气衰去，归其所宗[2]，此治之大体也。

【注释】

[1] 发不远热：运用解表方法时，可以不避热气主时的季节。"新校正"："按《天元正纪大论》：'发表不远热'。"

[2] 归其所宗：人体各种功能恢复到正常的状态。宗，归属之义。王冰："宗，属也。调不失理，则余之气自归其所属，少之气自安其所居。"

【解读】

论复气所致病证的治疗。此处论复气致病的治疗，遵循了"上淫于下，所胜平之；外淫于内，所胜治之"的原则和"寒者热之，热者寒之……衰者补之，强者泻之"12种具体方法，其临床组方用药的性味组配原则与胜气致病治疗基本相似。

【原文】

帝曰：善。气之上下[1]何谓也？

岐伯曰：身半以上，其气三[2]矣，天之分也，天气主之；身半以下，其气三[3]矣，地之分也，地气主之。以名命气，以气命处[4]，而言其病。半，所谓天枢也[5]。

故上胜而下俱病者，以地名之[6]；下胜而上俱病者，以天名之[7]。所谓胜至，报气屈伏而未发也[8]，复至则不以天地异名，皆如复气为法也。

【注释】

[1] 气之上下：风、寒、暑、湿、燥、火六气分别有司天和在泉。

[2] 其气三：身半以上之"其气三"，指初之气至三之气，为司天所主。

[3] 其气三：指四之气至终之气，为在泉所主。在泉也主三步气位，故亦曰"其气三"。

[4] 以名命气，以气命处：用三阴三阳对六气进行命名，风为厥阴，热为少阴，湿为太阴，暑为少阳，燥为阳明，寒为太阳。根据六气顺序，确定其六步气位。

［5］半，所谓天枢也：一年之半是阴阳升降的枢纽。人身亦同。

［6］以地名之：以地气在泉之名来命名人身受病之脏。

［7］以天名之：以天气司天之名来命名人身受病之脏。

［8］报气屈伏而未发：报复之气还没有产生作用。报气，复气。

【解读】

论"人身之上下，以应天地之上下"。自然界气候运行的特点是天气下降，地气上升，阴升阴降，浑为一体，人居天地气交之中，故人身之上下，以应天地之上下，其实人体内部的气化功能的基本形式亦是阴阳升降出入，如心火下降以温肾水，而肾水上济以滋心火等。本篇以天枢分身半以上为阳，身半以下为阴的观点与"腰以上者为阳，腰以下者为阴"（《灵枢·阴阳系日月》）之意相同。张仲景将这一观念用于指导临床实践，提出"诸有水者，腰以下肿，当利小便，腰以上肿，当发汗乃愈"（《金匮要略·水气病脉证并治》），就将腰以上肿判定为阳水，当用辛散发汗之阳药宣散水气；腰以下肿判定为阴水，当用通利小便泄渗之阴药以利水而治疗的临床运用。至于"身半以上，其气三矣，天之分也，天气主之。身半以下，其气三矣，地之分也，地气主之。以名命气，以气命处，而言其病。"此段论述不可机械看待，因身半以上，阳中有阴，不为天气独主；身半以下，阴中有阳，亦不为地气独主，而应结合人体气机升降出入的具体病机相论。

【原文】

帝曰：胜复之动，时有常乎？气有必乎？

岐伯曰：时有常位，而气无必也[1]。

帝曰：愿闻其道也。

岐伯曰：初气终三气，天气主之，胜之常也；四气尽终气，地气主之，复之常也。有胜则复，无胜则否[2]。

帝曰：善。复已而胜何如？

岐伯曰：胜至则复，无常数也，衰乃止耳。复已而胜，不复则害，此伤生也。

帝曰：复而反病何也？

岐伯曰：居非其位，不相得也[3]。大复其胜，则主胜之，故反病也，所谓火燥热也[4]。

帝曰：治之何如？

岐伯曰：夫气之胜也，微者随之，甚者制之；气之复也，和者平之，暴者夺之。皆随胜气，安其屈伏，无问其数，以平为期，此其道也。

[1]时有常位，而气无必也：风、寒、暑、湿、燥、火六气分主六步，各有所主时间，但作为胜气出现，却没有固定时间。

[2]有胜则复，无胜则否：谓有胜气就一定有复气，没有胜气出现，也就不会有复气发生。

[3]居非其位，不相得也：谓复气的产生没有固定时间，就可能与六气主位不一致。

[4]火燥热也：谓少阴君火热气和少阳相火暑气在泉时，火热为胜气。火胜克金，燥为复气。"有胜则复"，所以火燥热。

【解读】

此节一论不复则害，复而反病。有胜无复，则胜气亢烈无制肆淫为害，谓之不复则害。复而反病，谓复气来报，与主气不和，居非其位，则客主之气不相得而大复其胜，主气胜而乘之，复气不敌，主气反胜而为病。比如：少阳、少阴在泉，少阳火也，少阴热也，以客之火气，而居主之太阳寒水之位，火气大复，则水主胜之，复而反病。又如阳明司天，阳明燥金也，以客之金气，而居主之少阳相火之位，金气大复，则火主胜之，亦复反病。

二论客主之气，有胜而无复。"有胜则复，无胜则否"，此乃对客气而言。而客主之气之间，有胜则无复也，但有顺逆之分。曰"主胜逆，客胜从"。张介宾认为："客气动而变，主气静而常，气强则胜，时去则已，故但以盛衰相胜而无复也。"

三论胜复之气无规律。所谓"时有常位，而气无必也。"就是说四时六气有一定的常位，而胜复之气的有无，并不是一定的。张志聪云："木火土金水，四时定有位，而胜复之气，不随所主之本位而发，故气不可必也。"

四论胜气和复气致病的治疗。"皆随胜气，安其屈伏，无问其数，以平为期。"比如，微者顺其气以调之，甚者制其所畏，和者平调其微邪，暴者泻以强胜。

【原文】

帝曰：善。客主之胜复奈何？

岐伯曰：客主之气，胜而无复也。

帝曰：其逆从何如？

岐伯曰：主胜逆，客胜从，天之道也。

帝曰：其生病何如？

岐伯曰：厥阴司天，客胜则耳鸣掉眩，甚则咳；主胜则胸胁痛，舌难以言。

少阴司天，客胜则鼽嚏，颈项强，肩背瞀热，头痛，少气，发热，耳聋，目暝，甚则胕肿，血溢，疮疡，咳喘；主胜则心热烦躁，甚则胁痛支满。

太阴司天，客胜则首面胕肿，呼吸气喘；主胜则胸腹满，食已而瞀。

少阳司天，客胜则丹胗外发，乃为丹熛疮疡，呕逆，喉痹，头痛，嗌肿，耳聋，血溢，内为瘛疭；主胜则胸满，咳仰息，甚而有血，手热。

阳明司天，清复内余[1]，则咳衄，嗌塞，心鬲中热，咳不止而白血[2]出者死。

太阳司天，客胜则胸中不利，出清涕，感寒则咳；主胜则喉嗌中鸣。

厥阴在泉，客胜则大关节不利，内为痉强拘瘛，外为不便；主胜则筋骨繇并[3]，腰腹时痛。

少阴在泉，客胜则腰痛，尻股膝髀腨胻足病，瞀热以酸，胕肿不能久立，溲便变；主胜则厥气上行，心痛发热，鬲中，众痹皆作，发于胠胁，魄汗不藏，四逆而起。

太阴在泉，客胜则足痿下重，便溲不时，湿客下焦，发而濡泻，及为肿、隐曲之疾；主胜则寒气逆满，食饮不下，甚则为疝。

少阳在泉，客胜则腰腹痛而反恶寒，甚则下白、溺白[4]；主胜则热反上行而客于心，心痛，发热，格中而呕。少阴同候。

阳明在泉，客胜则清气动下，少腹坚满而数便泻；主胜则腰重，腹痛，少腹生寒，下为鹜溏，则寒厥于肠，上冲胸中，甚则喘不能久立。

太阳在泉，寒复内余[5]，则腰尻痛，屈伸不利，股胫足膝中痛。

帝曰：善。治之奈何？

岐伯曰：高者抑之，下者举之，有余折之，不足补之，佐以所利，和以所宜，必安其主客，适其寒温，同者逆之，异者从之[6]。

帝曰：治寒以热，治热以寒，气相得者逆之，不相得者从之，余以知之矣。其于正味[7]何如？

岐伯曰：木位之主[8]，其泻以酸，其补以辛；火位之主，其泻以甘，其补以咸；土位之主，其泻以苦，其补以甘；金位之主，其泻以辛，其补以酸；水位之主，其泻以咸，其补以苦。

厥阴之客，以辛补之，以酸泻之，以甘缓之；

少阴之客，以咸补之，以甘泻之，以咸收之；

太阴之客，以甘补之，以苦泻之，以甘缓之；

少阳之客，以咸补之，以甘泻之，以咸耎之；

阳明之客，以酸补之，以辛泻之，以苦泄之；

太阳之客，以苦补之，以咸泻之，以苦坚之，以辛润之，开发腠理，致津液、通气也。

【注释】

[1] 清复内余：谓阳明燥金司天，受主气制约郁于内而不能外达。

[2] 白血：肺在色为白，所以肺部出血称为白血。

[3] 繇（yáo 摇）并：形容筋骨振摇强直，关节挛急不利。繇，通"摇"。并，挛缩。

[4] 下白、溺白：大便白色或小便色白浑浊。

[5] 寒复内余：丑未年太阳在泉，以寒水之客而加于金水之主，则为水居水位，无主客之胜的分别，故不说主胜或客胜，而统以寒复内余概之。

[6] 同者逆之，异者从之：客气、主气相同而发病时，可用逆治（即正治）法治疗，客、主之气不同时发病，可用从治，或从客气发病规律而治，或从主气发病规律而治。

[7] 正味：五行气化所生的五味各有所入，也即"五味入胃，各归所喜攻"，这种五味与五脏之间的不同亲和关系，分别称作五脏（或五气）的正味。

[8] 木位之主：即由于厥阴主气所胜者。位当初之气，在春分前六十一日。位，指主气六步之位也。木位，即初之气厥阴风木之位。余仿此。

【解读】

论主气、客气胜复变化的致病规律及其治疗组方的性味组配方法。

其一，主客意涵。"客"指客气，也称"岁气"，即在天的三阴三阳之气，因其客居不定，与主气之固定不变有别，所以称为"客气"。客气和主气一样，也分为风木、相火（暑气）、君火（热气）、湿土、燥金、寒水六种。客气运行六步的次序是先三阴，后三阳，按一（一阴一阳）、二（二阴二阳）、三（三阴三阳）为序运行。具体次序是：一厥阴风木，二少阴君火，三太阴湿土，四少阳相火，五阳明燥金，六太阳寒水。司天之气与在泉之气的位置及阴阳之气的多少均是相对应的，可以根据司天之气来确定在泉之气。一阴司天，则一阳在泉；二阴司天，则二阳在泉；三阴司天，则三阳在泉。反之亦然。也就是说，子午少阴君火与卯酉阳明燥金，丑未太阴湿土与辰戌太阳寒水，寅申少阳相火与巳亥厥阴风木，均两两相对，互为司天在泉。客气六步，除司天、在泉外，其余的初之气、二之气、四之气和五之气，统称间气。间气位于司天、在泉的左右，而有司天左间右间和在泉左间右间的不同。司天左右间气的确立面北而定左右。司天的左间，位于主气的四之气上，右间位于主气的二之气上。在泉左右间气的确立面南而定左右。

在泉的左间位于主气的初之气上，右间位于主气的五之气上。

其二，主客胜复。客气胜复变化。胜，指胜气，偏胜之气。复指报复之气。客气的胜复变化指客气有所胜则有所复。有一分胜气，便有一分复气，复气的多少及轻重由胜气的轻重来决定。即司天的上半年若有超常的胜气发生，则下半年可发生相反的复气以克制之，如上半年热气偏胜，下半年即有寒气克制。有胜有复为常，有胜无复则亢而为害。

其三，主客胜复的致病规律。因气胜而致与之属性相同的脏腑发病外，还可"制其所胜而侮所不胜"，故可有其他脏腑受累而罹病，如巳亥厥阴风木司天淫胜，不但有肝胆系统病症，还会有"胸胁痛，舌难言"心系病症，也有木火刑金之"咳嗽"；再如寅申之岁，少阳相火司天，风热内胜，肝心肺脏受病，火胜刑金，病人会有胸满、咳、仰息、出血诸症等。

其四，六气主胜、客胜致病的治法。在论治法时又有以下三种情况：

一是对证治法。"高者抑之，下者举之，有余折之，不足补之。"即上冲的抑之使其降，陷下的举之使其升；有余者泻其实，不足者补其虚。

二是异同治法。"同者逆之，异者从之。"张介宾认为："客主同气者，可逆而治也。异者从之，客主异气者，或从于客，或从于主。""从多从少，观其事也"，总宜"必安其客主"。

三是正味治法。五行气化所生的五味各有所入，各有专主。"木位之主，其泻以酸，其补以辛。"辛可以增强肝的疏泄作用，故曰补，即顺其气者为补；酸可以收敛肝的疏泄作用，故曰泻，即逆其气者为泻。余位类推如下：木，泻酸补辛；火，泻甘补咸；土，泻苦补甘；金，泻辛补酸；水，泻咸补苦。如在临床上，阳痿、遗精、早泄病人，用壮阳补肾药不奏效者，多由阴虚火旺所致。宜用大补阴丸，或知柏地黄丸之类治之。此即水位之主，其泻以咸，其补以苦治法的具体运用。

【原文】

帝曰：善。愿闻阴阳之三[1]也何谓？

岐伯曰：气有多少，异用也。

帝曰：阳明何谓也？

岐伯曰：两阳合明[2]也。

帝曰：厥阴何也？

岐伯曰：两阴交尽[3]也。

【注释】

[1] 阴阳之三：即阴阳各分为三。

［2］两阳合明：少阳和太阳之间为阳明所在部位。

［3］两阴交尽：阴气以太阴为最盛，少阴次之，至厥阴阴气最少，故厥阴曰两阴交尽。

【解读】

之所以分为三阴三阳，是因为"气有多少，异用也"。阴阳之分，各有盛衰，盛者气多，衰者气少。《素问·天元纪大论》云："阴阳之气，各有多少，故曰三阴三阳也。"以此划分，厥阴为一阴，少阴为二阴，太阴为三阴。少阳为一阳，阳明为二阳，太阳为三阳。数各不同，气亦有异。

【原文】

帝曰：气有多少，病有盛衰，治有缓急，方有大小，愿闻其约[1]奈何？

岐伯曰：气有高下，病有远近，证有中外，治有轻重，适其至所[2]为故也。

《大要》曰：君一臣二，奇之制[3]也；君二臣四，偶之制也；君二臣三，奇之制也；君二臣六，偶之制[4]也。

故曰：近者奇之，远者偶之；汗者不以奇，下者不以偶；补上治上制以缓，补下治下制以急。急则气味厚，缓则气味薄。适其至所，此之谓也。病所远，而中道气味之者[5]，食而过之，无越其制度也。

是故平气之道，近而奇偶，制小其服也；远而奇偶，制大其服也。大则数少，小则数多。多则九之，少则二之。奇之不去，则偶之，是谓重方。偶之不去，则反佐以取之[6]。所谓寒热温凉，反从其病也。

【注释】

［1］约：要约，引申为规律。

［2］适其至所：使治疗能有效地作用于病变的部位。

［3］奇之制：即奇方。

［4］偶之制：即偶方。

［5］病所远，而中道气味之者：谓病变部位深远的病，在服药后药力未达病位时，其药效中途就已产生了作用。

［6］反佐以取之：谓在用寒药治疗热证时可用少量热药反佐配伍，热药治疗寒证时可用少量寒药仅作配伍。

【解读】

论制方法度。由于气有多少，病有盛衰，故治法有缓急轻重，处方有奇偶大小，总以适其病至之所为要。

其一，奇偶制方。主病之谓君，佐君之谓臣，应臣之谓使，"君一臣二，奇之制也；君二臣四，偶之制也。"即后世所谓"复方"。奇者阳数，偶者阴数，如张介宾所说："正不止于品数之奇偶，而实以发明方制之义耳。"

本篇后文又说："君一臣二制之小也，君一臣三佐五制之中也，君一臣三佐九制之大也。"乃是以"所治为主，适大小为治"。后世认为凡药味多，组方复杂的为"大方"，用于治疗复杂或严重的疾病；药味少，组方简单的为"中方"或"小方"，用治疗单纯或轻浅的疾病。

其二，缓急（轻重）制方。"补上治上，制以缓"，"缓则气味薄"。上为阳，轻清味薄升上而治上。"补下治下，制以急"，"急则气味厚"，下为阴，重浊味厚沉下而治下。

其三，反佐制方。经用通常制方法度（奇偶、缓急制方）组方治疗而病不愈者，则反佐以取之。谓以寒药中反佐热药以治热证，以热药中反佐凉药以治寒证。此类病证多为阴阳交错，寒热夹杂，病情复杂之属。后世的"白通加猪胆汁汤""左金丸"等，就是反佐制方的例子。或以热药凉服，寒药温服，皆是反佐变通之用。正如《素问·五常政大论》所谓："治热以寒，温而行之；治寒以热，凉而行之。"盖欲因其势而利导之。这即是"所谓寒热温凉，反从其病也"之义。

【原文】

帝曰：善。病生于本[1]，余知之矣。生于标[2]者，治之奈何？

岐伯曰：病反其本，得标之病，治反其本，得标之方。

【注释】

[1]本：根本。指风寒热湿燥火六气。六气是物化发生的根本，也是疾病发生的根源，所以谓之"本"。

[2]标：标象，效应。此处指三阴三阳。

【解读】

论标本治方。制方有一定的法度，而治病则需明标本。只有明乎病生于本或生于标，才能"可以言一，而知百病之害"，所以本篇又从辨证求因的角度，并紧扣气候变化，论述了百病之生于本或生于标和生于中气及其治法。

"病反其本，得标之病，治反其本，得标之方。"就是说，病有标本，生于本者，生于风寒湿热燥火；生于标者，生于三阴三阳之气。如太阳为诸阳之首，而本于寒水。又若病本寒反得太阳之热化，谓病反其本，得标之病，治宜反用凉药以治热，谓治反其本，得标之方。余仿此类推。故治病必求其本，求本即可以治标。

【原文】

帝曰：善。六气之胜，何以候之？

岐伯曰：乘其至也。清气大来，燥之胜也，风木受邪，肝病生焉；

热气大来，火之胜也，金燥受邪，肺病生焉；

寒气大来，水之胜也，火热受邪，心病生焉；

湿气大来，土之胜也，寒水受邪，肾病生焉；

风气大来，木之胜也，土湿受邪，脾病生焉。所谓感邪而生病也。

乘年之虚[1]，则邪甚也；失时之和[2]，亦邪甚也。遇月之空[3]，亦邪甚也。重感于邪，则病危矣。有胜之气，其必来复也。

【注释】

[1] 乘年之虚：谓岁气不及，邪气乘侮。

[2] 失时之和：谓四时主时之气失和。

[3] 遇月之空：指月廓空缺之时。

【解读】

此节有三论，一论六气之胜，所不胜受病。六气淫胜，必须本气淫胜，候之可知。淫胜之气必伤所胜之气，内应五脏而受病。其所胜所伤之序，仍合五行生克制化之理。如张志聪说："风寒热湿燥，在天四时之五气；木火土金水，在地四时之五行。五气之胜五行，五行而病五脏，是五脏之外合五行。而五行之上呈五气也。"所以，"清气大来，燥之胜也，风木受邪，肝病生焉……"等。

二论"三虚"感邪发病重。乘虚之年，失时之和，遇月之空，是谓"三虚"，感邪病重。此与《灵枢·岁露》所论之"三虚"发病"其死暴疾也"的精神一致，与《素问》之《刺法论》《本病论》所论之"三虚"有别。此处有两点启示：一是"虚邪贼风，避之有时"。二是"不知三虚，工反为粗"。

三论"月空"与疾病的轻重关系。该篇论及"遇月之空，亦邪甚也"，究竟月亮的圆缺变化与病邪的轻重有何内在联系？据近代科学研究初步表明，二者的确有内在的密切联系。现已确知，月球的引力对地球上的一切液体均有重大影响（人们早就知道海潮的涨落起因于此），而人体的组成部分有60%～70%是液体（血液、淋巴液等等）。因而人体的生理状况也会受到月球运动的影响。有的学者指出，其影响不仅涉及神经系统，而且影响到人体各部位的充血情况。并解释说月球的运动变化可引起某些气候现象的改变，而气候的变化则会引起人的自我感觉的变化，这是月球对人们情绪的间接影响。为了深入研究月球运动对生物节律的影响，目前国外学者已建议从生物学中引出一个专门的分支——月源生物学。由此看来，《内经》中对月球运动与人体发病的轻重有密切关系的记载，在科学不发达的古代，的确是难能可贵的。时至今日，仍很值得我们花大力气进行细致观察和深入研究。

【原文】

帝曰：其脉至何如？

岐伯曰：厥阴之至，其脉弦；少阴之至，其脉钩；太阴之至，其脉沉；少阳之至，大而浮；阳明之至，短而涩；太阳之至，大而长[1]。至而和则平，至而甚则病，至而反者病，至而不至者病，未至而至者病，阴阳易者危[2]。

【注释】

[1] 太阳之至大而长：谓太阳寒水之气偏盛，气候寒冷，脉象沉而有力。

[2] 阴阳易者危：谓脉象的阴阳变化与季节寒热阴阳不相应，阴阳移易，冬时见阳脉，夏时见阴脉，多主病情危重、难治。"

【解读】

此节论六脉应六气。六气之胜，内应于脉，如"厥阴之至其脉弦"等，六脉之至，总以"至而和则平，至而甚则病，至而反者病，至而不至者病，未至而至者病，阳阴易者危"为基本规律，可参《素问·六微旨大论》"至而至者和，至而不至，来气不及也；未至而至，来气有余也"段。关于"阴阳易者危"，正如张志聪所释："三阴主时而得阳脉，三阳主时而得阴脉者危。"

【原文】

帝曰：六气标本，所从不同，奈何？

岐伯曰：气有从本者，有从标本者，有不从标本者也。

帝曰：愿卒闻之。

岐伯曰：少阳太阴从本，少阴太阳从本从标，阳明厥阴，不从标本从乎中也。故从本者，化[1]生于本；从标本者，有标本之化；从中者，以中气为化也。

帝曰：脉从而病反[2]者，其诊何如？

岐伯曰：脉至而从，按之不鼓，诸阳皆然。

帝曰：诸阴之反，其脉何如？

岐伯曰：脉至而从，按之鼓甚而盛也。是故百病之起，有生于本者，有生于标者，有生于中气者，有取本而得者，有取标而得者，有取中气而得者，有取标本而得者，有逆取而得者，有从取而得者。逆，正顺也；若顺，逆也[3]。

故曰：知标与本，用之不殆；明知逆顺，正行无问，此之谓也。不知是者，不足以言诊，足以乱经[4]。故《大要》曰：粗工嘻嘻[5]，以为可知，言热未已，寒病复始。同气异形，迷诊乱经，此之谓也。

夫标本之道，要而博，小而大，可以言一而知百病之害。言标与本，易而勿损；察本与标，气可令调。明知胜复，为万民式[6]，天之道毕矣。

【注释】

[1] 化：化生，指物象、气候、疾病发生。此指风、寒、暑、湿、燥、火六气与三阴三阳之标象之间所产生的变化。既可以根据六气而生、变化，也可以顺随三阴三阳变化，还可以顺随中气而变化。

[2] 脉从而病反：谓脉象与疾病可以一致，有时脉象与疾病相反。

[3] 逆，正顺也；若顺，逆也：逆治法就是常规治疗，若顺从疾病假象而治就是反治法。

[4] 乱经：违反常规治疗。

[5] 嘻嘻：形容粗工满足于一知半解之状。吴崑："含笑自得貌。"

[6] 式：模式，准则。

【解读】

此节就标本理论的临床应用，提出了以下三点要求。

一是六气标本，所从不同。六气之中，有从本者，有从标者，有不从标本，从乎中气者。即"少阳太阴从本，少阴太阳从本从标，阳明厥阴不从标本，从乎中也。"可与《素问·六微旨大论》互参。这里的所谓本，系指风寒湿热燥火六气。所谓标，系指三阴三阳。所谓中气，即中见之气，指与之相表里的气。

二是治病必明标本。"是故百病之起……天之道毕矣。"指出了诊治疾病必明标本的意义。诸病之起，无越标本之化，或生于本，或生于标，或生于中见之气。明辨标本，确知胜复，有的放矢而调气，或用"逆从"而治疾，如此病乃可愈。反之则"不足以言诊"，而"足以乱经"。

三是脉症与标本关系。"脉从而病反者……按之鼓甚而盛也。"脉症相同而病本反异者，宜以脉来应指之力别之，病热脉数（脉症相从），但脉不鼓击于指下，乃寒盛格阳，并非真热。病寒脉迟（脉症相从），而脉来鼓甚应于指下，乃热盛格阴，并非真寒。

【原文】

帝曰：胜复之变，早晏何如？

岐伯曰：夫所胜者，胜至已病，病已愠愠[1]，而复已萌也。夫所复者，胜尽而起，得位而甚[2]，胜有微甚，复有少多，胜和而和，胜虚而虚，天之常也。

帝曰：胜复之作，动不当位，或后时而至，其故何也？

岐伯曰：夫气之生，与其化，衰盛异也。寒暑温凉盛衰之用，其在四维[3]。故阳之动，始于温，盛于暑；阴之动，始于清，盛于寒。春夏秋冬，各差其分[4]。故《大要》曰：彼春之暖，为夏之暑；彼秋之忿，为冬之怒。

谨按四维，斥候[5]皆归。其终可见，其始可知，此之谓也。

【注释】

[1] 愠愠（yùn 运）：疾病蓄积潜伏阶段。愠，通"蕴"，蕴蓄。

[2] 得位而甚：复气发生在其所主时位，气候变化剧烈，发病就严重。位，时位。

[3] 四维：农历三、六、九、十二月。

[4] 各差其分：春夏秋冬四维之交，或先或后，胜复变化有早有晚之别。下文"差有数乎？岐伯曰：又凡三十度也"可证。差，差别。分，即下文之"度"。

[5] 斥候：观察之意。

【解读】

此节论"胜复之作，动不当位"之由。由于寒暑温凉的生化盛衰各异，故胜复之始动，有不应时位者。春夏秋冬，为四时之气，而寒暑温凉之盛衰，在于四维之分。阳之动，必始于温而盛于暑，所谓"彼春之暖，为夏之暑"；阴之动，必始于凉而盛于寒，所谓"彼秋之忿，为冬之怒"。掌握四维（辰、戌、丑、未月）的变化，即可测知胜复之动也。

【原文】

帝曰：差有数乎？

岐伯曰：又凡三十度[1]也。

帝曰：其脉应皆何如？

岐伯曰：差同正法，待时而去也[2]。《脉要》曰：春不沉，夏不弦，冬不涩，秋不数，是谓四塞。沉甚曰病，弦甚曰病，涩甚曰病，数甚曰病，参见曰病，复见曰病，未去而去曰病，去而不去曰病，反者死。故曰：气之相守司也，如权衡之不得相失也。夫阴阳之气，清静则生化治，动则苛疾起[3]，此之谓也。

【注释】

[1] 三十度：周天一度约一日，三十度即约三十日。

[2] 待时而去：谓随四时气候变化的消失而应时之脉也会消失。

[3] 动则苛疾起：谓四时气候变动时，人体就会产生相应的病变。

【解读】

此节论脉气相应，不应则病。四时之气更变，脉与之内应。气至脉亦至，气去脉亦去，气有差分，脉必相应，不应则病。正常脉象（脉与气相应）即是：春弦（始微沉：冬气交于春）；夏洪（始微弦：春气交于夏）；秋涩（始微数：夏气交于秋）；冬沉（始微涩：秋气交于冬）。如果脉象变化与气候变化不一致，就是病脉，即所谓"脉气不应"。例如：春沉而太过；夏弦而太过；秋数而太过；冬涩而太过；参差而见；去而复见；脉去气先（气未去而脉先去）；脉承气后（气去而脉不去）。假若是阳时见阴脉，或阴时见阳脉，就是脉与四时气候变化完全相反，主病危重，故谓"反者死"。

【原文】

帝曰：幽明何如？

岐伯曰：两阴交尽，故曰幽；两阳合明，故曰明。幽明之配，寒暑之异也[1]。

帝曰：分至[2]何如？

岐伯曰：气至之谓至，气分之谓分。至则气同，分则气异，所谓天地之正纪也。

帝曰：夫子言春秋气始于前，冬夏气始于后，余已知之矣。然六气往复，主岁不常也。其补泻奈何？

岐伯曰：上下所主，随其攸利[3]，正其味，则其要也，左右同法[4]。《大要》曰：少阳之主，先甘后咸；阳明之主，先辛后酸；太阳之主，先咸后苦；厥阴之主，先酸后辛；少阴之主，先甘后咸；太阴之主，先苦后甘。佐以所利，资以所生，是谓得气。

【注释】

[1]幽明之配，寒暑之异也：谓因为有四时阴阳的消长进退，才能产生气候的寒热不同。

[2]分至：春分与秋分，夏至与冬至。

[3]上下所主，随其攸利：谓根据司天、在泉之气的发病，采取相应适宜方法治疗。上下，指司天、在泉之气。攸，作"所"解。所利，所宜。

[4]左右同法：左右四间气的治法与此相同。左右，指左右四间气。

【解读】

此节论"至则气同，分则气异"。夏至当三之气之中，暑火相应；冬至当终之气之中，两寒同步。而春分位于初之气与二之气之间，秋分位于四之气与五之气之间（以分热凉、寒温）。所以"至则气同，分则气异。"王冰："冬夏二至是天地气主岁，至其所在也；春秋二分是间气，初、二、四、五四气各分其政于主岁左右也。"

【原文】

帝曰：善。夫百病之生也，皆生于风寒暑湿燥火，以之化之变[1]也。经言盛者泻之，虚者补之，余锡以方士[2]，而方士用之，尚未能十全。余欲令要道[3]必行，桴鼓相应，犹拔刺雪污[4]。工巧神圣[5]，可得闻乎？

岐伯曰：审察病机[6]，无失气宜[7]，此之谓也。

【注释】

[1] 之化之变：风、寒、暑、湿、燥、火六气的化生和变化。

[2] 锡以方士：锡，通"赐"。方士，此指医生。

[3] 要道：医学中重要的理论与技术。

[4] 雪污：比喻治疗疾病，祛除病邪。雪，这里用作动词，意为洗除、治疗。污，原本作"汗"，诸本作污，喻病邪。

[5] 工巧神圣：指医生诊治疾病的高明技术。《难经·六十一难》："望而知之谓之神，闻而知之谓之圣，问而知之谓之工，切而知之谓之巧。"

[6] 病机：疾病发生发展变化的机理。

[7] 气宜：六气主时之所宜。

【解读】

此节论掌握病机的重要性。承标本之论后，原文又进一步提出了掌握病机的重要性和病证与病机的归属关系，从而奠定了"审察病机，无失气宜"的辨证大法。

"审察病机，无失气宜"，是本篇辨证之大纲。文中指出，一般医生虽然懂得"百病"多由于六气的变化所致，也知道补虚泻实的治则，但治病"未能十全"，其原因就是没有掌握病机。医生治病，必须细察疾病变化的关键所在（"审察病机"），同时还要结合气候变化去立法制方（"无失气宜"），才能得到满意的效果。可见掌握病机是非常重要的。

【原文】

帝曰：愿闻病机何如？

岐伯曰：诸[1]风掉眩，皆属于肝；诸寒收引，皆属于肾；诸气膹郁，皆属于肺；诸湿肿满，皆属于脾；诸热瞀瘛，皆属于火；诸痛痒疮，皆属于心。诸厥固泄，皆属于下；诸痿喘呕，皆属于上；诸禁鼓栗，如丧神守，皆属于火；诸痉项强，皆属于湿；诸逆冲上，皆属于火；诸胀腹大，皆属于热；诸躁狂越，皆属于火；诸暴强直，皆属于风；诸病有声，鼓之如鼓，皆属于热；诸病胕肿，疼酸惊骇，皆属于火；诸转反戾，水液浑浊，皆属于热；诸病水液，澄澈清冷，皆属于寒；诸呕吐酸，暴注下迫，皆属于热。

【注释】

[1] 诸：表示不定之多数。

【解读】

此节一论病机十九条及其临床运用。

第一，"诸风掉眩，皆属于肝"。掉，《一切经义》："掉，摇也。"王冰、刘完素、张介宾解释均同，即摇动的病证。《素问·五常政大论》云："其动掉眩巅疾"，本篇有"筋骨掉眩"句，王冰注："掉谓肉中动也。"说明掉的范围包括头部、四肢摇动和肌肉跳动。眩，习惯称做"眩晕"。眩晕并提时，眩指眼前发黑，《一切经义》："眩，目视不明貌。晕，指视物旋转。"《内经》的眩，均指旋转而言。《释名·释疾病》："眩，悬也。目视动乱如悬物摇摇然不定也。"张介宾："眩，运也。"诸释义同。掉和眩之所以属肝，是由于"肝主筋"，肝藏筋膜之气，以濡养筋膜，筋失濡养则振掉。"肝开窍于目"，而肝的经脉上通巅顶，风热上扰故眩晕。其病理变化有虚有实，临证时应该细辨。张介宾："风主动摇，木之化也，故属于肝，其虚其实，皆能致此。"

该语是指在临床上，凡出现肢体不自主地动摇不定，头晕目眩的现象，多属于肝的疾患。因为肝为风木之脏，其性主动，主升发，如果因情志不遂，致使肝气升发太过，就会产生眩晕之症。临床所见的肝火上炎之证，多有这种症状发生，此为实证或因久病肝肾阴亏，阴不制阳，致使肝阳上亢，发生头晕头痛，耳鸣等症状，是为本虚标实证，治宜平肝潜阳。

由于"肝主身之筋膜"（《素问·痿论》），当肝脏阴血亏虚，不能滋养于筋时，就会使筋膜拘挛抽搐，"风胜则动"（《素问·阴阳应象大论》），所以，这类病症就称为风。由于是肝病所致，或与肝脏有关，因此这类风动的证候亦属肝病之列。如素有肝阴不足，肝阳上亢之宿疾，再遇精神刺激，致使上亢的肝阳化风，治宜平肝息风。如有肌肤麻木，视物昏花等，是属肝血亏虚之血虚生风，就要用四物汤加减以补养肝血；还有火热之邪直犯肝经而致热极生风者，用羚角钩藤汤以清肝息风。由于临床所见的大部分掉眩风动之症，都与肝病有关，所以称之"诸风掉眩，皆属于肝。"这一病机迄今仍广泛地用来解释肝脏的某些病证，作为某些病证确定病位的依据。

临床上也有因气虚元神失养之眩晕者，如《灵枢·口问》篇有"上气不足，脑为之不满，耳为之苦鸣，头为之苦倾，目为之眩"，治疗就要益气升阳；也有因肾精亏虚，精不化髓，髓海不满的眩晕，如《灵枢·海论》说："髓海不足，则脑转耳鸣胫酸眩冒"，则多与阴精不足有关；还有如《伤寒论》真武汤证之头目眩晕，身体瞤动，等等。所以在临床上具体运用这一病机时，要具体情况具体分析，不可拘泥于肝病一端。

第二，"诸痛痒疮，皆属于心"。历代医家对这一病机有不同的解释。张介宾认为此条以"疮"为主，痒和痛都是对"疮"而言的，他在注释此条时就说："热甚则疮痛，热微则疮痒。火属心，其化热，故疮痒皆属于心也。"而刘完素则分痛、痒、疮为三证解，他说："人近火气者，微热则痒，热甚则痛，附近灼而为疮，皆火之用也"（《素问玄机原病式》）。也有认为是错讹者，如高世栻就说："火，旧讹为心，今改。诸痛痒疮，皆属于手少阳三焦之火……是三焦火热之气有余，则诸疮痛痒而病于外。"高氏之解恐非，不可从。今据《说文》"痒"字条云："痒，疡也。"故"痒疮"即疮疡。若结合"诸病胕肿，疼酸惊骇，皆属于火"条，此处"诸痛痒疮"就不难理解了。当然疮疡也可以出现痛或痒，如疮疡兼痒者多属风偏盛，兼痛者多属热偏盛等等。但这是疮疡本身的辨证问题，不应当与本条并列的三证混为一谈。

疼痛发生的机理，总不外乎经络闭阻、营卫凝涩、气滞血瘀等几个方面。不仅涉及多种原因，而且也关系到多个脏腑和部位。属于心者，一则由于心有主血脉的功能，而疼痛的原因虽多，但总涉及血脉方面有所变化。再则心主火，火热亢极，热毒炽盛，大都与心火有关。例如心经火盛，可出现两眦肿痛等症，而其他眼科疾病又往往以痛与不痛作为辨心火有无的标准。

痒多见于皮肤病。属于心者，多为血热与血虚两类。血热者，多因风邪外侵，或夹热夹湿为患，致营卫不和，气血运行失常，肌肤失于濡润以发生风团、丘疹、瘙痒等症。血虚者，则因肌肤失养而生风化燥，致皮肤干燥、脱屑、瘙痒等。此处"痒"通疡，即疮疡，解痒亦通，但牵强。尽管此处据《说文》已将"痒"训解为疡，语意已通，但临床上皮肤瘙痒症之属于心者并不鲜见。因心主血脉，临床所见之血分有热（如风热外袭），致使血脉运行失常之痒者，与心血有关；血虚化燥，肌肤失养之老年患者之皮肤瘙痒症也与心有关。临床多以养血治疗为要务。

疼痛疮疡属于心者，当从血脉与火热两方面考虑。心主血脉，有推动血液在脉内正常循行之功能。又心为阳脏，主火，故当心有火热之邪，传之血脉时，就会致使肌体局部发生疮疡和肿痛。如热胜肉腐，经脉败漏，血气枯竭的痈疽和火毒攻心的疔疮走黄等证都涉及心。所以说"诸痛痒疮，皆属于心"。

第三，"诸湿肿满，皆属于脾"。"湿"当统言内湿和外湿，外湿乃六淫之湿邪，伤之于雾露之湿，或久卧湿地，或"以水为事"等。内湿之生多由脾失健运，水湿不化；或恣食生冷、肥甘，内蕴痰湿所致。"肿"，就是肿胀，即触之有抵抗感的他觉症，也包括患者体内有一种充塞难受的自我感觉。是体内水液潴留而不得运化，或泛溢于肌肤，成为水肿病症；或积留于胸腔、腹腔，成为胸水症和腹水症。

"满"之义有两解：从病机言之，满，有壅滞不通畅的意思，如痰湿停留于胸腔时，就会形成胸部壅滞不通的病证；如果湿邪停聚于肠胃，阻滞胃肠的气机升降，妨碍其消化作用。若将"满"解为症状，则有别于胀，主要指患者自觉病变部位有一种闷而不舒的症状。

肿、满二者必须与"湿"联系在一起，方能言其"皆属于脾"，一则因为湿为阴邪，易阻气机，气机郁滞，津液内停，就会产生肿和满的表现。二则致肿之因非止湿邪，如仅在病机十九条中就有"诸胀腹大"而属于热者；有"诸病胕肿"而属于火者。在《素问》的《评热病论》篇、《风论》篇中的"风水"证都有"肿"的症状，则是属于肾而不属脾等。《素问·水热穴论》中的水肿是肺肾失调，"其本在肾，其末在肺，皆积水也"。故在临证时要结合具体情况，具体对待，切忌按图索骥。临证对于脾失健运所致的内湿引起的肿满之疾，以及带下、泻泄诸疾之治疗，多以实脾饮、胃苓汤等健脾利湿治之。

第四，"诸气膹郁，皆属于肺"。郁，即胸部满闷呼吸不利。气，在此指各种气机失常方面的病变。肺主气，司呼吸，通过宣发肃降作用，参与和影响机体的气机升降运动。所以肺失肃降，可致多种气机障碍的病证。加之"肺主一身之气"，所以气病多与肺有关。

"膹郁"的"膹"，王冰注："谓膹满，郁谓奔迫也。"刘河间、马莳注同。张介宾注："膹，喘急也"，指呼吸急促。"郁"，张介宾为"否闷"，由气机郁滞所致，指胸部痞闷阻塞之状。肺主呼吸，为人身内外清浊之气交换场所，所以呼吸急促，哮喘咳嗽为肺之本病。《素问·脏气法时论》说："肺病者，咳嗽逆气。"

该语是指气机阻滞，导致呼吸急促，胸膈痞塞不通的病证，大多属于肺的病证。但该语是指一般规律，如因情绪刺激、盛怒之下发生呼吸急迫，胸部痞闷不舒病证，就不属肺的病证。再如"郁"证，也仅限于胸中郁滞不畅之痞闷病证，诸如朱丹溪所说的"六郁"（即"气郁则湿留，湿滞则成火，火郁则生痰，痰滞则血凝，血凝则血结"），就不一定都与肺有直接关系，更不可一律从肺治疗。

第五，"诸寒收引，皆属于肾"。寒，包括内寒和外寒。外寒指外来的寒邪，内寒产生于阳虚阴盛。外邪伤人，卫气御邪，而卫气根源于肾中元阳，体内诸阳之气亦根源于肾，所以不论外寒、内寒都与肾有关系。

"收引"即收缩、引急，指筋脉拘急挛缩，且多伴有疼痛症状发生。此类病证，寒邪、湿邪都可引起，但以寒邪所致者为多。如《素问·举痛论》篇说："寒气客于脉外则脉寒，脉寒则缩蜷，缩蜷则脉绌急，绌急则外引小络"。又说："寒气客于脉中，则血泣脉急。"当寒邪客于经络关节，经脉拘急，可使肢体屈伸不利，所以《素问·举痛论》说："寒则气收"。收引一证，因于血虚者居多，朱丹溪治挛急多以四物汤加减，不无道理。但这里何以属之于肾呢？肾藏精，血为精所养，《素问·上古天真论》一再提到肾气盛而经脉通、冲脉盛，其义可知。如果"肾精虚寒，而血涩、血燥，其为收引拘急矣"（《病机临症分析》）。肾经虚寒所致的收引，多见于肾阳虚衰，因"血气者，喜温而恶寒，寒则涩而不流，温则消而长之"（《素问·调经论》）。所以肾阳虚衰，则气血运行不畅，温煦无力，筋脉失养而筋脉拘挛，关节屈伸不利。

综上所述，不论内寒、外寒多与肾有关，肾阳虚发为内寒，温补肾阳即可。肾阳虚卫外不固，抗病力减弱，又易致外寒入侵，外寒入里更易伤肾，所以临床上常用补肾方法，增强抗病能力，防止外寒入侵，因此治疗风寒湿邪所致的骨节痹痛病证，加用补肾药物，往往取效迅速。但亦有寒邪所致的病证不属于肾者，诸如外寒中的"中寒证"是恣食生冷，寒邪直伤肠胃，而发生脘腹冷疼，甚或吐泻，此证就与肾脏无直接关系，故临证应用时应详加辨证，不可泥守一端。

此外还应指出"收引"之症必须与"寒"联系起来看，方属于肾的病机。如若只见"收引"，而无"寒"者，就不一定与肾有关。如因热因火引起的"瘛"，因湿所致的"诸痉项强"，因燥邪所致的"劲"急之状，因风所致的身体屈曲反折和掉眩之状等，所以，此条病机中的"寒"不但有为"收引"之症定性之义，而且也是将其定位于肾的关键所在。

第六，"诸痿喘呕，皆属于上"，该语与下文"诸厥固泄，皆属于下"是对文。"下"指下焦，此语的"上"当指下焦以上的部位，包括上焦和中焦。

痿，指痿病，是全身肌肉萎缩无力，或四肢痿软，举动不能，有如瘫痪不能使用的一种临床病证。《素问·痿论》篇对这一病证作了专章论述，认为五脏有热，皆可传之于所主的相应部位而发生痿、脉痿、筋痿、肉痿、骨痿。但是，由于"肺者，脏之长，为心之盖"，全身各脏腑组织所需的精微物质，产生于脾胃，由肺布散周身，因此当肺有病变时，尤其是有热之时，不能布精气于全身，从而产生痿病。《素问·痿论》说："五脏因肺热叶焦，发为痿。"刘河间在解释这一病机时说："由肺金本燥，燥之为病，血液衰少，不能荣养百骸故也"（《素问玄机原病式》）。痿病由下焦以上的脾胃引起者亦有之。属于胃者，大都起于"阳明湿热，内蕴不清，则肺受热乘而日槁，脾受湿热而日溢，故成上枯下湿之候"（《张氏医通》）。或脾胃虚弱，不能化生水谷精微，气血日益衰少，肢体失养所致，所以《素问·太阴阳明论》篇说："四肢皆禀气于胃，而不得至经，必因于脾，乃得禀也。今脾病不能为胃行其津液，四肢不得禀水谷气，气日益衰，脉道不利，筋骨肌肉，皆无气以生，故不用焉。"肺在上焦，脾胃在中焦，皆位于下焦以上，故曰痿"皆属于上"。湿热所致者，用二妙散加味。脾胃气虚所致者，用补中益气汤加减。后期属肝肾阴虚者，可选虎潜丸治疗。

喘，即指呼吸急促，喘息咳嗽一类病症。临床辨证有虚实之分。实喘发生的病因总不外热、痰、湿所致。可因外感风寒火热之邪，直伤于肺，或肺脾不能布化水液，湿聚生痰。不论上述何种邪气，当其伤犯于肺，致使肺气失宣，就会引起肺气上逆而咳喘。如《诸病源候论》说："肺主气，邪乘于肺则肺胀，胀则肺营不利，不利则气道涩，故气上喘逆鸣息不通"。李士材对这一病机解释的更明白，他说："喘者，促促气急，嗡嗡痰声，张口抬肩，摇身撷肚。"说明了致喘原因虽多，但皆由肺气上逆所致，病位多在肺，所以说喘属于上焦肺之本病。虚喘有阳虚、阴虚之分，由于肾有纳气功用，配合肺完成呼吸，所以肾中阴虚或火衰，都会波及于肺而生虚喘之证。此类喘病就不能责之于肺，治疗时除用益肺气之法外，还应采用培土生金，补肾纳气以扶正气。此种情况则不可泥守"皆属于上"句，而贻误病机。

呕，呕与吐虽在习惯上并称，但有区别，有声无物谓之呕，有物无声谓之吐，有声有物谓之呕吐，呕吐亦有虚实之分，多由肾气上逆所致，张介宾说："凡呕家虚实，皆以胃气为言"（《景岳全书》）即是此意。《圣济总录》在阐述呕吐病机时说："呕吐者，肾气上而不下也。譬之通瓶小口，顿溉不入，乃升气所得。人病呕吐，其理如此。盖脾胃气弱，风冷干动，使留饮停积，饮食不化，肾气虚胀，心下澹澹，其气上逆，故令呕吐也"。但应注意，临床有咳喘病证者，亦可伴见呕吐之状，如小儿之顿咳则时有此状发生。综上所述，呕吐病证虽以中焦病变为主，但病机仍是气逆上行不顺所致。尤其是因咳而致之呕吐，只从胃治，其病难愈，如从肺治，肺气平则咳自愈，咳嗽停则呕自止。

第七，"诸厥固泄，皆属于下"。"厥"即厥病，亦叫"厥逆"。《内经》指突然昏倒，不省人事，手足寒热（自仲景后仅指手足发凉）为主要见证的疾病，《素问·厥论》作了专篇论述。此证与下焦肝肾都有关，但以肾脏为主。《内经》把厥病按病位划分为六经厥逆，但按疾病性质划分，可分为寒热两大类别。热厥是"阴气衰于下"所致，以"手足为之热"为特点。此证与后世热厥区别较大。详见"阴气衰于下"条。寒厥是"阳气衰于下"引起，以"手足为之寒"为特征。这里所讲的"下"与"皆属于下"的"下"意思相同。《素问·调经论》篇中有："志不足则厥"。肾藏志，志不足即肾不足。《灵枢·卫气》篇说："下虚则厥"。《灵枢·本神》篇说："肾气虚则厥"。尽管《内经》所论之厥种类繁多，诸如煎厥、薄厥、尸厥、暑厥等，但就其病机来说，都与肾有关，主要是从气机的升降失调论述的。所以说，诸种厥证，"皆属于下"。但应注意，自张仲景后所论的厥病，是以手足逆冷症状为特点的病证，根据引起厥病的病因病机不同，其命名亦不相同，如寒邪所致的为寒厥；邪热内结所引起者叫热厥；蛔虫引起的称蛔厥；因恼怒而致的叫气厥，大失血引起的叫血厥等等。这显然与《内经》所说之厥有别，自然也就不能用"皆属于下"去归类分析。

"固"和"泄"是针对前后二阴的排泄功能说的。"固"有禁固之意，在此指大小便闭结不通，排泄困难。"泄"，既指大便失禁，也包括大便质稀，次数增多的泻泄病证。"泄"也指小便失禁、遗尿、遗精、滑精以及"下消"证的小便次数频繁等病证。上述列举的"固"和"泄"的病证，病位多与下焦各脏腑有关。如《灵枢·本输》篇说："下焦实则闭癃，虚则遗溺"。《素问·宣明五气》篇说："膀胱不利为癃，不约为遗溺。"还有如肾阳虚的五更泄；肝脾不调的痛泄；大肠湿热的痢疾；肝不藏血的崩漏；肾阳不足，命门火衰的冷秘；肾气不固的遗精等。正因为如此，所以马蒔注释说："诸厥固泄，皆属于下者，盖肾肝司其下焦，或气逆而为厥，或不泄而为固，或不固而为泄，皆属于下焦也。"说明厥、固、泄三者的病机多与下焦肝肾有关，尤其是"固泄"二证是二阴功能失常，肾司二阴，所以与肾的关系更为密切。临证治疗时，阳虚所致的寒厥，用温补肾阳之四逆汤，肾阳不足，小便闭塞不通，水肿者用济生肾气丸；命火不足之冷秘用半硫丸；肾虚精关不固之遗精、滑精、早泄者用补肾之金锁固精丸；肾气不固之小便失禁用缩泉丸、桑螵蛸散；胎元不固之滑胎者用益肾固胎之泰山磐石散；肾虚火不暖土之五更泄用四神丸等，均为"诸厥固泄，皆属于下"病机的应用凡例。

第八，"诸禁鼓栗，如丧神守，皆属于火"。禁，即噤，指牙关紧闭，口噤不开之状。鼓栗，发抖貌，即通常所说的"打战"。如丧神守，言其形体时时发抖，其发抖之状不能自己，犹如失去神的主持一样，如刘河间在《素问玄机原病式》中所说："神能御形，而反禁，则如丧失保守形体之神也。"如丧神守"是对"诸禁鼓栗"症状的形象描述。

"诸禁鼓栗,如丧神守"症状的产生,是由于火邪伤及人体,正邪交争剧烈之故,临证所见,往往是火邪愈炽,其发抖之状愈甚,往往是热极生风的先兆。"诸禁鼓栗"症状出现的同时,患者往往伴见发热、口渴等症状。若与"诸热瞀瘛"的病机相比较,"诸禁鼓栗"之症多发生在早期,而"诸热瞀瘛"则多在其后发生,且伤津更甚,病情更重。不可不注意区别。

但应注意,"诸禁鼓栗,如丧神守"之状若不伴见发热、口渴症状时,属火的病机就很难成立,如《素问·阴阳应象大论》说:"阴胜则身寒,汗出,身常清,数栗而寒。"《素问·风论》中记载风邪伤及腠理,而"使人佚栗"(战、发抖)。所以此条病机之属于火者,一定还伴见有其他火热之邪内盛的症状。否则,就不能从火而论,更不能按火而治。有以疟疾病进行解释,认为此条讲得是疟疾病机。如《素问玄机原病式》指出:"战栗动摇火之象也,阳动阴静,而水火相反,故厥逆禁固,屈伸不便,为病寒也。占栗者,寒冷也。或言寒战为脾寒者,未明变化之道也。此由心火热甚,亢极而战,反兼水化制水,故寒栗也。发热寒栗者,由火甚似水,实非兼有寒气也。故以大承气汤下之,多有燥粪下后,热退则战愈矣。"刘氏所说的脾寒,即俗称的"疟疾"。因此,本条应包括部分疟疾的"寒栗鼓颔"。历代谈疟多以脾寒而论,但也有不少医家提出异议。如张子和说:"《内经》既以夏伤于暑而为疟,何后世之医者,皆以脾寒治之? 世医既不知邪热蓄积之深为寒战,遂为寒战所惑,又不悟邪热入而后出于表,发为燥渴,遂为交争所惑。"

第九,"诸逆冲上,皆属于火"。这一病机主要是以火邪的性质进行论述的。逆,不顺之义,中医学中的"逆"主要指上逆不顺。"冲上"是形容"上逆"症状发生比较突然。该语是指突然的气机上逆病机,是属于火邪所致。

该语所说的气机冲逆而上的病机,范围很广,可因火郁于肺而致咳嗽,也可因火热内郁于胃而致呕逆,如《景岳全书》说:"胃火为逆者,其证极多,但察其脉滑实而形气不虚,胸膈有滞,或大便坚实,或不行者,皆其胃中有火,所以上冲为逆,但降其火,其呕自止。"还有肝经有火之目赤肿痛,心火上炎所见有口舌糜烂,胆火上炎之口苦、耳肿流脓等。正因为火胜炎上,引起冲逆而上的病证极广,所以张介宾注云:"火性炎上,故诸逆冲上者皆属于火,然诸脏诸经皆有逆气,则其阴阳虚实有不同矣。其在心脾胃者,如《脉解》篇曰:'太阴所谓上走心为噫者,阴盛而上走于阳明,阳明络属心,故曰上走心为噫也。'有在肺者,如《脏气法时论》曰:'肺苦气上逆也。'有在脾者，如《经脉》篇曰：'足太阴厥气上逆则霍乱也。'有在肝者，如《脉要精微论》曰：'肝脉若搏，令人喘逆也'。有在肾者，如《脉解》篇曰：'少阴所谓呕咳上气喘者，阴气在下，阳气在上，诸阳气浮，无所依从也。'……凡此者，皆诸逆冲上之病。虽诸冲上皆属于火，但阳盛者火之实，阴衰者火之虚，治分补泻，当于此详察之矣。"还因为诸经诸脏腑皆有因火所致的气机上逆病证。如咳嗽，"轻咳嗽难治，此系火郁之证，乃痰郁其火……上半日多嗽者，此属胃中有火"（《丹溪心法》）。

又如呃逆。呃逆是气逆上冲，喉间呃呃连声，声短而频，令人不能自制的一种症状。其中有因"胃火为呃者，其证极多，但察其脉滑实而形气不虚，胸膈有滞，或大便坚实，或不行者，皆其胃中有火，所以上冲为呃，但降其火，其呃自止"（《景岳全书》）。由于诸脏诸经皆有因火而气上逆的，所以说："诸逆冲上，皆属于火。"

当然，气机上逆之证也有属寒者，如风寒袭肺而致的肺气上逆之咳嗽；寒邪伤胃，胃失和降之呃逆也不少见；肾阳不足，水饮内停，水寒上冲之奔豚气等。临证时应当细辨。一般说，属于火者，发病急，病程短，上冲之势盛；属虚属寒者，发病缓，病程长，上冲之势缓。

第十，"诸热瞀瘈，皆属于火"。热，指发热，非指病邪，也不是病机，而是和瞀瘈并列的症状。瞀（mào冒），指目眩，心绪烦乱不快之义。此指患者感受火热之邪，表现为头目昏蒙不清爽，神志昏然烦乱之状。瘈，指筋脉拘挛。《素问·玉机真脏论》说："病筋脉相引而急，病名曰瘈"。此处所说的"病名"，实指证名。

瘈，仅指筋脉拘挛，应与疭别之，疭，指筋脉纵伸不收。今言的抽搐之症，则包括了瘈和疭两者，故瘈疭和抽搐，俗言抽风是同义语。

热、瞀、瘈之症在火邪所致的病证中常同时并见。因火为阳邪，其性炎上，火邪伤人，致使阳气亢盛而有热象。《素问·阴阳应象大论》所说的"阳盛则身热"即是此义。当火邪内扰心神，就会见有烦躁不宁，甚或见有神志昏蒙或谵妄之状。火邪最易耗阴，阴津被伤，除有口渴、尿少、便秘等一般津伤症状外，甚则可见筋脉失养之"瘈"状。在此三症中，热的症状可在火邪所伤病证的全程之中出现，而"瞀瘈"往往是在火邪所致病证的极期，此二症的出现可提示病证性质之严重。若为风邪袭表之惊风，症见发热、头痛、咳嗽、咽红、神昏、惊风者，用银翘散加味以疏风清热，息风镇惊；感受暑热之瞀瘈者，症见壮热、头痛项强、烦躁神昏、四肢抽搐，方用清瘟败毒饮以祛暑清热，息风止痉。感受疫邪之气血两燔证，可用白虎汤合紫雪丹；湿热疫毒者可用黄连解毒汤。此属后世之热极生风病机。患者多因外邪入里化热，灼伤阴精，筋脉失于润养而有拘挛之症，临床多表现为高热、神昏、角弓反张、四肢抽搐等症，治疗以清热泻火之法，方用羚角钩藤汤。

在临床上也有只见"瘛疭"而不见发热者。若属此种情况，不仅不属于火邪所致，且往往是虚寒证的证象，如小儿的慢脾风，痰食惊风，妇人产后的血虚证者常有之，因此，属火的瘛疭之症，必须同时伴见发热，否则，就不能以火论治。

第十一，"诸躁狂越，皆属于火"。"躁"，躁扰不安、起居不安的意思。狂，指精神错乱、神志不清、胡言乱语。越，有超出、超于常度的意思。结合《素问·阳明脉解》所云："病甚则弃衣而走，登高而歌，或至不食数日，逾垣上屋，所上之处，皆非其素所能也。""越"之意似与"逾垣上屋""登高而歌"的"逾""登"之义同，有攀越之意，诸躁与狂越之症可以分别见于不同病人，也可在同一火邪所伤之病的不同阶段发生，多数情况下，烦躁不宁、多言妄语，是发生"狂越"病症的先兆。而"狂越"的出现，多兼有躁，临床上不论是精神病患者，或是火热病的病程中，多属于此。故刘河间说："热盛于外，则肢体躁扰。热盛于内，则神志躁动。"

临床上因火所致的"诸躁狂越"病证中常有如下类型：其一，阳明热结，上扰神明：此时患者多兼有大便秘结不通，舌红苔黄燥，脉沉有力，可用承气类急下之。其二，心火亢盛，扰乱神明：多由情志所伤，抑郁化火所致，患者多由心烦失眠症状开始，继之可见狂越之状，治宜清泻心火，方用泻心汤。其三，痰火扰心：是由七情所伤，肝郁化火，痰火内扰心神，可用礞石滚痰丸以清心豁痰。其四，热入血室：妇女经期受热，火热邪气入侵血室，邪热循经上扰心神，其人如狂，并有经血闭止等症。可用桃仁承气汤或小柴胡汤加减治疗。其五，温病热入营血，逆传心包等证均可见到"诸躁狂越"之证。

一般认为，火入于心则烦，甚则为躁，烦为热之轻，躁为热之甚，举凡因热而躁，为有邪之故，病多属火。但也有真寒假热之烦躁者，其病机为阴盛格阳，与火邪内攻大相径庭，一寒一热，一虚一实，不可不引起注意。

第十二，"诸病胕肿，疼酸惊骇，皆属于火"。胕肿，一作足肿，一作浮肿。当指局部炎症性的灼痛。由火邪引起的全身浮肿，临床上确实少见，而全身浮肿和疼酸惊骇，很少同时出现。所以说，胕肿只能作局部灼痛浮肿解，比较妥切。例如某些无名红肿热痛疾病，由于疼痛而迫使局部肢体固定于一定的姿势，势必楚，甚或因痛而致梦中惊醒。所以说"疼酸惊骇"。该语所述病机与"诸痛痒疮"条相得益彰。外科疮疡，多属火热阳证，局部以红肿热痛为特点，甚至因疼痛引起睡眠不安的症状，多为湿热、火毒、风热所致，治宜用清热、泻火、解毒之剂。

第十三，"诸胀腹大，皆属于热"。此条病机与"诸病有声，鼓之如鼓，皆属于热"条，都是针对腹部疾患而言，互相补充，但各有所指。前条指腹中有声、中空、叩之则膨然有声，本条为中实之证。

胀的范围较大。《灵枢·胀论》篇指出五脏六腑皆有胀病，任应秋指出胀病之辨，首先在识别脏腑的部分证候与其邪气之所从来……例如：膈下脐上为腹，脾胃所居，水谷的病变居多。膈以上不能叫腹，或称心下，或称膈上，心肺所居，气分的病居多。脐以下为少腹，肝肾主之，便尿与血，皆能为病。两旁胁肋，是厥阴、少阳的经脉所在，肝气与水气的变化居多（《病机临证分析》）。

本条论胀，应将"胀腹大"联系起来理解，即腹大而胀或胀而腹大。李东垣把本条改为"诸腹胀大"也即此意。

引起"诸胀腹大"的病因非止一端。有外感者，有由于内伤、情志、饮食、虫积、瘀血等等。其发病机理有寒有热，因热而胀者，仅属其一。如《素问·气交变大论》说："风气流行，脾土受邪，民病飧泄，食减体重，烦冤，肠鸣腹支满"；"炎暑流行，肺金受邪……甚则胸中痛，胸支满"。这都是由于外感风寒之邪传里，郁而化热所致的腹胀。正如《脾胃论》中说："诸腹胀大，皆属于热……是感风寒之邪传里，寒变为热。"此外，《丹溪心法》还指出："脾土之阴受伤，转枢之官失职，胃虽受谷，不能运化……清浊相混，隧道壅塞，气化浊血，瘀郁而为热，热留日久，气化成湿，湿热相生，遂成胀满。"临床大抵由热所致的胀满，多由于外邪感染或由于饮食所伤，正邪相攻所致，除脘腹胀满膨隆外，还可见到大便秘结不通、口干舌燥等其他热象，治用承气辈。此外如脾虚腹胀、气滞腹胀等，非热一端，临床亦应仔细辨别。

第十四，"诸病有声，鼓之如鼓，皆属于热"。该语是指腹部疾患的病机，意指腹内有声，同时在叩诊检查时，有如鼓音及腹胀肠鸣的症状，多属于热邪郁里所致。

"诸病有声"，指腹胀兼有肠鸣。"鼓之如鼓"的两个鼓字有别，前一"鼓"为动词，即叩打之意；后一"鼓"字为形容词，即叩击腹部时，有如敲鼓一样膨然作响。该病常由饮食不节、暴饮暴食、膏粱厚味、肥甘过度，酝酿成邪热，内郁胃肠，或邪热灼伤肠胃，引起胃肠气机郁滞所致。

临床上常见因积热壅滞而致的腹胀，如小儿疳积之腹胀就属于此类。《医宗金鉴》儿科疳证门说："乳食过饱，或因肥甘无节，停滞中脘，传化迟滞，肠胃渐伤，则生积热。"一般来说，胃肠传化迟滞，必然会产生气胀，所以说，这一病机多为食滞或肥甘厚味所引起。但在临床上，某些热性病患者，并无伤食而见腹胀者，则是热邪直犯肠胃之故。

"诸病有声，鼓之如鼓"，其病证属于热证者居多，但属虚属寒者也时有之。如《灵枢·水胀》篇指出："寒气客于皮肤之间，然不坚"，即指因寒而致的叩击乓然有声者。再如《灵枢·师传》篇说："胃中寒则腹胀，肠中寒则肠鸣飧泄"。《灵枢·口问》篇有"中气不足，肠为之苦鸣。"可见属虚属寒者也可见有其"病有声，鼓之如鼓"的表现。所以赵献可在《医贯》中说："中满者，中空似鼓，虚满非实满也，大略皆脾肾两虚所致。"因此，临床应当细辨。不可因辞害意，贻误病人。

第十五，"诸转反戾，水液浑浊，皆属于热"。"诸转反戾"，是用来形容筋脉拘挛，身体扭曲的症状。转是左右扭动。反，指角弓反张。戾指身体屈曲。但任应秋认为："转反戾"，也就是转筋，转筋之变，颇同于拘挛，不过拘挛之证多缓，转筋之证多急，拘挛不必限于足，而转筋之证多在两足也。《金匮要略》云："转筋之为病，其人臂脚直，脉上下行，微弦，转筋入腹者，鸡矢白散主之"，鸡矢白为清热润燥之品。朱丹溪谓转筋皆属血热，用四物汤加黄芩、红花等。可见血热能导致转筋，早为前人经验所证明。说明这里"诸转反戾，皆属于热"是确有论据的。刘河间也认为转筋和拘挛有别，此处为转筋，他在《素问玄机原病式》中说："转筋，经云转反戾也，热气燥灼于筋，则挛瘛而痛，以主燔灼燥动故也……所谓转者动也，阳动阴静，热证明矣，夫转筋者，多因热甚，霍乱多泄所致，以脾胃土衰，则肝木自甚，而热燥于筋，故转筋也，大凡渴则为热，凡霍乱转筋而不渴者，未之有也。"任老和河间的见地虽深，分析入微，但仅局限于小腿抽筋（即腓肠肌痉挛），其义太狭。应把身体任何部位的拘挛之状，皆归属于"诸转反戾"之列为妥。

"水液浑浊"，即人体代谢排出的水液，如汗、尿、涕等浑浊，但主要指小便浑浊，这是邪热内扰，煎熬津液的表现。如本篇说："热淫所胜……溺色变"。《素问·五常政大论》说："阳气郁发，小便变。"但小便浑浊也有非热者，如因思虑伤心，劳倦伤脾，中气不足，或因色情太过而伤肾等情况，也可偶有尿液混浊出现，如患者可有面白肢冷、精神萎靡、舌淡脉沉，是属肾虚，下元虚衰，气化不行，宜温肾固涩，可用鹿茸补涩丸加减。也有小便浑浊日久不愈、面白身疲、舌淡、脉虚软者，为脾虚气陷，精微下注，治宜益气升清，可用补中益气汤。此类病证，虽不多见，但应当注意。

第十六，"诸呕吐酸，暴注下迫，皆属于热"。呕，即呕吐。吐酸，即泛吐酸水。暴注，指发生较急的腹泻。下迫，指里急后重，排便不爽之状。

呕吐和下利（泄泻）是临床常见的病证，二者可以同时出现，也可以单独出现。其发病原因和病理机转比较复杂，虚实寒热皆可有之，这里仅指因热而吐，因热而利。胃有受纳腐熟之职，以和降为顺，倘若邪热犯胃，或饮食停于胃脘化热，或肝经之火横逆犯胃等，均可引起胃气上逆而呕吐。因热致呕者，多伴有脘腹胀痛，烦渴，善冷饮，呕吐物腐臭不堪，舌红苔黄或呈腐苔。

吐酸一证，多为肝火犯胃所致。当七情怫郁，肝气不舒而化热，或肝经本自有热而横逆犯胃时，即可产生吐酸水的表现。临床上泛吐酸水者多属于热，治宜用左金丸，辅佐肺金以平制肝木。正如《素问玄机原病式》注解说："呕，胃膈热甚则为呕，火气炎上之象也。木生酸，火太盛，则制金，致金不能平木，则肝木自甚，故为酸也。"呕吐酸水之症也有因火不暖土之虚寒所致，并不尽然属热。

"暴注下迫"则大多为邪热走窜肠间所致，除有急性腹泻症状外，还伴有里急后重、肛门灼热、烦渴引饮、大便恶臭、小便短赤，或见腹中疼痛等热象。属虚属寒之泻虽亦多见，但多病程较长，排出物的臭味不甚，且有其他虚寒证象可察。张洁古说："暴泻非阴，久泻非阳。"既符合泄泻的一般规律，也是寒泻、热泻的鉴别要点。还有湿邪内胜之泻而用胃苓汤治之者，也不属于热。

第十七，"诸暴强直，皆属于风"。暴，突然、急骤之谓也。强直，乃筋脉失柔，肢体活动不灵。张介宾注云："筋病强动，不柔和也。"

"诸暴强直"是指颈项、躯干及四肢突然出现强直的症状。《素问·风论》篇说："风者，善行而数变。"《素问·阴阳应象大论》说："风胜则动。"所以，此类突然发生肢体异常的强直（即强直性痉挛），属于风的病证。

风有内风、外风之分，外风证多具发病突然，变化迅速的特征。而内风证属于肝病范围，如肝阳上亢所致的肝阳化风证；肝血亏虚引起的血虚生风证；肝经为火热之邪所伤引起的热极生风证，都具有肢体突然异常抽动或强直的风动之象。"诸暴强直"症，内风、外风证皆可有之，而外风证则以突然发病、变化迅速的"暴"为特征，"强直"者虽属少见，但绝非仅有，如破伤风一病，即为皮肉破损，风邪袭入，患者抽搐惊风、角弓反张，用五虎追风散治之。又有外风引动内风一同发病，又当别论。

仅就"强直"一症而言，因风有之，因热、因湿也可见，如本篇"诸痉项强，皆属于湿"即是明证。临证时，要全面分析，仔细辨别。

第十八，"诸病水液，澄澈清冷，皆属于寒"。水液，指人体排出的痰、涕、唾、涎、尿、呕吐物、汗液，以及妇女的白带等。澄澈清冷，言排出物的质地清稀、淡薄、寒冷的意思。上述所说的排出物，都是人体水液代谢的产物。津液的代谢与阳气的温煦、蒸化、推动作用有关。当人体阳气虚衰，寒从中生，或者机体为外界寒邪所伤，体内阳气为寒邪所损伤，都会使机体阳气不能发挥其正常的温化作用，于是从机体排出于外的水液就表现"澄澈清冷"的特点，无论是外寒或是内寒，都是如此。临床辨证时也常以此特征作为辨别病证属于寒性的重要标志。如风寒袭肺时，痰液清稀、鼻流清涕；胃寒患者，多吐清水；脾肾阳虚，火不暖土之虚寒证患者，常见下利清谷、完谷不化、小便清长；肾阳虚者还可见到带下清稀，或精液清冷稀薄而影响生育。在外科临床上，凡疮疡脓液清稀色淡者，属阴寒之证。正如张介宾注云："水液者，上下所出皆是也。水体清，其气寒，故凡或吐或利，水谷不化而澄沏清冷者，皆得寒水之化，如秋冬寒冷，水必澄清也。"

外寒所致之证，当辛温散寒治之，如风寒束肺证用三拗汤合葱豉汤，或华盖散；寒邪犯胃之胃寒证用丁萸理中汤或良附丸；寒滞肝脉之少腹拘急冷痛证用暖肝煎。内寒之证皆缘阳虚所致，肾阳不足证用右归饮、金匮肾气丸等。脾阳不足之中焦虚寒用小建中汤合理中汤等，皆从寒治。

第十九，"诸痉项强，皆属于湿"。此处的"痉"是一症状，是说明"项强"之状的，因为痉病主症中就有全身筋脉拘急、身体强直、口噤不开，甚至见角弓反张之状。其中就包括有颈项强直的症状。因此，此处的"痉"是指筋脉拘挛症状的。

因湿邪所致筋脉拘挛之项强，其病机是湿邪的性质决定的。湿为阴邪，其性黏滞，最易阻遏阳气。人身筋脉的柔和屈伸，除需要精、血、津液的润养外，还需要阳气的温煦，才能发挥其正常的作用。如《素问·生气通天论》篇说："阳气者，精则养神，柔则养筋。"就指阳气不但能养神，而且通过其温煦作用使筋柔而韧。如果湿邪侵犯人体，留滞筋脉，阻遏了阳气对筋脉的温养，就会引起筋脉拘急之痉状，"颈强"只是湿邪致痉的症状之一。

痓，即痉病，项强为其症状。张介宾注曰："痉之为病，强直反张病也。其病在筋脉，筋脉拘急，所以反张，其病在血液，血液枯燥，所以筋挛。"项强是痉病表现的症状之一。《内经》认为引起诸如"项强"等筋脉拘急之症状者，非止湿邪。如《灵枢·热病》篇就有"风痉身反折"；"热而痉者死"。《素问·至真要大论》还提到"太阳在泉，寒复内余，则腰尻痛，屈伸不利"也属于痉，这些筋脉拘急的症状，就不是"湿"邪所致。提到风、寒、热、燥多方面，皆可致痉，尤以火热所致者众。如《灵枢·热病》："风痉，身反折"，"热病不可刺者有九……九日热而痉者死。"又如本篇所说："厥阴在泉，客胜则大关节不利，内为痉强拘瘛，外为不便。"只有本条将痉归属于湿。历代认识也不一致，有从运气角度解释的，有疑"湿"字是错字。唯徐忠可说："诸痉项强，皆属于湿。乃仲景论痉前后，未尝重湿，即方药亦不专主湿，仅寒湿相得一语，略露机倪。其立三方，仍治风寒，或内驱热，可知痉证之说，非湿流关节之比。彼乃浸淫为病，燥湿为主，此则风寒为微湿所搏，故仍以治本为急也。曰：然则痉证之湿，从何来乎？不知痉之根源，由亡血阴虚，其筋易强，而痉之湿，乃即汗之余气，搏寒为病也。故产后血虚多汗则致之；太阳病汗太多则致之；风病原有汗，下之而并耗其内液则致之；疮家发汗多则致之。此仲景明知有湿而不专治湿，谓风寒去而湿自行耳"（《金匮要略论注》）。徐氏之说，着眼于汗，指出汗余则为湿，搏寒则为痉。这样理解本句原文的机理，则较为符合临床实际。

第二十，"诸涩枯涸，干劲皴揭，皆属于燥"。刘河间认为《内经》有脱简，故补此条。涩，涩滞，不滑利、不通畅之谓。皴（cūn村），指皮肤因寒冷干燥而裂开。枯，津少不荣润。涸，干枯，原意指断流的小溪，在此指尿少或无尿症状。刘氏自注说"无水也"，其文更广泛。劲，当通痉，指筋脉肢体不柔和。"诸涩枯涸，干劲皴揭，皆属于燥"。认为凡是临床有涩滞干枯，阴津不足，皮肤皴裂的征象，以及有经脉不柔和，肢体痉强者，都与燥有关。

燥有内燥、外燥之分。外燥多发生于秋季，或干旱少雨的季节或地区，病人除有一般外感症状外，还可有口渴心烦、鼻咽干燥、干咳少痰、尿少、便干等津液不足的表现。内燥多为津液耗伤所致。诸如热盛津伤，或汗，或吐，或病久精血内夺引起。也可因过用辛温香燥之品，总之内燥成因较多。病人多见有口咽干燥、皮肤干涩粗糙、毛发干枯不荣、肌肉消瘦、小便短少、大便干结难解等津伤血少的症状，临床又称为"津亏"或"血燥"。外燥病多在肺，常用桑杏汤或清燥救肺汤以清肺润燥。内燥病位广泛，如在大肠，则可用麻子仁丸、增液汤等润肠通便；在于胃者用益胃汤以滋养胃阴；血虚而成燥者，宜用四物汤以补其血。刘氏补入的这一病机，具有较大的实用价值。

二论病机十九条的指导意义。病机十九条系《内经》的部分病机条文。虽不能反映全貌，但大体上已概括出中医病机学说的基本思想和部分内容。因此，对于研究中医病机学说，指导中医临床，有重要的意义。

其一，提出了掌握病机的重要性。病机学说是从临床经验中总结提炼而提出的，反过来对中医临床实践有重要的指导意义。因此，为了提高疗效，必须掌握中医的病机学说。

其二，奠定了中医病机学说的基础。作者依据藏象学说和病因学说的内容，结合临床，建立了脏腑病机和六气病机；依据古代朴素唯物主义基本的观点，提出研究中医病机的一个重要指导思想——具体问题具体分析。这一切都为中医病机学说奠定了基础。

其三，提出了掌握病机的方法，即通过"审证"，达到"求因"。

其四，指导后世病机学说的发展。后世医家在研习《内经》原文及结合临床实践的基础上，不断地发展、丰富了中医学的病机理论。其中有对脏腑病机进行阐发的。如《金匮要略》《中藏经》《千金方》等，至钱乙已形成比较系统的脏腑辨证体系。也有对六气病机进行阐发的，如河间之六气病机学说。他在《素问玄机原病式》中增添了燥的病机，使之趋于完善。现在则把病因和脏腑病机结合起来，形成辨证论治体系的病理学基础。这些发展，一方面逐步扩大了对疾病发生的机理认识，从而能为许多症状的发生，提供了较为明确的解释；另一方面把对病变机理的研究，由脏推进到脏腑气血阴阳层次上。从发展趋势来分析，一方面从大自然变化与人体健康和发病的宏观水平上，越来越引起人们的重视；另一方面，在脏腑气血阴阳的细节变化上开始向微观发展，这种研究趋势必将为病机学说增添新的光彩。

三论学习病机方法。

一要广视角、多维度的理解。如肝、脾、肾病机和"六气病机"中都有"风""湿""寒"，但其涵义不同。五脏病机中：①有病因（即邪气）的；②有病机的内涵；③有症状的涵义。明显不同于"病因定性"中的"风、寒、湿"三字内涵，后者仅指"病因"或"病机"（也可理解为"证"，因为病机是证的核心内涵）。

二要联系相关内容，相互比照理解。如"诸暴强直，皆属于风"与

"诸痉项强，皆属于湿"中的"强直"和"痉项强"症状，以及"诸热瞀瘛（chì，痉挛，抽搐），皆属于火""诸转反戾（肢体扭转、角弓反张），水液浑浊，皆属于热"，都是"内风"，至于病机"湿"，亦可化为"内风"，"火""热"皆可"化风"。

三要联系《内经》相关原文学习，如"诸痉项强，皆属于湿"，理解本条要联系"阳气者，精则养神，柔则养筋"，湿邪阻遏阳气，不能柔养筋肉，故可有此症。再联系"因于湿……湿热不攘，大筋缑短，小筋弛长，缑短为拘，弛长为痿"（《素问·生气通天论》），则能更好地理解该条的内涵。至于五脏病机、上下病机，就要联系五脏的生理机能、生理特征等，才能深刻理解病机的内涵。

四要灵活对待病机19条，因为19条内容仅为示范举例。如五脏病机中的"诸风掉眩，皆属于肝"，只是以"五脏所恶"中"肝恶风""肝藏血主筋，肝主升"的理论为例阐述病机的，并未涵盖"肝主疏泄"；"诸寒收引，皆属于肾"，则以"肾气通于冬"，冬主寒，以阳虚"内寒"以肾为主为背景的，并未涵盖"肾主水、主纳气"的内容。当然，若联系"诸病水液，澄澈清冷，皆属于寒"条，则涵盖了"肾主水"理论。

五要结合临床实践学习病机19条。《内经》理论源于实践，学习病机19条时也不例外。如"诸厥固泄，皆属于下"条，就要结合《内经》所论的临床病证实例予以理解。"厥、固（包括便秘、尿闭、闭经等）、泄（包括泄泻、痢疾、崩漏、尿频、遗尿、遗滑早泄等）"都是临床病证，其病位在"下"，即大肠、肾、膀胱、肝等，其"病状"也属"趋下"，如此理解才有意义。

六要将病机与辨证相结合学习。病机是证候的核心、是证候的基础，抓住了病机，对接近证候本质的揭示也就自不远了。最能体现中医诊疗特色的就是辨证、识机和立法，而辨证的过程，实际上就是识别病机的过程，制定治法的根据。所以对病机19条的学习就显得尤为重要。

七要正确理解"诸""皆"的字义。病机19条均以"诸……皆……"为句式表述的，因此不能将"诸""皆"解释为"所有"与"全部是"。此处只是针对病机19条中所涉及的内容而不是包罗一切，甚至还不能包括《内经》其他篇章中提到的有关病机、证候、症状的内容，只能视为示范、举例而已。

【原文】

故《大要》曰[1]：谨守病机，各司其属，有者求之，无者求之，盛者责之，虚者责之[2]。必先五胜[3]，疏其血气，令其调达，而致和平，此之谓也。

【注释】

［1］大要：古医书名，今已佚。

［2］盛者责之，虚者责之："责之"即"求之"。《说文·贝部》："责，求也。"与上文"求"之句，异文同义。

［3］五胜：五脏、五气的偏胜偏衰。

【解读】

论具体问题具体分析。"有者求之，无者求之……而致和平，此之谓也"。指出在分析病机时，既要掌握一般规律，还要具体情况具体分析，不可泥守一端。

"有者""无者"，可作四种解释：其一，指症状的有无。其二，按运气学说，"有无"系指气候变化，即气候有无寒热温凉燥，要审求其与病机是否符合。其三，"有者"为实，"无者"为虚；"有无"系指证候虚实。其四，按近代理解："有"，可释为条文中已有明确论述的；"无"，可释为本条文中未述及的。以上四种解释，以第一种较为符合原意。

本篇原文指出，由于疾病的发生与气候变化的关系是非常复杂的。如若执着一说，势必要在实践中碰壁。因此，对病机的探求必须具体问题具体分析。在分析的过程中，特别要注意脏腑气血的盛衰变化，通过治疗使气血条达，才能恢复机体的健康状态。这是学习和掌握病机的根本目的。

【原文】

帝曰：善。五味阴阳之用何如？

岐伯曰：辛甘发散为阳，酸苦涌泄[1]为阴，咸味涌泄为阴，淡味渗泄[2]为阳。六者或收或散，或缓或急[3]，或燥或润，或耎或坚[4]。以所利而行之，调其气使其平也。

【注释】

［1］涌泄：催吐法和通泻法。张介宾："涌，吐也；泄，泻也。"

［2］渗泄：利尿法。张介宾："渗泄，利小便及通窍也。"

［3］急：指荡涤攻下。

［4］坚：指坚阴止泻。

【解读】

论五味的阴阳属性及其作用。病机已明，治则有的放矢，故本篇又从选药、制方、立法、辨证论治等方面深入的讨论了治疗法则。

所谓"五味阴阳之用"，就是对药物阴阳属性及作用的概括。这里的"发散""涌泄""渗泄"是五味不同作用的概括，是就五味的共性而言。发散，有解表散邪的意思，概括了发散表邪，调和气血，舒缓筋脉的作用（辛散，甘缓），具有向外、向上的特点，故属阳。涌泄，即下泻的意思，概括了酸味收敛固涩和苦味泻下的作用，具有向内、向下的特点，故属阴。渗泄，指通利小便，也有向内、向下之意，为什么属阳呢？这应从两方面理解：一是与涌泄相对而言；二是应指味的厚薄而言。即"味厚者为阴，薄为阴之阳；味厚则泄，薄则通"之意。

【原文】

帝曰：非调气而得者[1]，治之奈何？有毒无毒，何先何后？愿闻其道。

岐伯曰：有毒无毒，所治为主，适大小为制也。

帝曰：请言其制。

岐伯曰：君[2]一臣[3]二，制之小也；君一臣三佐[4]五，制之中也；君一臣三佐九，制之大也。

【注释】

[1]非调气而得者：指不是应和六气胜复变化而患的病。调，应和也。此与下文"气调而得者"对言。

[2]君：指治病的主药。本篇："主病之谓君。"

[3]臣：即辅助主药的药物。

[4]佐：辅助。

【解读】

论制方的法度。原文"调其气，使其平也"，意谓无毒之药可调其气。并从调气着手治病，是否按药物有毒、无毒为标准，回答是以"所治为主，适大小为制也"，不能以有毒、无毒为标准。

【原文】

寒者热之，热者寒之，微者逆之，甚者从之，坚者削之，客者除之，劳者温之，结者散之，留者攻之，燥者濡之，急者缓之，散者收之，损者温之[1]，逸者行之[2]，惊者平之，上之下之，摩之浴之[3]，薄之[4]劫之[5]，开之发之，适事为故。

帝曰：何谓逆从？

岐伯曰：逆者正治，从者反治，从少从多，观其事也。

帝曰：反治何谓？

岐伯曰：热因热用，寒因寒用[6]，塞因塞用，通因通用[7]，必伏其所主，而先其所因[8]。其始则同，其终则异。可使破积，可使溃坚，可使气和，可使必已。

【注释】

[1]损者温之：诸本并作"益"，义胜可从。后世多随文演义，认为损伤阳气者，当用甘温益气之药治之。

[2]逸者行之：谓过度安逸而致气血壅塞迟滞者，当用行气活血之法治之。

[3]摩之浴之：摩，按摩推拿。浴，谓沐浴、薰洗等。

[4]薄之：吴崑："谓渐磨也。如日月薄蚀，以渐而蚀也。"又一说，指薄贴方法。

[5]劫之：谓用祛邪作用峻猛之药治疗。

[6]热因热用，寒因寒用：谓以热治热，以寒治寒。

[7]塞因塞用，通因通用：指用补益药物治疗虚性闭塞不通病症的方法。用通利攻邪的药物治疗实性闭塞、中满之病证的方法。

[8]必伏其所主，而先其所因：意谓要控制疾病的主要方面，就必须先审清疾病的原因，并针对原因进行治疗。

【解读】

一、论正治与反治

正治，是逆疾病症象而治，所谓"逆者正治"之意，又称"逆治"。它是根据"微者逆之"的原则制定的。微，指病势较轻，病情单纯，疾病的征象与其性质相符，如寒病表现寒象、热病表现热象、虚病表现虚象、实病表现实象等等。这种情况即用正治法，如"寒者热之，热者寒之""虚者补之，实者写之"等者是。一般情况下，疾病的征象与其性质均相符，所以正治法是临床上最常用的基本治疗法则。

正治、反治，历来都作为治疗法则理解。从原文精神来看，正治、反治不是总的治则，而是指方剂配伍而言的。现以下几方面论述。

一论正治、反治的概念。本篇原文指出："治寒以热，治热以寒，气相得者逆之，不相得者从之……奇之不去则偶之……偶之不去，则反佐以取之，所谓寒热温凉反从其病也。"本节有"微者逆之，甚者从之，逆者正治，从者反治"句。

正治，即"逆者正治"（逆治—方剂配伍药性专一，逆病之寒热）。

反治，即"从者反治"，"偶之不去，则反佐以取之，所谓寒热温凉反从其病也"（从治—方剂配伍药性对立，有逆、从病之寒热的两个方面）。

二论正治、反治的应用范围。应用范围分疾病轻重微者逆之（病轻而单纯），如"甚者从之"（病重而复杂），又分治寒治热（不分寒热真假）治寒以热治热以寒气相得者逆之，不相得者从之三论正治、反治的关系。方剂配伍中正治可单独存在，反治包括正治。

四论正治、反治是对"寒者热之，热者寒之"的补充。原文的次序是"寒者热之，热者寒之，微者逆之，甚者从之。"意思是"寒者热之，热者寒之"都应该是"微者逆之，甚者从之。"即在寒证用热药或热证用寒药的过程中，凡病微者则用"逆之"；病甚者则用"从之"。在上述概念中已体现了这一精神。下文言"逆者正治，从者反治，从多从少，观其事也"，就进一步说明了这一观点。因为方剂中用反治之多和少，必须根据病情而定，故曰"观其事也"。

五论正治、反治是在讨论"方制"之后提出的配伍原则。"微者逆之，甚者从之"是在上文"请言其制"的句下提出的。这就使我们更有理由从方剂配伍方面去理解。统观全文，没有把正治、反治作为治疗总则论述。尤其"何谓逆从"一句，是在"寒者热之……适事为故"原文之后。如果上面说的都是正治法，又何必再问"何谓逆从"呢？

六论正治、反治在疾病全过程中是交替应用。原文中"气调而得者何如？岐伯曰：逆之，从之，逆而从之，从而逆之，疏气令调，则其逆也。"按通常的说法，反治法是适应于寒热真假的，这样理解显然是不符合这一原文精神的。原文举调气为例，说明在调气过程中，可用"逆之"，可用"从之"，也可先用"逆"而后用"从"，或先用"从"而后用"逆"，即所谓"逆而从之，从而逆之"。这正说明了治疗疾病的过程中，其方剂配伍都有逆从的问题，怎么能说只限于寒热真假呢？在寒热真假疾病中，又怎样能运用"逆而从之"，"从而逆之"呢？

七论原文所举"反治"的例子也可以从方剂配伍的角度理解。"热因热用，寒因寒用，塞因塞用，通因通用"四句原文是反治的例子。在治疗热证的方剂中配伍热药以反佐，就叫"热因热用"，其余以此类推。在临床实践中，很难设想到热证纯用热药，寒证纯用寒药。如果作为寒热真假解释，而反治法则不就失去了指导意义吗？在前面提到的"微者逆之，甚者从之"是补充"寒者热之，热者寒之"的，但也适用于下文的"坚者削之……"等原文，所以在举例中，既提到了寒和热，又涉及塞和通。

八论"其始则同，其终则异"，也是指方剂配伍而言。原文的顺序是："必伏其所主，而先其所因，其始则同，其终则异。"四个"其"字，是指方剂配伍而言的。意思是制方的目的，在于必能制服该方所主的病；要达到这一目的，又须先掌握病之因寒、因热，或是因塞、因通。"始"和"终"指君、臣、使三级顺序，君是"始"，臣、使是"终"。大、中、小方的君药都是"一"，所以说"其始则同"；而其臣、使药则有三与五、五与九之异，故曰"其终则异"。王冰注云："从少，谓一同而二异；从多，谓二同而三异也。言尽同者，是奇制也"，就是这样认识的。

二、反治诸法的临床运用举例

对"热因热用，寒因寒用，塞因塞用，通用通用"原文，在前文虽然从组方之原文作了讨论，但其已经成为临床应用颇为有效的治疗法度，现就后世演绎的反治方法的角度，展示其应用。

其一，"热因热用"应用举例。"热因热用"是针对内有真寒而外有假热的治疗方法。病的实质是寒，而表现有某些假热之象，即内真寒而外假热，其病机虽为阴盛格阳于外，实乃阳气虚极，阳不入阴，虚阳外越之故，故当用大热之参、姜、附、桂之属，回阳救逆为治。例如病人四肢逆冷、下利清谷、脉沉细、面颊浮红、烦躁、口渴欲冷饮，但使之饮水又不欲饮。其中四肢逆冷、下利清谷、脉沉细等是真寒的外表征象，面颊浮红、烦躁、口渴欲冷饮则是假象，但却是病的本质在特殊情况下的客观反映，是从相反方面表现内在真寒的本质，根据治病求本的原则，虽有假热之象，还须用白通汤（葱白、干姜、附子）大热之剂。这就是所谓"热因热用"方法的运用。如《医宗必读》所载医案：伤寒、烦躁、面赤、昏乱闷绝、时索冷水，手扬足掷，难以候脉，五六人制之，方得就诊，洪大无伦，按之如丝。余曰：浮大沉小，阴证似阳也。与附子理中汤，当有生理，凉剂立毙矣。遂用理中汤加附子，煎成入井水冷与饮，甫及一时，狂躁定矣。再剂而神爽，服参至五斤而定。

该语在原著中作"热因寒用"，一般注家宗此而注。"热因寒用"就属于用药时的特殊处理方法。马莳认为是药物的反佐配伍法，他说："热以治寒而佐以寒药，乃热因寒用也。"张志聪引《素问·五常政大论》云："治热以寒，温而行之"解释为热药凉饮的服药方法，以上二说均通，但结合此句紧承下文，即"通因通用，塞因塞用"，此语仍当以"热因热用"为妥。

其二，"寒因寒用"应用举例。"寒因寒用"是针对内有真热而外有假寒证候而设的治疗方法。疾病内在本质是一派阳热亢盛，由于阴阳双方对立统一关系只能在一定限度之内保持平衡，此时由于阳的一方太盛，而阴的一方相对弱，双方不能互相维系，盛阳格拒弱阴，而发生阳盛格阴的病机。在临床上多释为邪热深伏，阳气被郁遏于内而不得外达，故见有内真热而外假寒之象，故有"热深厥亦深，热微厥亦微"之说。根据"治病必求于本"的原则，虽有假寒，仍当用寒凉的药物治疗。例如病人身大热、口大渴、大汗出、脉洪大，但有四肢逆冷，其中四肢厥冷的症状即是假寒，但这种假寒却从反面反映了内在真热的本质，所以仍当选用白虎汤类治疗。如果从四肢逆冷的假象来说，似乎是有寒仍用寒凉之物治疗，故曰"寒因寒用"，但究其实质仍然是以寒治热。

该语在原本中作"寒因热用"，多数注家据此注释。若按原本之说，"寒因热用"就属于用药时的特殊处理方法，如马莳注："寒以治热而佐以热药，乃寒因热用也。"是从药物的反佐配伍上注释。张志聪则引用《素问·五常政大论》说："治寒以热，凉而行之"作注，显然指寒药热服的服药方法。二说虽通，但结合原文，在此句下紧承原文的是"通因通用，塞因塞用"，故此句当改为"寒因寒用"为妥。

其三，"塞因塞用"应用举例。"塞因塞用"是针对真虚假实的治法，其证内为正气极度虚衰，无力运行运化，出现胸脘痞满，时胀时减，喜用手按摩，得热得按则胀满之感减轻，食欲不振，有时呕吐，同时伴有舌质淡，脉虚大无力等证候。胸脘痞满并非实证，乃脾胃虚弱，运化无力引起，是疾病过程中，正气虚衰到一定程度所出现的特殊症状。通常称为"真虚假实证"，或称为"至虚有盛候"。虽然有胸腹痞满，闭塞不通的症状，但由于疾病本质属虚，根据治病求本质的原则，仍当用六君子汤之属补益脾胃。还有如血枯之闭经，治当用四物汤加味，填补阴血，阴血充足，冲任盈盛，经血自能来潮。肾阴虚衰，命火衰微之"冷秘"，当用半硫丸峻补命门之火，火旺则阴寒消散，肠蠕动加快，冷秘之疾可愈。《名医类案·痞满》有石山治一人，年逾三十，病中满，朝宽暮急，屡医不效。汪诊视，脉浮小而弦按之无力。曰此病宜补。人参二钱，白术、茯苓各一钱，黄芩、木通、归尾、川芎各八分，栀子、陈皮各七分，厚朴五分，煎服。且喻之曰：初服略胀，久服则宽矣。彼疑气无补法。汪曰：此俗论也。气虚不补，则失建顺之常，痞满无从消矣。《经》曰塞因塞用，正治此病之法也。服之果愈。此种有闭塞不通症状的证候，治疗时必须运用塞补之法，即用填补正气之法处理。故曰："塞因塞用。"

其四，"通因通用"应用举例。"通因通用"是针对真实假虚证而设的治法。如热结肠胃，痰食壅滞，大积大聚，致使经脉阻滞，气血不能畅达，因而出现神情默默，身寒肢冷，大便溏泄，脉象沉迟或伏等所谓虚证的现象。但仔细观察患者，语声高亢、气粗、脉虽沉迟而按之有力，说明其内在的痰食热结，才是病变真正的本质，而其虚象却是假的，这就是真实假虚证。在治疗时仍应当针对邪盛于内的实证本质，要用攻逐积滞，祛邪的方法以治其本，虽然有大便溏泄的所谓"通"的征象，但仍要用通泻方法处理，如用枳实导滞丸以治疗。这种用通泻祛邪的方法来治疗有大便溏泻病证的方法就叫"通因通用"法。此外如瘀血所致的崩漏，食积所致的泻泄，膀胱湿热之尿频尿急，大肠湿热之"暴注下迫"等，皆当用此法治疗。《医宗必读》载：王月怀，伤寒至五日，下利不止，懊恼目胀，诸药不效，有以山药、茯苓与之，虑其泻脱。余诊之，六脉沉数，按之脐则痛，此协热自利，中有结粪，小承气倍用大黄服之，得结粪数枚，诸症悉安。

三、正治诸法的临床运用举例

其一，"劳者温之，损者温之"应用举例。所谓"劳者温之""损者温之"中的"劳"和"损"不是病因，在此是指正气虚劳损伤，亏损虚弱一类病证。此类病证广泛，理应包括一切正气不足所致的疾病，但由于治法是用性温的一类药物进行补养的方法，所以此处之虚损，就只针对气虚证、阳虚证、血虚证三类虚损劳伤病证而设。若气虚者，当用甘温益气之法，如四君子汤、补中益气汤、黄芪建中汤者是；阳虚者当用温补阳气之剂，如右归饮、附子理中汤、四逆汤、金匮肾气丸等；血虚者也当用甘温之药治疗，如四物汤、八珍汤、当归补血汤皆是。上述方法都属"劳者温之""损者温之"之法的范用。

其二，"坚者削之，结者散之"应用举例。"坚者削之""结者散之"中的"结"，指结聚不散之证，如痰浊郁结的痰核等。"坚"，是指坚实坚硬的积证，较"结"更甚，范围更广，除痰浊结聚之坚硬结核外，还有瘀血所致的坚硬肿块，邪热与肠间糟粕结聚而成的坚硬粪块等。可见，"结"是"坚"之渐，"坚"为"结"之甚，二者有区别又有联系。"散"是消散之法，若因气滞痰凝，则要行气消痰以散其结。"削"是克伐推荡之用，如软坚散结，活血化瘀，破瘀消结等方药，都可以对坚硬的结聚病证削除之。"削"和"散"二法，在临床运用中无严格界线，如痰浊结聚而成的瘰疬痰核，经久不消者就用软坚散结之法处理。但应注意，此处的"散"不同于寒邪束表、用辛温之品发散在表寒邪的方法。显然，二者是有严格界限的。

其三，"急者缓之"应用举例。"急者缓之"是治疗法则之一。急，指具有经脉拘急、痉挛、口噤、项强等一类病证。不是指病势急剧的急。缓之义有两解：其一是指具有舒展、柔养、缓和的一类药物，如白芍、木瓜之类。其二是指解除或缓解拘挛抽搐一类病证的治疗方法。若因风寒外袭所致的项背拘急者，可用温经散寒之法以缓解之，如《伤寒论》第31条说："太阳病，项背强几几（jǐn jǐn紧紧，拘紧不适貌），无汗，恶风者，葛根汤主之"即属此义。若为邪热所犯，热极生风，手足抽搐拘急者，可用羚角钩藤汤，清热息风以缓之。也有因血虚血不养筋之血虚生风者，可用四物汤加减，养血息风以缓之。两义均有实践基础。

其四，"逸者行之，留者攻之"应用举例。"逸者行之"是治疗原则之一。"逸"有安逸之义，在此引申为停滞、滞留。由于体内的气、血、津、液等物质是随着机体活动而不断运动，运动是这些物质的正常状态，如果发生了滞留，就会发病，如气滞、血瘀、津液内停的水肿等等，都属于"逸"的病态。只有通过行气、活血、利湿等"行"的方法，使其从"逸"的病理恢复到不断运动的正常状态。如临床所见的肝气郁滞，患者有两胁胀痛不舒之症，治疗时就要用疏肝行气之法。又如妇女少腹疼痛，经血紫暗有块，舌质暗有瘀斑，脉涩等，则属血瘀之故，就要用祛瘀之法以行之，瘀血去，则腹痛止，月经自调。可见，"逸者行之"的治则运用较为广泛，但在目前较少有人用此术语。

"留者攻之"之法，是为针对较逸者更甚的病证，就要用作用更为峻猛的药物攻逐。由于"攻"较"行"的作用更强，可见"留"较"逸"的病证更甚。正因为有此程度的差别，所以临床用药就有理气与破气，活血与破血，利水与峻下逐水之别。理气、活血、利水则属"逸者行之"之类，而破气、破血、峻下逐水等法则属"留者攻之"之属。

其五，"散者收之"应用举例。"散者收之"中的"散"，是相对藏来讲的，人体的精气血津液，统称为精气，只宜固藏不能外散，藏为生理，散为病态。再者，人身之"神"也是宜藏不能散。所谓"收"就是收敛、收摄、固涩之义。"散者收之"是说，如因心血亏损，以致心神浮越，心悸易惊之证，则要养血安神，以收摄心气，固守心神；若心肺气虚，久咳多汗，津液外散者，可用敛肺止咳法，或用益气敛汗法以收之，达到止汗固津的目的。再如遗精滑泄，日久不愈，就要补益肾气，用补肾固精之剂，肾气固则遗精止，就属于"散者收之"方法的具体运用例证。

其六，"寒者热之，热者寒之"应用举例。"寒者热之，热者寒之"是临床治疗学中的重要治疗法则。通常称为正治法。

"寒者热之"的"寒"，是指性质为寒的证候。多为外感阴寒之邪，或内伤久病，阳气耗伤，阴邪内盛所致的一类证候。有虚寒、实寒之分。虚寒者多由阳虚，阳不制阴所致，当用温热之品以补阳气。实寒证多由外感所致，"阴盛则寒"的病机就是对此种情况而言，治疗时就要用温散之法，祛除寒邪。不论是实寒证或虚寒证，都要用温热性质的药物治疗，故曰"寒者热之"。如治疗表寒证用麻黄汤；治疗胃寒证用良附丸；治疗脾阳虚用理中汤；

治疗肾阳虚之虚寒证用右归丸等，皆属之。

"热者寒之"，"热"是指性质属热的病证，多是感受寒热，或其他病邪入里化热，也可因阴虚阳亢，阴不制阳所致，表现为机体的机能活动是病理性的亢奋。临床有虚热和实热证之分。实热证多为邪热壅盛所致，当用辛凉发散（表热）或苦寒清里的方法治疗。虚热证是阴虚阳亢所致，治疗宜滋阴降火。不论是实热或虚热，表热或里热，治疗时都应当用寒凉药物治之，所以称为"热者寒之"。当然，特殊情况的虚热证，如脾虚、气虚、血虚也可出现虚热，其治疗又当别论。此处是就常规而言。如治疗表热证之银翘散；治疗阳明经证之热用白虎汤；治疗阳明腑实热证用大承气汤，以及诸如凉膈散，黄连泻心汤，八正散，导赤散等皆属之。

总之，"寒者热之，热者寒之"的治疗原则，一直是指导临床治疗的重要法则，迄今仍然有效地指导着中医临床实践。

其七，"燥者濡之"应用举例。"燥者濡之"是治疗法则之一。"燥"在此处是指津液亏乏，或者失血伤津后所出现的病机，也包括外界燥邪所伤，津液受损的病理。但"燥"决非六淫中的"燥"邪。所以"燥"在此处是病机而非病因，也可理解为燥证，因为病机决定着病证的性质。

"濡"在此有滋润、濡润之义，是治法。"燥者濡之"是指凡因津液亏乏，精液虚损引起机体失调失润的病证，就要用滋润的方法治疗。虽然燥证可有内燥、外燥之分，但津液被伤是其共同基础，滋润之法是其共同治疗方法。所以不论是治疗外燥证的"清肺润燥"法，还是治疗内燥证的"润肠通便"法，"养阴润燥"法都是"燥者润之"的具体运用。诸如清燥救肺汤，益胃汤，桑杏汤，增液承气汤皆属"濡"之之列。四物汤加味亦可治疗血燥，亦为"濡"之之法。

【原文】

帝曰：善。气调而得者何如？

岐伯曰：逆之从之，逆而从之，从而逆之，疏气令调，则其道也。

帝曰：善。病之中外何如？

岐伯曰：从内之外者，调其内；从外之内者，治其外；从内之外而盛于外者，先调其内而后治其外；从外之内而盛于内者，先治其外而后调其内；中外不相及，则治主病。

帝曰：善。火热复，恶寒发热，有如疟状，或一日发，或间数日发，其故何也？

岐伯曰：胜复之气，会遇之时，有多少也。阴气多而阳气少，则其发日远；阳气多而阴气少，则其发日近。此胜复相薄，盛衰之节。疟亦同法[1]。

帝曰：论言治寒以热，治热以寒，而方士不能废绳墨[2]而更其道也。有病热者，寒之而热；有病寒者，热之而寒，二者皆在，新病复起，奈何治？

岐伯曰：诸寒之而热者取之阴[3]，热之而寒者取之阳[4]，所谓求其属[5]也。

【注释】

[1]帝曰：善。火热复……疟亦同法：此79字与上下文义不属，疑为错简。

[2]绳墨：犹言规矩、准绳。

[3]寒之而热者取之阴：由阴虚而引起的发热证，用苦寒药泻热而热不退，当用补阴法治疗。

[4]热之而寒者取之阳：因阳虚而引起的寒证，用辛热药散寒而寒不去，当用补阳法治疗。

[5]求其属：谓推求疾病本质属于阴或属于阳。

【解读】

论治病求本（求其属）。上言正治、反治，此又举病之内外、虚热、虚寒为例，说明正治、反治均须求本。如"内病及外，调其内"（内为本）；"外病及内，治其外"（外为本）；内病及外而盛于外，则先调内（本），后治外（标）；外病及内而盛于内，先治外（本），后调内（标）；"中外不相及，则治主病"（主病为本）；虚寒误治，如"热之而寒"（服热而反寒），治宜补阳（热之而寒者取之阳）；虚热误治，如"寒之而热"（服寒而反热），治宜滋阴（寒之而热者取之阴）。通过正反之例，印证"治求其属"的重要意义。

【原文】

帝曰：善。服寒而反热，服热而反寒，其故何也？

岐伯曰：治其王气[1]，是以反也。

帝曰：不治王而然者何也？

岐伯曰：悉乎哉问也！不治五味属[2]也。夫五味入胃，各归所喜，攻[3]酸先入肝，苦先入心，甘先入脾，辛先入肺，咸先入肾。久而增气，物化之常也[4]，气增而久，夭之由也[5]。

【注释】

[1]王气：旺盛之气。

[2]不治五味属：谓虽然诊断无误，而治疗不效的原因，是治疗时没有研究药物主治功效理论而施治的结果。

[3]喜攻：指药物主要发挥作用的部位。

[4]久而增气，物化之常也：谓五味入脏则增益脏气，但需日久才能显

其功，这是物质生化的一般规律。

［5］气增而久，夭之由也：谓补益脏气的五味用之过久，就会使脏气偏盛，这是导致病患的缘由。

【解读】

论五味不宜偏嗜。"服寒而反热，服热而反寒"，是由于治其旺气的错误治法所造成的。此虽不言治其旺气，也可出现旧病未除而新病复起的情况，这是由于"不治五味属也"的原因。也就是久服本脏所属之味，反而能引起本脏偏盛，出现相反的结果。故曰"气增而久，夭之由也"。

【原文】

帝曰：善。方制君臣，何谓也？

岐伯曰：主病之谓君，佐君之谓臣，应臣之谓使，非上下三品之谓也。

帝曰：三品何谓？

岐伯曰：所以明善恶之殊贯[1]也。

帝曰：善。病之中外[2]何如？

岐伯曰：调气之方，必别阴阳，定其中外，各守其乡，内者内治，外者外治，微者调之，其次平之，盛者夺之，汗之[3]下之。寒热温凉，衰之以属，随其攸利，谨道如法，万举万全，气血正平，长有天命。

帝曰：善。

【注释】

［1］善恶之殊贯：谓上、中、下三品主要是根据药物的有毒无毒、毒性大小来区分的，并以此来说明药物的不同等级。

［2］病之中外：指邪自外来、病发于外与邪自内生、病发于内者。

［3］汗之：原本作"汗者"，诸本作"汗之"，据文义改。

【解读】

本篇末节论协调阴阳，以平为期。"病之中外何如……长有天命。"概括说明五味之用、方制大小、正治反治、治病求本、五味所属均离不开辨别阴阳、协调阴阳这一总则，所以说"调气之方，必别阴阳"，"气血正平，长有天命"。

就全篇而言，还有以下几点予以关注：

第一，关于"人神之通应"。人神之通应，是说人与自然息息相通，人体与自然变化的基本规律相适应，这样才得以维持正常的生命活动。运气运行所形成的正常气候，亦为人体生命活动的必备条件。由于"天地之运，阴阳之化"，而变生自然界的万物。正如《素问·六节藏象论》所说："气合而有形，因变以正名"，"天食人以五气，地食人以五味"。人体各组织器官的生命活动，都不能离开自然，因此必须适应自然（运气）的变化。如《素问·脉要精微论》指出："天地之变，阴阳之应……四变之动，脉与之上下，以春应中规，夏应中矩，秋应中衡，冬应中权。"说明脉象随四时气候的变化而产生相适应的变化。若不能与之相适应，就将如《素问·四气调神大论》所说："逆春气，则少阳不生，肝气内变"；"逆夏气，则太阳不长，心气内洞"；"逆秋气，则太阴不收，肺气焦满"；"逆冬气，则少阴不藏，肾气独沉"。由此可见，临证诊治疾病必须以整体观念为指导，谨候气宜，无失病机，并且要强调进行锻形炼神的养生之道，以增强人体对自然的适应能力。

第二，关于"正者正治，反者反治"。对于"正治""反治"，诸家解释不完全统一。王冰从阴阳消长规律解释，详见注释内容。张介宾从经脉和脉证解，认为"若阳经阳证而得阳脉，阴经阴证而得阴脉，是为正病，正者正治，谓当以寒治热，以热治寒，治之正也。若阳经阳证而得阴脉，阴经阴证而得阳脉，是为反病，反者反治，谓当以热治热，以寒治寒，治之反也"。而张志聪则认为，"正者正治，谓太过之岁，当抑其胜气，扶其不胜。反者反治，谓不及之运，为所不胜之气反胜，当反佐以取之"。据本节原文分析可见，"正者正治，反者反治"，是针对岁气平和之年，而机体阴阳失调所提出的"以平为期"的具体用药配伍治法，故王注符合本意。那么正治相对正病而设，反治相对反病而设。所谓正病是指病情单纯，标本相得者，采用正治之法，即在方剂配伍中，选用的药物性味相同，纯一不杂。所谓反病是指病情复杂多变，标本不相得者，采用反治之法，即在方剂配伍中，选用的药物性味不尽相同或相反，亦即反佐。结合本篇全文，篇末又有"逆者正治，从者反治"等论述，故对正治、反治的深入探究在后文再作详细的讨论，此处不予赘述。

第三，关于南政、北政。南政、北政问题，《内经》没有明确的结论，后世众说不一，标准未定，尚需保留。因而，与此密切相关的尺寸脉与之应否的问题，亦同样有待考证。各家解释附下：张介宾："五运以土为尊，故唯甲己土运为南政，其他皆北政也。"张志聪："五运之中，戊癸化火，以戊癸年为南政。"高世栻从其说。任应秋："所谓'政'即指司天、在泉居于南纬或居于北纬的主令。子、丑、寅、卯等为天体的十二宫，所谓'移光定位'，即由日光移易所在，南北位次便随之而定。如日光在亥、子、丑、寅、卯、辰任何一宫均为南政；在巳、午、未、申、酉、戌任何一宫为北政。"此外，或以太过之年为南政，以不及之年为北政。

第四，于六气之复与五运之复的概念。张志聪认为，"按六气之胜复，与五运不同，五运不及之岁，有胜气而子气为母复仇。六气之胜复，无分太过不及。有胜则有复，无胜则无复，胜甚则复甚，胜微则复微。而所复之气，即是所郁之本气复发，非子复母仇也。故曰厥阴之复，少阴之复，与《气交变》章之论复不同也"。《素问·六微旨大论》曰：寒暑燥湿风火，气有胜复，胜复之作，有德有化，有用有变。"

第五，关于"人身之上下，以应天地之上下"。整个自然气候，天气下降，地气上升，阴升阳降，浑为一体，人居天地气交之中，故人身之上下，以应天地之上下，其实人体内部的气化功能的基本形式亦是阴阳升降出入，如心火下降以温肾水，而肾水上济以滋心火等等。《灵枢·阴阳系日月》谓："腰以上者为阳，腰以下者为阴"，与本节以天枢分身半以上为阳，身半以下为阴义同。正如《金匮要略·水气病脉证并治》云："诸有水者，腰以下肿，当利小便，腰以上肿，当发汗乃愈。"此即按腰以上肿为阳水，当用辛散发汗之阳药宣散水气；腰以下肿为阴水，当用通利小便泄渗之阴药以利水而治疗的临床运用。

至于"身半以上，其气三矣，天之分也，天气主之。身半以下，其气三矣，地之分也，地气主之。以名命气，以气命处，而言其病"。此段论述不可机械看待，因身半以上，阳中有阴，不为天气独主；身半以下，阴中有阳，亦不为地气独主，而应结合人体气机升降出入的具体病机相论。

第六，关于《内经》中标本的涵义。马莳曰："标本之义，至广至详，有天地运气之标本，有病体之标本，有治法之标本。"诸如《素问》的《六元正纪大论》《六微旨大论》皆言天地运气之标本。《素问·标本病传论》及《灵枢·病本》乃以病之先后论标本。《素问·汤液醪醴论》以病者、医者分标本。本节以风寒湿热燥火六气为本，以三阴三阳为标，不可相互混淆。详见《素问·标本病传论》的"应用"内容。

主要参考书目

1.唐·王冰.黄帝内经素问［M］.北京：人民卫生出版社，1963.

2.明·马莳.黄帝内经素问注证发微［M］.北京：学苑出版社，2003.

3.明·吴崑.黄帝内经素问吴注［M］.北京：学苑出版社，2001.

4.明·张介宾.类经［M］.北京：人民卫生出版社，1980.

5.明·张介宾.类经图翼［M］.北京：人民卫生出版社，1980.

6.清·张志聪.黄帝内经素问集注［M］.上海：上海科学技术出版社，1959.

7.清·高世栻.黄帝素问直解［M］.北京：科学技术文献出版社，1980.

8.清·姚止庵.素问经注节解［M］.北京：人民卫生出版社，1963.

9.傅贞亮.内经讲义［M］.长沙：湖南科学技术出版社，1983.

10.张登本.王冰医学全书［M］.北京：中国中医药出版社，2006.

11.王洪图.内经学［M］.北京：中国中医药出版社，2004.

12.张登本.（白话）黄帝内经通解［M］.西安：世界图书出版公司西安分公司，2000.

13.迟华基.内经选读［M］.北京：高等教育出版社，2008.